临床结核病营养学

范 琳 唐细良 张哲民 主编

科学出版社

北 京

内 容 简 介

　　本书是一本介绍结核病及其营养治疗的专业书籍，由业内知名专家编写而成。书中首先以结核病的发病机制作为切入点，重点阐述临床各种因素影响结核病发展与转归的机制及特点，对结核病的临床特征、治疗进行较系统的介绍，使读者对结核病有全面而科学的认识，接着进一步阐述结核病的营养代谢原理、营养状况评价和营养治疗，以及如何进行营养不良的预防。

　　本书可供从事结核病研究和治疗的医护人员参考，也可为结核病患者提供专业指导。

图书在版编目（CIP）数据

临床结核病营养学 / 范琳，唐细良，张哲民主编. —北京：科学出版社，2022.6
　ISBN 978-7-03-072146-4

　Ⅰ. ①临… 　Ⅱ. ①范… 　②唐… 　③张… 　Ⅲ. ①结核病－临床营养
Ⅳ. ①R52

　　中国版本图书馆 CIP 数据核字(2022)第 070757 号

责任编辑：王海光　尚　册 / 责任校对：任苗苗
责任印制：吴兆东 / 封面设计：无极书装

科 学 出 版 社 出版
北京东黄城根北街 16 号
邮政编码：100717
http://www.sciencep.com
北京建宏印刷有限公司 印刷
科学出版社发行　　各地新华书店经销
*
2022 年 6 月第 一 版　　开本：720×1000 1/16
2022 年 9 月第二次印刷　　印张：31 1/2
字数：635 000
定价：328.00 元
(如有印装质量问题，我社负责调换)

《临床结核病营养学》
编委会名单

主　编：范　琳　唐细良　张哲民

主　审：张　雷

副主编：成诗明　陈　薇　白丽琼　贺建清　蒋贤高

编　委（按姓氏汉语拼音排序）：

阿尔泰	新疆维吾尔自治区胸科医院
白丽琼	湖南省胸科医院
陈　薇	同济大学附属上海市肺科医院
陈　巍	沈阳市胸科医院
陈　禹	沈阳市胸科医院
陈丹萍	同济大学附属上海市肺科医院
陈晓红	福建省福州肺科医院
陈延平	延安大学附属医院/延安市第二人民医院
成诗明	中国防痨协会
崔海燕	同济大学附属上海市肺科医院
邓国防	深圳市第三人民医院/南方科技大学第二附属医院/国家感染性疾病临床医学研究中心
丁　芹	同济大学附属上海市肺科医院
范　琳	同济大学附属上海市肺科医院
顾　瑾	同济大学附属上海市肺科医院
贺建清	四川大学华西医院
蒋贤高	温州市中心医院

孔晓华　浙江省中西医结合医院

李　红　同济大学附属上海市肺科医院

李元军　延安大学附属医院/延安市第二人民医院

李智越　辽阳市结核病医院

梁丽丽　河南省胸科医院

凌轶群　复旦大学附属肿瘤医院

刘　丹　四川大学华西医院

刘　洁　中国人民解放军陆军特色医学中心

刘建军　上海市胸科医院

马皎洁　首都医科大学附属北京胸科医院

孟庆华　首都医科大学附属北京佑安医院

缪明永　中国人民解放军海军军医大学

谭守勇　广州市胸科医院

唐佩军　苏州市第五人民医院

唐细良　湖南省胸科医院

魏　明　武汉市金银潭医院

谢建平　西南大学

杨坤云　湖南省胸科医院

杨星辰　上海中医药大学附属龙华医院

姚　颖　华中科技大学同济医学院附属同济医院

尹洪云　同济大学附属上海市肺科医院

张　雷　同济大学附属上海市肺科医院

张呈敬　中国人民解放军海军军医大学附属东方肝胆外科医院

张胜康　湖南省胸科医院

张胜男　深圳市福田区慢性病防治院

张哲民　同济大学附属上海市肺科医院

周　霞　武汉市金银潭医院

其他编写人员（按姓氏汉语拼音排序）：

白丰玺　河南省胸科医院

陈　洋　首都医科大学附属北京胸科医院

陈素霞　福建省福州肺科医院

高非凡　延安大学附属医院/延安市第二人民医院

顾　颖　同济大学附属上海市肺科医院

顾杨娟　中国人民解放军海军军医大学附属东方肝胆外科医院

桂徐蔚　同济大学附属上海市肺科医院

郭奕森　深圳市福田区慢性病防治院

侯　维　首都医科大学附属北京佑安医院

胡　欣　浙江省中西医结合医院

江　昌　海军军医大学附属长征医院

姜　丽　辽阳市结核病医院

柯　荟　同济大学附属上海市肺科医院

李　健　新疆维吾尔自治区胸科医院

李百远　延安大学附属医院/延安市第二人民医院

李晨琪　中国人民解放军海军军医大学附属东方肝胆外科医院

李东良　中国人民解放军联勤保障部队第 900 医院

李红杰　辽阳市结核病医院

刘　欣　新疆维吾尔自治区胸科医院

刘伶俐　宁夏回族自治区第四人民医院

刘毅萍　福建省福州肺科医院

罗雪娇　同济大学附属上海市肺科医院

马海博　辽阳市结核病医院

庞　强　辽阳市结核病医院

秦思雨　辽阳市结核病医院

师阿静　延安大学附属医院/延安市第二人民医院

苏雅星　延安大学附属医院/延安市第二人民医院
孙　艳　上海市胸科医院
孙炳奇　沈阳市胸科医院
唐寒梅　湖南省胸科医院
王爱迪　沈阳市胸科医院
王姣焦　福建省福州肺科医院
王明桂　四川大学华西医院
吴慧文　上海市胸科医院
吴寿全　四川大学华西医院
徐柳青　复旦大学附属肿瘤医院
许　楠　辽阳市结核病医院
颜　觅　湖南省胸科医院
杨　驰　同济大学附属上海市肺科医院
易恒仲　湖南省胸科医院
张　蕾　西南大学
张国妤　西安交通大学第一附属医院
张苗苗　四川大学华西医院
张晓亮　辽阳市结核病医院
赵　丽　浙江省中西医结合医院
周　泱　深圳市第三人民医院/南方科技大学第二附属医院/
　　　　国家感染性疾病临床医学研究中心
周文丽　中国人民解放军海军军医大学
宗　石　沈阳市胸科医院

序

    在当今新型冠状病毒肺炎于全球流行之际，传染病作为严重危害人类健康的杀手越来越受到重视。结核病是人类最古老的传染病之一，人类与其斗争的历史长达几千年。随着结核病的诊断及治疗手段的日新月异，结核分枝杆菌也在不断地进行着演化，耐多药结核病的出现更是增加了结核病的防控难度，目前仅仅依靠抗结核药物难以达到终止结核病流行的目标。在此背景下，同济大学附属上海市肺科医院范琳教授领衔主编了《临床结核病营养学》，该专著集结核病防治的基础和临床、结核病的营养学机制及营养风险筛查和营养治疗于一体，是国内第一部结核病与营养方面的专著，填补了国内结核病营养治疗书籍的空白。

    该书内容丰富，并配有插图及表格，它的出版将为从事结核病研究和治疗的医护人员，以及结核病患者科学运用营养治疗手段提供重要参考。期待该书的出版能促进国内结核病营养学研究踏上一个新的台阶。

肖和平

同济大学附属上海市肺科医院主任医师、教授

2022 年 3 月 11 日

前　　言

　　结核病是肆虐人类几千年的古老传染病,时至今日仍然严重影响着人类健康。2019 年 10 月 17 日,世界卫生组织发布了《2019 年全球结核病报告》,报告显示结核病仍是全球十大死因之一, 也是单一感染性病原体致死率最高的疾病(高于艾滋病)。

　　在临床工作中,结核病以肺结核为主,伴或不伴有肺外结核,其诊断主要依靠细菌学、影像学、分子生物学、病理学、免疫学等手段,临床主要结合患者的症状、体征、流行病学特征等进行诊断,同时需要与其他相关疾病进行有效的鉴别。快速、有效的诊断有利于发现传染源并采取有效的抗结核治疗,从而切断传染源。目前的抗结核治疗主要是化学治疗,辅助以免疫治疗、中医治疗、介入治疗及外科治疗,治疗的目的是治愈患者,彻底切断传播途径。临床发现不少结核病患者存在营养不良或者营养不良的风险,相当多的患者就诊时有食欲不振、消瘦、低热、盗汗等症状,体重明显下降,即便在肺结核确诊并给予抗结核化学治疗后,部分症状仍然得不到及时改善。临床及基础研究表明,患者的免疫反应及体内的免疫调控贯穿于结核病发病及疾病进展的全过程,患者的保护性免疫效应下降会影响化学治疗的效果,而患者的营养状态则是影响机体免疫功能调控的重要因素之一。结核病患者的免疫功能与营养状态之间有着密切的关系,患者保持良好的营养状态或营养状态得到及时改善,机体的免疫保护功能则会得到提高,从而有利于结核病良好的治疗转归,使得患者能处于抗结核治疗的良性循环中。反之,则免疫功能下降,病情恶化,结核病的有效治疗则可能变成一句空话。

　　从临床治疗的角度看,结核病患者往往具有较为复杂的临床特征,年龄(从婴幼儿到高龄人群均可发病)、合并症(结核病合并糖尿病、肝功能不全、肾功能不全等)、药物不良反应、病变部位(肺结核、肠道结核等)、疾病的严重程度等均呈现出一定的个体差别,在临床治疗中则需要根据患者的个体特征进行恰当的调整。由于这些特征均与患者的营养状态密切相关,因此,营养干预也是错综复杂的临床治疗中的重要一环。

　　结核病患者在进行营养干预之前需要进行营养风险评估及筛查,对于有营养风险的人群需要根据营养不良的程度进行分级,制订不同的营养治疗方案,包括营养治疗的途径、营养补充的成分、营养制剂的选择等。这些临床诊治应建立在结核病患者营养代谢(包括碳水化合物、蛋白质、脂类代谢)研究的基础之上,使得结核病的营养治疗方案更加合理、科学、正确。本书是国内结核病营养治疗较为全面的专著，可为科学有效地进行结核病营养治疗提供指导。

由于作者水平有限，书中不妥之处在所难免，敬请同行专家及读者批评指正。

范 琳

2021 年 9 月 10 日

目　　录

第一章　结核病总论 ·· 1

    第一节　结核病概述 ··· 1

    第二节　结核病的最新分类 ·· 3

    第三节　结核病病历记录格式 ··· 6

    参考文献 ·· 7

第二章　结核病的发病机制概述 ·· 8

    第一节　病原学机制 ··· 8

    第二节　免疫学机制 ··· 25

    第三节　营养学机制 ··· 28

    第四节　耐药机制 ·· 31

    参考文献 ··· 35

第三章　结核病的进展及转归机制 ··· 38

    第一节　结核病患者机体免疫特点及其对结核病转归的影响 ··················· 38

    第二节　合并症及特殊人群对结核病免疫功能和转归的影响 ··················· 52

    第三节　抗结核药物治疗对机体免疫功能的影响 ································· 110

    参考文献 ·· 113

第四章　不同组织器官结核病的临床特点 ··· 138

    第一节　肺结核 ··· 138

    第二节　肠结核与结核性腹膜炎 ··· 144

    第三节　结核性脑膜炎 ·· 160

    第四节　肝结核 ··· 168

    第五节　骨关节结核 ··· 172

    第六节　淋巴结结核 ··· 179

    第七节　其他部位结核 ·· 183

    参考文献 ·· 196

第五章　结核病的临床治疗 ·· 201

    第一节　结核病治疗概述 ··· 201

第二节　药物敏感结核病的治疗 ……………………………………………… 207
第三节　耐药结核病的治疗 …………………………………………………… 213
第四节　结核病的免疫治疗 …………………………………………………… 226
第五节　结核病的中药治疗与食疗 …………………………………………… 241
参考文献 ………………………………………………………………………… 247

第六章　抗结核治疗相关肝损伤的诊治和预防 ……………………………… 252
第一节　概述 …………………………………………………………………… 252
第二节　抗结核药物性肝损伤的机制 ………………………………………… 255
第三节　抗结核药物性肝损伤的病理 ………………………………………… 259
第四节　抗结核药物性肝损伤的诊断 ………………………………………… 261
第五节　药物性肝损伤的治疗 ………………………………………………… 266
第六节　预后与预防 …………………………………………………………… 272
第七节　营养因素在预防抗结核治疗肝损伤中的作用 ……………………… 277
参考文献 ………………………………………………………………………… 280

第七章　结核病患者的营养代谢 ……………………………………………… 287
第一节　结核病患者营养代谢特点概述 ……………………………………… 287
第二节　结核患者的能量代谢 ………………………………………………… 288
第三节　结核患者的糖代谢 …………………………………………………… 292
第四节　结核病患者的脂类代谢 ……………………………………………… 298
第五节　结核病患者的蛋白质代谢 …………………………………………… 304
第六节　结核病患者的维生素及微量元素代谢 ……………………………… 309
第七节　结核病患者营养代谢异常对疾病转归的影响 ……………………… 314
参考文献 ………………………………………………………………………… 317

第八章　结核病患者的营养状况评价 ………………………………………… 322
第一节　结核病患者营养状况评价的必要性 ………………………………… 322
第二节　成人结核病患者营养状况评价 ……………………………………… 328
第三节　儿童及青少年结核病患者的营养状况评价 ………………………… 352
第四节　合并基础疾病结核病患者的营养状态评价 ………………………… 358
第五节　手术治疗结核病患者营养状态的评价 ……………………………… 361
第六节　结核病患者的营养诊断 ……………………………………………… 361
参考文献 ………………………………………………………………………… 365

第九章　结核病患者营养治疗的地位、现状及进展 ·······································368

　　第一节　结核病营养治疗的必要性 ···368

　　第二节　结核病口服营养补充治疗现状、进展及趋势 ·······370

　　第三节　结核病经肠外营养治疗现状、进展及趋势 ···········373

　　第四节　特殊医学用途配方食品在结核患者营养治疗中的作用与发展 ···375

　　第五节　结核病营养治疗总结与展望 ···381

　　参考文献 ···388

第十章　结核病患者的营养治疗 ···392

　　第一节　结核病营养治疗概述 ···392

　　第二节　特殊人群结核病患者的营养治疗 ···································397

　　第三节　结核病合并并发症的营养治疗 ·······································412

　　参考文献 ···426

第十一章　结核病肠道微生态学 ···434

　　第一节　肠道微生态系统的介绍 ···434

　　第二节　结核病对肠道微生态的影响 ···441

　　第三节　结核病化学治疗与宿主肠道菌群的相互影响 ···········446

　　参考文献 ···450

第十二章　结核病的营养与结核病的预防 ···453

　　第一节　结核病治疗中能量及营养素的监测和补充 ···············453

　　第二节　结核病治疗后期营养巩固治疗 ·······································457

　　第三节　有并发症的结核病患者营养不良的预防 ···················462

　　参考文献 ···469

第十三章　结核病患者家庭营养指导 ···471

　　第一节　结核病患者家庭膳食指导 ···471

　　第二节　结核病患者家庭肠内营养 ···479

　　第三节　结核病患者家庭营养护理 ···483

　　参考文献 ···486

第一章 结核病总论

第一节 结核病概述

结核病（tuberculosis，TB）是结核分枝杆菌（*Mycobacterium tuberculosis*，MTB）侵犯机体形成的慢性传染病，主要侵犯肺部，也可侵犯其他部位如淋巴结、椎体、关节、胸壁、腹部、头颅等形成肺外结核病。TB 是危害公共卫生的重大传染病之一，世界卫生组织（WHO）公布的流行病学数据显示，2019 年全球估算有 1000 万新发结核病例，2019 年全球结核病死亡人数为 140 万（WHO，2020）。全球有 50 万利福平耐药结核病（rifampicin resistant tuberculosis，RR-TB）病例，其中有 78%是耐多药结核病（multidrug-resistant tuberculosis，MDR-TB）病例，病例集中在印度、中国及俄罗斯，分别占 27%、14%及 9%。中国是全球 TB 高负担国家之一，TB 疫情位居全球第二。

TB 按照侵犯部位可分为肺结核及肺外结核，肺外结核包括胸壁结核、淋巴结结核（包括颈淋巴结结核、腹腔淋巴结结核等）、结核性脑膜炎（tuberculous meningitis，TBM）、结核性脑膜脑炎、结核性心包炎、结核性腹膜炎、盆腔结核、消化系统结核（包括结核性腹膜炎、肠结核、肝结核、脾结核、胰腺结核等）、泌尿生殖系统结核（包括肾结核、膀胱结核、输尿管结核、卵巢结核、子宫内膜核、睾丸结核等）、骨关节结核（包括脊柱结核、骶髂关节结核、上肢关节结核、下肢关节结核等）、皮肤结核等。

TB 是一种古老的传染病，与人体共同生存，具有悠久的历史，可以说 TB 伴随着人类的发展史（范琳等，2019）。在一个多世纪之前的中国有"十痨九死"之说，人类克服 TB 的主要手段仅局限于充足的阳光、丰富的营养及有限的"人工气腹"等手段，导致 TB 的高发病率、高传播力及高死亡率。人类一直到 1882 年才由德国科学家科赫发现 TB 是由 MTB 引起的一种传染病，随之在 20 世纪中叶开始研发成功一系列的抗结核化疗药物，依次为：链霉素、氨基水杨酸钠、氨硫脲、紫霉素、异烟肼、吡嗪酰胺、环丝氨酸、丙硫/乙硫异烟胺、利福平，从而开启了 TB"化学治疗"的全新阶段。随着化学药物的出现及化学治疗的普遍性，国内外 TB 疫情得到有力的控制，TB 不再是"白色瘟疫"，只是"有疫苗可预防、有药可治"的传染病。可是，从 20 世纪 80 年代开始，随着短程化疗方案的广泛使用，国内外 TB 疫情再次发生逆转，由于人口流动的加剧、人类免疫缺陷病毒/

获得性免疫缺陷综合征（HIV/AIDS）的流行、糖尿病等疾病发病率的上升、耐药结核病的传播等使得 TB 疫情"死灰复燃"，人们不得不重新认识 TB 及重视 TB 的防控。1995 年，WHO 宣布每年的 3 月 24 日为"世界防治结核病日"。近些年来，耐药结核病（drug-resistant tuberculosis，DR-TB）的流行及传播，加剧了 TB 防控的难度，TB 疫情的复燃也印证着原先广泛使用的卡介苗（BCG）已经不足以发挥充分预防 MTB 感染的作用，国际上从利福平最后问世到 2012 年尚无具有全新机制的抗结核药物走入临床，以上因素加剧了 TB 的预防、控制、诊断及治疗的难度，使得全球对 TB 的预防与诊治的重视程度进入到一个全新的高度。

由于 MTB 是一种生长十分缓慢的微生物，在体外培养需要 4~8 周才能见到菌落生长，因此，传统的痰 MTB 培养需要 6~8 周的时间，故而 TB 的化学治疗的时间也相当长，短程初治方案至少为 6 个月，复治结核病的治疗方案至少为 8 个月，DR-TB 则需要 12~24 个月的疗程。目前 TB 的治疗提倡综合治疗，即以化学治疗为核心，辅助以免疫治疗、中医治疗、手术治疗、介入治疗、营养治疗等一系列治疗方法，以求获得患者最佳的治疗成功率。化学治疗是 TB 治疗的核心手段，初治 TB 使用一线抗结核药物，初治敏感肺结核使用化学治疗能得到 90% 以上的治愈率，但 DR-TB 的治疗却非易事，且使用的二线化疗药物具有疗程长、不良反应大、费用昂贵、患者依从性及耐受性差等缺点（范琳等，2019），部分患者发生不良反应后很难坚持化疗药物的长期使用，相当一部分患者不得不停药，以上因素导致 DR-TB 单靠现有的化学治疗常达不到理想的效果。因此，营养治疗及免疫治疗在 TB 尤其是 DR-TB 的治疗中则能发挥重要的作用。在实际临床治疗中，患者的免疫及营养状态的评估则能占据较大的比重，免疫及营养机制几乎贯穿在从 TB 发病到治疗的整个过程。患者的免疫状态可能决定抗结核治疗的最后转归，而患者的营养状态改善，则能提高患者的免疫功能状态，营养与免疫两者相互促进、相互影响，共同决定 TB 患者的发生、进展及转归。

MTB 侵犯宿主后，宿主可处于潜伏感染状态，仅有 10% 左右可演变为活动性结核病（active tuberculosis，ATB），宿主与 MTB 之间的相互作用决定 MTB 在体内的命运。HIV 阳性的人群对 MTB 感染的敏感性明显增加，随着外周血 CD4 T 细胞数量的下降，ATB 的发病率显著上升，两者呈反比关系，从而证明免疫细胞的功能在介导宿主对 MTB 的免疫防御的过程中起十分重要的作用。患者的营养状态与免疫细胞的功能密切相关，营养不良的患者往往伴随着 CD4 T 细胞数量的下降、保护性细胞因子的分泌水平降低、体内严重的结核病灶，给予患者充分有效的化学治疗的同时，给予患者合理、充分的营养支持，则对提高患者的治疗成功率起着非常重要的作用。临床现象提示在抗结核治疗过程中，患者的体重增长是治疗有效的可靠指标。因此，营养与免疫的关系密不可分、相互促进，研究 TB 的营养代谢机制与营养治疗对提高 TB 治疗疗效及转归起着举足轻重的作用。

DR-TB 是 TB 疫情"死灰复燃"的重要因素之一。它的流行给 TB 的防控带来了极大的挑战。2019 年 WHO 公告中显示，全球 DR-TB 疫情下降缓慢，全球平均治疗成功率仅 54% 左右，中国的 DR-TB 治疗成功率仅 52%。二线抗结核药物存在疗程过长、不良反应大、安全性差、总费用高、治疗成功率低等缺点，导致 DR-TB 乃至 MDR-TB、广泛耐药结核病（extensively-drug-resistant tuberculosis, XDR-TB）在社区的流行及传播，其是影响 TB 治疗转归的主要因素，虽然贝达喹啉、德拉马尼、普瑞玛尼等抗结核新药将逐步使用到临床，但费用昂贵，大部分地区的患者对该药的可及性有限，且抗结核新药的问世仍然存在未来诱发耐药的可能与风险，因此，TB 的免疫治疗与营养治疗对 DR-TB 患者而言显得更加重要。重视营养治疗，则有利于 DR-TB 的治疗转归。

2015 年，联合国发布了指导全球今后 15 年发展的可持续发展目标（Sustainable Development Goals，SDG）。其对 TB 控制的具体目标为：在 2030 年终止 TB 的流行。终止 TB 策略（End TB Strategy）要求：到 2035 年，全球 TB 死亡率相比 2015 年降低 95%；TB 发病率降低 90%，且小于 10/10 万，并且没有由于 TB 而灾难性支出的家庭。针对联合国制定的 TB 控制目标，各个领域全力以赴地为完成该目标而竭尽全力。TB 营养学的临床及临床相关的基础研究将在这个目标的鼓舞下争取发挥最大的作用。

（范　琳　张哲民）

第二节　结核病的最新分类

根据 2018 年 5 月 1 日正式施行的国家卫生和计划生育委员会颁布的结核病的最新分类标准 WS 196—2017，TB 分为：结核分枝杆菌潜伏感染者、活动性结核病、非活动性结核病三类。

（一）结核分枝杆菌潜伏感染者

机体内感染了 MTB，但没有发生临床 TB，没有临床细菌学或者影像学方面活动性结核病证据的人为结核分枝杆菌潜伏感染者。

目前结核潜伏感染（LTBI）常用的检测方法包括：结核菌素试验及干扰素-γ（IFN-γ）释放试验（interferon-γ release assay，IGRA）。

1. 结核菌素试验

皮内注射 0.1mL 结核菌素，72h（可观察 48～72h）检查反应。

硬结平均直径<5mm 或无反应者为阴性；硬结平均直径≥5mm、<10mm 者为

一般阳性；硬结平均直径≥10mm、<15mm 者为中度阳性；硬结平均直径≥15mm 或局部出现双圈、水疱、坏死及淋巴管炎者为强阳性。

2. IGRA

目前最常用的 IGRA 检测方法有两种：一类是基于酶联免疫吸附试验，检测全血 IFN-γ 水平；另一类是基于酶联免疫斑点技术，检测 MTB 特异性效应 T 细胞斑点数。无免疫功能缺陷人群以结核菌素纯蛋白衍生物（PPD）反应≥10mm 或 IGRA 阳性为结核分枝杆菌潜伏感染者（LTBI）。

3. 结核分枝杆菌潜伏感染者的判断原则

1）在没有卡介苗接种和非 MTB 干扰时，PPD 反应≥5mm 应视为已受 MTB 感染。

2）在卡介苗接种地区和/或非 MTB 感染地区以 PPD 反应≥10mm 为 MTB 感染。

3）在卡介苗接种地区和/或非 MTB 流行地区，对 HIV 阳性、接受免疫抑制剂>1个月和与涂片阳性肺结核者有密切接触的未接种卡介苗的5岁以下儿童，PPD 反应≥5mm 应视为感染。

4）IGRA 检测阳性说明存在 MTB 感染，临床上可用于 LTBI 的诊断。

（二）活动性结核病

该病具有 TB 相关的临床症状和体征，MTB 病原学、病理学、影像学等检查有活动性结核病的证据。活动性结核病按照病变部位、病原学检查结果、耐药状况、治疗史分类。

1. 按病变部位

（1）肺结核

肺结核指结核病变发生在肺、气管、支气管和胸膜等部位，分为以下 5 种类型。

1）原发性肺结核：包括原发复合征和胸内淋巴结结核（儿童尚包括干酪性肺炎和气管、支气管结核）。

2）血行播散性肺结核：包括急性、亚急性和慢性血行播散性肺结核。

3）继发性肺结核：包括浸润性肺结核、结核球、干酪性肺炎、慢性纤维空洞性肺结核和毁损肺等。

4）气管、支气管结核：包括气管、支气管黏膜及黏膜下层的 TB。

5）结核性胸膜炎：包括干性、渗出性胸膜炎和结核性脓胸。

按照我国传染病报告的相关规定，只有"肺结核"为乙类传染病，需要在规定的时限进行疫情报告。"气管及支气管结核"直接与外界相通，在各型结核中传染性最强。《结核病分类》（WS 196—2017），将发生在"气管及支气管、胸膜"的结核病变纳入"肺结核范畴"，须按照"肺结核"相关要求进行登记及报告。

（2）肺外结核

肺外结核指结核病变发生在肺以外的器官和部位，如淋巴结（除外胸内淋巴结）、骨、关节、泌尿生殖系统、消化系统、中枢神经系统等部位。肺外结核按照病变器官及部位命名。

2. 按病原学检查结果

病原学检测标本包括：痰、体液（血液、胸腔积液、腹腔积液、脑脊液、关节腔积液等）、脓液、灌洗液、病理组织等。

（1）涂片阳性肺结核

包括涂片抗酸染色阳性或荧光染色阳性。

（2）涂片阴性肺结核

包括涂片抗酸染色阴性或荧光染色阴性。

（3）培养阳性肺结核

包括分枝杆菌固体培养基培养或液体培养基培养阳性。

（4）培养阴性肺结核

包括分枝杆菌固体培养基培养或液体培养基培养阴性。

（5）分子生物学阳性肺结核

包括分枝杆菌脱氧核糖核酸及核糖核酸检查阳性。

（6）未痰检肺结核

未痰检肺结核指患者未接受痰涂片镜检、痰分枝杆菌分离培养、分子生物学检查。

3. 按耐药状况

（1）非耐药结核病

结核患者感染的 MTB 在体外未发现对检测所使用的抗结核药物耐药。

（2）DR-TB

结核患者感染的 MTB 在体外被证实在一种或多种抗结核药物存在时仍能生长。DR-TB 分为以下几种类型。

1）单耐药结核病：指 MTB 对一种一线抗结核药物耐药。

2）多耐药结核病：MTB 对一种以上的一线抗结核药物耐药，但不包括对异烟肼、利福平同时耐药。

3）耐多药结核病（MDR-TB）：MTB 对包括异烟肼、利福平同时耐药在内的至少两种以上的一线抗结核药物耐药。

4）广泛耐药结核病（XDR-TB）：MTB 除对一线抗结核药物异烟肼、利福平同时耐药外，还对二线抗结核药物氟喹诺酮类抗生素中的至少一种耐药，以及对三种注射药物（如卷曲霉素、卡那霉素、阿米卡星等）中的至少一种耐药。世界卫生组织在 2021 年发布的最新 XDR-TB 的定义修改为：在 MDR-TB 的条件外，还对 A 组抗结核药物（氟喹诺酮类、贝达喹啉或利奈唑胺）中的任何一种药物耐药。

5）利福平耐药结核病（RR-TB）：MTB 对利福平耐药，无论对其他抗结核药物是否耐药。

4. 按治疗史

（1）初治结核病

初治患者指符合下列情况之一：

1）从未因 TB 应用过抗结核药物治疗的患者。

2）正进行标准化疗方案规则用药而未满疗程的患者。

3）不规则化疗未满 1 个月的患者。

（2）复治结核病

复治患者指符合下列情况之一：

1）因 TB 不合理或不规则使用抗结核药物治疗≥1 个月的患者。

2）初治失败和复发患者。

（三）非活动性肺结核

无活动性结核病相关临床症状和体征，细菌学检查阴性，影像学检查符合以下一项或多项表现，并排除其他原因所致的肺部影像改变可诊断为非活动性肺结核。

1）钙化病灶（孤立性或多发性）。

2）索条状病灶（边缘清晰）。

3）硬结性病灶。

4）净化空洞。

5）胸膜增厚、粘连或伴钙化。

注：非活动性肺外结核诊断参照非活动性肺结核执行。

（范　琳　张哲民）

第三节　结核病病历记录格式

（一）结核分枝杆菌潜伏感染者

按检查方法及结果顺序书写。

结核菌素纯蛋白衍生物（PPD）试验按照硬结实际测量值横径（mm）×直径（mm）记录，并记录水疱、双圈等表现。

IGRA 记录检测值。

示例：结核分枝杆菌潜伏感染者，PPD 试验强阳性，10mm×15mm，水疱。

（二）活动性结核病

1. 肺结核

按肺结核类型、病变部位、病原学检查结果、抗结核药物敏感性试验结果、治疗史等顺序书写。

示例 1：急性血行播散性肺结核，双肺，涂（阴），培（未做），初治。

示例 2：继发性肺结核，左上肺，涂（阴），分子学（阳），耐药（耐利福平），复治。

2. 肺外结核

按肺外结核病变部位、细菌学检查（注明标本）、抗结核药物敏感性试验结果、治疗史等顺序书写。

示例 1：右髋关节结核，关节液涂（阴），初治。

示例 2：TBM，脑脊液涂（阴），培（阳），敏感，初治。

（三）非活动性肺结核

按病变部位、影像学表现顺序书写。

示例：非活动性肺结核，左上肺，钙化病灶（孤立性）。

（范　琳　张哲民）

参 考 文 献

范琳，肖和平. 2019. 耐药结核病化学治疗过程中不良反应处理的专家共识. 中国防痨杂志，41(6): 591-603.

范琳，熊坤龙，肖和平. 2019. 建国 70 年来结核病化学治疗的历史进程要览. 中国防痨杂志，41(11): 1145-1148.

中华人民共和国国家卫生和计划生育委员会. 2017. 结核病分类. WS 196—2017.

WHO. 2019. Global Tuberculosis Report 2019. Geneva: World Health Organization.

第二章 结核病的发病机制概述

第一节 病原学机制

结核分枝杆菌（MTB）感染导致的结核病（TB）是全球最凶险的传染病之一。根据 WHO 2019 年《全球结核病报告》，2018 年，全球至少 300 万 TB 患者未得到有效的医治。耐药结核病仍然是全球公共卫生威胁。只有 1/3 的 DR-TB 患者能够有效治疗。2018 年，全球利福平耐药新发病例约 50 万（其中 78%为耐多药 TB）。全球三大 DR-TB 高负担国家为：印度（27%）、中国（14%）、俄罗斯（9%）。全球 3.4%新发 TB 患者、18%复治患者为 MDR-TB 或者 RR-TB。全球结核病防控和基础研究的资金缺口每年高达 50 亿美元。2018 年联合国全球结核病高级别会议发表的政治宣言提出了 2018～2022 年的 4 个新目标：①治疗 4000 万 TB 患者；②预防性治疗 3000 万结核潜伏感染者；③募集 130 亿美元进行 TB 诊断、治疗和护理；④每年获得 20 亿美元 TB 研究经费。逆转 TB 流行的趋势需要多方合作、投入和基础科研。

（一）MTB 分类地位与生物学特征

按照国家《人间传染的病原微生物名录》，MTB 属于乙类病原微生物，即高致病性病原微生物。结核分枝杆菌感染导致的 TB 是一种具有强烈传染性的慢性消耗性疾病。结核分枝杆菌是专性需氧微生物。1882 年，德国微生物学家罗伯特•科赫证明它是 TB 的致病菌，并于 1905 年获得诺贝尔生理学或医学奖。

结核分枝杆菌的分类学（taxonomy）地位如下。

域：细菌域 Bacteria

　门：放线菌门 Actinobacteria

　　纲：放线菌纲 Actinobacteria

　　　亚纲：放线菌亚纲 Actinobacteridae

　　　　目：放线菌目 Actinomycetales

　　　　　亚目：棒杆菌亚目 Corynebacterineae

　　　　　　科：分枝杆菌科 Mycobacteriaceae

　　　　　　　属：分枝杆菌属 *Mycobacterium*

　　　　　　　　种：结核分枝杆菌 *Mycobacterium tuberculosis*

其模式菌株为 *Mycobacterium tuberculosis* (Zopf 1883) Lehmann and Neumann 1896 模式株 H37Rv = ATCC 27294

TB 发病率和死亡率一般与年龄、性别、种族、职业和地区无关。结核分枝杆菌可感染人体几乎所有器官、系统，其中最常见的是肺部。90%以上的肺结核是通过气溶胶和呼吸道传播。结核分枝杆菌也可以通过消化道和破损的皮肤黏膜进入机体，感染各种组织器官，引起相应器官的 TB。人与结核分枝杆菌基因组之间共进化和相互作用（Correa-Macedo et al.，2019）。通过对从同一个患者不同时间分离的菌株进行全基因组测序（Meehan et al.，2019），与来自不同患者的菌株全基因组测序比较发现，结核分枝杆菌基因组即使在体内，也存在一些变异，而且变异的位点还相当保守（Ley et al.，2019）。

目前比较普遍的观点认为，结核病灶中的结核分枝杆菌至少是 4 种不同代谢状态（Bussi and Gutierrez，2019）：①持续生长繁殖菌；②间断繁殖菌；③酸性环境中半休眠状态菌；④完全休眠菌（Batyrshina and Schwartz，2019）。一线抗结核药物不能杀死所有代谢状态的细菌，如链霉素对③群的结核分枝杆菌完全无效，吡嗪酰胺对此群菌的作用却最强。②、③群结核分枝杆菌在体内可以长期持留，使用足够疗程的化疗药物才能杀灭。化疗药物使用不当或者疗程不够，②、③群结核分枝杆菌不能被清除。这可能是 TB 复发的根源。因此，深入研究细菌生理与代谢，进行表型筛选，才可能获得更好的药物靶标和先导物（Grzelak et al.，2019）。

（二）结核分枝杆菌的重要效应分子和结构

结核分枝杆菌与人类共同进化（co-evolution）了数千年，是迄今最成功的致病菌。结核分枝杆菌可以逃避、破坏宿主的先天和后天免疫，包括改变宿主巨噬细胞内的吞噬体环境，选择性躲避模式识别受体（pattern recognition receptor，PRR）的识别，调控宿主细胞因子的产生，改变抗原呈递并降低 T 细胞应答的质量。本文将概述结核分枝杆菌可感染的细胞类型和进入细胞的过程，以及结核分枝杆菌的效应分子。

1. 结核分枝杆菌细胞壁在细菌存活和感染中发挥重要作用

聚戊烯醇磷酸酯（polyprenyl phosphate，Pol-P）是结核分枝杆菌细胞壁合成的糖基载体（glycocarrier），也是必需代谢产物（Kalscheuer et al.，2019）。异戊二烯单元以异戊二烯焦磷酸（isopentenyl diphosphate，IPP）形式添加到不同的烯丙基异戊二磷酸受体（allylic isoprenyl diphosphate acceptor）上，合成 Pol-P。烯丙基异戊二磷酸的长度、双键类型差异很大。*Rv0989c* 编码合成(*E*)-牻牛儿基二磷酸盐［(*E*)-geranyl diphosphate，GPP］，GPP 是 DPP 的前体。结核分枝杆菌法尼基焦磷酸（farnesyl diphosphate）合成酶具有一定的灵活性。结核分枝杆菌利用 10 个异戊二烯单元，即十聚异戊二烯焦磷酸（decaprenyl diphosphate）组装其细胞壁。其形成由 Rv1086 负责催化一单元 IPP 添加到 GPP，Rv2361c 催化添加 7 个 IPP 到（Z，E）-法尼基焦磷酸 [（Z，E）-farnesyl diphosphate，FPP]，合成（Z，E）-FPP（图 2-1）。

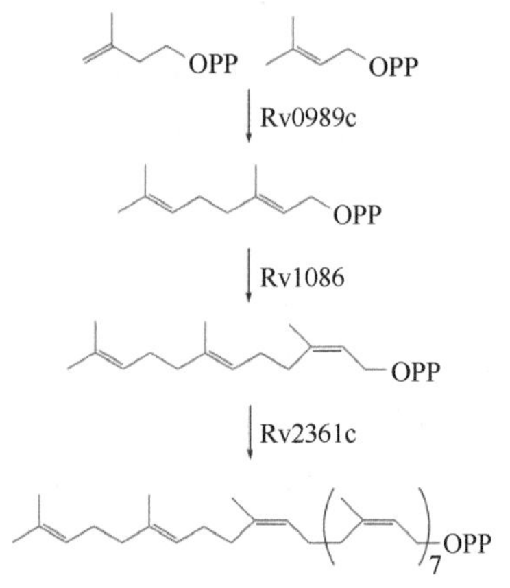

图 2-1　MTB 的十聚异戊二烯焦磷酸合成

Rv1086、Rv2361c 和 GTP 合成酶（GPP synthase）Rv0989c 共同作用，完成 MTB 的十聚异戊二烯焦磷酸合成

2. MTB 的小分子量硫醇

这些分子具有巯氢基，可以脱毒活性氧（reactive oxygen species，ROS）、活性氮以及其他自由基，调控免疫系统，防止 DNA 和蛋白质被氧化、硝化与酸性胁迫损伤。结核分枝杆菌中典型的硫醇包括麦角硫因（ergothioneine，ERG）、分枝杆菌硫醇（mycothiol，MSH）和 γ-谷氨酰半胱氨酸（gamma-glutamylcysteine，GGC）。分枝杆菌小分子量硫醇生物合成途径的关键基因是候选药物靶标（Sao Emani et al.，2019）。

3. 结核分枝杆菌具有一些持留状态下复制所需的特殊分子

比如，PerM 是分枝杆菌分裂体的组分，负责稳定分裂体必需蛋白 ftsB。PerM 缺失的结核分枝杆菌在小鼠慢性感染期的分裂缺陷，但是不影响急性期感染的结核分枝杆菌复制（Wang et al.，2019）。

4. 结核分枝杆菌效应分子-宿主分子相互作用及其过程

宿主固有免疫依赖宿主胚系基因编码的致病菌识别受体（pathogen recognition receptor，PRR）。这些 PRR 包括 Toll 样受体（Toll-like receptor，TLR）、核苷酸结合寡聚化结构域（nuclear oligomerization domain，NOD）、NOD 样受体（NOD-like receptor，NLR）、C 型凝集素受体、补体受体、甘露糖受体。固有免疫系统的吞

噬细胞识别、摄取结核分枝杆菌或多或少地都利用了这些受体（图 2-2）。宿主细胞不同类型的程序性死亡，如凋亡、焦亡也涉及这些受体。结核分枝杆菌持留和存活的机制多种多样。这包括阻断吞噬体与溶酶体融合、激活胞内自噬途径等。认识结核分枝杆菌抑制宿主的不同天然识别途径，有助于揭示细菌致病机制和研发控制细菌的新措施（Huan et al., 2019）。

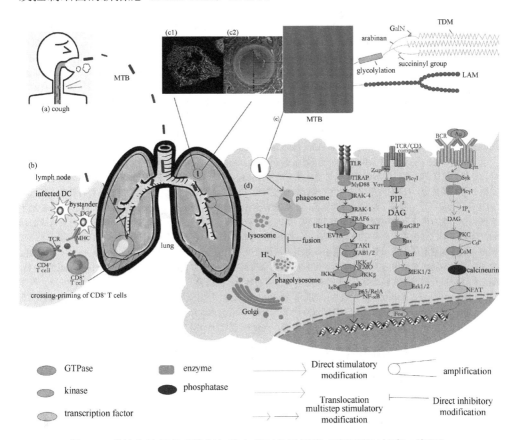

图 2-2 结核分枝杆菌感染和与宿主相互作用概览（彩图请扫封底二维码）

Ag: antigen, 抗原; amplification: 放大; Arabinan: 阿拉伯聚糖; BCR: breakpoint cluster region protein, 断点簇区蛋白; Bystander DC: 旁观者树突细胞; calcineurin: 钙调磷酸酶; CaM: calmodulin, 钙调蛋白; CD4$^+$ T cell: 表达 CD4 的成熟 T 细胞; CD8$^+$ T cell: 表达 CD8 的成熟 T 细胞; cough: 咳嗽; crossing-priming: 交叉致敏; DAG: diacylglycerol, 甘油二酯; direct inhibitory modification: 直接抑制修饰; direct stimulatory modification: 直接刺激修饰; ECSIT: evolutionarily conserved signaling intermediate in toll pathway, toll 通路中进化上保守的信号中间产物; enzyme: 酶; Erk1/2: extracellular signal-regulated kinase 1, 细胞外信号调节激酶; Fos: fos proto-oncogene, fos 原癌基因; fusion: 融合; GalN: N-acetylated galactosamine, N-乙酰化半乳糖胺; glycolylation: 乙醇化; Golgi: 高尔基体; GTPase: 鸟苷三磷酸酶; IKKα: inhibitor of nuclear factor α kinase complex, 核因子 κB 激酶调节亚单位 α 抑制剂; IKKβ: inhibitor of nuclear factor β kinase complex, 核因子 κB 激酶调节亚单位 β 抑制剂; IKKγ/NEMO: inhibitor of nuclear factor Kappa B kinase regulatory subunit Gamma, 核因子 κB 激酶调节亚单位 γ 抑制剂; infected DC: 已感染树突状细胞; IP₃: inositol 1,4,5-Trisphosphate Receptor, 1,4,5-三磷酸肌醇受体; IRAK: interleukin-1 receptor-associated kinase, 白细胞介素-1 受体相关激酶; IκBα: nuclear factor of Kappa light chain gene enhancer in B-Cells, B 细胞核因子-κ 轻链基因增强子;

kinase: 激酶; LAM: lipoarabinomannan, 脂阿拉伯甘露聚糖; lung: 肺; lymph node: 淋巴结; Lyn: tyrosine protein kinase, 酪氨酸蛋白激酶; lysosome: 溶酶体; MEK1/2: mitogen-activated protein kinase kinase, 丝裂原活化蛋白激酶激酶; MHC: major histocompatibility complex, 组织相容性复合体; MTB: 结核分枝杆菌; multistep stimulatory modification: 多步刺激修饰; MyD88: myeloid differentiation primary response gene (88), 髓系分化初级应答基因(88); NFAT: nuclear factor of activated T cell, 活化 T 细胞核因子; p65/RelA NF-κB: NF-κB 家族成员之一; phagolysosome: 吞噬溶酶体; phagosome: 吞噬体; phosphatase: 磷酸(酯)酶; PIP$_2$: phosphtidyli-nositol(4,5)-bisphosphate, 磷脂酰肌醇二磷酸; PKC: protein kinase C, 蛋白激酶 C; Plcγ1: 1-phosphatidylinositol 4,5-bisphosphate phosphodiesterase Gamma-1, 1-磷脂酰肌醇 4,5-二磷酸磷酸二酯酶 γ-1; Plcγ1: 1-phosphatidylinositol 4,5-bisphosphate phosphodiesterase Gamma-1, 1-磷脂酰肌醇 4,5-二磷酸磷酸二酯酶 γ-1; Raf: rapidly accelerated fibrosarcoma, 迅速加速纤维肉瘤激酶; Ras: rat sarcoma, 大鼠肉瘤病毒癌基因; RasGRP: Ras guanyl nucleotide releasing protein, Ras 鸟苷酸释放蛋白; succininyl group: 琥珀酰基团; Syk: spleen associated tyrosine kinase, 脾脏酪氨酸激酶; TAK1/ TAB1/2: TGF-β activated kinase 1, TGF-β 活化激酶 1 复合体; TCR: T cell receptor, T 细胞抗原受体; TCR/CD3 complex: T-Cell antigen receptor/ CD3 complex, T 细胞抗原受体/CD3 复合物; TDM: trehalose-dimycolate, 海藻糖-二分枝酸酯; TIRAP: toll/interleukin-1 receptor domain-containing adapter protein, 含有 toll/白细胞介素-1 受体结构域的衔接蛋白; TLR: toll-like receptors, toll 样受体; TRAK: trafficking kinesin protein, 蛋白质运输因子; transcription factor: 转录因子; translocation: 转移; ub: ubiquitin, 泛素化; Ubc13: ubiquitin C, 泛素结合酶; UEV1A: ubiquitin-conjugating enzyme E2 variant 1, 泛素缀合酶 E2 变异体 1; Vav: VAV guanine nucleotide exchange factor, VAV 鸟嘌呤核苷酸交换因子;

Zap-70: Zeta chain of T cell receptor associated protein kinase 70, T 细胞受体相关蛋白激酶 70 的 ζ 链
（a）结核分枝杆菌主要以气溶胶的形式传播。（b）结核分枝杆菌感染时，CD4$^+$ T 淋巴细胞发育。树突状细胞呈递结核分枝杆菌抗原。（c1）肉芽肿（绿色）中结核分枝杆菌（红色）；（c2）人结核病肉芽肿的主要特征。人结核病肉芽肿分为多层，中间是干酪状，富含脂类，主要来自泡沫吞噬细胞（foamy macrophage，FM）；其次是富含巨噬细胞层，含有泡沫吞噬细胞、多核巨噬细胞、类上皮巨噬细胞；再外层是胶原和其他胞外基质蛋白质构成的纤维状荚膜。淋巴细胞局限分布在肉芽肿周围，在纤维层外面。（d）结核分枝杆菌阻断吞噬体与溶酶体融合。（e）细菌外表面的细胞壁脂类和脂蛋白，是吞噬细胞天然免疫模式识别受体最初识别的刺激。吞噬结核分枝杆菌的巨噬细胞最直接的相互作用可能是 C 型凝集素 Mincle 识别海藻糖-6,6'-二分枝菌酸(trehalose-6,6'-dimycolate, TDM)，随之的逐级信号传递最终启动编码炎症性细胞因子基因的转录。细胞膜上的 TLR2/TLR1 或 TLR2/TLR6 异二聚体（heterodimer）识别二酰基化或者三酰基化的脂蛋白（lipoprotein）、脂甘露聚糖（lipomannan）、脂阿拉伯甘露聚糖（lipoarabinomannan, LAM），激活 NF-κB 和细胞因子的表达。内吞体内的结核分枝杆菌低甲基化的 DNA 可使 TLR9 二聚化（dimerization），通过激活干扰素调节因子 IRF7 促进 I 型 IFN 产生

5. 结核分枝杆菌逃避宿主 TLR 信号传递的效应分子

结核分枝杆菌的脂蛋白和脂聚糖：宿主的 TLR2 异二聚体可以识别位于结核分枝杆菌细胞壁及分泌型膜性小泡（secreted membrane vesicle）上的脂蛋白和脂聚糖，如 lpqH（19kDa 脂蛋白）和 lpr。TLR2 识别这些组分后，激活巨噬细胞，表达细胞因子，促进肉芽肿形成。TLR4 和 TLR9 也可能参与识别。不同受体介导的信号传递都涉及共同的接头分子（adaptor molecule）——髓样分化因子 MyD88（myeloid differentiation factor-88）。缺失 MyD88 的小鼠对气溶胶形式的结核分枝杆菌异常敏感，感染后 42 天即死亡。这与 MyD88 在白细胞介素-1 受体(interleukin-1 receptor，IL-1R）信号传递中的功能有关，与其在 TLR2、TLR4 或 TLR9 激活途径中的功能无关。MyD88 介导的信号转导在人体结核分枝杆菌感染中的作用尚待研究。先天 MyD88 或 IRAK-4 缺陷的个体对结核分枝杆菌不是非常敏感。依赖 TLR2 耗尽胞内 IL-1 受体相关激酶-1（IL-1 receptor associated kinase-1，IRAK1）以抵消 TLR9 信号传递促进的 Th1 免疫。TLR2 信号传递使结核分枝杆菌感染过

程中不能产生最合适的免疫激活，而是产生 IL-10，最终可下调抗原特异性 CD4 T 细胞的活化。非致病分枝杆菌细胞壁组分脂阿拉伯甘露聚糖（lipoarabinomannan，LAM）是 TLR2 激活剂，免疫原性强。来自致病分枝杆菌的甘露糖加帽的脂阿拉伯甘露聚糖（mannose-capped LAM，ManLAM）则缺乏免疫原性。细胞壁中虽然富含这类糖脂，但不容易启动巨噬细胞的 IFN-γ 受体介导的信号传递、树突状细胞产生 IL-12p70、吞噬体成熟、被感染细胞凋亡等效应。TLR2 多态性影响宿主对结核分枝杆菌的易感性。结核分枝杆菌的 TLR2 配体可以改变宿主细胞环境，有利于细菌持留。

6. 结核分枝杆菌逃避宿主 NLR 信号传递的效应分子

传统的观点一般认为结核分枝杆菌进入宿主吞噬细胞后，主要滞留在被改变了的吞噬体内，胞内阶段不进入细胞质。大约在 1993 年，开始有证据表明，结核分枝杆菌可以从吞噬体逃到细胞质。这种逃离是协调有序的行动。利用电镜观察单核细胞衍生的树突状细胞与致病分枝杆菌的相互作用发现，结核分枝杆菌依赖早期分泌性抗原靶标-6（early secretory antigenic target-6，ESAT-6，也称为 EsxA）分泌系统-1（ESX-1）定期从吞噬溶酶体（phagolysosome）逃到细胞质中进行复制。因此可以认为，细胞质模式识别受体也参与了宿主针对结核分枝杆菌的先天免疫和后天免疫。EsxA 也是细胞壁结合蛋白质（Raffetseder et al.，2019）。

细菌肽聚糖（peptidoglycan，PGN）的胞壁酰二肽（muramyl dipeptide，MDP）是 NOD2 受体的配体。一旦结合 NOD2，后者可以与多个信号传递中间分子寡聚化（oligomerization），启动细胞应答，包括从自噬到炎症性细胞因子的产生。结核分枝杆菌的 MDP 比较特殊的是具有 N-糖基化修饰（N-glycosylation），而不是其他细菌的 N-乙酰化修饰（N-acetylated MDP）。MDP 结构的差异使结核分枝杆菌让巨噬细胞通过受体相互作用蛋白激酶 2（receptor-interacting protein kinase-2，RIP2）和干扰素调节因子 5（interferon regulatory factor-5，IRF5）途径产生 I 型 IFN（IFN-α/β）。ESX-1 介导破坏吞噬体膜，MDP 片段进入细胞质，才能够被识别。结核分枝杆菌促进 I 型 IFN 信号传递，抵消宿主保护性 IL-1β 和 IFN-γ 信号通路的作用。利用 I 型 IFN 受体缺陷小鼠进行的实验表明，IFN-α/β 不影响结核分枝杆菌在肺部的生长，甚至促进细菌在肺部繁殖。最近，细胞质受体 NLR 在微生物感染中的作用备受关注。NLR 被激活后，NLR 被招募到大分子复合体——炎症体（inflammasome）。NLR 含有热蛋白结构域（pyrin domain，PYD），与含有 PYD 和天冬半胱酰胺酶激活与招募（caspase activation and recruitment，CARD）的接头蛋白（adaptor protein）ASC 相互作用，完成该招募。天冬半胱酰胺酶-1 前体（pro-caspase-1）被加工为具有活性的酶。细胞分泌 IL-1β、IL-18 和 IL-33。多数情况下，这种激活导致宿主细胞编程性死亡——焦亡（pyroptosis）。关于 NLR 家族中的 NLRP3，以及结核分枝杆菌体内外感染中的炎症体末端效应分子的研究较多。不论小鼠还是人的巨噬细胞中，结核分枝杆菌都依赖 ESAT-6 激活的炎症体，释放 IL-1β，导致巨噬细胞焦亡。小鼠树突状细胞分泌 IL-1β 则不依赖 NLRP3 和 ASC，也未发现焦亡。不能产生 IL-1β 或者不能对 IL-1β 应答的遗传缺陷小鼠对气溶胶形式的结核分枝杆菌攻击更易感，且不依赖 TLR、NLRP3、胱天蛋白酶-1 和 ASC。慢性感染小鼠时，细胞质中的这些受体协同作用，维持肉芽肿结构，稳定结核分枝杆菌毒力。结核分枝杆菌可以控制炎症体激活的时机，促进持留感染。

7. 结核分枝杆菌逃避宿主 C 型凝集素受体信号传递的效应分子

分枝杆菌索状因子（cord factor）——海藻糖-6,6′-二分枝菌酸（trehalose-6,6′-dimycolate，TDM）：注射 TDM 乳化油滴可以诱导小鼠产生类似结核分枝杆菌感染的无细胞的肉芽肿（granuloma）。结核分枝杆菌负责 TDM 合成的基因包括：环丙基合成酶（cyclopropyl synthetase）*pcaA* 和 *cmaA2*。如果这些基因缺失，分枝菌酸（mycolate）结构会改变，宿主的免疫应答也会相应变化。*M. tuberculosis pcaA* 突变菌株的 TDM 含有缺乏环丙基（cyclopropyl group）的 α-分枝菌酸（α-mycolate），酮分枝菌酸（ketomycolate）含量很高，诱导野生型小鼠巨噬细胞产生促炎症细胞因子和形成新肉芽肿的能力降低。*M. tuberculosis cmaA2* 突变菌株缺乏反式构象（*trans*-configuration）的分枝菌酸环丙基（mycolate cyclopropyl group），对小鼠的毒力增加。从该突变菌株分离的 TDM 刺激巨噬细胞产生 TNF-α 的能力增加 5 倍。结核分枝杆菌 *mmaA4* 负责在分枝菌酸合成过程中，在分枝菌酸链的远端引入羟基（hydroxyl group），形成羟分枝菌酸（hydroxymycolate）中间产物。结核分枝杆菌 *mmaA4* 突变菌株在小鼠中的毒力和存活能力降低，从其分离出来的 TDM 促进小鼠巨噬细胞产生 IL-12p40，而野生型的 TDM 抑制小鼠巨噬细胞产生 IL-12p40。

TDM 的受体是巨噬细胞诱导性 C 型凝集素受体 Mincle。Mincle 经 Syk-CARD9-Bcl10 途径激活巨噬细胞，产生细胞因子。CARD9 缺失小鼠能够发动有效的适应性免疫（获得性免疫）应答，但是对气溶胶形式的结核分枝杆菌攻击易感，结核分枝杆菌在其中的生长不受限制，肺部中性粒细胞（neutrophil）增多。分枝菌酸激活 Mincle，部分通过放大 IL-1R 信号传递，产生形成 Th1 和 Th17 CD4 T 细胞非常重要的细胞因子。Mincle 是 TDM 体内外佐剂效应和诱导中性粒细胞增多症所需。但是，比较同窝小鼠的 Mincle 缺陷和野生型对气溶胶形式的结核分枝杆菌感染的反应发现：二者的器官病理或者细菌数量无显著差异。这可能是结核分枝杆菌可以微调分枝菌酸合成，以使产生的炎症水平足以促进肉芽肿发育但又不刺激产生过量 IL-12p40 所致。通过调控 IL-12p40 水平，结核分枝杆菌得以缓慢持留或者增殖，宿主也不至于快速死亡。

人们对中性粒细胞在 TB 中的作用现在又有新认识。中性粒细胞是结核分枝杆菌感染的常见吞噬细胞之一,但是关于其保护性或者病理作用,目前莫衷一是。TB 患者中发现了一群低密度中性粒细胞(low-density neutrophil,LDN)(La Manna et al.,2019),其表达的频率、表型、功能、基因表达以及抑制 T 细胞活性的功能均存在差异。活动性结核病(ATB)患者外周血 LDN 高表达 CD66b、CD33、CD15 和 CD16。与正常密度中性粒细胞(normal-density neutrophil,NDN)比较,LDN 差异表达的基因有 12 个:*CCL5*、*CCR5*、*CD4*、*IL10*、*LYZ* 和 *STAT4* 上调,而 *CXCL8*、*IFNAR1*、*NFKB1A*、*STAT1*、*TICAM1* 和 *TNF* 下调。LDN 不能吞噬活结核分枝杆菌,也不能产生氧化爆发,或者 NETosis [中性粒细胞胞外诱捕网(neutrophil extracellular trap,NET)死亡],但能够抑制抗原特异性和 IL-10 部分介导的多克隆 T 细胞增殖。

8. 抑制巨噬细胞效应分子功能和吞噬体成熟

在感染过程中,结核分枝杆菌主要滞留在巨噬细胞中。结核分枝杆菌具有多种机制,确保在巨噬细胞中持留和繁殖。结核分枝杆菌可以阻断被感染的巨噬细胞的吞噬体-溶酶体融合,避免溶酶体水解酶(lysosomal hydrolase)、低 pH,以及其他杀菌的溶酶体组分的攻击。有关机制的研究很多但都不透彻。结核分枝杆菌吞噬体(mycobacterial phagosome)不能掺入小泡 ATP 酶(vacuolar ATPase),因此不能酸化。结核分枝杆菌吞噬体细胞质一侧的膜上还可以滞留冠蛋白-1(coronin-1,TACO),而与溶酶体融合的吞噬体则会迅速丢失该蛋白质。但仅是结核分枝杆菌抑制吞噬体-溶酶体融合的这些分子细节还不足以认识具体机制。结核分枝杆菌的丝氨酸/苏氨酸激酶(serine/threonine kinase)pknG 是抑制吞噬体-溶酶体融合的效应分子。pknG 重组耻垢分枝杆菌(*Mycobacterium smegmatis*)也可以抑制吞噬体-溶酶体融合,缺失 pknG 的结核分枝杆菌则不能定位到宿主细胞的溶酶体样结构。分泌性蛋白质酪氨酸磷酸酶(secreted protein tyrosine phosphatase,ptpA)结合巨噬细胞小泡质子 ATP 酶(vacuolar H^+-ATPase)的 H 亚基,抑制小泡酸化(vacuolar acidification)。强毒性结核分枝杆菌的酸性和吞噬体调控的分子 *aprABC* 基因位点参与应答吞噬体内酸性胁迫。*pho*PR 操纵子(*pho*PR operon)感知酸胁迫,表达 aprABC,调控细胞壁脂类合成和隐藏这些脂类,确保细菌在低 pH 时存活(Baker et al.,2019)。结核分枝杆菌腺苷酸环化酶(adenylate cyclase)Rv0386 导致巨噬细胞细胞质中的环腺苷一磷酸(cyclic AMP)水平瞬间激增,促进蛋白激酶 A(protein kinase A,PKA)依赖性磷酸化转录因子 CREB(cyclic AMP response element binding)的表达,扰乱宿主信号传递。

9. 结核分枝杆菌防止自噬的效应分子

自噬(autophagy)是宿主负责维持细胞自我稳态、可以诱导的过程,可以清除受损细胞器或者不再需要的结构。自噬先形成双层膜结构的自噬泡（autophagic vacuole），吞噬细胞器（organelle）或者细胞质中其他包涵体，与溶酶体融合后，自噬泡吞噬的物质被消化。包括结核分枝杆菌在内的致病菌可以定位到宿主细胞内的自噬泡。自噬可以清除、杀死结核分枝杆菌。营养缺乏或者 IFN-γ 处理都可以诱导被结核分枝杆菌感染的细胞发生自噬。含有结核分枝杆菌的吞噬体获得溶酶体标志分子后酸化。利用脂多糖处理细胞后，被感染细胞中定位到自噬体（autophagosome）的结核分枝杆菌数量激增。这提示 TLR4 介导自噬的诱导。ESX-1 介导增加吞噬体的透性（permeabilization）。ESX-1 是多亚基膜复合体，在膜上形成通道。结核分枝杆菌的该复合体有 5 个膜蛋白：EccB1、EccCa1、EccCb1、EccD1 和 EccE1。缺失 EccE1 后，EccB1、EccCa1 和 EccD1 的水平降低，ESX-1 分泌功能丧失，结核分枝杆菌毒力降低，但不影响结核分枝杆菌 ESX-1 分泌蛋白（EspB）的分泌（Soler-Arnedo et al., 2019）。结核分枝杆菌激活巨噬细胞自噬依赖感知胞内 DNA 的干扰素基因刺激蛋白（STING）、维生素 D 受体和 IL-1R 等途径。从自噬细胞中分离的结核分枝杆菌存活率降低。髓细胞（myeloid cell）条件性敲除自噬功能（$Atg5^{flox/flox}$ LysM-Cre）的小鼠对以气溶胶形式攻击的结核分枝杆菌特别易感，细菌在其中的增殖不受限制，炎症性细胞因子的产生增加，肺部形成大的脓肿病灶。结核分枝杆菌细胞内存活增强基因 eis 编码对温度稳定的六聚体蛋白（temperature-stable hexameric protein）。EIS 蛋白直接乙酰化 c-Jun N 端激酶（c-Jun N-terminal kinase，JNK）特异性磷酸酶，抑制吞噬体成熟、ROS 的产生和自噬。

（三）PE 和 PE_PGRS 蛋白介导免疫逃避

结核分枝杆菌基因组编码至少 99 个 PE 家族蛋白质，约为其基因组编码能力的 4%。该家族蛋白质具有特征性的脯氨酸（proline，Pro）和谷氨酸（glutamic acid，Glu）（PE）模体。其中 61 个为 PE_PGRS，其 C 端功能域含有多态性富含鸟嘌呤胞嘧啶序列（polymorphic guanine-cytosine-rich sequence，PGRS），在大小、序列、重复拷贝数方面都具有多态性。在结核分枝杆菌和其他致病分枝杆菌中，PE 和 PE_PGRS 蛋白质显著扩增（expansion），可能与致病和持留相关。这些蛋白质主要位于细胞壁和细胞膜，也就是结核分枝杆菌与吞噬体相互作用的表面，可能与宿主相互作用密切相关。因为缺乏标准的 N 端信号肽，其分泌由 VII 型分泌系统 ESX-5 介导。海洋分枝杆菌（Mycobacterium marinum）PE_PGRS 在爪蟾（Xenopus）感染模型中是毒力因子，两个 PE_PGRS 的编码基因在被感染的爪蟾肉芽肿样结构中上调。PE_PGRS33 是该家族最初被研究的分子。表达 PE_PGRS33 的非致病耻垢分枝杆菌（Mycobacterium smegmatis）重组菌在巨噬细胞内的存活力增加，被感染的巨噬细胞坏死增多，TNF-α 表达量增加，一氧化氮（NO）量减少。异位表达 PE_PGRS33 的 Jurkat T 细胞发生凋亡。Bcl-2 可以阻断 PE_PGRS33 诱导的凋亡效应。结核分枝杆菌感染巨噬细胞或小鼠肺部时，差异调控 PE_PGRS33、PE_PGRS16 和 PE_PGRS26 的表达。

结核分枝杆菌 PGRS 分子差异调控宿主的细胞因子产生（Li et al.，2019）。PE_PGRS33 提高 TNF-α 和 IL-10 的产生，而降低 IL-12p40 和 NO 的产生。PE_PGRS16 增加 IL-12p40 和 NO 水平，降低 IL-10 数量。PE_PGRS26 的效应与 PE_PGRS16 相反。PE_PGRS26 降低 IL-1β、IL-6、诱导型一氧化氮合酶（inducible nitric oxide synthase，iNOS）水平，阻断吞噬体成熟。

结核分枝杆菌 PGRS 分子阻断吞噬体成熟所需的 Ca^{2+} 信号传递（Meena et al.，2019）。PE_PGRS 家族的大多数成员的 PGRS 功能域具有钙离子结合蛋白典型的 Ca^{2+} 结合功能域——平行 β-螺旋（parallel β-helix），目前仅发现 5 个例外，即 PE_PGRS8、PE_PGRS12、PE_PGRS17、PE_PGRS60 和 PE_PGRS62。包括 PGRS 在内的 PE/PPE 家族分子结构在无序与有序之间动态变化（disorder-order structural dynamics），帮助结核分枝杆菌逃避宿主免疫攻击。

（四）结核分枝杆菌逃避适应性免疫

结核分枝杆菌可以破坏或者抑制抗原呈递全过程，破坏 T 细胞介导的免疫。

1. 感染抗原呈递细胞

结核分枝杆菌逃避抗原特异性 T 细胞应答。巨噬细胞是结核分枝杆菌滞留的主要宿主细胞。巨噬细胞经 MHC-I/MHC-II 呈递肽段给效应 T 细胞。T 细胞的杀菌活性依赖 NO 等分子。抗原呈递对已经激发的效应 T 细胞或者记忆 T 细胞的抗菌功能非常重要。在激发未致敏 T 细胞攻击结核分枝杆菌的能力方面，巨噬细胞的功能有限，主要依赖树突状细胞。树突状细胞负责加工和呈递各种抗原给未致敏的 CD4 和 CD8 T 细胞。绿色荧光蛋白（GFP）标记的重组结核分枝杆菌有利于观察亚细胞定位。以气溶胶形式攻击的 GFP 重组结核分枝杆菌主要定位在小鼠肺部的髓状树突状细胞（CD11c^{high}CD11b^{high}）、肺泡巨噬细胞（CD11c^{high}CD11b^{low}），以及招募来的间质巨噬细胞（interstitial macrophage）（CD11c^{low}CD11b^{low}）、单核细胞、中性粒细胞。肺部被感染小鼠的树突状细胞将结核分枝杆菌抗原运输至纵隔淋巴结（mediastinal lymph node），启动适应性免疫。未被充分激活的巨噬细胞和树突状细胞不能杀死细胞内细菌，反而成了结核分枝杆菌的藏身之地，便于细菌扩散和延迟适应性免疫的启动，类似"特洛伊木马（Trojan horse）"，携带结核分枝杆菌从原发感染部位播散到其他组织。组织树突状细胞迁移能力强，因此其可能是结核分枝杆菌播散的关键。

2. 结核分枝杆菌破坏树突状细胞成熟

树突状细胞有效引发抗原特异性 T 细胞需要一个正常的成熟进程，但是结核分枝杆菌感染会改变该成熟进程。人单核细胞衍生的树突状细胞被结核分枝杆菌感染后，正常成熟进程被破坏。树突状细胞的正常成熟过程伴随 MHC-II 分子快速迁移到细胞表面。被结核分枝杆菌感染后，MHC-II 分子则不能快速迁移到细胞表面。也有数据表明，结核分枝杆菌感染可能导致大量 MHC-II 分子迁移到细胞表面，但新 MHC-II 分子的合成则会停止。在内吞体中，结核分枝杆菌分泌的抗原无法被装载到 MHC-II 分子上。结核分枝杆菌逃避免疫的动力学模型（kinetic model）可以解释被感染的树突状细胞呈递细菌抗原能力有限的现象，但是不能解释未被感染的树突状细胞为何可以交叉呈递（cross-presentation）结核分枝杆菌分泌的抗原。有一种可能，被结核分枝杆菌感染细胞凋亡，其凋亡小泡（apoptotic vesicle）中的蛋白质和脂类抗原被交叉呈递（Schaible et al.，2003）。抗原交叉呈递可以解释为何被结核分枝杆菌感染的动物 T 细胞偏好识别分泌蛋白抗原。

3. 调控 CD4 T 细胞的分化

CD4 T 细胞是人体和其他动物控制结核分枝杆菌感染的关键。CD4 T 细胞发育可塑性大，以便适应各种致病菌。CD4 T 细胞分化的方式多样，以便限制或者杀死致病菌。生成 IFN-γ 的 Th1 细胞激活巨噬细胞效应分子的功能与 CD4 T 细胞控制结核分枝杆菌的能力密切相关。FoxP3$^+$调节性 T 细胞（regulatory T cell，Treg）、分泌 IL-17 的 Th17 细胞对抗结核分枝杆菌保护性免疫也很关键。MTB 表达模式识别受体的配体分子，其激发的宿主环境起初有利于 Treg 细胞增殖，随后则有利于 Th1 和 Th17 细胞增殖。结核分枝杆菌感染小鼠的肺部 Treg 细胞增殖，延迟 Th1 细胞从纵隔淋巴结归巢到肺部，限制这些细胞的功能发挥。结核分枝杆菌可以招募 CD103$^+$树突状细胞到被感染组织。结核分枝杆菌气溶胶攻击的小鼠肺部炎症部位具有产 IL-17 的 Th17 细胞。疫苗介导的保护性免疫与产 IL-17 的 Th17 细胞呈正相关。IL-6 和 IL-1β 存在时，这些 Th17 细胞分化。IL-23 是维持 Th17 细胞分化状态的关键细胞因子。被结核分枝杆菌感染或者注射死结核分枝杆菌时，宿主大量产生这些细胞因子。IL-23 刺激被感染小鼠的肺部形成依赖 CXCL13 的 B 细胞滤泡（follicle），控制结核分枝杆菌。IL-17 间接作为中性粒细胞的趋化因子（chemokine）。被感染的中性粒细胞凋亡，将分枝杆菌抗原呈递给树突状细胞，有利于激发未致敏 CD4 T 细胞。结核分枝杆菌抑制中性粒细胞凋亡和 Th17 细胞激活，降低中性粒细胞肺部浸润。关于 TB 的 Th1 细胞免疫研究较多。识别抗原后，Th1 细胞产生多种细胞因子如 IFN-γ、TNF-α 和 IL-2。这些细胞也称为多功能 T 细胞。它们在结核分枝杆菌感染或者疫苗保护中的作用尚有争议。结核分枝杆菌感染小鼠的肺部存在大量特异性的 CD4 T 细胞，其中可能存在尚未被发现的关键细胞类型。利用四聚体（tetramer）技术分析抗原特异性 CD4 T 细胞，发现了结核分枝杆菌特异性的效应记忆 CD4 T 细胞（*M. tuberculosis*-specific effector memory CD4 T cell）。根据细胞表面程序性死亡蛋白 1（programmed death-1，PD-1）和杀伤细胞凝集素样受体 G1（killer cell lectin-like receptor G1，KLRG1）两种分子的表达情况，效应 CD4 T 细胞分为三群。这些标记分子可以区分自我更新（self renewing）和终末效应（terminal effector）细胞亚群。$KLRG1^{neg}$ CD4 T 细胞的 PD-1 表达或高或低，但是产生细胞因子的能力都很低，都能够自我更新。高表达 KLRG1 且缺乏 PD-1 的 CD4 T 细胞产生大量 IFN-γ 和 TNF-α，但不增殖。感染 90 天或更长时间，缺乏 KLRG1 的小鼠能够更有效发动针对结核分枝杆菌的 T 细胞应答，体内细菌数量更低。PD-1 缺陷小鼠更容易被以气溶胶形式攻击的结核分枝杆菌致死，这些小鼠具有主要由浸润中性粒细胞组成的大片无结构坏死。根据细胞因子产生情况，多功能性 CD4 T 细胞减少，CD4 T 细胞被耗尽后，结核分枝杆菌早期感染的小鼠不容易死亡。这两种现象之间的联系，尚无研究。KLRG1 和 PD-1 不仅仅是表型标记，还可能在结核分枝杆菌特异性的 CD4 T 细胞自我更新为终末效应细胞的发育过程中发挥功能。控制结核分枝杆菌感染需要 CD4 分化表型不同的细胞亚群之间的平衡，结核分枝杆菌也可能通过打破这种平衡逃避免疫。但是，结核分枝杆菌中具体有哪些效应分子参与调控这些细胞亚群的分化与平衡，则有待研究。

4. 结核分枝杆菌分泌蛋白作为免疫伪装分子

结核分枝杆菌的免疫伪装分子可能是通过表达一个或者小部分抗原，控制宿主免疫应答。这些抗原可能属于免疫伪装分子，转移宿主免疫方向，掩护真正重要的结核分枝杆菌抗原。伪装抗原与 MHC-I、MHC-II 分子的亲和力高，而其他抗原在分化形成保护性效应/记忆 T 细胞中位于重要或者次主要的表位，与 MHC-I、MHC-II 分子的亲和力反而较弱。具免疫优势的分泌抗原 Ag85B 并非细菌存活必需，感染建立后，往往停止表达。伪装抗原可以破坏 T 细胞免疫应答，或者虽然可以激发强免疫应答，但随后不能识别致病细。激发靶向这些伪装抗原的效应 T 细胞搜索不再存在的抗原靶标，不能识别被结核分枝杆菌感染的巨噬细胞。因为感染成功的结核分枝杆菌不再表达伪装抗原表位，反而表达宿主的免疫系统无法识别的抗原。一旦建立了主要免疫应答的初始靶标，结核分枝杆菌可能主动抑制宿主针对次主要表位的新免疫应答，或者抑制那些延迟表达的表位，防止形成真正的保护性免疫应答。群体感应（quorum sensing）反馈调节可能控制结核分枝杆菌的这些抗原的表达。

比较基因组学研究也支持结核分枝杆菌的免疫伪装策略。测序比较 21 株 MTB

复合群（*M. tuberculosis* complex）的基因组发现，编码人 T 细胞抗原表位的序列在这些菌株中高度保守。16 个人 T 细胞抗原的序列在 99 株细菌中保守。T 细胞识别其优势免疫表位（immunodominant epitope）可能赋予了结核分枝杆菌一些选择优势，这可能是结核分枝杆菌这些表位不突变或者逃避免疫选择压力的原因所在。偶尔也会发现针对非分泌蛋白或者细胞质蛋白的抗体，但结核分枝杆菌特异性 T 细胞免疫应答一般不会靶向非分泌蛋白或者细胞质蛋白。但这并不完全排除 T 细胞针对这些抗原进行免疫应答。用非分泌抗原免疫的动物，其对随后的结核分枝杆菌攻击也有保护性。非分泌蛋白不能有效激发 MHC-I、MHC-II 限制性 T 细胞免疫应答可能与结核分枝杆菌主动逃避免疫有关。

比较结核潜伏感染者的 CD4 T 细胞识别预测结核分枝杆菌基因组中的 HLA-DR、HLA-DB 和 HLA-DQ 表位（HLA，白细胞分化抗原）的能力，发现有 3 个明显的抗原岛（antigenic island）。现在疫苗开发用的主要是分泌的优势抗原，这些抗原可能是没有保护效果的伪装抗原。比较分泌抗原和非分泌抗原的免疫保护效果，可能有助于揭示更多细节，指导未来新疫苗设计。

5. 结核分枝杆菌感染滞后适应性免疫的激活

针对结核分枝杆菌的肺部免疫的明显特征是滞后、迟缓。小鼠中，结核分枝杆菌可以不受控制地生长 21 天。结核分枝杆菌 Ag85B 和 ESAT-6 抗原经 MHC-II 类分子呈递。T 细胞受体（TCR）转基因小鼠适合作为研究低剂量气溶胶结核分枝杆菌攻击的动物模型，也是研究小鼠肺部适应性免疫早期应答的工具。Ag85B 和 ESAT-6 是分泌抗原，在感染初期高表达，3 周后表达降低。从 TCR 转基因小鼠过继转移 T 细胞，提示针对即使高表达的分泌抗原，肺结核初期的 T 细胞免疫应答也很缓慢。结核分枝杆菌感染小鼠后，小鼠 T 细胞免疫应答在引流的纵隔淋巴结内形成。这需要肺部迁移的树突状细胞把结核分枝杆菌运输到淋巴结。这种运输很缓慢，因此可以解释 T 细胞应答滞后。11～12 天后，才可以检测到 T 细胞应答。这种滞后使得结核分枝杆菌得以在宿主体内建立感染和持留。结核分枝杆菌感染早期虽然可以产生许多分泌抗原，但是宿主免疫系统不能快速发动保护性免疫。气溶胶攻击比静脉感染引起的 T 细胞应答更慢。致病菌可能抑制了肺部抗原呈递细胞，这也是结核分枝杆菌适应其自然感染路径的表现。这与病毒或者其他胞内致病菌如单核细胞增生李斯特氏菌（*Listeria monocytogenes*）感染的动力学不同。通过抑制抗原呈递的关键步骤，结核分枝杆菌得以破坏、逃避或者改变抗菌免疫应答。

6. 结核分枝杆菌操纵 MHC-II 抗原呈递

在人体和实验动物中，MHC-II 限制性 CD4 T 细胞都是控制结核分枝杆菌的关键。结核分枝杆菌胞内存活和持留的增强可能破坏宿主的 MHC-II 类分子信号转导途径。结核分枝杆菌阻断吞噬体成熟及其与溶酶体的融合，以及维持有利于细菌存活的胞内环境。这也减少了结核分枝杆菌抗原的加工，降低了携带结核分枝杆菌表位的 MHC-II 类分子复合体的形成，破坏针对结核分枝杆菌的 CD4 T 细胞应答。自噬（autophagy）与 MHC-II 呈递胞内蛋白质的肽段有关。结核分枝杆菌抑制被感染细胞自噬，限制其产生 MHC-II 呈递的表位。自噬确实可以增强小鼠树突状细胞呈递结核分枝杆菌肽，提高卡介苗免疫效果。19kDa 脂蛋白抗原 LpqH 是结核分枝杆菌分泌型三酰基化细胞壁蛋白（triacylated secreted cell wall protein），也是 TLR2 配体，可以降低结核分枝杆菌感染的巨噬细胞表面的 MHC-II 分子数量。TLR2 信号过度表达或者传递时间延长，都可以降低 MHC-II 转录反式激活因子（MHC class II transcriptional transactivator，CIITA）的活性，干扰 IFN-γ 信号传递。19kDa 脂蛋白依赖 TLR2 刺激巨噬细胞，诱导负责阻遏 CIITA 转录的转录因子 C/EBP 异构体的表达。TLR2 也激活丝裂原活化蛋白激酶（mitogen activated protein kinase，MAPK），MAPK 进而磷酸化 C/EBP 异构体。磷酸化的 C/EBP 异构体与 CIITA 启动子 I 和 IV 区结合的亲和力增加，抑制 CIITA 表达。在体外培养细胞中，19kDa 脂蛋白可以降低 MHC-II 的表达，但是体内是否如此则有待实验研究。宿主体内，TLR2 缺失对 MHC-II 的表达无显著影响。19kDa 脂蛋白下调 MHC-II 表达为何局限在被感染的细胞？可能是该蛋白质不稳定，半衰期短，自分泌或者在吞噬体腔内分泌。19kDa 脂蛋白只是结核分枝杆菌的多个 TLR2 配体之一，其他配体还包括 LprA、LprG（Rv1411c）、38kDa 脂蛋白（PstS-1、phoS 或者 phoS1）、ESAT-6、LAM 家族的复杂糖脂。结核分枝杆菌 LprE 通过 TLR2 依赖性 p38-MAPK-CYP27B1-VDR 途径，上调依赖维生素 D_3 应答的组织蛋白酶，抑制吞噬体-溶酶体融合，下调 IL-12 和 IL-22（Padhi et al.，2019）。干扰组织蛋白酶（cathepsin）或者碱化（alkalinization）胞内环境，都可以改变 MHC-II 类分子的胞内运输。组织蛋白酶是半胱氨酸蛋白酶（cysteine protease），负责 MHC-II 类分子相关的恒定链（invariant chain，Ii）的加工。这一步也是肽荷载（peptide loading）和细胞表面表达 MHC-II 分子所必需的。组织蛋白酶 S（cathepsin S，CatS）可能是该家族中最重要甚至唯一的负责切割 Ii、产生 MHC-II 分子的成员。结核分枝杆菌感染诱导抑制性细胞因子 IL-10 产生，降低 CatS 表达和活性。MHC-II 分子滞留胞内，细胞表面肽荷载的 MHC-II 的表达降低。抗 IL-10 抗体可以逆转该效应，恢复 CatS 表达，将成熟 MHC-II 分子运输到被感染细胞表面。分泌 CatS 的重组 BCG 可以恢复宿主细胞表面 MHC-II 的表达水平。脲酶 C 将尿素水解为二氧化碳和氨。吞噬体内表达的分枝杆菌脲酶 C（urease C）可以破坏 MHC-II 运输，使其滞留在胞内。脲酶防止 MHC-II 加工和装载空间的酸化，抑制组织蛋白酶如 CatS 的活性。其他组织蛋白酶如组织蛋白酶 L 和组织蛋白酶 D 的表达与活性也被抑制，破坏被结核分枝杆菌感染的细胞中依赖 MHC-II 的抗原加工和呈递。结核分枝杆菌抑制结核 CIITA 启动子处的组蛋白乙酰化,干扰用 IFN-γ 处理的巨噬细胞的 CIITA 过量表达。组蛋白去乙酰化酶抑制剂(histone deacetylase inhibitor,HDACi)丁酸钠可以逆转上述效应。另外一个 HDACi 分子丙戊酸(valproic acid,VPA)不能逆转结核分枝杆菌或者其 19kDa 蛋白导致的 CIITA 表达抑制。但是,VPA 或者 IFN-γ 处理都可以明显降低巨噬细胞内的结核分枝杆菌数量(Nieto-Patlan et al.,2019)。除此以外,结核分枝杆菌还通过甲基化调控 MHC-II 和 CIITA 的表达(Sengupta et al.,2017)。结核分枝杆菌基因组编码 23 个 ESAT-6 家族毒力因子。*M. tuberculosis* 和卡介苗(BCG)感染可诱导 H3K9me2/3 甲基化增加,下调 CIITA/MHC-II 的表达。*M. tuberculosis* ESAT-6 家族蛋白质 EsxL(Rv1198)是该效应的激发分子。EsxL 诱导表达一氧化氮合成酶、产生 NO 以及 p38 MAPK,并导致组蛋白赖氨酸 *N*-甲基转移酶(histone-lysine *N*-methyltransferase 2,G9a)表达增加。如果抑制一氧化氮合成酶、p38 MAPK 和 G9a,则不会有 H3K9me2/3,CIITA 表达增加。下调 CIITA 及抗原呈递主要与 CIITA 启动子 IV 区的高度甲基化(hypermethylation)有关。表达 EsxL 的重组 *M. smegmatis* 也可以下调巨噬细胞或者小鼠脾脏细胞的与 T 细胞增殖相关的 IL-2。EsxL 增强 CIITA 启动子处的 H3K9me2/3 甲基化,通过激活 NO 和 p38 MAPK,可阻遏 CIITA 表达,抑制抗原呈递。

巨噬细胞内的 iNOS/NO/KLF4 可调控 CIITA/MHC-II 介导的抗原呈递,分枝杆菌通过抑制该过程从而达到逃避免疫的目的。NOTCH/PKC/MAPK 激发的信号通路之间的相互作用对产生 iNOS/NO 至关重要。NO 应答性招募双功能转录因子 KLF4 到 CIITA 基因的启动子处,在 *M. bovis* BCG 感染过程中,组蛋白甲基转移酶(histone methyltransferase)EZH2 或 miR-150 介导的表观遗传修饰(epigenetic modification)的协调非常关键,进而校准 CIITA/MHC-II 的表达。依赖 NO 的 KLF4 调控被感染巨噬细胞加工和呈递卵清蛋白(ovalbumin)给应答性 T 细胞(Ghorpade et al.,2013)。

7. 结核分枝杆菌影响 MHC-I 抗原呈递

MHC-I 呈递抗原给 CD8 细胞毒性 T 淋巴细胞。过去认为 MHC-I 分子呈递靶细胞的细胞质蛋白抗原的表位。但是,结核分枝杆菌及其抗原主要位于内吞体或者细胞外,似乎不被细胞质的 MHC-I 呈递。现已证明,在小鼠巨噬细胞、人单核细胞衍生的巨噬细胞、人单核细胞衍生的树突状细胞中,结核分枝杆菌都可以直接进入被感染细胞的细胞质。抗原交叉呈递可以使 MHC-I 加工和呈递内吞体的抗原。MHC-I 交叉呈递吞噬体或者吞噬溶酶体腔中结核分枝杆菌蛋白质的途径涉及转位到细胞质,这涉及吞噬体膜上称为转位通道的转运蛋白(Dislocon)。这样运输到细胞质的结核分枝杆菌抗原可能在细胞质中进行加工。抗原加工涉及多聚泛素化（polyubiquitination）、蛋白酶体介导的蛋白质水解，以及抗原加工相关转运蛋白体（transporter associated with antigen processing，TAP）运输到内质网腔，与新的 MHC-I 分子高效结合。Dislocon 的性质仍然有争议，有可能是 ER 膜上的蛋白质运输复合体如 Sec61 负责把蛋白质转运到 ER 腔，或者 AAA-ATPase p97 负责将蛋白质从 ER 转运出，是内质网相关降解（ER-associated degradation，ERAD）途径的一部分。吞噬体蛋白质组中具有 Sec61 和 AAA-ATPase p97，但未排除吞噬体制备中可能的 ER 污染。结核分枝杆菌感染可能导致吞噬体膜渗漏，细菌蛋白得以进入细胞质加工途径。结核分枝杆菌分泌蛋白 ESAT-6 及其分子伴侣 CFP-10可以破坏细胞膜，ESAT-6 及其分子伴侣 CFP-10 在吞噬体内产生的分子可协助MTB 渗透进入细胞质。结核分枝杆菌感染的细胞有助于 MHC-I 呈递内吞体卵清蛋白（ovalbumin）。卵清蛋白的呈递需要活的结核分枝杆菌。结核分枝杆菌逃入细胞质也需要编码分泌蛋白 ESAT-6 及其分子伴侣 CFP-10 的 RD1 位点及其分泌机器。MHC-I 抗原交叉呈递提示 CD8 T 细胞参与结核分枝杆菌免疫应答，这也称为迂回途径（detour pathway），需要未被感染的抗原呈递细胞摄取来自凋亡的被感染细胞的致病菌抗原（脂类、肽类）。当然，其他途径如来自被结核分枝杆菌感染的巨噬细胞的凋亡小泡也可以刺激 CD8 T 细胞。引流淋巴结的 DC 细胞归巢对抗原交叉呈递非常关键。受体 DC 细胞中，小泡相关抗原的命运取决于内吞体，蛋白酶体加工途径则占次要地位。凋亡小泡加工依赖皂素分子（saposin）解离凋亡小泡膜。凋亡小泡刺激 TLR，具有很强的佐剂效应。被感染细胞的小泡免疫，具有保护效果（Winau et al.，2006）。MHC-I 呈递依赖 TAP 途径，激发 CD8 T 细胞。CD1 分子摄取脂类抗原也与迂回途径有关，但是不涉及 MHC-II。这可以解释为何结核分枝杆菌某些抗原，如负责将超氧化物歧化酶（superoxide dismutase，SOD）运出胞外的编码毒力相关分泌系统组分的 secA2（Rv1821）等可以抑制宿主细胞凋亡。SOD 抑制凋亡，控制 ROS 产生。结核分枝杆菌膜上的 nuoG（Rv3151）编码大亚基、质子外排 I 型 NADH 脱氢酶复合体（type I NADH dehydrogenase complex），具有抗凋亡功能。secA2 缺失的结核分枝杆菌不能抑制巨噬细胞凋亡，显著激活 CD8 T 细胞。重组 BCG 如果诱导的巨噬细胞凋亡增多，则小鼠中保护性免疫更强。阻断凋亡、诱导坏死可能是结核分枝杆菌逃避或者滞后 MHC-I 抗原呈递的主要策略。结核分枝杆菌感染时，PE_PGRS 家族分子阻遏 MHC-I 抗原呈递给 CD8 T 细胞。转染 PE_PGRS16 和 PE-PGRS16-62 的哺乳动物细胞中，依赖泛素的蛋白酶体降解被抑制，减少了供 MHC-I 呈递的抗原肽段。PE_PGRS 蛋白存在移码突变和可读框内突变，多数突变位于 PGRS 重复区域，这可能与快速抗原变异，逃避 CD8 T 细胞或者其他适应性免疫有关。

8. 结核分枝杆菌影响 CD1 呈递脂类抗原

结核分枝杆菌细胞壁富含脂类。CD1 分子呈递的脂类可能参与 T 细胞介导的免疫。巨噬细胞一般不表达 CD1 分子（CD1a、CD1b 和 CD1c）。脂类从被感染的细胞转移到未被感染的树突状细胞，可能是 CD1 呈递脂类抗原的关键。脂类转移可能通过迁回途径，类似 MHC-I 交叉呈递，与被感染的巨噬细胞凋亡有关。结核分枝杆菌阻断被感染细胞凋亡与逃避 CD1 脂类抗原呈递有关。巨噬细胞产生的载脂蛋白 E（apolipoprotein E）将脂类从被感染细胞转移至树突状细胞。结核分枝杆菌强毒株感染降低人单核细胞衍生的树突状细胞的 CD1 分子表达，CD1a、CD1b 和 CD1c 表达降低主要体现在 mRNA 水平，结核分枝杆菌的阻断发生在转录水平。结核分枝杆菌感染抑制 CD1 转录，也阻止单核细胞分化为树突状细胞。自然杀伤 T 细胞（natural killer T cell，NKT）识别 CD1d 分子呈递的脂类抗原。激活的 NKT 细胞大量产生防御致病菌的一线分子 IFN-γ。被结核分枝杆菌感染的小鼠中，NKT 细胞被糖脂 α-半乳糖神经酰胺（α-galactosylceramide）激活，可延缓发病。将 NKT 细胞转入小鼠体内可以提高其抵抗结核分枝杆菌的能力。CD1d 缺失小鼠（$CD1d^{-/-}$）或者 NKT 细胞 TCR Jα 片段缺失小鼠（$J\alpha18^{-/-}$）虽然缺失了 NKT 细胞，但是对结核分枝杆菌的易感性未改变。这提示结核分枝杆菌感染可能下调 CD1d 呈递或者其他有待发现的激活 NKT 细胞的因子。也有研究发现，CD1d 介导的免疫应答、内吞体融合与结核分枝杆菌存活，都与恒定链（invariant chain，Ii）有关。Ii 调控内吞体的停靠、融合并控制内吞体运输，包括 MHC-II 和 CD1d 胞内运输。CD1d 分子在 $Ii^{-/-}$ 巨噬细胞中缺乏，CD1d 限制性 iNKT 细胞不能阻遏结核分枝杆菌复制（Sille et al.，2011）。

（五）未来研究方向

1. 训练免疫与效应分子

有些（大约 50%）卡介苗接种的个体，即使大剂量接触结核分枝杆菌，也不会形成活动性结核病或者结核潜伏感染。先天免疫细胞如单核细胞、巨噬细胞的表观遗传（epigenetic）改变，或者代谢重编程（metabolic reprogramming）可能参与早期清除和赋予保护性免疫（Koeken et al.，2019）。但是，参与训练免疫（trained immunity）的效应分子，以及这些效应分子的具体作用机理，还需要研究。

2. 免疫代谢

免疫代谢（immunometabolism）是结核病理研究的新方向（Kumar et al.，2019）。免疫细胞的免疫功能和代谢功能，对结核分枝杆菌感染结局非常关键。感染结核分枝杆菌的巨噬细胞产生极化，形成类似 M1 表型，产生更多促炎症细胞因子，主要通过耗氧糖酵解（也称瓦尔堡效应，Warburg effect）和戊糖磷酸途径满足能量与代谢需求，氧化磷酸化和脂肪酸氧化减弱，上调氧化和抗氧化防御应答、精氨酸（Arg）代谢及合成有生物活性的脂类（Shi et al., 2019）。未被感染的 M2 型巨噬细胞则具有抗炎活性，能量主要来自氧化磷酸化和脂肪酸氧化。其他吞噬细胞如树突状细胞、嗜中性粒细胞，在吞噬结核分枝杆菌后，也发生类似的代谢适应。吞噬细胞的效应功能如产生细胞因子、趋化因子、抗菌反应都会发生改变，最终决定了肉芽肿内结核分枝杆菌的命运。目前，已知参与这些细胞代谢重编程的因子有：低氧诱导因子-1（hypoxia-inducible factor-1）、哺乳动物雷帕霉素靶标（mammalian target of rapamycin）、骨髓组织细胞增生（myelocytomatosis）、过氧化物酶体增殖激活因子受体（peroxisome proliferator activator receptor）、去乙酰化酶、精氨酸酶（arginase）、诱导性硝酸合成酶（inducible nitric acid synthase）和鞘磷脂（sphingolipid）。TB 患者的 T 细胞免疫并非最优，且涉及免疫代谢。MTB 和 *M. bovis* BCG 感染导致肺部 CD8 T 细胞代谢通路改变，效应功能改变。首先是线粒体代谢退化，加强炎症性细胞因子产生依赖糖酵解。随后，细胞的能量缺陷导致代谢静止（quiescence）态形成，线粒体功能失调，抑制性受体表达。而卡介苗感染缺乏这些现象。二甲双胍（metformin）可以逆转结核分枝杆菌感染造成的 T 细胞能量缺陷（Russell et al., 2019）。结核分枝杆菌也利用宿主脂类作为持留的主要碳源和能源（Maurya et al., 2018）。宿主细胞的脂类被转化为甘油三酯（TG），贮存在细菌细胞质中，作为长期能源，因为分子量比糖原等小，结核分枝杆菌细胞壁中 TG 含量高。结核分枝杆菌 TG 的合成途径也可能是未来抗生素靶标。结核分枝杆菌具有一系列底物偏好各异的酯酶，比如酯酶 LipE（Rv3775）偏好中长链底物如己酸盐（hexanoate）（Yang et al., 2019）。在免疫代谢过程中，宿主和结核分枝杆菌如何争夺底物，如何劫持对方的信号通路，则是未来需要重点关注的方向之一。

（谢建平 张 蕾）

第二节 免疫学机制

TB 是由 MTB 引起的传染性疾病，是全世界最重要的公众健康问题之一。世界人口约中 1/3 感染 MTB，约 10% 在其一生中可能发展为活动性结核病，大部分为无症状的潜伏感染者，当机体免疫功能低下时，如 HIV 感染、营养不良、使用免疫抑制剂或衰老等，潜伏感染的 MTB 复活，从而引起 TB 的发生。

MTB 被人体吸入时，遇到由气道上皮细胞和吞噬细胞（中性粒细胞、单核细胞及 DC 细胞）组成的第一道防线。如果第一道防线成功迅速消除 MTB，则感染中止。否则 MTB 在巨噬细胞内繁殖，成为潜伏感染者，抑或发展为 ATB，然而是否由结核潜伏感染（LTBI）转化为 ATB，取决于细菌和宿主免疫之间的复杂的相互作用（de Martino et al.，2019）。

宿主抵抗 MTB 感染的主要免疫机制由固有免疫或先天免疫（innate immunity）和获得性免疫（adaptive immunity）组成，其中获得性免疫抵抗 MTB 的主要机制是细胞免疫（cellular immunity）和体液免疫。

（一）固有免疫

MTB 是通过飞沫传播，如果没有被第一道屏障清除，MTB 居留在肺的吞噬细胞，包括巨噬细胞、中性粒细胞、单核细胞和树突状细胞。在小鼠中，早期抵抗 MTB 的先天免疫反应是中性粒细胞、炎症单核细胞、间质巨噬细胞和树突状细胞在肺部逐步积累。这些被招募的细胞被增殖的细菌感染，并建立早期的肉芽肿。巨噬细胞作为固有免疫的主要成分，起控制 MTB 的作用，但同时又是 MTB 依赖的体内生存环境，因此 MTB 与巨噬细胞的相互作用结果，往往是决定结核感染是否成功的首要因素。

（二）获得性免疫

MTB 侵入人体后被巨噬细胞吞噬，通过调控巨噬细胞的功能，MTB 在巨噬细胞内繁殖和生长，直到其数量达到相当的水平（$10^5 \sim 10^6$ 个细胞，动物模型），才会通过细胞坏死而杀死感染的巨噬细胞，并释放出抗原，激活获得性免疫，包括细胞免疫和体液免疫。

1. 细胞免疫

目前研究的结果表明，机体对 MTB 感染的免疫应答以细胞免疫为主。在 MTB 感染宿主后的 3～4 周，MTB 释放的抗原尤其是早期分泌蛋白（如 ESAT-6、CFP-10 家族蛋白）与细胞壁糖脂分子（如 LAM 和 PIM 等），被巨噬细胞的酶系统加工成短肽并与 MHC 表面分子结合形成 MHC-肽复合物后被呈递到细胞表面。CD4 T 细胞通过 T 细胞受体（T cell receptor，TCR）对 MHC-II-肽复合物进行特异性识别。MHC-II、肽以及 TCR 形成三元复合物的亲和力强弱决定其能否成功活化特异的 CD4 T 细胞产生免疫应答（Ernst et al.，2012）。

动物模型和人体的研究已经证明，细胞免疫的多个成分组成抵制 TB 的免疫机制，包括 CD4 T 细胞和 CD8 T 细胞，CD1 限制性 T 细胞、γδT 细胞，以及这些免疫细胞分泌的细胞因子。CD4 T 细胞在机体对 MTB 的免疫应答中起重要作用。被激活的 T 淋巴细胞主要通过生成、释放 IFN-γ 等细胞因子激活巨噬细胞，从而清除 MTB。动物实验表明，去除 CD4 T 细胞的小鼠易于感染 MTB，而被动输入感染过 MTB 小鼠的 CD4 T 细胞后又能重获保护性免疫力。在人体有类似的证明，HIV 感染的结核病患者，随着 CD4 T 细胞数量的下降，其病情严重性加重，充分证实了 CD4 T 细胞在结核免疫中的重要性。当初始 CD4 T 细胞活化后，可以分化为分泌不同细胞因子谱的细胞亚群 Th1、Th2 和 Th17 细胞，并在抵御结核感染中发挥不同作用，在潜伏感染和 ATB 占主导地位的细胞亚群也有所不同。Th1 细胞主要介导细胞内病原菌感染的免疫应答，分泌 IFN-γ、IL-2、TNF-α，诱导迟发超敏反应和巨噬细胞活化；Th2 细胞分泌 IL-4、IL-5、IL-6 等，主要功能为促进 B 细胞发育和介导体液免疫应答；Th17 细胞分泌 IL-17、IL-22 等，动物及人体研究发现，IL-17 在招募中性粒细胞聚集及增强宿主抵抗病原菌感染的过程中发挥着重要作用，IL-22 主要作用于非淋巴组织。

在 CD4 T 细胞缺陷小鼠中进行的研究表明，CD4 T 细胞早期产生的 IFN-γ 及其后续活化巨噬细胞的功能对宿主成功控制结核感染起了决定性的作用。CD4 T 细胞本身也有独立于 IFN-γ 外的保护功能。在持留感染的小鼠模型中，尽管由 CD8 T 细胞产生的 IFN-γ 水平很高，但是消耗掉 CD4 T 细胞会导致感染的再激活、病理恶化和死亡增加（唐佩军和吴妹英，2017）。

CD8 T 细胞除了产生 IFN-γ 和其他细胞因子，也对感染巨噬细胞内的 MTB 有直接的杀菌功能，从而起到保护作用。CD8 T 细胞可以直接用颗粒溶素（granulysin）杀灭 MTB，从而控制急性感染。另外，在潜伏感染者中 MTB 特异性 CD8 T 细胞大量存在，意味着 CD8 T 细胞可能在控制潜伏感染方面起重要作用。在潜伏感染的康奈尔小鼠模型中，消耗掉 CD8 T 细胞会导致感染的再激活（刘军，2019）。

2. 体液免疫

由于 MTB 是细胞内感染，虽然通过体液免疫能够产生相当水平的特异性抗体，但这些抗体直接参与杀菌的功能有限，因此传统上不认为体液免疫是控制结核感染的主要机制。但是最近有研究显示，潜伏感染者中的 MTB 特异性抗体与 ATB 患者中的抗体功能不同，具有更强的杀灭 MTB 的能力。这表明抗体可能发挥着我们目前未知的重要的保护功能。

3. 细胞因子

在 TB 的免疫反应中有多种细胞因子参与（Kaplan et al.，1996）。IFN-γ 是抗结核保护性免疫的关键细胞因子。IFN-γ 或 IFN-γ 受体基因有缺陷的人或动物更容易受 MTB 感染。由 CD4 T 细胞、CD8 T 细胞和天然杀伤（NK）细胞产生的 IFN-γ 可以协同 TNF-α，激活巨噬细胞，使其产生自由基，从而杀死细胞内的 MTB。TNF-α

由多种细胞包括巨噬细胞、淋巴细胞、中性粒细胞、肥大细胞和血管内皮细胞产生，介导对抗病原体的早期炎症反应。人们普遍认为 TNF-α 对消除炎症区域的细菌是必需的。缺乏 TNF-α 或 TNF-α 受体的小鼠更容易受到 MTB 感染。除了能够与 IFN-γ 起协同作用，激活巨噬细胞而提高杀菌能力，TNF-α 还能启动细胞迁移和促进肉芽肿的形成，而破坏 TNF-α 会导致肉芽肿内 MTB 的过度生长。可溶性白细胞介素-2 受体（sIL-2R）是随着激活的 T 淋巴细胞分泌白细胞介素-2 而释放。sIL-2R 的主要功能是通过结合 IL-2 来调节免疫反应，阻断细胞因子的生物学功能。通过与细胞表面 IL-2 受体竞争，sIL-2R 作为免疫抑制因子抑制与 IL-2R 相关的淋巴细胞生长。sIL-2R 可能是预测 TB 预后及监测抗结核治疗前、后疗效的重要指标（崔海燕等，2016）。IL-6 是能产生多种效应的前炎症细胞因子。它在前炎症反应过程中发挥重要作用，最近已被证明是 TB 重要的生物标志物之一。

　　阐明 MTB 致病的免疫机制，有助于发展新的治疗策略，将使全世界获益。

（崔海燕　罗雪娇　杨　驰）

第三节　营养学机制

　　TB 是一种与营养不良有关的传染性疾病，在发展中国家仍广泛流行，特别是经济落后、生活贫困地区。据 WHO 2019 年《全球结核病报告》，2018 年全球范围内据估有 1000 万 TB 新发病例。从地理上看，2018 年大多数 TB 病例在 WHO 划分的如下区域：东南亚（44%）、非洲（24%）和西太平洋地区（18%），而东地中海（8%）、美洲（3%）和欧洲（3%）占比较小。8 个国家的 TB 病例数约占全球总数的 2/3：印度（27%）、中国（9%）、印度尼西亚（8%）、菲律宾（6%）、巴基斯坦（6%）、尼日利亚（4%）、孟加拉国（4%）和南非（3%）。这 8 个国家和其他 22 个国家属于 WHO 列出的 30 个结核高负担国家，它们的 TB 病例数占全球总数的 87%。2018 年，估计有 230 万 TB 病例是由营养不良引起的（23%），90 万例是由吸烟引起的（男性占 80 万例），80 万例与酒精滥用有关，40 万例与人类免疫缺陷病毒感染有关，40 万例与糖尿病有关（WHO，2019）。

　　TB 是一种贫困病，越是贫困的地区，TB 发病人数越多。我国仍然是 TB 高负担国家之一，2018 年 TB 发病人数 86.6 万。2010 年全国 TB 流行病学调查显示，全国 15 岁及以上活动性肺结核患病率为 459/10 万。贫困地区活动性肺结核患病率、菌阳患病率和涂阳患病率分别为 476.3/10 万、173.5/10 万、137.5/10 万，分别是非贫困地区的 1.4 倍、1.2 倍、1.1 倍，说明贫困地区的 TB 疫情明显重于非贫困地区。

结核感染者是否能发展为 ATB，主要与宿主免疫力有关。因营养不良可引起机体病理性免疫功能下降，营养不良指因缺乏热量和/或蛋白质所致的一种营养缺乏症。其原因往往是摄入不足或利用障碍引起的能量或营养素缺乏，进而引起机体成分改变，生理和精神功能下降，导致临床结局不良。我国肺结核发病的主要危险因素荟萃分析提示，营养不良是 TB 的危险因素，低体重指数（BMI）人群患结核病的风险是普通人群的 2.85 倍。BMI 每增加 1 个单位，TB 发生的危险性降低 13.8%（95%CI：13.4%～14.2%）。

然而，引起营养不良的病因较多，其诱发 TB 发生的机制各有不同。通常把营养不良分为原发性营养不良（包括年龄相关性营养不良）和继发性营养不良两大类。前者以机体摄入不足或消耗过多为主，而后者为继发于其他疾病，特别是严重呼吸道疾病所致。因此，其引起 TB 的发病机制有所不同（许静涌等，2018）。

（一）原发性营养不良结核病发病机制

原发性营养不良指由饥饿引起的原发性营养不足及年龄相关营养不足，其往往热量和/或蛋白质缺乏。因此在营养不良患者中其病理生理发生了重要改变：①新陈代谢异常。包括糖、脂肪、蛋白质及水盐代谢的异常。表现为血糖偏低、皮下脂肪减少、三头肌皮褶厚度（triceps skinfold thickness，TSF）减少及臂肌围（arm muscle circumference，AMC）减少、血清白蛋白（serum albumin，ALB）含量下降，甚至出现低蛋白性水肿等水盐代谢紊乱现象。②组织器官功能低下。包括各系统的脏器功能低下，其中免疫功能的低下尤为主要。表现为非特异性和特异性免疫功能低下，如皮肤屏障功能、白细胞吞噬功能低下等。在体液免疫功能方面，由于蛋白质的减少，影响了抗体产生的亲和力，但抗体的水平不受影响。因此，在评估营养不良患者的抗体反应效价方面，其往往与抗体水平效价不一致。这些与因药物或感染诱导的免疫抑制，使抗体的亲和力下降，具有同等重要的免疫学意义。

营养不良患者的细胞免疫功能受到了多方面的损害。它包括淋巴细胞总数的下降，辅助性 T 细胞与抑制性 T 细胞的比例下降，这些都促进结核病的发生和发展，并促使免疫功能减弱或消失。因此，中重度营养不良患者较易并发肺结核病，即使接种 BCG，其保护效力仍是较低的。另外，有效的结核防御系统是单核吞噬细胞和淋巴细胞共同作用，抑制 MTB 在巨噬细胞内繁殖。而在这个过程中，CD4 辅助性 T 淋巴细胞是 TB 的主要防线，其所产生的淋巴因子在肺结核病中起了主要作用。而 CD8 抑制性 T 淋巴细胞通过抑制 CD4 T 细胞的增殖和损害机体反应，延迟机体对病灶的清除，同时，由于单核巨噬细胞功能障碍不能有效地杀死 MTB。

因此，原发性营养不良并发结核病时，应及时给予营养支持治疗，改善营养状况，提高机体免疫力。

（二）继发性营养不良结核病发病机制

继发性营养不良是由各种疾病或治疗引起的继发性营养不足，它包括肺结构性改变及组织损伤所引起的疾病。肺结构性改变通常是由各种疾病导致的肺实质和肺间质的不可逆损坏，进而导致支气管扩张、肺纤维化、肺大泡、多发空洞、肺毁损等肺结构性改变，是多种肺部疾病的晚期改变。因此，继发性营养不良所引起的 TB 多见于慢性阻塞性肺疾病（慢阻肺，COPD）、支气管扩张、肺囊性纤维化及肺部重症感染。

在肺结构性改变疾病中，其免疫紊乱现象较原发性营养不良更为严重，主要原因为：①Treg 细胞水平的升高，负向调节淋巴细胞的增殖和激活，使机体的相关免疫杀伤能力下降。②Th1/Th2 的值进一步下降、失衡，IFN-γ 的生成下降，IL-4、IL-10 的水平上升，机体促炎反应向抗炎反应转变。③CD8 T 淋巴细胞的细胞毒性上升，加重了组织损伤。当肺组织结构被破坏，气道排痰自洁能力下降，易引起其他病原体或条件性致病原感染。一些老年患者的呼吸功能下降，吞咽与声门动作不协调，导致吸入性肺炎发病的危险性增加，使病情易进入恶性循环，导致反复感染及多重感染。

众所周知，宿主对病原体的免疫反应主要包括以下 3 种进程。①正常免疫功能：通常宿主可有效抵御和清除一般入侵的微生物。②过度炎症反应：机体发生严重感染并发肺组织结构破坏时，气道排痰自洁能力下降，可导致机体炎症反应过强或失控、炎症介质数量不断增加、炎症反应不断扩大，导致体内炎症反应系统和抗炎系统严重失衡，当超出机体代偿能力时，出现过度炎症反应，引起广泛组织细胞损伤，产生全身炎症反应综合征。发热及全身中毒症状使机体能量与蛋白质消耗增加，加重营养不良及免疫功能下降。此时，即使少量、毒力弱的 MTB 进入人体，也可通过人体防御机制，在体内繁殖形成结核病灶，引起发病。③免疫抑制：随着过度炎症反应发展，营养不良进一步加重，机体出现代偿性抗炎反应综合征。严重感染时也存在免疫抑制，表现为迟发超敏反应丧失、病原清除能力下降和易发生继发感染。一方面，因过度炎症反应而造成的组织损伤，会加重患者肺部组织的缺损，气血失衡程度加重进而加重呼吸衰竭的程度；另一方面，反复感染导致的免疫抑制状态，特别是 CD4 T 淋巴细胞的数量下降和活性下降，以及 Th1 与 Th2 比例的失衡均不利于机体清除 MTB 及控制 TB 的发生、发展。此时，原有的结核病灶（陈旧性肺结核）可因组织损伤及免疫的失衡而导致 TB 重新活动。

过度炎症反应及免疫抑制现象在反复严重感染早期就同时存在，免疫抑制并不是相对于促炎反应而出现的代偿性反应。反复严重感染时，两者的强弱处于不断变化之中，机体处于一种复杂的免疫紊乱和失衡状态（谭守勇等，2017）。因此，继发性营养不良并发 TB 时，应及时治疗原发基础疾病，特别是肺部感染，通过减少全身中毒症状，减少能量消耗，改善营养状况；同时给予营养支持，补充能量，增加蛋白质，改善机体缺氧状态及促进组织修复；提高机体免疫力（唐神结和高文，2019）。

（谭守勇）

第四节　耐　药　机　制

DR-TB 是指 TB 患者感染的 MTB 经体外药物敏感性试验证实对抗结核药物产生耐药。耐药根据产生的原因分成原发性耐药、获得性耐药、初始耐药及天然耐药。我国耐药指南根据耐药发生的种类将耐药结核病分成单耐药结核病（MR-TB）、多耐药结核病（PDR-TB）、耐多药结核病（MDR-TB）、广泛耐药结核病（XDR-TB）、利福平耐药结核病（RR-TB）。

DR-TB 的发生机制主要分为三种：①细菌的细胞壁的结构与组成构成天然耐药；②细菌的药物靶标编码的基因发生突变；③细菌的外排泵机制将抗结核药物排出细胞外，使得胞内药物浓度达不到有效浓度从而降低杀菌作用（肖和平，2019）。DR-TB 发生的机制具体阐述如下。

（一）MTB 的细胞壁构成形成固有耐药性

该种机制是指 MTB 由于其细胞壁的特征形成对抗结核药物的天然耐药。其是由细菌的种属特性所决定的。比如脓肿分枝杆菌对利福平天然耐药，牛分枝杆菌对吡嗪酰胺耐药（谢惠安等，2000）。以上现象与 MTB 具有独特的细胞壁结构有关，MTB 的细胞壁厚，类脂质含量超过 60%，它赋予 MTB 表面疏水性，其富含的含分枝菌酸的细胞壁结构会降低对抗结核药物的通透性，从而表现为天然屏障的作用。因基因突变导致 MTB 的细胞壁结构发生改变从而使 MTB 产生耐药的基因有 *katG*、*inhA*、*ahpC* 等（Cole et al.，1998）。

（二）MTB 的自然耐药突变及优势学说

在 MTB 的野生株中可以发现，菌落中有一定发生频率的耐药菌株存在，也就是说 MTB 在复制的过程中可产生抗结核药物的耐药变异株，不同药物的自然突变频率有所不同，一般来说，病灶中含菌量越大，耐药出现的机会就越多。这种机会产生的耐药菌株比例较低，若临床治疗有效且彻底一般可忽略。但是，当抗结核治疗不彻底或者抗结核化学治疗不规范时，化学治疗可将敏感菌株杀灭，这些自然突变菌株可能有机会大量繁殖而转变成优势菌群，从而造成获得性耐药的发生。因此，临床中不恰当地单一加药和不规则服药，通过这种耐药机制可导致 DR-TB 的产生，长期不规则单一加药，或者不合理用药，比如方案中实际发挥杀菌效果的药物过少或仅含单一的有效抗结核药物，逐渐造成体内逐渐繁殖生长的细菌对多种药物耐药（Solans et al.，2014）。

（三）持留菌及特殊基因群

MTB 感染宿主之后，会以持留菌的形式长期在宿主体内生存，其是 TB 复发或病程迁延的重要来源，MTB 在宿主体内以非增殖状态存在，引起这种现象的菌群称为持留菌。持留菌是细菌在宿主体内免疫逃逸的存在方式之一，给予宿主一段时间化学治疗后，MTB 从繁殖活跃状态到大量被杀死，可能残留少许静止期细菌或存活的少量细菌、休眠期的细菌，从而组成持留菌。持留菌是 DR-TB 发生的根源及机制之一。该种细菌的代谢高适应性、药物转运屏障，细菌在持留产生过程中的菌株突变等是其产生耐药性的基本机制。MTB 根据其基因型不同，可分为不同的"基因家族"，如"北京基因家族""非北京基因家族""LAM 基因家族"等，有些基因家族菌株与 DR-TB 有关，比如我国及俄罗斯等国家流行的"北京基因家族"的菌株与 DR-TB 相关。

（四）MTB 的编码基因突变

MTB 耐药性产生的主要机制是 MTB 的基因组上编码药物靶标的基因发生突变造成耐药。其发生基础是天然耐药突变株在体内生存、繁殖变成优势菌群，感染该种菌株的患者则形成初始或原发性耐药。编码药物靶标的基因或与药物作用活性相关的基因靶点发生突变的机制可分为：以抑制 MTB 蛋白质的合成为主，如链霉素、卷曲霉素、阿米卡星、卡那霉素及对氨基水杨酸钠等药物；以抑制 MTB 的 RNA 的合成为主，比如利福平；以抑制 MTB 的 DNA 转录酶为主，如氟喹诺酮类药物；以消耗细菌的细胞膜能量为主，如吡嗪酰胺。编码抗结核药物靶基因突变是 MTB 产生耐药性的主要机制。以下是各个药物的耐药基因突变机制。

1. MTB 耐利福平的基因突变机制

利福平是最重要的抗结核杀菌药之一，该药能穿透 MTB 的脂质细胞膜进入胞内，与 MTB 的 RNA 聚合酶 β 亚基结合，抑制 RNA 聚合酶的活性，干扰 MTB 转录及 RNA 延伸，从而阻碍细菌蛋白质的合成而起到杀菌作用。编码细菌 RNA 聚合酶 β 亚基的是单拷贝基因 *rpoB*，该基因突变能解释 95% 的利福平耐药的表型。*rpoB* 突变一般发生在编码 507～533 位点的 27 个氨基酸位点、段长 81 个碱基的核心区域，其中 513、526 和 531 位点密码子突变导致对利福平的高度耐药，但发生在 533、516、514 位点的突变只能产生低度耐药。因此，在临床检测中，MTB 的 DNA 发生 *rpoB* 突变即可判断为该菌株对利福平耐药。检测 *rpoB* 基因突变与表型耐药不符合率较低，不超过 5%。

2. MTB 耐异烟肼的基因突变机制

异烟肼是传统的杀灭 MTB 的化学药物，其发挥杀菌作用的机制在于异烟肼能被过氧化氢酶-过氧化物酶催化激活，激活后与 NAD 共价结合形成一种加合物，其能抑制 MTB 细胞壁分枝菌酸的生物合成，使得分枝杆菌抵抗氧化和侵袭的屏障受到损害，达到杀灭细菌的目的。异烟肼的耐药靶基因有 *KatG*、*inhA*、*ahpC*、*kasA* 和 *ndh*，最常见的基因突变为 *KatG* 及 *inhA* 基因突变。1992 年，张颖等通过研究发现了异烟肼的耐药基因 *KatG*，该基因编码过氧化氢酶-过氧化物酶，其是异烟肼发挥杀菌作用的底物，该基因发生突变，则其编码的蛋白质丧失异烟肼的作用效应从而丧失异烟肼的杀菌作用。*KatG* 基因突变能解释 50%～70%的异烟肼耐药。*inhA* 基因是异烟肼耐药突变的另一个基因，*inhA* 基因编码的产物有与烟酰胺或黄素核苷结合的位点，后者可能是 NAD 的辅助因子，异烟肼正是通过干扰 *inhA* 基因与 NAD 相结合来抑制 MTB 的分枝菌酸需要的烯酰基还原酶的合成而发挥杀菌效能的。*inhA* 基因突变则能失去异烟肼的杀菌活性。检测该基因突变能解释约 10%异烟肼耐药。其他基因如 *ahpC* 基因，该基因编码烷基化过氧化氢还原酶 C，该基因可能与异烟肼耐药有关，也可能不产生直接的影响。异烟肼与乙硫异烟胺/丙硫异烟胺的结构部分相似，因此 *inhA* 基因突变也可能使 MTB 对这两种药物耐药，因为乙硫异烟胺/丙硫异烟胺的耐药基因靶点是 *inhA* 及 *ethA* 基因。

3. MTB 耐链霉素的基因突变机制

链霉素是重要的抗结核杀菌药之一，属于氨基糖苷类药物，在细胞外发挥抗结核作用，其主要作用于 MTB 的核糖体，不可逆地与细菌核糖体 30S 亚基上的一个位点结合，阻碍细菌 mRNA 的翻译，抑制蛋白质的合成。产生 MTB 耐链霉素的原因主要是编码 MTB 核糖体 16S rRNA 的 *rrs* 基因和编码 S12 蛋白质的 *rpsL* 基因发生突变，其中 *rpsL* 基因突变占主要作用，是链霉素耐药的主要分子机制。*rpsL* 基因编码 MTB 的核糖体蛋白 S12，该蛋白质的作用是维持基因在翻译读码过程中的轻度不准确性，S12 蛋白改变则改变翻译的准确性，从而产生细菌对链霉素的耐药性。*rpsL* 基因在 MTB 染色体中属于结构基因。*rrs* 基因是保守基因，编码 16S RNA，参与 A 位 tRNA 核糖体的译码过程。除了上述两个基因突变能解释大部分链霉素的耐药性，另外 20%左右的链霉素耐药菌株没有上述两个基因突变。因此，临床检测链霉素耐药基因突变则检测 *rpsL* 基因及 *rrs* 基因。

4. MTB 耐吡嗪酰胺的基因突变机制

吡嗪酰胺（PZA）是一种能在酸性环境中发挥杀菌作用的一线抗结核药，是主要的抗结核药，对初治 TB、DR-TB 均能发挥较好的抗结核作用。与吡嗪酰胺耐药相关的基因突变主要为 pncA 基因突变，该基因突变能使 PZA 在体内发挥抗 MTB 活性的吡嗪酸的功能改变，吡嗪酸由吡嗪酰胺酶激活而成，该酶由 pncA 基因编码而成。除了 pncA 基因，rpsA 基因突变也与 PZA 耐药有关（Gu et al., 2014）。

5. MTB 耐乙胺丁醇的基因突变机制

乙胺丁醇的药物作用机制是影响 MTB 的阿拉伯半乳糖的生物合成、葡萄糖的代谢和亚精胺的合成，在这些过程中的关键作用酶是阿拉伯糖转移酶。乙胺丁醇就是通过抑制阿拉伯糖转移酶 2 来抑制阿拉伯糖基聚合阿拉伯半乳糖，从而影响细胞壁分枝杆菌酸-阿拉伯半乳聚糖-肽聚糖复合物的形成而达到抑菌的效果，同时具有"破壁"效应，即在乙胺丁醇的作用下药物更容易进入细胞内发挥抗菌效果。

6. MTB 耐氟喹诺酮类药物的基因突变机制

喹诺酮类药物包括左氧氟沙星、莫西沙星、加替沙星，该药的作用靶点是 MTB 的 DNA 拓扑异构酶 II（DNA 解旋酶），使得 DNA 超螺旋结构松弛，影响 DNA 的复制，导致菌体死亡。DNA 拓扑异构酶 II 由两个 A 亚单位和两个 B 亚单位分子组成四聚体，A 亚单位具有促进 DNA 链的切断、再结合和超螺旋化活性；B 亚单位具有腺苷三磷酸酶活性，催化腺苷三磷酸水解，释放出供 DNA 链切断、再结合与超螺旋化所需的能量。两种亚单位分别由 gyrA 和 gyrB 基因编码，因此氟喹诺酮类药物的耐药基因靶点是 gyrA 和 gyrB，一般 gyrA 比较常见，其他耐药基因如 MfpA 的表达导致 MTB 对氟喹诺酮类药物的耐药。MfpA 以 DNA 类似物的形式结合 DNA 旋转酶并且抑制其活性，导致 MTB 对喹诺酮类药物耐药。

7. MTB 耐氨基糖苷类药物的基因突变机制

氨基糖苷类药物包括卡那霉素、阿米卡星、卷曲霉素、紫霉素，其通过抑制蛋白质的翻译、合成从而达到杀菌作用。卡那霉素的耐药基因靶点是 16S rRNA 基因（rrs）突变，其最常见的突变位点是 A1401G，少数为 C1402T 或 A、G1484T，卷曲霉素的耐药基因突变是 tlyA 基因。

（五）药物外排泵系统

在 MTB 中已经发现了活跃的药物外排泵系统，外排泵系统能将 MTB 菌体内的药物泵出，使得胞内药物不能达到抑制或杀死结核分枝杆菌的有效浓度，从而产生耐药性。MTB 存在药物主动外排泵的分子表达，并被视为 MTB 药物靶标分子突变机制外的另一个重要机制。

MTB 标准株 H37Rv 基因组有许多假想的外排泵的可读框（ORF）。仅有几种结核分枝杆菌外排泵得到了一定研究，分别为属于主要易化超家族（MFS）的 LfrA、RvI634、EfpA、Tet（V）、P55、Tap、Rv1258c；属于耐受小节分裂区家族（RND）的 MmpL；属于 ATP 结合超家族（ABC）的 DrrAB、Pst、Rv2686c-Rv2687c-Rv2688c；属于小耐多药家族（SMR）的 Mmr 等。其中 LfrA 为结核分枝杆菌中被发现的第一个功能外排泵，具有较广的底物专一性。具有外排泵耐药机制的药物主要是氟喹诺酮类及氨基糖苷类药物。

（范　琳　成诗明）

参 考 文 献

崔海燕, 唐神结, 沈芸, 等. 2016. 肺结核合并慢性阻塞性肺疾病患者细胞免疫状态评价. 中华临床医师杂志(电子版), 10(20): 3002-3008.

卡斯帕. 2019. 哈里森感染病学. 胡必杰译. 上海: 上海科学技术出版社.

刘军. 2019. 结核病免疫学与应用简介. 寄生虫病与感染性疾病, 17(1): 10-17.

全国第五次结核病流行病学抽样调查技术指导组, 全国第五次结核病流行病学抽样调查办公室. 2012. 2010 年全国第五次结核病流行病学抽样调查报告. 中国防痨杂志, 34(8): 485-501.

谭守勇, 梁卓智, 黎燕琼. 2017. 继发肺部感染对耐多药结核病患者转归的影响. 中国防痨杂志, 39(5): 442-444.

唐佩军, 吴妹英. 2017. 结核分枝杆菌感染免疫应答与免疫逃逸机制的研究进展. 结核病与肺部健康杂志, (2): 181-186.

唐神结, 高文. 2019. 临床结核病学. 2 版. 北京: 人民卫生出版社: 459-467.

肖和平. 2019. 耐药结核病化学治疗指南. 北京: 人民卫生出版社.

谢惠安, 阳国太, 林善梓, 等. 2000. 现代结核病学. 北京: 人民卫生出版社: 506-507.

许静涌, 杨剑, 康维明, 等. 2018. 营养风险及营养风险筛查工具营养风险筛查 2002 临床应用专家共识(2018 版). 中华临床营养杂志, 26(3): 131-135.

Baker J J, Dechow S J, Abramovitch R B. 2019. Acid fasting: modulation of *Mycobacterium tuberculosis* metabolism at acidic pH. Trends Microbiol, 27: 942-953.

Batyrshina Y R, Schwartz Y S. 2019. Modeling of *Mycobacterium tuberculosis* dormancy in bacterial cultures. Tuberculosis (Edinb), 117: 7-17.

Bussi C, Gutierrez M G. 2019. *Mycobacterium tuberculosis* infection of host cells in space and time. FEMS Microbiol Rev, 43: 341-361.

Cole S T, Brosch R, Parkhill J, et al. 1998. Deciphering the biology of *Mycobacterium tuberculosis* from the complete genome sequence. Nature, 393(6685): 537-544.

Correa-Macedo W, Cambri G, Schurr E. 2019. The interplay of human and *Mycobacterium tuberculosis* genomic variability. Front Genet, 10: 865.

de Martino M, Lodi L, Galli L, et al. 2019. Immune response to *Mycobacterium tuberculosis*: a narrative review. Frontiers in Pediatrics, 7: 350.

Ernst J D. 2012. The immunological life cycle of tuberculosis. Nature Reviews Immunology, 12(8): 581-591.

Ghorpade D S, Holla S, Sinha A Y, et al. 2013. Nitric oxide and KLF4 protein epigenetically modify class II transactivator to repress major histocompatibility complex II expression during *Mycobacterium bovis* bacillus Calmette-Guerin infection. J Biol Chem, 288: 20592-20606.

Grzelak E M, Choules M P, Gao W, et al. 2019. Strategies in anti-*Mycobacterium tuberculosis* drug discovery based on phenotypic screening. J Antibiot (Tokyo), 72(10): 719-728.

Gu Y, Yu X, Jiang G, et al. 2016. Pyrazinamide resistance among multidrug-resistant tuberculosis clinical isolates in a national referral center of China and its correlations with *pncA*, *rpsA*, and *panD* gene mutations. Diagn Microbiol Infect Dis, 84(3): 207-211

Huang L, Nazarova E V, Russell D G. 2019. *Mycobacterium tuberculosis*: bacterial fitness within the host macrophage. Microbiol Spectr, 7(2): 10.

Kalscheuer R, Palacios A, Anso I, et al. 2019. The *Mycobacterium tuberculosis* capsule: a cell structure with key implications in pathogenesis. Biochemical Journal, 476(14): 1995-2016.

Kaplan G, Freedman V H. 1996. The role of cytokines in the immune response to tuberculosis. Res Immunol, 147(8-9): 565-572.

Koeken V, Verrall A J, Netea M G, et al. 2019. Trained innate immunity and resistance to *Mycobacterium tuberculosis* infection. Clin Microbiol Infect, 25(12): 1468-1472.

Kumar R, Singh P, Kolloli A, et al. 2019. Immunometabolism of phagocytes during *Mycobacterium tuberculosis* infection. Front Mol Biosci, 6: 105.

La Manna M P, Orlando V, Paraboschi E M, et al. 2019. *Mycobacterium tuberculosis* drives expansion of low-density neutrophils equipped with regulatory activities. Front Immunol, 10: 2761.

Ley S D, de Vos M, Van Rie A, et al. 2019. Deciphering within-host microevolution of *Mycobacterium tuberculosis* through whole-genome sequencing: the phenotypic impact and way forward. Microbiol Mol Biol Rev, 83(2): e00062-18.

Li W, Deng W, Xie J. 2019. Expression and regulatory networks of *Mycobacterium tuberculosis* PE/PPE family antigens. J Cell Physiol, 234: 7742-7751.

Lonnroth K, Williams B G, Cegielski P, et al. 2010. A consistent log-linear relationship between tuberculosis incidence and body mass index. International Journal of Epidemiology, 39(1): 149-155.

Maurya R K, Bharti S, Krishnan M Y. 2018. Triacylglycerols: fuelling the hibernating *Mycobacterium tuberculosis*. Front Cell Infect Microbiol, 8: 450.

Meehan C J, Goig G A, Kohl T A, et al. 2019. Whole genome sequencing of *Mycobacterium tuberculosis*: current standards and open issues. Nat Rev Microbiol, 17: 533-545.

Meena L S. 2019. Interrelation of Ca(2+) and PE_PGRS proteins during *Mycobacterium tuberculosis* pathogenesis. J Biosci, 44: 24.

Nieto-Patlan E, Serafin-Lopez J, Wong-Baeza I, et al. 2019. Valproic acid promotes a decrease in mycobacterial survival by enhancing nitric oxide production in macrophages stimulated with IFN-gamma. Tuberculosis (Edinb), 114: 123-126.

Padhi A, Pattnaik K, Biswas M, et al. 2019. *Mycobacterium tuberculosis* LprE suppresses TLR2-dependent cathelicidin and autophagy expression to enhance bacterial survival in macrophages. J Immunol, 203: 2665-2678.

Raffetseder J, Iakobachvili N, Loitto V, et al. 2019. Retention of EsxA in the capsule-like layer of *Mycobacterium tuberculosis* is associated with cytotoxicity and is counteracted by lung surfactant. Infect Immun, 87: e00803-18.

Russell S L, Lamprecht D A, Mandizvo T, et al. 2019. Compromised metabolic reprogramming is an early indicator of CD8(+)T cell dysfunction during chronic *Mycobacterium tuberculosis* infection. Cell Rep, 29: 3564-3579.

Sao Emani C, Gallant J L, Wiid I J, et al. 2019. The role of low molecular weight thiols in *Mycobacterium tuberculosis*. Tuberculosis (Edinb), 116: 44-55.

Schaible U E, Winau F, Sieling P A, et al. 2003. Apoptosis facilitates antigen presentation to T lymphocytes through MHC-I and CD1 in tuberculosis. Nat Med, 9: 1039-1046.

Sengupta S, Naz S, Das I, et al. 2017. *Mycobacterium tuberculosis* EsxL inhibits MHC-II expression by promoting hypermethylation in class-II transactivator loci in macrophages. J Biol Chem, 292: 6855-6868.

Shi L, Jiang Q, Bushkin Y, et al. 2019. Biphasic dynamics of macrophage immunometabolism during *Mycobacterium tuberculosis* infection. mBio, 10: e02550-18.

Sille F C, Martin C, Jayaraman P, et al. 2011. Requirement for invariant chain in macrophages for *Mycobacterium tuberculosis* replication and CD1d antigen presentation. Infect Immun, 79: 3053-3063.

Solans L, Gonzalo-Asensio J, Sala C, et al. 2014. The PhoP-dependent ncRNA Mcr7 modulates the TAT secretion system in *Mycobacterium tuberculosis*. PLoS Pathog, 10(5): e1004183.

Soler-Arnedo P, Sala C, Zhang M, et al. 2019. Polarly localized EccE1 is required for ESX-1 function and stabilization of ESX-1 membrane proteins in *Mycobacterium tuberculosis*. J Bacteriol, 202(5): e00662-19.

Wang R, Kreutzfeldt K, Botella H, et al. 2019. Persistent *Mycobacterium tuberculosis* infection in mice requires PerM for successful cell division. Elife, 11(21): 8.

WHO. 2019. WHO consolidated guidelines on drug-resistant tuberculosis treatment. Geneva, Switzerland: World Health Organization. https: //www.who.int/tb/publications/2019/consolidated-guidelines-drug-resistant-TB-treatment/en/.

Winau F, Weber S, Sad S, et al. 2006. Apoptotic vesicles crossprime CD8 T cells and protect against tuberculosis. Immunity, 24: 105-117.

Yang D, Li S, Stabenow J, et al. 2019. *Mycobacterium tuberculosis* LipE has a lipase/esterase activity and is important for intracellular growth and in vivo infection. Infect Immun, 88(1): e00750-19.

第三章 结核病的进展及转归机制

第一节 结核病患者机体免疫特点及其对结核病转归的影响

在临床上，MTB 感染呈现从无症状的结核潜伏感染（latent tuberculosis infection，LTBI）到 ATB，即患病/感染状态的连续体。虽然大多数暴露于 MTB 的个体能够以 LTBI 的形式控制感染，但仍有 5%～10%暴露于 MTB 的人进展为 ATB（Dheda et al.，2019）。

MTB 的感染发生在含有活菌的气溶胶被吸入呼吸道后，从其成功入侵到致病的整个过程受多种条件的影响，包括细菌毒力，细菌与宿主接触持续时间和强度，以及感染 MTB 的个体的免疫能力（Turner et al.，2017）。

本章将介绍宿主针对 MTB 感染产生的先天免疫（固有免疫）和适应性免疫（获得性免疫）应答的整体特征及其对 TB 转归的影响。

（一）宿主对MTB感染的固有免疫

宿主和MTB病原体之间最早的遭遇战发生在固有免疫细胞与MTB之间。固有免疫不仅对早期抗结核分枝杆菌感染至关重要，而且其具有持续启动适应性免疫应答、调节炎症反应的作用，这对于控制 MTB 感染后的病情进展也是不可或缺的。然而，MTB 利用各种策略破坏或逃避宿主固有免疫应答，更使固有免疫细胞成为细菌长期存活、复制的栖息地，从而建立慢性感染（Liu et al.，2017）。

在这里，我们将详细介绍 MTB 感染期间的宿主固有免疫应答的关键特征，重点介绍 MTB 感染后中性粒细胞和单核细胞动员后的免疫效应，自然杀伤细胞（natural killer cell，NK）在感染过程中的作用，固有免疫系统调节炎症平衡的作用以及细胞死亡如何影响免疫反应。我们还将重点介绍 MTB 用于破坏或逃避宿主固有免疫应答的一些策略。

1. 通过模式识别受体识别 MTB

MTB 细胞壁成分如甘露糖脂阿拉伯甘露聚糖（ManLAM）、磷脂酰肌醇甘露糖苷（PIM）、二枝菌酸分枝杆菌蜡醇（PDIM）、酚类糖脂（PGL）、海藻糖二霉菌酸酯（TDM）、肽聚糖等，可以被宿主细胞表面和细胞内的一系列介导吞噬作用和/或抗菌防御的受体所识别。固有免疫细胞即是通过多种受体，如 C 型凝集素（如甘露糖受体、DC-SIGN、Dectin-1、Dectin-2、Mincle）、补体受体（如补体受体 3）、集合素（如表面活性蛋白 A 和 D、甘露糖结合凝集素）、清道夫受体（如 MARCO、SR-A1、CD36、SR-B1）、Fc 受体（如 Fcγ 受体）、糖磷脂酰肌醇（GPI）-锚定膜受体（如 CD14）和 Toll 样受体（TLR）（如 TLR-2、TLR-4、TLR-9），来识别 MTB 表面的病原体相关分子模式（PAMP），并调节吞噬细胞的调理性和非调理性细菌摄取过程（Philips and Ernst，2012）。

　　MTB 表达多种 TLR 的配体，TLR-2，TLR-4 和 TLR-9 与 MTB 的宿主识别有关（Kleinnijenhuis et al.，2011）。特定 TLR 或 TLR 信号通路蛋白的多态性也与人群结核易感性密切相关（Wang et al.，2018；Wu et al.，2018）。目前不能明确单一某种 TLR 对宿主结核免疫的影响力，但研究已显示，缺乏 TLR 共同衔接蛋白即髓样分化因子 88（MyD88）的小鼠很快死于 MTB 感染，提示 TLR 信号通路蛋白在结核免疫中具有重要作用（Reiling et al.，2008）。MyD88 通过桥接配体-受体与 IL-1 受体相关激酶（IRAK）结合，激活多种下游途径（包括 NF-κB、MAPK 和激活蛋白 1——AP1），整合来自 TLR 和 IL-1 受体家族的信号转导。在小鼠中，缺乏 IL-1 信号转导导致对 MTB 感染的严重易感性，小鼠模型显示 IL-1 信号转导途径对抵抗 MTB 感染必不可少，人类免疫遗传学研究也支持该结论（Eklund et al.，2014）。IL-1α 和 IL-1β 及它们的共同受体 IL-1R1 都与宿主对 MTB 的免疫有关（Di Paolo et al.，2015）。

　　同时，细胞质内 PRR，如环鸟苷酸-腺苷酸合成酶（cGAS）（Collins et al.，2015）和干扰素基因刺激蛋白（STING）（Watson et al.，2015），可识别结核分枝杆菌 DNA（Watson et al.，2012）或细菌第二信使（Dey et al.，2015），从而诱导下游细胞因子、激活细胞自噬。此外，固有免疫细胞通过另一种细胞质内的 PRR，核苷酸结合寡聚化结构域样受体（NLR），识别 MDP 等结核分枝杆菌 PAMP，以激活称为炎性体（inflammasome）的多蛋白复合物。

　　由于不同受体可与同一种配体结合，而一种受体也可与多种配体结合，且 MTB 上存在大量可用配体，因此许多受体间可能存在功能性冗余。例如，研究证实单敲除或双敲除清道夫受体和 C 型凝集素受体不会影响 MTB 宿主易感性或减弱免疫应答（Court et al.，2010）。

2. 巨噬细胞中的吞噬体防御

　　巨噬细胞是 MTB 侵入人体后遇到的第一种免疫细胞，也是 MTB 的主要增殖场所（Cohen et al.，2018）。巨噬细胞识别 MTB，并将其吞噬、隔离入吞噬体，后者通常通过与溶酶体融合形成吞噬溶酶体，酸化病原体生存环境来消灭病原体。然而，MTB 能够通过多种机制抑制吞噬体成熟和吞噬溶酶体形成，使其得以在吞噬体中长期存活和复制（Philips and Ernst，2012）。通过对巨噬细胞内 MTB 全基因组转座子位点杂交筛选发现，MTB 组成性地表达其存活所需的基因（Rengarajan et al.，2005），此外，对吞噬体内细菌的转录分析表明，MTB 通过表达应激适应基因很容易抵御吞噬体内亚硝化、氧化、缺氧和营养匮乏的恶劣环境（Schnappinger et al.，2003），很明显 MTB 已适应巨噬细胞内的生活方式，并采用多种策略在这些细胞内存活。

MTB 糖脂可以阻止磷脂酰肌醇 3-磷酸（PI3P）在吞噬体膜上的积累并阻止吞噬溶酶体的生物合成（Fratti et al.，2003）。MTB 还分泌磷酸酶（SapM 和 PtpA）和丝氨酸/苏氨酸激酶（PknG），这些酶被认为会干扰吞噬体的成熟（Cowley et al.，2004）。还有证据表明 MTB 脂质尤其是二枝菌酸分枝杆菌蜡醇（phthiocerol dimycocerosate，PDIM），仅在毒性致病菌中存在，是 MTB 细胞壁的主要脂类成分之一，可以介导逃避吞噬体和宿主细胞死亡（Quigley et al.，2017）。MTB 也利用分泌系统 ESX-1 破坏吞噬体完整性、防止吞噬体成熟（Tiwari et al.，2019）。宿主通过 IFN-γ 诱导的 Rab20 介导吞噬体成熟，来抵消结核分枝杆菌 ESX-1 促进的吞噬体完整性破坏和细菌增殖（Schnettger et al.，2017），ESX-1 被认为是细菌通过早期分泌抗原靶标-6（ESAT-6）破坏吞噬体完整性以介导吞噬体内细菌逃逸的主要成分，尽管最近的证据提出了一种全新的 ESX-1 介导吞噬体破壁机制，其独立于 ESAT-6 而依赖于细胞接触（Conrad et al.，2017）。然而，ESX-1 介导的吞噬体透壁化使结核分枝杆菌 PAMP（如 N-羟乙酰基-胞壁酰二肽）暴露于细胞质的核苷酸结合寡聚化结构域 2（NOD2）受体，可以诱导 I 型 IFN（Pandey et al.，2009），促进结核免疫应答。ESX-1 介导的吞噬体透壁化也使细胞外细菌 DNA 暴露于细胞质的 DNA 传感途径，使 MTB 导入具杀菌作用的自噬体（Watson et al.，2012）。

MTB 通过不同受体进入巨噬细胞激活不同的路径，对细菌增殖产生抑制或促进的作用，由于 MTB 配体的多样性和配体与受体结合的复杂性，总体效应复杂而多变。例如，补体受体 3（CR3）对 MTB 的摄取取决于宿主的胆固醇水平，其与含巨噬细胞冠蛋白 1（coronin-1）的吞噬体结合，并通过激活宿主钙调神经磷酸酶抑制吞噬溶酶体形成，有利于 MTB 在细胞内存活及增殖（Jayachandran et al.，2007）。另外，结核分枝杆菌胞壁糖脂成分 LAM 通过 TLR-2 识别激活 NF-κB 和 NOS2 基因转录，诱导一氧化氮（NO）的产生，但结核分枝杆菌 ManLAM 与 TLR2 的相互作用明显弱于来自其他分枝杆菌（如耻垢分枝杆菌）的 LAM（Turner and Torrelles，2018）。早有研究发现，具 NO 表达缺陷的 *NOS2* 等位基因的小鼠在 MTB 感染后病情迅速进展恶化，说明 NO 的产生水平与细胞抗 MTB 能力密切相关，还有研究发现，IFN-γ 信号转导后产生的 NO 抑制炎性体对 IL-1β 的加工，限制过度炎症反应（Mishra et al.，2013）。然而，MTB 有几种策略可以应对具有破坏性的活性氮及氧中间体：结核分枝杆菌 KatG（一种过氧化氢酶）可以灭活吞噬体 ROS，同时 MTB 蛋白酶体参与对抗 NO 应激（Bode and Darwin，2014）。相同受体对不同分枝杆菌抗原的混杂识别也可能具有收敛效应，如多个 TLR 识别 MTB 细胞壁组分导致巨噬细胞产生 TNF-α 及激活炎性体（Mortaz et al.，2015），同时协同激活维生素 D 途径，具生物活性的维生素 D 代谢物钙三醇诱导 *hCAP-18*（一种编码导管素前体形式的基因），最终诱导人巨噬细胞产生抗微生物肽及导管素，除了发挥直接的抗微生物活性，已显示导管素通过激活宿主自噬基因 *Beclin-1* 和 *Atg5* 的转录而发挥抗微生物功能，维生素 D 途径还与 T 细胞分泌的 IFN-γ 协同作用，诱导 IL-15 自分泌信号转导，促进 MTB 感染的人巨噬细胞中的自噬和吞噬体成熟（Cervantes et al.，2019）。

3. MTB 感染后自噬的启动与调控

自噬是真核细胞中高度保守的分解代谢过程和基本生物过程，它负责去除受损的细胞器，并回收再利用蛋白质，以此保持细胞器和蛋白质的稳态，调节先天免疫和适应性免疫系统。此外，自噬还负责去除细胞内病原体，在抵抗细胞内致病菌感染（包括分枝杆菌感染）的宿主防御机制中起重要作用（Zhao et al.，2019）。自噬在巨噬细胞抗分枝杆菌免疫中的作用已被广泛报道（Bradfute et al.，2013），其在促进吞噬体成熟以增强杀菌能力和抑制过度炎症反应方面发挥重要作用（Castillo et al.，2012）。在受感染的人类巨噬细胞样 THP-1 细胞的全基因组干扰小RNA（siRNA）筛选中，自噬相关基因被发现参与调节细胞内 MTB 的荷菌量（Kumar et al.，2010）。一些研究还描述了 MTB 用于逃避自噬的策略。宿主巨噬细胞内某些微 RNA（miRNA）水平受 MTB 调控，并参与调节自噬（Kim et al.，2017a；Zhao et al.，2019）。例如，MTB 抑制 *miR-17-5p* 但上调其靶标 *Mcl-1* 和 *Mcl-1* 的转录激活因子 STAT3（Kumar et al.，2016），同时诱导 *miR-33* 的表达以抑制自噬并调节细胞内脂质代谢，以利于细菌增殖（Ouimet et al.，2016）。在 MTB 感染的巨噬细胞中，H37Rv 引发 miR-30A 水平的升高，后者作为自噬的负调节因子，可能在抑制自噬、介导 MTB 逃避巨噬细胞杀伤中起重要作用（Chen et al.，2015）。DNA 损伤调控的自噬调节物 2（DRAM2）是自噬激活的关键协调因子，可增强针对 MTB 的抗微生物活性，H37Rv 感染诱导 miR-144 过表达，可降低人单核细胞中 DRAM2 的表达和自噬体的形成，提示 miR-144-DRAM2 在结核感染中的临床意义（Kim et al.，2017b）。最近更有研究发现，一种长链非编码 RNA（long non-coding RNA，LncRNA）PCED1B-AS1，在 ATB 患者体内表达水平下调，通过靶向 miR-155 来抑制巨噬细胞凋亡同时促进自噬，有希望成为 ATB 的新型早期诊断标志物，并有助于 TB 宿主导向疗法的开发（Li et al.，2019）。

总之，巨噬细胞识别、吞噬、杀灭分枝杆菌的防御反应和 MTB 免疫逃避之间存在动态拉锯战。巨噬细胞防御包括抗菌肽（AMP）、亚硝化应激、吞噬溶酶体融合和自噬，并且可以独立于 IFN-γ 信号转导或在 IFN-γ 信号转导之后起作用。

另外，MTB 通过调节细菌细胞壁组分和适应细胞内免疫压力的细菌基因的表达水平，达到逃避受体识别、破坏巨噬细胞防御、限制吞噬体成熟和对抗自噬的目的。

4. MTB 感染后中性粒细胞和单核细胞的募集与免疫功能

最近的一项研究表明，支气管上皮细胞和受感染的巨噬细胞之间的交互应答可能促进趋化因子的分泌（Reuschl et al.，2017）。在感染早期，受感染的肺泡巨噬细胞及肺上皮细胞分泌的细胞因子和趋化因子将中性粒细胞、单核细胞等吞噬细胞募集到感染部位对 MTB 施加免疫压力，对于适应性免疫应答的启动至关重要，但也可以促进 MTB 在细胞间传播和扩散。

被募集的嗜中性粒细胞分泌抗微生物分子和炎症介质，可作为抗 MTB 感染的早期防线，但嗜中性粒细胞也可作为细菌增殖的微环境，并可阻碍抗 MTB 免疫。在活动性肺结核患者中，已发现中性粒细胞是支气管肺泡灌洗液和痰中感染 MTB 的主要吞噬细胞（Eum et al.，2010）。ATB 患者全血转录组学分析还鉴定出，与 I 型和 II 型 IFN 诱导型基因表达（Berry et al.，2010）及抑制性分子程序性死亡配体 1（programmed death ligand 1，PD-L1）表达（McNab et al.，2011）相关的中性粒细胞特征，表明中性粒细胞可能在人体中发挥结核免疫调节作用。中性粒细胞在抗分枝杆菌防御中发挥有益作用的证据集中于中性粒细胞通过分泌 CAMP（cathelicidin antimicrobial peptide）和脂质运载蛋白（lipocalin-2）等抗菌肽（antimicrobial peptide，AMP）（Martineau et al.，2007）或通过凋亡后被受感染巨噬细胞吞噬，使其胞内 AMP、嗜苯胺蓝颗粒蛋白（azurophil granule protein）等被巨噬细胞摄取利用（Jena et al.，2012），以抑制 MTB 增殖。中性粒细胞还可释放染色质支架，其将细胞外细菌捕获在含 AMP 的网状物中，已显示 MTB 在体外诱导中性粒细胞胞外陷阱（NET）的形成（Braian et al.，2013），在 ATB 患者的血浆中检测到的 NET 水平与疾病严重性相关并且随抗结核治疗而降低（Schechter et al.，2017）。此外，正如本章后面所讨论的，在 MTB 感染期间，通过不受限制的 IL-17 应答引起的中性粒细胞募集失调可能驱动过度的肺损伤炎症反应而引起不良的病理后果。因此，嗜中性粒细胞被募集到 MTB 感染部位的总体效果需要通过宿主遗传学、感染背景（肺与肺外）或中性粒细胞具活性的时间和持续时间来综合判定。

除嗜中性粒细胞外，单核细胞也被募集到 MTB 感染部位。与中性粒细胞相似，单核细胞募集对 MTB 感染期间的固有免疫也很重要，但也可能无意中促进 MTB 的传播。C-C 趋化因子受体 2（CCR2）是在单核细胞上表达的趋化因子受体，负责 CCL2 介导的单核细胞向感染部位的募集（Serbina and Pamer，2006）。已显示单核细胞在 MTB 感染后分化为巨噬细胞和 DC，并且成为产诱导型一氧化氮合酶（iNOS）的主要固有免疫细胞群体（Skold and Behar，2008）。此外，单核细胞与 DC 协同促进 MTB 向肺淋巴结输送，以致敏 CD4 T 细胞，启动结核适应性免疫（Samstein et al.，2013）。然而，MTB 感染后的单核细胞募集也可能对宿主有害。用聚肌苷-聚胞苷酸（polyIC）处理 MTB 感染的小鼠导致病原体诱导的单核细胞群的 CCR2 依赖性募集，致该群小鼠早期死亡率升高（Antonelli et al.，2010）。

5. MTB 感染与 NK 细胞

NK 细胞是先天性淋巴细胞，具有分泌 IFN-γ 和溶解细胞的能力，介导对多种病原体（包括 MTB）的控制。NK 细胞可通过其表面受体 NKp44 直接结合 MTB 细胞壁的各种组分（Esin et al.，2013），也可识别受感染宿主细胞表面上调的应激分子，可以直接杀死被 MTB 感染的巨噬细胞（Vankayalapati et al.，2005），也可以通过分泌 IL-22 和 IFN-γ 抑制胞内细菌增殖，促进吞噬溶酶体融合（Dhiman et al.，2009）。此外，NK 细胞可促进 CD8 T 细胞生成 IFN-γ（Vankayalapati et al.，2004），并促进 γδT 细胞的扩增（He et al.，2014），以及通过裂解结核感染后扩增的调节性 T 细胞（Roy et al.，2008），来间接增强对 MTB 的免疫力。但如同其他固有免疫细胞，NK 细胞的杀伤力也受到结核分枝杆菌的负向调控（Sia et al.，2015）。相对于健康对照，ATB 患者 NK 细胞的溶解细胞的能力降低，并且可以在有效抗结核治疗后重建。此外，TB 患者中的 NK 细胞功能被受感染单核细胞产生的 IL-10 减弱。有趣的是，BCG 疫苗接种后出现的 IL-21 依赖性 NK 细胞群已显示在 MTB 攻击后的扩增反应，表明 NK 细胞也可能具有记忆细胞的一些标志性特征（Venkatasubramanian et al.，2017）。

6. MTB 感染期间的炎症因子

炎症的调节是决定 MTB 感染结局的关键因素。过度的炎症会损害细胞免疫力，损害肺组织，并可导致肺部空洞和细菌播散。相反，炎症反应水平过低也会因延迟先天和适应性免疫的诱导而不利于结核感染的控制。虽然 MTB 感染期间的中性粒细胞募集和活性可以帮助抑制细菌增殖，但持续的中性粒细胞炎症可以介导破坏性炎症并加重病情。重要的是，全血转录组学鉴定出结核感染后中性粒细胞 I 型 IFN 诱导信号在抗结核治疗后减弱（Berry et al.，2010），而过量的 I 型 IFN 信号转导在小鼠模型和人体标本中均促进疾病进展。缺乏 I 型 IFN 信号转导的小鼠对 MTB 感染具有更强的抵抗力，尽管通过 I 型 IFN 的信号转导可能在缺乏 IFN-γ 时发挥保护作用（Moreira-Teixeira et al.，2016）。在 MTB 感染期间 I 型 IFN 的致病作用机制包括抑制 IL-1β 的产生，诱导 IL-10 产生并使受感染巨噬细胞丧失对 IFN-γ 的反应性，损害结核固有免疫（McNab et al.，2014）。除了诱导产生 I 型 IFN，嗜中性粒细胞还通过分泌基质金属蛋白酶 8（matrix metalloproteinase 8，

MMP8）驱动肺的病理破坏作用（Ong et al.，2015）。

类二十烷酸是花生四烯酸氧化后产生的脂质炎症介质。促炎性前列腺素 E2（PGE2）和抗炎性脂氧素 A4（LXA4）（类二十烷酸家族中的两种信号分子）之间的平衡可以决定 MTB 感染的结局（Divangahi et al.，2010），在 MTB 感染期间，不能合成 PGE2 的小鼠对结核的易感性增大，而缺乏将花生四烯酸代谢为 LXA4 的酶——5-脂氧合酶的小鼠具有结核抗性。临床上，TBM 患者的糖皮质激素抗炎治疗效果可以通过控制具转录活性的白三烯 A4 水解酶（LTA4H）基因启动子中的单核苷酸多态性来区分，这表明炎症的平衡对 TBM 的疾病进展和治疗结果至关重要（Tobin et al.，2012）。

TNF-α 是 MTB 感染免疫中的关键促炎细胞因子，并且可以由许多先天和适应性免疫细胞分泌。TNF-α 在抗结核分枝杆菌免疫中的重要性通过 TNF-α 抗体耗竭或 MTB 感染后缺乏 TNF 受体信号转导的动物易感性得到了明确证实。自身免疫病患者接受抗 TNF 治疗后，由 LTBI 进展至 ATB 的速度增快间接证实了 TNF-α 也是人类抗结核免疫的重要介质，TNF-α 对维持肉芽肿中 MTB 的隔离至关重要，TNF-α 信号转导可能在调节感染后细胞凋亡或焦亡中发挥作用（Chakravarty et al.，2008）。

7. 通过树突状细胞（DC）启动对 MTB 的适应性免疫

MTB 感染期间固有免疫的重要功能是启动适应性免疫应答，DC 是专职抗原呈递细胞，其通过 MHC 在共刺激分子和细胞因子的协助下呈递 MTB 抗原来启动适应性免疫。在 MTB 感染后，DC 成熟并迁移至肺引流淋巴结以启动抗原特异性 T 细胞应答，其依赖于趋化因子受体 CCR7 及其相应的趋化因子 CCL19 和 CCL21（Wolf et al.，2008）。此外，IL-12 是由髓系细胞分泌的细胞因子，对于诱导 IFN-γ 反应很重要，是 MTB 感染期间 DC 迁移所必需的（Tait Wojno et al.，2019）。适应性免疫应答的引发需要将活菌转运至肺引流淋巴结（Wolf et al.，2008），但迁入淋巴结的受感染的 DC 或未感染的淋巴结常驻 DC 均可活化抗原特异性 T 细胞。一项研究表明，受感染的 DC 迁移到肺引流淋巴结，在那里它们分泌可溶性、未加工的 MTB 抗原，这些抗原最终被未感染的淋巴结常驻 DC 吞噬（Srivastava and Ernst，2014）。受感染的 DC 分泌 MTB 抗原可能使抗原避开 MHC-II 类抗原呈递途径而使病原体受益（Srivastava et al.，2016）。

DC 和 T 细胞之间的有效相互作用取决于抗原呈递机制的适当功能，包括 MTB 感染后 MHC、共刺激分子和细胞因子的表达。然而，有大量证据表明 MTB 感染会损害抗原呈递以逃避抗原特异性 T 细胞反应。众所周知，MTB 感染导致巨噬细胞 MHC-II 类抗原呈递受损（Harding and Boom，2010）。大量研究已经显示，MTB 感染破坏人 DC 的成熟（Sia et al.，2015）和小鼠 DC 的功能（Srivastava et al.，

2014）。总之，适应性免疫应答的启动需要 DC 的参与，其本身易于被 MTB 破坏。
MTB 干扰 DC 抗原呈递并延迟或损害适应性免疫应答的启动。在 MTB 感染期间
改善 DC 功能可以改善先天和适应性免疫并增强细菌负荷的免疫控制。在 MTB
感染的 DC 中，外源性增强 CD40 共刺激途径可以改善 DC 功能并促进抗原特异
性 CD4 T 细胞应答，增强对肺细菌负荷的控制（Sia et al.，2017）。此外，在被
MTB 攻击后，载有 Ag85B 的 DC 的黏膜转移增强了 BCG 疫苗接种的功效，表明
DC 的早期抗原呈递是决定疫苗诱导的免疫效能的重要部分（Griffiths et al.，
2016）。DC 是启动对 MTB 的适应性免疫应答并决定感染结局的关键参与者。针
对改善 DC 功能的宿主导向疗法，增强 DC 和抗原特异性 T 细胞之间的交互作用，
为宿主控制结核感染提供益处（Norris and Ernst，2018）。

（二）针对 MTB 的适应性免疫

对 MTB 的保护性免疫需要适应性免疫应答。最好的例子是淋巴细胞减少的
HIV 感染者和缺乏 MHC-II 类或 T 细胞的基因缺失小鼠对结核分枝杆菌感染的极
端易感性（Prezzemolo et al.，2014）。细胞因子的分泌和抗原特异性 T 细胞的直接
抗微生物作用是针对 MTB 感染的适应性免疫应答的关键特征。此外，抗原特异
性记忆 T 细胞的长寿性质为开发诱导抗结核分枝杆菌免疫的疫苗提供了理论基
础。B 细胞、γδT 细胞和 CD1 限制性 T 细胞的抗结核作用也在逐渐被发现，这些
细胞对多种 MTB 抗原产生特异性反应，而这些抗原大多数无法通过经典的 MHC-I
类和 MHC-II 类分子呈递。然而，适应性免疫应答也可能通过促进过度炎症反应
或由于慢性抗原暴露而变得无效甚至加重病情。在这里，我们将讨论 MTB 感染
期间 CD4 T 细胞反应的时间、位置和反应水平的重要性，CD8 T 细胞如何促进抗
MTB 的免疫，抑制性受体在感染期间发挥的作用，记忆 T 细胞的表型和功能，以
及 B 细胞、γδT 细胞、CD1 限制性 T 细胞和黏膜相关恒定 T（MAIT）细胞在抗
MTB 免疫中的作用。

1. MTB 感染后 CD4 T 细胞的动力学和归巢

在感染的小鼠模型中，MHC-II 类敲除或 CD4 T 细胞耗竭导致 MTB 感染后的
小鼠迅速死亡，说明 CD4 T 细胞反应是控制细菌增殖所必需的（Prezzemolo et al.，
2014）。虽然 CD8 T 细胞在抗结核免疫中也起关键作用，但不能代偿 CD4 T 细胞
缺乏对结核免疫的影响。因此，CD4 T 细胞免疫应答的启动是决定 MTB 感染结
局的关键。MTB 感染后，抗原特异性 CD4 T 细胞免疫应答的启动普遍存在延迟。
食蟹猴在感染后 4 周才可检测出抗原特异性 CD4 T 细胞免疫应答，在感染的小鼠
模型中，感染后 2 周在肺引流淋巴结中首先检测出抗原特异性 CD4 T 细胞免疫应
答，感染后 3 周才能在肺中检测到抗原特异性 CD4 T 细胞免疫应答。对 MTB 感

染的适应性免疫应答的延迟可能是由多种因素，包括细菌的缓慢生长、受感染巨噬细胞和中性粒细胞的凋亡受抑，以及 DC 的延迟激活与迁移，共同导致 MTB 在肺部形成慢性持续性感染（Gallegos et al.，2008）。

CD4 T 细胞需要与受感染巨噬细胞相互作用以限制细胞内 MTB 增殖，所以 CD4 T 细胞免疫应答的效率取决于其从淋巴组织向受感染肺组织的归巢运动。值得注意的是，研究表明，结核肉芽肿细胞表达的吲哚胺 2,3-双加氧酶（IDO）可抑制 T 细胞进入肉芽肿，而人为抑制 IDO 的合成可导致肉芽肿结构重组，促进抗原特异性 T 细胞进入肉芽肿核心区域，有利于其与核心区巨噬细胞接触（Gautam et al.，2018）。总之，有强有力的证据表明，肺组织中存在能与受感染巨噬细胞接触的抗原特异性 CD4 T 细胞是 MTB 保护性免疫的重要特征（Mehra et al.，2013）。在 MTB 感染的小鼠中，表达 CXCR3 的抗原特异性 CD4 T 细胞定位于肺实质，与表达 CX3CR1 的脉管系统限制性 CD4 T 细胞相比，能更有效地控制 MTB 感染（Sakai et al.，2014）。抗原特异性 CD4 T 细胞是 IFN-γ 的主要来源，过继转移研究表明，IFN-γ 可以更好地控制肺部和脾脏中的细菌负荷，但在过度表达时却推动免疫病理进展，这表明 IFN-γ 水平在无限制升高时可能是有害的（Sakai et al.，2016）。

2. CD4 T 细胞对 MTB 反应的质量和特异性

T 细胞反应的水平和能力是决定 MTB 感染结局的重要因素。通常，Th1 细胞、CD8 T 细胞等淋巴细胞产生的 IFN-γ 被认为是控制 MTB 感染的必要条件。在人类免疫遗传学研究中，MTB 易感性与 5 种常染色体基因（*IFNGR1*、*IFNGR2*、*STAT1*、*IL12B*、*IL12RB*）和一种 X-连锁基因（*NEMO*）的突变相关，其中 X-连锁基因对 MTB 的易感性是由 *NEMO* 突变导致 CD40 依赖性 IL-12 产生减少继而导致 IFN-γ 水平降低引起的。这些基因突变甚至使宿主对环境 MTB 和 BCG 菌株易感（Bustamante et al.，2014），提示 IL-12 / IFN-γ 轴的先天缺陷导致宿主对 MTB 易感（Esteve-Sole et al.，2018）。IFN-γ 释放试验是目前用于检测人和动物模型中 MTB 特异性 CD4 T 细胞应答的重要工具。IFN-γ 在肺结核患者支气管肺泡灌洗液中易于检测到，并且在治疗后减少，可能与治疗后细菌负荷减少有关，相反，对人外周血单个核细胞进行研究发现，与潜伏感染（LTBI）相比，活动性结核病（ATB）的 IFN-γ 应答水平降低（Hutchinson et al.，2015）。ATB 患者外周血 MTB 特异性 IFN-γ 释放水平低，与这些细胞向肺部趋化，导致外周血特异性耗竭有关。IFN-γ 在小鼠模型中的抗 MTB 作用与抗菌肽、iNOS 和激活受感染巨噬细胞以限制细胞内细菌复制的细胞因子的诱导广泛相关，IFN-γ 介导的抗 MTB 感染免疫的其他机制有待进一步阐明。IL-10 缺陷型小鼠由于 Th1 反应增强而对 MTB 较不易感（Redford et al.，2010），表明 IL-10 在 MTB 感染期间限制 Th1 免疫。分泌 IL-10 的 Th1 细胞也可损害宿主对 MTB 感染的控制（Moreira-Teixeira et al.，2017）。已证实 Th1 细胞分泌的 IL-10 是高抗原剂量的结果（Saraiva et al.，2009），当细菌负荷高时，适应性免疫可能受到 T 细胞产生的 IL-10 的损害。总之，这些研究表明在人和动物模型中，IL-12 / IFN-γ 轴对 MTB 感染的免疫至关重要。

　　尽管 Th1 应答对抗结核免疫至关重要，研究还表明，分泌 IL-17 的 CD4 T 细胞亚群（Th17）和 FoxP3+调节性 CD4 T 细胞的平衡有助于对 MTB 感染的应答。用 MTB W-Beijing 谱系菌株 HN878 感染诱导 Th17 反应，缺乏 IL-17 的小鼠显示感染后细菌负荷增加（Gopal et al.，2014）。IL-17 受体 A 亚基（IL-17RA）敲除小鼠和 IL-17A 敲除小鼠也显示出对 H37Rv 高剂量感染的长期控制能力受损（Freches et al.，2013）。与敲除 IFN-γ 的未活化 CD4 T 细胞相比，敲除 IFN-γ 的 BCG 特异性 Th17 细胞在感染 MTB 的 T 细胞缺陷小鼠体内，增强了其结核防御能力并延长了其存活期（Wozniak et al.，2010），提示 Th17 细胞可独立于 IFN-γ 介导结核保护性免疫。研究发现，具有双等位基因 RORC 功能的缺失突变的个体同时表现出 IL-17 和 IFN-γ 反应受损，使其对分枝杆菌病和念珠菌病高度易感（Okada et al.，2015）。在体外产生针对 MTB 的 Th17 应答需要通过 CD40-CD40L 途径进行共刺激，研究发现 DC 上 CD40 的缺失或 CD4 T 细胞上 CD40L 的缺失均会减弱抗原特异性 IL-17 应答（Sia et al.，2017）。通过 CD40 激活受感染 DC，促进并增强抗原特异性 Th1 和 Th17 应答，这有助于更好地控制体内菌量，表明 Th1 和 Th17 应答的相互制衡有益于结核免疫。Th17 细胞在 MTB 保护性免疫中的确切作用尚不清楚，但可能与其限制低氧性肉芽肿的形成（Domingo-Gonzalez et al.，2017）、促进 Th1 细胞的募集（Khader et al.，2007）、诱导 CXC 趋化因子的产生和 B 细胞淋巴滤泡的形成（Khader et al.，2011）有关。然而，无限制的 IL-17 反应也被证明通过病理性中性粒细胞增多来促进并加重机体免疫病理损害。研究表明，机体通过 IFN-γ 限制 IL-17 反应介导的中性粒细胞增多幅度，来调节过度的免疫反应，减少宿主免疫损伤（Nandi and Behar，2011）。

3. FoxP3+调节性 T 细胞（Treg）应对 MTB 反应的特点

　　人们在 MTB 感染宿主的外周血、气道和胸膜腔中发现了抑制细胞增殖及 IFN-γ 分泌的 FoxP3+ Treg 细胞（Geffner et al.，2014）。动物模型证实 Treg 细胞在感染 MTB 的肺组织及其引流淋巴结中聚集扩增（Scott-Browne et al.，2007）。重要的是，FoxP3+ Treg 定位于效应 CD4 T 细胞附近的肺部区域，在感染前和感染后的早期人为去除 Treg 可增强机体对结核分枝杆菌的控制，明显减少荷菌量（Scott-Browne et al.，2007）。此外，MTB 特异性 Treg 延迟了抗结核分枝杆菌的 CD4 和 CD8 T 细胞的扩增，从而增加了结核易感性，MTB 感染期间 Treg 的调节可以通过 Th1 应答介导，因为在 IL-12 驱动的 T-bet 表达后，MTB 特异性 Treg 被选择性地消除（Shafiani et al.，2013）。目前对 Treg 如何限制抗结核分枝杆菌 CD4

和 CD8 T 细胞反应及调节结核免疫的功能机制仍不十分清楚（Brighenti and Ordway，2016）。Treg 是否分泌抑制性炎症因子 IL-10 或表达抑制性受体，可能与结核分枝杆菌菌株亚型有关，比如在感染 H37Rv 的小鼠体内未发现 Treg 细胞分泌 IL-10，而感染高致病亚型 W-Beijing 菌株的小鼠体内 Treg 细胞大量扩增且分泌 IL-10，同时表达抑制性受体，从而迅速下调 Th1 反应水平（Ordway et al.，2007）。值得注意的是，感染 W-Beijing 菌株的小鼠肺中 Treg 的扩增与 Th1 反应的丧失同时发生并且与严重的肺病理改变相关。然而，慢性感染的 TLR-2 敲除小鼠中 Treg 的进行性丧失与肺部炎症增加相关，突出了 TLR-2 介导的 Treg 募集在疾病的慢性阶段限制组织病理损伤的作用（McBride et al.，2013）。总之，这些结果表明 Treg 对 MTB 感染免疫和疾病结局的影响及贡献可能取决于多种因素，包括细菌菌株和感染阶段。

在人类和动物模型中，MTB 尽管诱导了适应性免疫反应，但由于结核抗原持续刺激，宿主进入感染后慢性炎症状态。抗原的可及性影响结核感染期间 T 细胞的分化和功能（Moguche et al.，2017）。MTB 在整个感染期间持续表达 ESAT-6，而 Ag85B 表达水平却随着结核特异性细胞免疫的建立及菌量的减少而降低（Ernst et al.，2019）。多项检测 CD4 T 细胞对 ESAT-6 和 Ag85B 免疫反应水平的影响研究表明，抗原特异性反应由整个感染期间这些抗原的表达及呈递效率决定，而后者受感染菌株的亚型与毒力影响（Ramos-Martinez et al.，2019）。研究表明，合理掺入结核感染不同阶段表达的抗原，可以提高疫苗效力（Aagaard et al.，2011）。因此，我们需要进一步研究动物模型和人类感染 MTB 后 CD4 T 细胞识别的抗原谱，从而更清楚地了解保护性 CD4 T 细胞免疫。

4. CD8 T 细胞在 MTB 感染中的作用

丧失 MHC-I 类抗原呈递功能的 β_2 微球蛋白基因缺失或 CD8 T 细胞耗竭的小鼠，虽然其在感染 MTB 后比 MHC-II 类抗原呈递途径受阻或 CD4 T 细胞应答缺失的小鼠寿命更长（Mogues et al.，2001），但 CD8 T 细胞对 MTB 感染的保护性免疫仍有显著贡献（Chavez-Galan et al.，2019）。缺乏与抗原加工相关转运蛋白（TAP1）抗原呈递分子的小鼠，因经典 CD8 T 细胞应答缺失，在 MTB 感染后比野生型小鼠死亡更快（Sousa et al.，2000）。耗竭恒河猴体内 CD8 T 细胞可损害 BCG 疫苗接种或化学治疗干预后建立的保护性免疫（Chen et al.，2009），表明 CD8 T 细胞是 MTB 感染免疫应答的重要组成部分（Harriff et al.，2013）。类似地，在潜伏感染小鼠模型中发现，结核活动及复燃的预防依赖于 CD8 T 细胞反应，CD8 T 细胞近年来已经成为新型疫苗作用靶标（Gong et al.，2018）。MTB 感染期间 CD8 T 细胞的重要性与其分泌的限制 MTB 复制增殖的细胞因子和细胞毒性效应分子有关。除 IFN-γ 和 TNF-α 外，CD8 T 细胞分泌穿孔素以裂解 MTB 感染的巨噬细胞。CD8 T 细胞还可以释放细胞毒性颗粒中的颗粒溶素，直接杀死细胞内的 MTB（Dotiwala and Lieberman，2019）。在类风湿性关节炎患者中使用抗 TNF-α 治疗会耗尽一部分效应记忆 CD8 T 细胞，这可能部分解释了抗 TNF-α 治疗后患者从 LTBI 快速进展至 ATB 的机制（Bruns et al.，2009）。针对来自 MTB 抗原的一组合成肽测试的多种人 CD8 T 细胞克隆显示，CD8 T 细胞应答集中于有限的一组表位，并且通常受 *HLA-B* 等位基因的限制（Lewinsohn et al.，2013）。MTB 从吞噬体中逃逸并且 MTB 感染的巨噬细胞诱导细胞凋亡可以促进 MTB 抗原与 CD8 T 细胞的交叉呈递。然而，如前所述，毒性 MTB 可抑制宿主细胞的凋亡，并可促进局部病变组织发生坏死性病变，以避免 CD8 T 细胞有效的免疫应答。总之，CD8 T 细胞是 MTB 感染的适应性免疫的关键组分，并且通过限制潜伏感染再激活及在活动性感染期直接参与抗菌作用，而在不同的疾病背景中发挥重要作用。

5. MTB 感染期间的抑制性受体

T 细胞在结核免疫中起重要作用，但是当这些细胞过度暴露于结核抗原时，它们增殖及释放细胞因子的功能可能会下降，这种状态通常称为功能衰竭（Khan et al.，2017）。有证据表明，ATB 患者疾病期间的 T 细胞增殖能力及反应水平均低于 LTBI 个体（Day et al.，2011），但目前仍不清楚这种感染活动期免疫功能受损现象是否如癌症或其他慢性感染性疾病那样，由抑制性受体介导。PD-1、CD160 和 2B4 等抑制性受体的表达上调与慢性感染时 CD8 T 细胞功能障碍相关，但 MTB 特异性 CD8 T 细胞仅低水平表达这些抑制性受体（Rozot et al.，2013）。研究发现，抗结核治疗后感染宿主体内细胞因子水平会有显著变化，其中 MTB 特异性 CD4 T 细胞抑制分子（包括 PD-1 和 CTLA-4）的表达水平在治疗后降低（Saharia et al.，2016）。重要的是，PD-1 在来自 LTBI 的抗原特异性 CD4 T 细胞上的表达与效应功能降低无关，并且这些细胞在抗原再刺激时可产生多种细胞因子，表明 PD-1 可能是细菌负荷（Hassan et al.，2015）和 CD4 T 细胞活化的指标（Day et al.，2018），而不是 T 细胞功能衰竭的指标（Adekambi et al.，2012）。然而，有一些来自 ATB 患者的体外证据表明，阻断 PD-1/PD-L1 相互作用可以预防 MTB 特异性 CD4 T 细胞凋亡（Singh et al.，2013），并增强 CD8 T 细胞脱颗粒和抗原特异性 IFN -γ 高响应（Jurado et al.，2008）。与野生型小鼠相比，感染 MTB 后，PD-1 缺陷小鼠具有更高的荷菌量，且全身炎症泛化，存在中性粒细胞广泛浸润及组织坏死，表明 PD-1 在结核感染过程中有预防过度炎症的作用（Lazar-Molnar et al.，2010）。MTB 感染后，表达 PD-1 的 CD4 T 细胞高度增殖，而缺乏 PD-1 的 CD4 T 细胞可以驱动过度的病理损伤并增加死亡率，该研究结果表明，PD-1 可能标记具有内在免疫调节能力的功能性 CD4 T 细胞，在没有 PD-1 介导的抑制作用的情况下，CD4 T 细胞促进而非控制结核感染（Barber et al.，2011）。而且在临床观察中发现许多接受

PD-1/PD-L1 轴阻断治疗的肿瘤患者结核复发，PD-1/PD-L1 轴的阻断可能同时破坏机体对结核的免疫控制（Anastasopoulou et al.，2019）。T 细胞免疫球蛋白和含黏蛋白结构域 3（Tim-3）是另两种抑制性受体，通过与其配体之一半乳凝素-9 结合并诱导感染 MTB 的人和鼠巨噬细胞产生 IL-1β，以介导抗菌反应（Sada-Ovalle et al.，2012）。与 PD-1 相反，Tim-3 缺陷型小鼠对 MTB 感染较不敏感，阻断 Tim-3 可显著改善抗原特异性 CD4 和 CD8 T 细胞的细胞因子的表达（Jayaraman et al.，2016），表明 Tim-3 可能通过促进细胞功能衰竭来发挥限制 T 细胞反应的作用。然而，来自 ATB 患者的高水平表达 Tim-3 的 MTB 特异性 T 细胞在功能上优于低水平表达 Tim-3 的 T 细胞，此外，利用 siRNA 或抗体体外阻断来自 ATB 患者的 T 细胞上的 Tim-3 信号转导，可减少 IFN-γ 和 TNF-α 的产生，而人为促进 Tim-3 结合可增加 IFN-γ 的产生（Qiu et al.，2012）。PD-1 和 Tim-3 等受体在结核免疫中的作用机制需要进一步研究，迄今为止积累的证据表明，这些分子标记功能性 T 细胞，在抗微生物活性和预防 MTB 感染后不受控制的炎症中起重要作用。

6. 记忆 T 细胞反应

目前已经在结核潜伏感染、活动性结核、成功治疗和治愈后的 TB 患者中检测到抗原特异性记忆 T 细胞应答。记忆 T 细胞根据其细胞表面表型和功能特性分为不同亚型，抗原特异性记忆 T 细胞的不同群体可根据一系列细胞表面活化标记和趋化因子受体的表达进行分类（Mahnke et al.，2013）。结核潜伏感染者中 MTB 特异性记忆 CD4 T 细胞的不表达活化标记，主要是 CD45RA-CCR7- 表型（Adekambi et al.，2012）。相反，使用 MHC-II 类四聚体对 LTBI 个体进行体外分析，揭示了一群四聚体+CD45RA-CCR7+中枢记忆 CD4 T 细胞，其可进一步表达 CXCR3+CCR6+，凸显了记忆 CD4 T 细胞表型的异质性，其可以依抗原特异性、疾病状态和特异性反应方式的不同而表型各异（Lindestam Arlehamn et al.，2013）。人类记忆 CD8 T 细胞主要是结核潜伏感染者的终末分化效应记忆 T 细胞（TEMRA）（Rozot et al.，2013），其在结核感染后的早期给予显著保护，但无法给予长期保护，这表明在原发性 MTB 感染后产生的记忆 T 细胞仅具有有限的免于再感染的保护能力（Tonaco et al.，2017）。维持持久免疫力被认为取决于干细胞记忆 T 细胞（TSCM），与中央记忆 T 细胞（TCM）或效应 T 细胞（TEFF）相比，它们具有更长寿命、更强的自我更新能力和增殖潜能（Mpande et al.，2018）。

7. MTB 感染期间的 B 细胞和抗体反应

有大量证据表明，体液免疫在防御 MTB 感染中发挥作用（Achkar et al.，2015）。在结核肉芽肿淋巴细胞套囊中 T 细胞旁发现了 B 细胞（Kozakiewicz et al.，2013b）。全血基因表达分析显示，在 TB 治疗开始后 TB 患者中 B 细胞相关基因表达水平显著变化（Cliff et al.，2013）。值得注意的是，在有结核暴露史的医护人员血中鉴定出的抗体，可在体外和小鼠感染模型中提供适度的结核保护性免疫（Li et al.，2017）。利用高通量方法鉴定 MTB 蛋白质组中的抗体靶标，揭示了 ATB 患者血浆中抗体识别的一组细胞外抗原（Kunnath-Velayudhan et al.，2010），提示 B 细胞是 MTB 免疫的主动参与者。B 细胞缺陷小鼠在 MTB 感染后表现出增强的 IL-17 应答，并介导过度的嗜中性粒细胞募集和加剧的肺免疫病理损伤（Kozakiewicz et al.，2013a）。这些研究表明，B 细胞可以通过调节炎症反应来影响 MTB 感染的结局。B 细胞产生的抗体可以促进不同的感染结局（Maglione and Chan，2009）。抗体与抑制性 Fcγ 受体 IIB 的结合减弱了巨噬细胞 IL-12 的产生并对 Th1 应答产生负面影响（Maglione et al.，2008），而被动移入 MTB 细胞壁成分特异的单克隆抗体可改善小鼠感染的结局（Achkar et al.，2015）。B 细胞也可以通过分泌细胞因子影响 MTB 感染免疫。来自 TB 胸腔积液的 B 细胞表达并分泌 I 型 IFN，使巨噬细胞朝向抗炎表型极化（Benard et al.，2018）。总之，这些研究突出了 B 细胞通过分泌抗体和细胞因子调节炎症反应及在 MTB 感染的适应性免疫应答中的作用。

8. 非常规 T 细胞（γδT 细胞、CD1 限制性 T 细胞和黏膜相关恒定 T 细胞）的抗结核免疫

γδT 细胞主要识别非肽抗原（如微生物代谢物和磷酸抗原），对 MTB 抗原的反应不依赖于 MHC-II 类分子，其主要分布于包括肺在内的黏膜表面及引流淋巴结（Bonneville et al.，2010）。人 γδT 细胞识别单核细胞提呈的多种 MTB 代谢物，包括焦磷酸盐、异戊二烯基焦磷酸酯衍生物和含有胸苷三磷酸的化合物，其在 IL-2/磷酸抗原、IL-12 诱导下扩增和分化成效应细胞，产生抗菌细胞因子，抑制细胞内结核分枝杆菌的生长（Yang et al.，2019）。研究发现，γδT 细胞通过分泌颗粒溶素和穿孔素或诱导单核细胞产生 TNF-α，直接杀死 MTB（Spencer et al.，2013），并且其是 MTB 感染后早期 IL-17 产生的重要来源（Coulter et al.，2017）。表达 Vγ9Vδ2 的 γδT 细胞在外周血 MTB 反应性 T 细胞群体中占比高，并且可以限制巨噬细胞胞内 MTB 的复制。更有趣的是，Vγ9Vδ2T 细胞可通过提供 CD40 共刺激因子介导抗原呈递，以促进 αβT 细胞的扩增，同时限制细胞内 BCG 复制的能力增强（Abate et al.，2016）。人 Vγ2Vδ2T 细胞识别 MTB 后，磷酸抗原特异性 γδT 细胞亚群的过继转移可以减轻非人类灵长类动物 MTB 感染的严重程度，并可在一定程度上赋予未感染宿主抵御 MTB 感染的保护性免疫（Qaqish et al.，2017）。γδT 细胞的选择性免疫可以引发快速反应和持久的类似记忆的反应，这种反应会放大其他 T 细胞亚群的反应，并有助于提供一种创建更有效的 TB 疫苗的方法（Shen et al.，2019），如 BCG 建立保护性免疫的机制之一就是人 γδT 细胞对结核分枝杆菌热休克蛋白的选择性免疫。

CD1 分子属于 MHC-I 类抗原呈递分子家族，与 MHC-I 类分子同源，但功能较单一，即将糖脂抗原呈递给 CD1 限制性 T 细胞。分枝杆菌细胞壁上存在大量糖脂，如结核分枝杆菌甘油单霉菌酸盐、葡萄糖单霉菌酸盐、磺基糖脂和霉菌酸，可以通过与吞噬细胞表面 CD1 分子结合、呈递并激活 CD1 限制性 T 细胞，促进 T 细胞增殖、细胞因子产生及结核记忆免疫（Van Rhijn and Moody，2015）。研究发现，CD1 限制性 T 细胞在与分枝菌酸抗原相互作用后扩增并分泌 IFN-γ 和 IL-2，并在抗 TB 治疗后减少（Van Rhijn et al.，2017）。目前仍不清楚 CD1 限制性 T 细胞在 MTB 感染期间的免疫中的确切作用，进一步研究其在外周，特别是支气管肺泡灌洗液（BAL）中的功能将为其作为结核疫苗的靶标提供信息。

黏膜相关恒定 T 细胞（MAIT cell）是一群进化保守的固有样 T 淋巴细胞，其富集于呼吸道、消化道等黏膜组织，这些细胞是通过非多态性 MHC-I 类相关分子 1（MR1）识别并呈递细菌和真菌核黄素合成过程中生成的含蝶呤产物（Keller et al.，2017）。在健康个体的外周血中发现 MAIT 细胞的存在，但在活动性结核患者外周血中其被耗尽，这一现象间接反映其向感染灶的趋化迁移（Malka-Ruimy et al.，2019）。MAIT 细胞在激活后产生 IFN-γ 和 TNF-α，但它们对 MTB 感染的免疫应答的贡献需要进一步研究（Gold et al.，2015）。

（周　霞　魏　明）

第二节　合并症及特殊人群对结核病免疫功能和转归的影响

一、类固醇性结核病患者的免疫功能和转归

（一）类固醇性结核病的定义

类固醇性结核病（steroidal tuberculosis，STB）归类在"免疫缺陷相关性结核病"中，是大剂量或长期应用糖皮质激素（或促肾上腺皮质激素）诱发的结核病（TB），又称为类固醇相关性结核病。因免疫功能抑制，该病由原来隐匿的结核病灶恶化或者静止的 TB 重新活动所形成。

在肾上腺皮质（adrenal cortex）中，由球状带分泌盐皮质激素、束状带分泌糖皮质激素、网状带分泌肾上腺性激素。三者均是胆固醇的衍生物，故统称类固醇激素（steroid hormone），又合称皮质类固醇。糖皮质激素和盐皮质激素是与生命密切相关的两大类激素。糖皮质激素（glucocorticoid，GCS）包括皮质素（可

的松）和皮质醇（氢化可的松）等，这类激素对糖、蛋白质和脂肪代谢都有重要影响，主要作用是促进蛋白质分解和肝糖原异生。作为药物使用时，大剂量的糖皮质激素有抗炎、抗过敏、抗毒素、抗休克（四抗）及抑制免疫反应等作用，故而在临床上应用广泛，但是也有不可忽视的副作用。通过对天然糖皮质激素化学结构进行改造，人工合成了一些疗效好、不良反应少、适合临床使用的激素。

类固醇性结核病在很大程度上与使用激素的时间、剂量密切相关。文献报道，使用激素总量在 5000mg（强的松龙）以上，结核病发生率高（张培元等，1991）。2000 年，张敦熔估计类固醇性结核病患者约占结核病患者的 1%，但近年来呈上升趋势，因容易漏诊、误诊和广泛播散，预后比一般结核病患者差，需要密切关注和尽早治疗。

（二）糖皮质激素对免疫功能的影响

1. 糖皮质激素对免疫器官及组织的影响

糖皮质激素可促进胸腺、外周淋巴结与淋巴组织的萎缩，导致淋巴结、脾脏及胸腺中的淋巴细胞耗竭，T 淋巴细胞减少、抗体水平降低、免疫功能受到抑制。

2. 糖皮质激素对免疫细胞的影响

（1）糖皮质激素对吞噬细胞的影响

吞噬细胞主要有大、小两种。大吞噬细胞是外周血中的单核细胞和多种器官、组织中的巨噬细胞，小吞噬细胞是外周血中的中性粒细胞，两者共同构成单核-吞噬细胞系统。吞噬细胞在机体防御中具有重要作用，根据其吞噬功能、来源和形态特征将巨噬细胞、单核系统与前体细胞统称为单核-巨噬细胞系统（MPS）。血液中，单核细胞通过毛细血管进入脾脏、肝脏、淋巴结和肺脏等器官，发育分化成组织巨噬细胞。组织巨噬细胞有结缔巨噬细胞和浆液组织细胞。在各种吞噬细胞中，单核细胞和巨噬细胞是吞噬活化程度最低的细胞。

长期大剂量应用糖皮质激素可抑制吞噬细胞的功能，影响单核细胞进入组织、分化为相关组织吞噬细胞以及巨噬细胞分泌 IL-1 因子等，进而影响其介导的相关"瀑布式"免疫反应；抑制白细胞和巨噬细胞向血管外移行，减少炎症浸润性组织反应；可抑制巨噬细胞中的一氧化氮合酶（NOS）而发挥抗炎作用，也可能抑制与慢性炎症有关的一些细胞因子，如 IL、TNFα、巨噬细胞集落刺激因子（M-CSF）等的转录，从而抑制细胞因子介导的炎症反应。

（2）糖皮质激素对淋巴细胞的影响

淋巴细胞是体积最小的一种白细胞，由淋巴器官产生，是机体免疫应答功能中的重要细胞成分。淋巴细胞是一类具有免疫识别功能的细胞系，按其发生迁移、表面分子和功能的不同，可分为 T 淋巴细胞、B 淋巴细胞和 NK 细胞。

淋巴细胞在细胞免疫和体液免疫中发挥重要作用，是免疫系统的核心成分，经血液、淋巴液周游全身，将淋巴器官和其他器官的淋巴组织连成一个功能整体，使免疫系统具备识别和记忆抗原的能力，从而发挥识别和清除侵入机体的微生物、异体细胞或大分子物质的作用，并能监测机体内部的稳定性，清除表面抗原发生变化的细胞。

糖皮质激素对淋巴细胞的影响主要通过自身受体介导对淋巴细胞的溶解发挥作用；通过对淋巴细胞物质代谢和所产生的淋巴因子的影响，如肿瘤坏死因子、集落刺激因子，抑制淋巴细胞的增殖，抑制机体免疫。

3. 糖皮质激素对细胞因子的影响

生理浓度的糖皮质激素即可抑制许多淋巴因子的产生，大剂量时作用更明显。

（1）免疫干扰素

T 淋巴细胞受抗原或者植物血凝素刺激后，产生干扰素（interferon，IFN），能促进 CD4 T 记忆细胞的亚型 Th1 细胞的分化。IFN 的功能还类似于 Fc 受体增强因子（FRAF）和巨噬细胞活化因子（MAF）等的作用。FRAF 由激活的 T 淋巴细胞产生，单核巨噬细胞表面的 Fc 受体与其特异性抗原结合而被识别。Fc 受体能清除免疫复合物及病原体，诱导免疫球蛋白的形成及炎症介质的释放等。MAF 亦是由激活的 T 淋巴细胞产生。MAF 活化巨噬细胞内的酶系，增加溶酶体的形成，促进氧化代谢。生理浓度的糖皮质激素还可抑制 NK 细胞的活性，而 IFN 是 NK 细胞活性的强诱导剂，对免疫起放大作用。糖皮质激素通过抑制 IFN 而抑制 NK 细胞活性从而显著弱化了免疫放大效应。

（2）IL-1、IL-2、IL-4

IL-1 为巨噬细胞产生的一种糖蛋白，它可刺激淋巴细胞活化、分化和产生淋巴因子，是促发免疫应答的重要因子。其可诱导 T 细胞产生 IL-2。通过 IL-2 间接使巨噬细胞对 T 细胞增殖产生调节作用、致热作用和促进成纤维细胞增殖，IL-2 可以诱导干扰素的产生，增加 NK 细胞的效应，增强了免疫放大作用。生理浓度的糖皮质激素可抑制 IL-1 的形成，从而控制发热和免疫反应等。IL-4 是由 T 细胞衍生的对 B 细胞的分化及抗体产生有重要调节作用的细胞因子。IL-2 对 T 细胞的增殖具有直接和间接作用，且 IL-2 和 IL-4 是通过类似但彼此无依赖关系的途径促进人 T 细胞的增殖。IL-4 还能通过糖皮质激素诱导抑制性巨噬细胞从而抑制细胞免疫。IL-1 和 IL-4 诱导血管内皮细胞表达多种细胞黏附分子，并改变血管内皮细胞的结构形态，促进淋巴细胞等多种免疫细胞黏附。

糖皮质激素对 IL-1、IL-2、IL-4 和干扰素起抑制免疫反应作用，尤其可通过抑制 NK 细胞，进而严重抑制 NK 细胞的免疫放大作用。

4. 糖皮质激素对免疫功能的间接影响

（1）代谢紊乱

GCS 使血糖升高，蛋白质与脂肪分解增加，高钠、低钾、低血钙，尿糖增加；使营养素丢失增加，不利于机体组织结构的稳定和功能运行，影响机体免疫功能，使得病原微生物在高糖、高脂的环境中易于生长、繁殖。

（2）诱发或加重感染

感染的病原微生物可以直接破坏机体器官组织与细胞结构，其代谢产物又可干扰组织细胞功能运行，从而降低免疫应答水平。同时，病原微生物生长、繁殖又消耗掉大量营养物质，加重机体营养素的匮乏，更不利于机体免疫结构修复和功能维持。

（3）诱发或加重消化性溃疡

因为消化性溃疡造成疼痛使进食减少，影响营养素的摄取，久病使人消瘦、乏力、免疫力下降，容易合并其他疾病；如出现大出血，使血容量减少，影响外周组织血液供应，更降低机体免疫和抗病能力；消化道溃疡使黏膜屏障破坏，更易被感染因素侵入，是局部免疫防护不足的一种表现。

（4）骨质疏松、肌肉萎缩

因为疼痛使人情绪不佳、烦躁易怒、担心恐惧，进而降低免疫力；因为骨折或惧怕疼痛，使运动减少，不利于机体血液循环，久之代谢废物堆积加重四肢躯干困胀感，更加影响情绪和食欲，最终降低全身免疫功能。

（5）伤口愈合延缓

局部损伤迁延不愈，容易感染恶化，影响正常活动和护理，久之引发情绪不稳、烦躁焦虑，干扰免疫。

（6）诱发精神病和癫痫

GCS 可兴奋中枢系统，使人出现兴奋、激动、失眠、欣快等，可诱发精神病和癫痫。精神亢奋可使睡眠减少，精神和体力恢复困难、情绪不佳，久之影响各脏腑功能的协调与平衡；又使机体消耗增加、营养相对不足。癫痫容易造成意外损伤和过度能量消耗。这些均不利于免疫防护体系的维持。

（7）抑制儿童生长发育

GCS 影响激素水平，特别是生长激素减少使儿童生长发育受抑制，身高矮于同龄人，从而引起家长和患儿的焦虑、忧愁、郁闷，久之影响患儿免疫。GCS 的负氮平衡、皮质功能亢进作用也会影响儿童的生长发育，造成体型、体质异常，不利于其免疫与抗病能力。

（三）类固醇性结核病的免疫与病理特征

1. 类固醇性结核病的免疫特征

TB 的主要免疫机制是 T 淋巴细胞介导的细胞免疫，有单核-巨噬细胞参与其过程。通过巨噬细胞吸附、吞噬结核分枝杆菌，并与 T 淋巴细胞特异性结合，在局部形成肉芽肿，从而限制结核分枝杆菌的传播。

糖皮质激素可从多方面影响免疫反应，进一步导致体内免疫功能下降，引发 TB。糖皮质激素可抑制巨噬细胞的吞噬、降低网状内皮系统消除颗粒与细胞的作用；可使淋巴细胞溶解且抑制淋巴细胞增生，也能促进胸腺、脾脏淋巴结与其他淋巴组织的萎缩，以致淋巴结、脾脏及胸腺中的淋巴细胞耗竭，此作用对 T 细胞尤为明显，其中辅助性 T 细胞减少更显著，还可以降低机体免疫性抗体水平。机体不同程度的免疫力下降，导致机体易受包括结核分枝杆菌在内的各种病原微生物的感染，同时可使结核潜伏感染者发病或使已治愈的 TB 患者复燃，还可使 ATB 恶化播散，治疗延误者有不少发展成为无反应性 TB。

2. 类固醇性结核病的病理学特征

TB 的免疫反应与变态反应（IV 型）常同时发生和相伴出现。变态反应出现常提示机体已获得免疫力，对病原菌产生抵抗力，且变态反应同时伴随干酪坏死，试图破坏和杀灭结核分枝杆菌（MTB）。通常 TB 在病理上有渗出、增生、变质三种病变，结核坏死灶中由于含脂质较多，呈淡黄色、均匀细腻、质地较实，状似奶酪，故称"干酪样坏死"。干酪坏死物中大多有一定量的 MTB，可成为 TB 恶化、进展的原因。渗出、增生及变质三种变化常常同时存在但以某一改变为主，并可相互转化。基本病理变化的转归与 TB 的发展和结局取决于机体的抵抗力及 MTB 致病力之间的斗争关系。机体免疫功能增强时，结核分枝杆菌被抑制、杀灭，病变转为愈合；反之，转向恶化。

长期大剂量应用糖皮质激素造成类固醇性结核病时，机体免疫功能明显降低，病变不容易局限，因此血行播散占 42.1%～48.8%，全身多脏器可以出现弥漫性结节病灶，下肺病灶明显增多，干酪坏死及粟粒样病灶亦增多。严重时表现为无反应性结核病，显微镜下呈干酪样坏死病变，内有大量 MTB，病灶内常有残余纤维素和血管轮廓，没有特异的类上皮细胞和朗汉斯巨细胞。因病灶外周缺乏淋巴细胞，且无明显的增殖性或渗出性反应，故称无反应性结核病（彭卫生等，2003）。

（四）类固醇性结核病的临床特点

类固醇性结核病相较于普通类型 TB，临床症状、体征、实验室检查等均有明显区别。患者女多男少、年龄偏大；发病隐匿、临床表现不典型，易与原发病混淆。肺部以血行播散性结核和结核性胸膜炎多见；甚至常常出现并发症或原基础疾病的加重等情况，影响临床判断，容易误诊、漏诊。

类固醇性结核病最常见的临床经过为急性暴发性感染，常呈败血症样临床表现。中毒症状重；血行播散性肺结核多、重症结核多、病变广泛；痰菌阳性率高；对正规强化抗结核药物治疗反应慢，病情不易控制；预后较差，死亡率高。

该病影像学好发部位与普通肺结核不同，常合并肺外结核，病灶不易局限。X 线片可见病灶广泛、多有空洞形成、易播散，呈不典型的肺结核征象。

（五）类固醇性结核病的症状、体征

患者因某些情况在应用糖皮质激素后出现以下症状，可考虑罹患 TB。①全身症状：发热最常见，尤其是长期不明原因的发热要小心，多为午后潮热（即下午或傍晚开始升高，次日晨时降至正常）；严重时常有寒战和弛张性高热。多数患者有倦怠、乏力、盗汗、食欲减退和体重减轻等。育龄期女性可以有月经不调。②呼吸系统症状：咳嗽、咳痰两周以上，或痰中带血，可伴胸闷、气短。慢性咳嗽者出现咳嗽加剧，咳干酪样痰或黄色脓性痰等。③体征：取决于病变性质和范围，多寡不一。病变范围较小时，可以没有任何体征。病变范围大或有大片干酪样坏死时肺部可有实变体征；伴有结核性胸膜炎时可有胸腔积液体征；伴支气管结核时可有局限性哮鸣音；某些患者可出现类似风湿病样表现等。

（六）类固醇性结核病的诊断要点

类固醇性结核病最常见的是肺结核，根据 2018 年 5 月 1 日开始实施的行业标准（WS 288—2017），肺结核的诊断是以病原学检查为主，结合流行病学史、临床表现、胸部影像及相关的辅助检查等，进行综合分析并做出诊断。长期、大量使用糖皮质激素患者，符合 TB 诊断时即可诊断为类固醇性结核病。

类固醇性结核病同大多数 TB 的诊断程序类似。病史提醒待诊，影像发现病变，免疫指标（此类患者不易呈现反应，阳性率低）辅助诊断，病原学阳性确定诊断。诊断时需要注意以下分型特点。

1. 隐匿型

病情较轻，症状不明显，仅在痰菌检查、胸部 X 线片检查发现，容易延误诊断，此型较少见。

2. 经典型

病情较重，结核中毒症状明显，肺部病变广泛，以干酪及空洞病变为主，容易诊断，此型较多见。

3. 血行播散性或无反应性结核病

起病凶猛、病情重、死亡率高，预后很差，此型多见，占 42.1%～48.8%。

（七）类固醇性结核病的治疗

病情难控制、难治愈。正确处理药物不良反应，逐步撤离激素，改善皮质功能，提高机体的应激能力和免疫状态成为治疗的关键。

目前治疗类固醇性结核病所选择药物与其他类型 TB 并无区别，国内主张强化期 3～5 个月甚至更长，总疗程至少延续至 12 个月，较一般的肺结核应延长治疗时间；对复治患者可根据药敏试验选取敏感的 4～5 联抗结核药物治疗。

病变广泛、病情重、并发症多，常有药物性肝功能损伤和胃肠道反应，用药耐受性差，应积极支持、对症治疗，以改善全身情况，确保抗结核化疗方案的实施。同时应监测抗结核药物的副作用及不良反应，定期观察患者肝功能、肾功能、血常规、血凝等变化，及时调整用药，可辅以保肝、营养支持、增强免疫等治疗。易发生机会致病菌感染，必要时可针对细菌、真菌预防性治疗。

类固醇性结核病以肺结核最为多见，但常合并有肺外结核，如腹膜炎、肠结核、输卵管结核等，可在抗结核治疗的基础上辅以抽放胸水、腹水等，以及配合内镜下介入治疗，这些均是有效的辅助治疗手段。同时对患者原有基础疾病积极治疗；对于不能停用激素的患者，应在相应临床专科指导下寻求激素替代或安全、有效的减药措施，从而促进结核病的治愈。

另外，许多中草药具有调节人体免疫力的作用，可增强保护性免疫、纠正免疫紊乱，从而达到"扶正""祛邪"的功效，可辅助治疗类固醇性结核病。

（八）类固醇性结核病的预防

1）需要应用激素的基础病未确诊前，不宜用激素试验性治疗。可因误用激素导致 TB 恶化播散，发生血行播散性结核病。

2）预计使用激素超过 7 天，或需长期使用激素的基础病确诊之后的患者，要注意排查 TB，若有结核病史或肺部有非活动性结核病灶，应预防应用抗结核药，防止病变复发与活动。

3）使用激素治疗的基础病合并 ATB 时，必须应用有效的抗结核药进行保护，以预防其恶化（王玉亮和胡增茹，1999）。

4）凡需长期使用激素治疗的疾病，如支气管哮喘、类风湿性关节炎等，在治疗中应定期做胸部 X 线检查，以便早期发现 TB，及时治疗。

5）提高临床医务人员对 TB 变态反应表现的认识与诊断能力，预防误用激素治疗导致的血行播散性结核病或无反应性结核病的发生（张敦镕和陈施惠，1989）。

6）对结核病高危人群，用糖皮质激素治疗的同时加用 1～2 种抗结核药物治疗，可以预防结核感染的发生（王聪华等，2012）。

总之，激素对于疾病的治疗，在掌握适应证的基础上，合理用药不乏是一种有效的手段，但也存在增加 TB 及其他感染性疾病的风险。需长期或较大剂量应用激素的患者除了应做好预防用药等充分准备，还需适当进行体力活动，饮食中应包括较多的肉类、蔬菜、水果，多进食富含蛋白质、钾和维生素的食物（张春智，2001），以增强抗病能力。

（李元军　高非凡　师阿静　苏雅星　李百远）

二、合并病毒性肝炎及肝功能异常患者的免疫功能和转归

TB 与病毒性肝炎是对人类危害较大的两种常见传染病。全球每年约有 1000 万结核新发病例，潜在感染结核人群约有 17 亿，其中每年约 145.1 万人死于 TB（WHO，2019）。慢性病毒性肝炎也是全球流行的常见疾病，尤其是乙型肝炎，全球约有 2.57 亿慢性乙型肝炎病毒（HBV）感染者（中华医学会感染病学分会，2019）。目前我国成人乙肝包膜抗原（HBsAg）阳性的流行率为 5%～6%，慢性 HBV 感染者约有 7000 万例（Liu et al.，2019）。因此，临床上不乏见到 TB 合并病毒性肝炎及肝功能异常的患者。而免疫机制在二者的发病机制中占据着重要的地位。

（一）慢性病毒性肝炎临床免疫学特点

慢性病毒性肝炎主要包括乙型病毒和丙型病毒导致的慢性感染性病变，分别称为慢性乙型病毒性肝炎（hepatitis B virus，HBV）和慢性丙型病毒性肝炎（HCV），这两种病毒分别是嗜肝的非细胞毒性 DNA 病毒和 RNA 病毒，无细胞毒效应，不直接损伤肝细胞，其导致肝损害的机制是免疫介导，即机体免疫系统活化产生病毒特异性细胞毒 T 细胞，并释放细胞因子等，在清除病毒感染的肝细胞的同时导致局部炎性反应，损伤肝细胞。这两种病毒感染的自然过程和结局与感染者的年龄、病毒载量及机体的免疫状态等有关，而机体抗病毒的免疫应答是决定疾病转归及治疗效果的关键因素。因此，免疫应答状态在慢性病毒性肝炎的发生和转归中发挥着重要作用。

1. 固有免疫在慢性病毒性肝炎中的作用

固有免疫应答也称为非特异性免疫应答，非特异性免疫应答的效应机制包括补体系统、干扰素、NK 细胞、NKT 细胞等的多重作用。近几年来，随着研究人

员对固有免疫系统及其作用机制研究的深入，人们对固有免疫在 HBV 感染中的作用机制有了较多的认识。固有免疫应答是机体抵御病毒入侵的第一道防线，其前提是机体固有免疫细胞对病毒成分的识别。病原体在慢性进化过程中一直保留着部分结构成分，这种保守结构成分称为 PAMP。不同类型的固有细胞均表达不同类型的 PRR，通过 PRR 识别 PAMP 而发现病原体的存在。病毒最主要的 PAMP 是病毒基因组核酸和/或病毒在复制过程中产生的核酸中间体，而这些 PAMP 的 PRR 主要包括 Toll 样受体家族和 RIG 样受体家族的一些成员。不同 PRR 分别识别病毒的不同组分，从而形成了机体对感染细胞的病毒全方位的探测识别系统。肝内天然免疫细胞 NK 和自然杀伤 T（NKT）细胞大量聚集，以抗原非依赖方式识别并消除肝炎病毒感染的肝细胞。

补体系统在非特异性免疫中发挥重要作用。抗原抗体复合物和病毒 DNA（RNA）等可通过经典途径和替代途径激活补体系统，激活补体成分能够裂解病毒衣壳，增加吞噬细胞对病毒的调理吞噬。

干扰素是一个对病毒复制周期的许多时相起作用的相关蛋白的细胞因子家族，有 I、II、III 型，已知 I 型干扰素（白细胞产生的 IFN-α 与成纤维细胞产生的 IFN-β）能有效地抑制 HBV 和 HCV 复制。IFN-α/β 通过产生 2,5 腺嘌呤核苷合成酶，双链 RNA 依赖蛋白激酶（PKR）和蛋白合成抑制物，干扰 HBV、HCV 的复制。此外，干扰素还具有免疫调节效应。IFN-α/β 具有凝聚并活化巨噬细胞的作用，后者能分泌多种细胞因子和趋化因子，其中巨噬细胞炎症蛋白 Iα（macrophage inflammatory protein Iα，MIP-Iα）也称为 CCL3，它能聚集 NK 细胞，继而促进其对病毒感染细胞发挥杀伤作用。

NK 细胞可在感染早期非特异性溶解 HBV 感染细胞。NK 细胞数量在潜伏期的早期阶段及肝损伤出现临床症状之前增多，这与 NK 细胞可在 MHC-I 上调之前识别并杀伤靶细胞的能力有关。通过识别靶细胞，NK 细胞可直接溶解 HBV 感染的肝细胞，并通过产生 IFN-γ 及 INF-α 抑制 HBV 的发展。虽然足够的 NK 细胞活性在大多数病毒感染中似乎很重要，但是它们在 HBV 感染中的作用尚未确切了解，在急性 HBV 感染中 NK 细胞的功能增强和降低这两方面都有报道（Bertoletti and Ferrari，2012）。

NKT 细胞在 HBV 和 HCV 感染中的抗病毒作用已十分明确，当肝炎病毒感染时，肝脏内存在的大量 NKT 细胞接受 CD1 细胞呈递的脂类抗原而活化，这些脂类抗原来源于 HBV、HCV 及亚病毒颗粒中的糖脂和磷脂。NKT 细胞主要通过以下两个途径发挥抗 HBV 的作用：一方面，活化的 NKT 细胞可通过细胞毒效应直接溶解病毒感染细胞；另一方面，活化的 NKT 细胞可释放大量的细胞因子，通过调节适应性免疫应答的启动及效应机制发挥抗病毒作用。例如，NKT 细胞产生的 IFN-γ 可通过活化的 NK 细胞、CD8 T 细胞发挥抗病毒作用。值得注意的是，NKT

细胞的细胞毒作用在一定程度也会造成肝损伤。研究人员将 HBV 的转基因小鼠与 T 细胞受体链缺失小鼠杂交后发现，所有未出现肝损伤的子代小鼠都缺乏 NKT 细胞，而含有其他类型的淋巴细胞。由此推断，NKT 细胞是 HBV 感染急性反应期的效应细胞，在发挥抗病毒作用的同时引发肝损伤，具有"双刃剑"的效应。

肝库普弗细胞（Kupffer cell）是机体组织中最大的巨噬细胞储存库。活化的巨噬细胞在固有免疫应答与适应性免疫应答中发挥重要的衔接作用，亦是肝内多种细胞免疫反应的中间物，可以增强细胞毒性 T 细胞（cytotoxic T cell，CTL）的免疫应答，具有炎症细胞的趋化和活化效应。HBV、HCV 非特异性激活巨噬细胞，活化的巨噬细胞产生 IFN-α/β、IFN-γ 及 TNF-α，继而引发 NK 细胞、NKT 细胞及 T 细胞的聚集，在 HBV 转基因鼠模型中能有效地下调 HBV 的复制。此外，巨噬细胞及树突状细胞吞噬病毒蛋白和凋亡细胞的碎片，并将抗原转送至淋巴结，启动抗原特异性免疫反应。因此，肝内固有免疫反应通过分泌细胞因子和趋化因子，活化肝内免疫细胞，趋化炎症细胞向肝脏局部聚集，增强 MHC-I 表达等多种途径，促进适应性免疫的启动并协调其抗病毒效应的充分发挥。

2. 适应性免疫在慢性病毒性肝炎中的作用

固有免疫在病毒感染的起始阶段具有一定的作用，病毒的最终清除及预防再感染需要获得性免疫（又称适应性免疫）反应的参与。适应性免疫反应需要特定抗原诱发后方能发挥效应。抗原的种类，也就是 HBV 的靶抗原主要包括人们熟知的三大抗原：包膜抗原（HBsAg）、核心抗原（HBcAg）及 HBV 的非结构蛋白 HBeAg。此外，其他包膜抗原（pre-S1、pre-S2 及 S 抗原）、HBxAg 和 DNA 聚合酶也可成为靶抗原。这些抗原性分子可诱发机体产生适应性免疫应答。机体对丙型肝炎的适应性免疫也是包括体液免疫和细胞免疫两个方面，并以 CD8 T 细胞应答为制约病毒感染的主要机制。

体液免疫应答在控制 HBV、HCV 感染中是必不可少的。上述提及 HBV 抗原均能诱发机体产生体液免疫应答，但是中和抗原通常针对病毒的包膜蛋白。迄今为止，最明确的具有中和病毒作用的保护性抗体是抗-HBs，pre-S1，pre-S2 和 S 抗原的抗体也具有一定的中和作用。这些中和抗体可以与游离的病毒颗粒结合，并使之移出血液循环，或者阻止病毒颗粒吸附和进入宿主细胞，并能通过调理作用增强吞噬细胞（如巨噬细胞和中性粒细胞）对病毒的吞噬与清除。因此，这些抗体在清除病毒过程中起重要作用。

HCV 感染后，特异性抗体反应出现较晚，通常在 8~20 周方可检测到病毒特异性抗体，并且中和抗体是否有控制 HCV 感染的作用尚不十分清楚。HCV 感染后，机体针对 HCV 的 C 区、E 区和 NS 区产生相应的抗体。E 区抗体在自限性感染者中出现较快，且与病情恢复相关。在 HCV 编码的诸多抗原蛋白中，与机体保护性免疫关系最密切的中和抗原位于变异最大的高变区 1（HRV1）。

细胞免疫应答在 HBV、HCV 感染中的作用得到广泛的重视。一旦病毒进入细胞，它就被保护而受到抗体的中和及调理作用。这时，细胞免疫系统是限制病毒扩散的主要方式。CD4 T 细胞通过结合经加工的病毒蛋白和 MHC-II 类分子组成的复合物而活化，CD8 T 细胞则与病毒蛋白-MHC-I 类分子复合物结合而活化。活化的 CD4 T 细胞辅助 B 淋巴细胞产生抗体及诱导 CTL 的活化，起控制免疫应答的中心作用。MHC-II 类分子限制的 CD4 T 细胞一般识别由抗原呈递细胞（antigen presenting cell，APC）处理的可溶性蛋白的酶解片段。由于肝细胞表面不表达 MHC-II 类分子，库普弗细胞可能是 HBV、HCV 感染期间常驻的免疫细胞，循环 B 细胞也可能具有抗原呈递作用。除了调节 B 细胞和 CD8 T 细胞的活动，CD4 T 细胞也可能具有溶细胞功能，但是其具体的作用机制尚不清楚。

综合各研究成果，肝细胞在 HBV 清除过程中扮演着双重角色。一方面，肝细胞以免疫调节细胞身份积极参与机体抗病毒免疫应答，主要通过上调肝细胞膜的 MHC-I 类分子、MHC-II 类分子、黏附分子及细胞因子受体的表达，诱导并增强细胞免疫反应等,肝炎病毒感染肝细胞常常成为活化 T 淋巴细胞攻击的靶细胞。另一方面，肝细胞受细胞因子激活后启动细胞内抗病毒机制，积极发挥抑制、清除肝炎病毒的作用，除免疫应答过程诱发的细胞因子外，肝细胞自身也可能表达内生性的 IFN-γ 和 TNF-α 等细胞因子。肝细胞非溶性细胞的清除病毒机制对保护肝脏这一重要器官功能的完整性具有重要意义，使之免受大量的免疫介导的细胞破坏。然而，肝细胞内复杂信号通路如何发挥协同作用及肝细胞之间的相互关系等问题均有待于进一步研究。

（二）结核病患者的临床免疫学特点

结核分枝杆菌是胞内寄生菌，结核分枝杆菌的免疫原性诱发机体产生两种免疫应答反应，即细胞免疫和迟发型变态反应，导致 TB 的发生。

机体抗结核免疫主要是细胞免疫，而决定细胞免疫强弱的主要是 T 淋巴细胞亚群数量及功能。其中，CD4 T 细胞和 CD8 T 细胞在抵抗 MTB 感染中有重要作用（Lund et al.，2008）。

CD4 T 细胞是人体针对结核分枝杆菌细胞免疫应答中的主要细胞，其接受了单核巨噬细胞呈递的抗原后被激活、增殖，所产生的细胞因子转而激活单核巨噬细胞使之抑制细胞内结核分枝杆菌的生长。CD4 T 细胞分为 Th1、Th2 和 Th0 细胞。Th1 细胞分泌 IL-2、IFN-γ 和 TNF-β 等细胞因子，主要介导细胞免疫应答，如促进 CTL 的杀伤作用，激活巨噬细胞杀灭细胞内病原体。这些细胞因子能激活巨噬细胞，提高巨噬细胞杀伤细菌的功能，也能引起迟发型变态反应。Th2 细胞分泌 IL-4、IL-5、IL-6、IL-10 等细胞因子，这些细胞因子的主要功能为促进 B 细胞发育和介导体液免疫应答，如促进抗体的产生，抑制 Th1 细胞介导的免疫应答，抑制单核巨噬细胞的激活和 ROS 产物的产生等。Th0 细胞是 Th1 和 Th2 细胞的前体细胞，可以向这两种细胞转化（杨楠和张广宇，2011）。

而 CD8 T 细胞在调节免疫，发挥细胞毒作用，溶解受感染后失去活性的靶细胞，使靶细胞凋亡及在促使结核分枝杆菌暴露、病灶清除等方面都有重要作用。

参与体液免疫的细胞因子包括 Th1 型细胞因子和 Th2 型细胞因子。Th1 型细胞因子主要激活单核巨噬细胞，增强其杀灭结核分枝杆菌的活力，从而在 MTB 感染中起保护性免疫应答作用，如促进 IFN-γ、IL-2、IFN-α 等细胞因子产生。Th2 型细胞因子可抑制 Th1 型细胞因子，从而抑制 IFN-γ 的产生，降低巨噬细胞杀灭 MTB 的能力，削弱机体免疫应答。

Th1/Th2 型细胞因子的动态平衡是机体有效控制 MTB 感染的根本保证，这一平衡一旦被打破，将导致 TB 的发生与发展。

（三）结核病合并病毒性肝炎的免疫特点及转归

结核病与病毒性肝炎都是临床常见的感染性疾病，其发生、发展和转归都与机体的免疫状态有密切的关系。二者合并感染的患者并不少见，具有更加复杂的免疫学特点。

1. 结核病合并病毒性肝炎的免疫特点

结核病和慢性病毒性肝炎的发生、发展与患者的免疫功能密切相关，其中细胞免疫起着决定性的作用。合并感染后，HBV 与 MTB 可能对人体的细胞免疫产生联合的抑制作用，使患者免疫功能紊乱更为明显。慢性病毒性肝炎患者的细胞免疫功能改变主要表现为 CD4 T 淋巴细胞水平下降，CD8 T 淋巴细胞水平升高，机体免疫功能紊乱，致使 HBV 持续存在和大量复制，造成肝细胞损伤（王贵强，2007），而肺结核的活动性与 CD4 T 淋巴细胞长时间受到抑制密切相关。目前研究发现结核病合并慢性乙型肝炎患者的 CD4 T 淋巴细胞水平显著低于单纯慢性乙型肝炎患者，CD8 T 淋巴细胞水平显著高于单纯慢性乙型肝炎患者（阳凤涛等，2018；刘平香等，2016）。郭皓宇等（2010）也证实单纯肺结核组外周血 CD4 T 淋巴细胞水平显著低于健康对照组，而肺结核合并 HBsAg 阳性组 CD4 T 淋巴细胞水平则显著低于单纯肺结核组。CD4 T 细胞根据其分泌细胞因子的不同分为 Th1 和 Th2 型细胞，Th1 型细胞促进细胞免疫，Th2 型细胞抑制细胞免疫（魏海明和刘杰，1998）。单纯肺结核组 IFN-γ、IL-12 水平及 Th1 表达水平显著低于健康对照组，而肺结核合并 HBsAg 阳性组 IFN-γ、IL-12 水平及 Th1 表达水平则显著低于单纯肺结核组（郭皓宇等，2010）。此外，刘平香等（2016）研究也发现合并感染组 CD20 B 淋巴细胞数量显著低于慢性乙型肝炎组，提示体液免疫功能亦出现紊乱。合并感染使得细胞因子失衡，打破了 Th1 和 Th2 的平衡，且 CD4、CD8 T 淋巴细胞比例失调导致 HBV 与 MTB 感染的持续，加重病情的发展。

2. 结核病合并乙型肝炎患者的转归

MTB 和 HBV 共同感染的患者死亡率高，预后差，其在肝组织碎片状坏死、汇管区炎性改变的 Ishak 积分及总分均高于单纯慢性乙型肝炎患者（阳凤涛等，2018）。同时合并有 TB 的慢性乙型肝炎肝损伤和肝衰竭与无合并结核分枝杆菌感染的患者相比有显著差异。慢性乙型肝炎患者感染结核分枝杆菌后，进展为肝硬化（LC）的风险大大增加（Jain et al.，2014）。Thulstrup 等（2000）通过对 22 675 例肝硬化患者的队列研究发现，LC 合并肺结核的患者多数预后不良，其 30 天的病死率为 27.3%，1 年的病死率可达 47.7%。为控制病情进展，抗结核治疗势在必行，然而大多抗结核药物具有明显或潜在的肝毒性，可能诱发药物性肝损伤（drug-induced liver injury，DILI）。目前我国一般人群抗结核药物所致 DILI 发生率为 9.55%～10.6%（唐神结等，2019），Devarbhavi 等（2013）对已行抗结核治疗的 269 例患者进行统计分析，显示抗结核治疗后肝损伤可发生在整个化疗期间，尤其 75%发生于用药起始的 2 个月，191 例有黄疸病史和 69 例发生急性肝衰竭（acute liver failure，ALF），总体病死率达 22.7%，合并黄疸、腹水及肝性脑病者病死率更高。肝炎病毒感染是抗结核药物所致 DILI 的独立危险因素（中华医学会结核病学分会，2013），因此结核病合并乙肝患者出现 DILI 的风险更大。相较非慢性乙型肝炎患者，慢性乙型肝炎患者抗结核治疗时出现肝损伤的危险性增加 5.83 倍，其中 HBeAg 阳性患者在抗结核治疗时发生肝损害的危险性是 HBeAg 阴性患者的 2.10 倍（郑宜翔等，2014）。研究发现结核病合并慢性乙型肝炎患者相较单纯结核患者，在抗结核治疗中肝损伤发生率高达 76.5%（常振东，2013）。Lim 等（2015）观察到肝硬化合并结核病患者，长期（>12 个月）使用异烟肼（INH）、利福平（RIF）和 INH + RIF 与肝功能损伤（HCC）风险显著相关，调整后的 OR 分别为 3.51（95%CI，2.11～5.84）、4.17（95%CI，2.76～4.31）和 7.17（95%CI，4.08～12.6），尤其是含有二者的组合可大大增加肝硬化合并结核病患者的 HCC 的发生风险。

（四）结核病合并乙型肝炎的抗病毒治疗

非活动性 HBeAg 携带者与未感染 HBV 的对照者相比更易在抗结核治疗期间出现肝酶水平升高（Lee et al.，2005），而高 HBV DNA 水平也预示着结核病患者 DILI 和病毒性肝损伤的风险均增加（Wang et al.，2011）。抗乙肝病毒治疗可使肝衰竭风险降低 73%（Lui et al.，2020），《抗结核药物性肝损伤诊治指南（2019 年版）》建议对合并慢性乙型病毒性肝炎的患者，如具有抗病毒治疗指征，则应尽快采用核苷类药物抗病毒治疗，同时或稍后进行抗结核治疗。预防性抗乙肝病毒治疗可降低结核合并乙肝感染患者肝衰竭的发生率，建议合并感染患者在接受抗结核治疗的同时应进行预防性抗病毒治疗（Lian et al., 2019）。临床工作中我们应参照《慢性乙型肝炎防治指南（2019 年版）》中关于慢性乙型肝炎（CHB）合并恶性肿瘤的治疗原则，建议选用强效低耐药的恩替卡韦（ETV）、富马酸替诺福韦酯（TDF）或富马酸丙酚替诺福韦（TAF）治疗。HBsAg 阳性者应尽早在开始使用抗结核药物之前（通常为 1 周）或最迟与之同时应用核苷（酸）类似物（NA）抗病毒治疗。HBsAg 阴性、抗 HBc 阳性患者，若 HBV DNA 阳性，也需要进行预防性抗病毒治疗；如果 HBV DNA 阴性，可每 1～3 个月监测谷丙转氨酶（ALT）水平、HBV DNA 和 HBsAg，一旦 HBV DNA 或 HBsAg 转为阳性，应立即启动抗病毒治疗。抗结核治疗结束后，应继续 ETV、TDF 或 TAF 治疗 6～12 个月。NA 停用后可能会出现 HBV 复发甚至病情恶化，应随访 12 个月，其间每 1～3 个月监测 HBV DNA（中华医学会感染病学分会和中华医学会肝病学分会，2019）。目前研究也表明恩替卡韦、替诺福韦能有效抑制乙肝病毒复制，减少肝细胞损伤，提高患者对抗结核药物的耐受性（汪洁等，2019；蔡立莉等，2019）。

（五）结核病合并乙型肝炎的抗结核治疗

目前一线抗结核药物中，除乙胺丁醇外，异烟肼、利福平和吡嗪酰胺均经肝脏代谢，都有明显或潜在的肝脏毒性。《抗结核药物性肝损伤诊治指南（2019 年版）》对抗结核药物所致 DILI 的处理原则为：①仅 ALT<3 倍 ULN（参考值上限），无明显症状，密切观察下保肝治疗，酌情停用肝损伤发生频率高的抗结核药物；②ALT≥3 倍 ULN，或总胆红素≥2 倍 ULN，停用有关抗结核药物，密切观察下保肝治疗；③ALT≥5 倍 ULN，或 ALT≥3 倍 ULN，伴有黄疸、恶心、呕吐、乏力等症状，或总胆红素≥3 倍 ULN，立即停用所有抗结核药物，积极保肝治疗。患者肝功能恢复后立即继续抗结核治疗，如患者病情严重，停药可能导致死亡，可选用肝脏不良反应较小的其他一线或二线抗结核药物，如链霉素、阿米卡星、乙胺丁醇和氟喹诺酮类药物（阮巧玲和张文宏，2013）。慢性肝病患者在接受抗结核治疗前，应根据 Child-Pugh 评分进行评估，根据评分结果确定治疗方案，建议：①评分≤7 分为稳定期，推荐含 2 种肝毒性药物的治疗方案，避免选用吡嗪酰胺；②评分 8～10 分为进展期，推荐仅含 1 种肝毒性药物的治疗方案，利福平优于异烟肼，禁用吡嗪酰胺；③评分≥11 分为极度进展期，仅能选用不含肝毒性药物的治疗方案，可选用链霉素或阿米卡星、氟喹诺酮类和乙胺丁醇等药物，疗程 18～24 个月（陈耀凯和严晓峰，2013；陆再英和钟南山，2011）。胡萍等（2018）研究发现含利福喷丁的抗结核治疗方案在初治菌阳肺结核伴有乙肝患者中的应用能降低肝损害，促进恢复肝功能，提高痰菌阴转率与总体治疗效果。

（六）结核病合并丙型肝炎的治疗和转归

我国是丙型肝炎的中度流行区，目前丙型肝炎有关检测尚未列入 TB 诊疗常规项目，仅在献血、输血等特定人群中开展。而当结核分枝杆菌感染合并 HCV 感染时，两者相互影响、相互促进，可使患者病情迅速恶化，甚至死亡。目前化疗是治疗 TB 有效的方法，临床中肝损害是抗 TB 药物的最常见不良反应，严重的肝损害往往导致化疗的中断，有时甚至可引起肝功能衰竭而致患者死亡。大量研究表明，丙型肝炎的进展速度与感染的年龄相关，中老年人感染后病情发展最快，肝硬化可在感染后 2～3 年发生且更容易出现肝脏汇管区淋巴样细胞聚集、胆管损伤和肝脂肪变。因此，对结核分枝杆菌感染人群进行 HCV 感染的预防和检测对 TB 的临床诊治意义十分重大。国外研究发现丙型肝炎病毒感染是发生抗结核药物所致肝功能损害的独立危险因素，感染丙型肝炎病毒的患者对抗结核药的耐受性降低，抗结核治疗较一般患者发生肝损伤的风险增加。必须严加防范和严密检测。目前丙型肝炎的治疗主要采用抗病毒药物，与抗结核药物同时使用的相关研究较少。尽量避免同时使用，如有确需同时用药的患者，必须对其严密观察，防止发生药物相互作用给患者带来严重不良反应。

（陈晓红　李东良　王姣焦　陈素霞　刘毅萍）

三、合并糖尿病患者的免疫功能和转归

2017 年国际糖尿病联盟报道全球大约有 4.5 亿 2 型糖尿病（T2DM）患者，约 79%生活在中低收入国家。在过去 30 年来中国 18 岁及以上成人的糖尿病患病率急剧增加，从 1980 年不到 1%到 2013 年的 10.9%。2017 年估算中国成人糖尿病患病率 11%左右，糖尿病患者数量达 1.14 亿，而且在一段时间内这一数据仍将不断攀升。TB 是全球单一传染病的头号杀手，每年有数以百万的人口罹患 TB。WHO 结核病疫情报告指出，2018 年全球范围内约有 1000 万 TB 新发病例，据估计因 TB 死亡的 HIV 阴性患者约 120 万例，HIV 阳性患者约 25.1 万例。中国是全球 TB 高负担国家之一，仅次于印度。糖尿病与 TB 正伴随流行，包括中国在内的中低收入国家面临着快速增长的糖尿病发病率和最高的 TB 负担。TB 及糖尿病之间有着明确的相关性已是公认事实。有证据表明，患有糖尿病的人群发生 ATB 的风险是未患糖尿病的人群的 3 倍左右。国际防痨组织已经意识到糖尿病对 TB 控制的巨大不利影响，于 2015 年底在印度尼西亚巴厘岛召开了"第一届全球结核病与糖尿病合并流行峰会"，目的是就应对全球 TB-糖尿病达成共识并制定全球策

略，要借鉴 10 年前 TB/HIV 双重感染防治的经验，尽早行动起来，共同遏制 TB 与糖尿病合并流行的问题。

不受控制的糖尿病是一种促炎过程，可增加活性氧（ROS）的产生以致氧化应激慢性增加，这可引起机体对病原体感染的易感性增加，由此介导 T2DM 患者对 MTB 感染高度敏感。糖尿病患者糖脂蛋白代谢紊乱造成营养不良、免疫力下降，而高血糖、高血脂又为侵入的病原微生物的增长繁殖提供了充分的营养物质。刘芳等（2013）及 Podell 等（2014）等实验室研究证实，与非糖尿病组比较，糖尿病伴肺结核患者肺组织病变出现较早、病理变化更明显、肺组织中结核分枝杆菌含量高几个对数级、肉芽肿形成较晚、自我修复能力较弱，与临床上糖尿病肺结核不完整肉芽肿病理改变及影像学常表现病变干酪液化、多发空洞及痰菌阳性率高、排菌量大一致。天然免疫及获得性免疫是糖尿病对抵抗 MTB 免疫不利影响的主要机制。

（一）天然免疫

天然免疫是机体抵抗结核分枝杆菌感染的第一道防线。糖尿病伴随的高血糖、酸中毒等可能直接抑制吞噬细胞功能，这种功能变化导致的抗 MTB 感染能力降低是糖尿病患者易发结核病的原因之一。

1. 嗜中性粒细胞

嗜中性粒细胞是 MTB 入侵后第一个到达感染部位的吞噬细胞，通过分泌降解酶和呼吸爆发释放有毒 ROS 而杀死细菌，同时产生趋化因子和细胞因子吸引其他的免疫细胞与之相互作用，直到启动适应性免疫应答。嗜中性粒细胞被募集到 MTB 感染肺组织与早期肉芽肿形成有关。与来自正常血糖组的嗜中性粒细胞相比，高血糖对 TB 嗜中性粒细胞的影响显示出黏附和整合素表达增加、趋化性降低、吞噬细胞缺陷、杀微生物活性降低。Hodgson 等（2015）描述了糖尿病患者由糖基化终产物直接激活未受刺激的嗜中性粒细胞使其产生的炎性细胞因子和 ROS 增加，然而病原体刺激糖尿病患者嗜中性粒细胞产生的 ROS 反而减少，对细菌感染的主要反应似乎受到抑制，这可能与通过磷酸戊糖途径的葡萄糖代谢产生的 NADPH 减少而致 NADPH 氧化酶活性受损有关。此外，谷胱甘肽还原酶促进嗜中性粒细胞 ROS 的产生和吞噬作用，其活性受损可能也是糖尿病患者嗜中性粒细胞吞噬功能障碍的一个促成因素。

嗜中性粒细胞在对抗 TB 过程中的作用是有争议的。一方面，在细菌高负荷状态下嗜中性粒细胞聚集增多、不恰当的吞噬致细胞坏死性裂解，导致宿主的非特异性损伤增加而促进病情恶化。另一方面，除了直接杀死细菌，ROS 还能刺激嗜中性粒细胞另一种重要的杀菌机制即中性粒细胞胞外陷阱（neutrophil extracellular trap，NET）的形成，这种改变可能有利于 MTB 藏匿于嗜粒细胞内作为逃避杀伤和进一步传播的手段。在 TB 的后期或慢性期嗜中性粒细胞与组织损伤和感染的控制不良有关。因此，嗜中性粒细胞的作用可能在很大程度上取决于感染阶段及根据细菌的毒力作出适当性反应的能力。

2. 单核-巨噬细胞

位于组织内的巨噬细胞来源于循环中的单核细胞。肺部巨噬细胞是机体抗击 MTB 入侵的关键天然免疫细胞。

（1）外周血单核细胞功能变化

在糖尿病患者高血糖状态时单核细胞演化过程中有着经典单核细胞比例较低，而非经典单核细胞比例较高的趋势，有可能在血液单核细胞与结核分枝杆菌之间产生不利于保护宿主的作用。已经有实验室研究（Gomez et al.，2013；Stew et al.，2013）显示，慢性高血糖状态导致单核细胞与 MTB 的黏附能力下降及由补体介导的吞噬功能受损，而抑制其向肺内迁移的表面转运标记物（CCR2）在单核细胞内表达增高，影响 MTB 感染部位巨噬细胞募集，不利于肺部 MTB 的控制。

（2）巨噬细胞功能变化

巨噬细胞的吞噬功能部分是由补体蛋白 3b（C3b）与补体蛋白受体 3b（C3bR）相互作用介导的。而 Ly 等（2016）研究表明糖尿病患者 C3R 的产生减少可能导致巨噬细胞对 MTB 的吞噬作用减弱。T2DM 小鼠模型研究（Alim et al.，2017）中发现，与对照组相比糖尿病小鼠的肝、脾和肺中的结核分枝杆菌负荷显著增高，从糖尿病小鼠中分离的巨噬细胞霉菌酸包被珠的摄取率低，细菌内化与杀死数量减少，且有更高的炎症反应和部分细胞因子动力学变化。动物实验（Martinez et al.，2016）发现由于晚期糖基化终产物使糖尿病小鼠的肺泡巨噬细胞识别细菌细胞壁组分的受体表达降低，MTB 或菌体成分包被的乳胶珠噬菌体减少，结核分枝杆菌清除功能降低。这些均表明糖尿病患者内源性肺泡巨噬细胞功能的缺陷，可能阻碍了 T 细胞免疫的启动，提高了糖尿病患者对结核分枝杆菌的易感性。

（3）巨噬细胞为 MTB 提供庇护所和繁殖地

肺部泡沫样细胞是结核肉芽肿组织的特征性组分。Santucci 等（2016）研究表明，肉芽肿内结核分枝杆菌与脂质体相互作用并使 MTB 同化为脂质。从感染初期脂质体即出现在巨噬细胞内，并且在慢性过程中不断积累以致巨噬细胞变为泡沫状。这种脂质体不断积聚与非增殖状态的 MTB 并存，在肉芽肿缺氧环境下泡沫细胞内丰富的脂质可提供结核分枝杆菌生长繁殖所需的碳源，为将来细菌复活、繁殖及传播做好了准备。泡沫样变的含菌巨噬细胞在结核分枝杆菌于体内潜伏、持留以至增殖发展为 ATB、形成空洞、排放传播结核分枝杆菌方面发挥作用。

巨噬细胞泡沫样变与糖尿病病情进展及多种并发症关系密切早已是糖尿病研究者的共识,特别是在慢性高血糖、高血脂作用下糖尿病患者单核-巨噬细胞高表达清道夫受体 CD36,巨噬细胞吞噬大量氧化型低密度脂蛋白(oxidized low density lipoprotein,oxLDL)加速形成泡沫细胞。一方面,大量的泡沫细胞在各种动脉血管堆积、形成斑块,即导致动脉粥样硬化、小动脉炎等糖尿病患者常见的并发症,这种情况同样发生在结核肉芽肿的进展期间。另一方面,Vrieling 等(2019)研究发现,与天然或乙酰化 LDL(acetylated low density lipoprotein,acLDL)相比,MTB 与 oxLDL 共孵育使巨噬细胞内 MTB 负荷明显增加,而 MTB 与溶酶体的共定位减少,表明 oxLDL 可能通过引起溶酶体功能障碍而损害人类巨噬细胞对 MTB 感染的控制能力。

糖尿病患者糖脂代谢紊乱、泡沫细胞形成加剧,结核分枝杆菌感染肺部后糖尿病患者富含的多脂质单核-巨噬细胞缩短了结核分枝杆菌入侵后的病理进展过程、促使细菌快速繁殖。由于泡沫细胞抗 MTB 能力减弱,细胞易于干酪样变、形成空洞、释放细菌而成为传染源。

3. 自然杀伤细胞

NK 细胞是循环大颗粒淋巴细胞,效应功能受一系列抑制或激活受体的调节。Kim 等(2009)研究表明,尽管感染前糖尿病患者有更高的 NK 细胞数量,但是已经观察到了 NK 细胞激活受体表达降低以及高血糖状态下 NK 细胞活性明显下降。NK 细胞活化受损可能阻碍 IFN-γ 等细胞因子的产生和抑制早期杀死细胞内细菌所需的细胞溶解活性。

4. 淋巴细胞增殖能力减弱

淋巴细胞的增殖能力在一定程度上反映宿主的免疫水平。Rubinstein 等(2013)的动物实验表明,血浆葡萄糖水平与 T 淋巴细胞及 B 淋巴细胞增殖之间存在负相关性。在体外,高血浆葡萄糖水平可以以时间和浓度依赖性的作用方式来改变正常 T 淋巴细胞和 B 淋巴细胞的反应性。此外,淋巴结和脾淋巴细胞培养物中高血浆葡萄糖水平的存在降低了细胞活力,产生更高比例的凋亡细胞。这与糖尿病氧化应激增加及抗氧化剂的减少或耗竭有关。另外 Fernández 等(2016)研究报道,糖尿病患者循环血雌二醇水平增高致淋巴细胞增殖能力下降。

5. 糖尿病与补体系统

糖尿病患者的高血糖状态形成过量的糖基化终产物,使多种蛋白质的氨基端发生非酶促糖基化导致其功能受损或丧失,其中包括补体或补体受体,因此影响补体活化以及干扰补体依赖性细胞溶解。

6. 树突状细胞

结核分枝杆菌感染初始期 DC 向引流淋巴结的迁移是 T 细胞活化启动适应性免疫的重要步骤。糖尿病患者存在持续的炎症反应，可能导致循环血液中未受刺激的 DC 数量及活化标记物的表达发生变化。

Hodgson 等（2015）分析报道，感染 MTB 的糖尿病小鼠尽管可有效地将 DC 运输到区域淋巴结，但骨髓细胞向肺感染部位募集的初期阶段出现延迟，这与参与巨噬细胞和 DC 募集的趋化因子 CCL2 与 CCL5 水平降低一致，而且 DC 对 MTB 的吞噬作用也受到损害。这样可能导致早期结核感染控制不良和淋巴细胞活化下降。Kumar 等（2016a）检测了肺结核患者 DC 亚群的体外表型，研究发现，与非糖尿病涂阳肺结核（PTB-NDM）患者相比糖尿病涂阳肺结核（PTB-DM）患者显示出髓样 DC 和浆细胞样 DC 的比例更低，表现为在治疗基线和治疗 2 个月时 DC 比例减少明显，而治疗后 6 个月这种差距即消失，表明抗结核治疗可逆转 PTB-DM 个体中 DC 亚群百分比的变化。因此，高血糖及其相关因素可能是推动 TB 中 DC 亚群比例改变的主要因素。

（二）适应性免疫

针对受 MTB 感染宿主的保护作用主要是依赖强有力的 T 细胞介导的适应性免疫反应，控制感染、根除细菌是宿主防御免疫的关键，无能力的免疫反应将预示 MTB 的传播和播散。

1. 糖尿病状态结核感染后适应性免疫启动延迟

天然免疫系统受持续高血糖及糖基化终产物的作用，肺部巨噬细胞及树突状细胞功能受损即可造成其抗原呈递能力的下降，进而使针对入侵 MTB 的适应性细胞免疫启动延迟，而且实验室及临床研究结果对该结论进一步予以了支持。Martinez 和 Kornfeld（2014）研究动物模型过程中发现，MTB 感染 4 周后，糖尿病结核小鼠 IFN-γ 产生量、MTB 特异性 T 淋巴细胞水平低于非糖尿病组，而在感染 8 周后糖尿病小鼠较正常小鼠细胞因子水平更高，肺部细胞因子水平也更高，可能为肺部高细菌负荷所致，表明糖尿病使结核感染适应性免疫应答启动延迟。

Vallerskog 等（2010）用有毒 MTB 进行低剂量气溶胶攻击小鼠后发现，糖尿病小鼠的淋巴结（LN）中 MTB 特异性 IFN-γ 产生的 T 细胞比对照组出现晚，这些细胞向肺部募集的比例下降，IFN-γ 依赖性反应延迟。在糖尿病小鼠中，尽管它们在 LPS 刺激后没有显示 DC 从肺到 LN 的运输缺陷，但是 MTB 从肺到 LN 的传递被推迟。糖尿病小鼠肺白细胞聚集体在 MTB 感染的初始部位的出现晚于非糖尿病小鼠，可能与感染后早期的白细胞趋化因子水平降低有关。因此推论糖尿病导致肺引流淋巴结中适应性免疫的延迟启动。

2. CD4、CD8 T 细胞

ATB 与糖尿病之间的相互作用表明，控制 MTB 感染的宿主防御机制可能受损。前面已经描述了高血糖影响先天免疫系统组分的生物学功能，但是抗击结核最主要的免疫反应是以 T 细胞为主的获得性免疫。CD4 及 CD8 T 细胞在抗结核免疫中起决定性作用，但是有关糖尿病结核患者 CD4 和 CD8 T 细胞的研究存在较大差异，甚至有些报道相互矛盾。例如，研究报道与非糖尿病肺结核患者比较（张砚等，2015；傅小燕等，2018），经流式细胞仪检测糖尿病肺结核患者外周血 CD4 T 细胞计数及 CD4/CD8 值降低，血糖控制不良者更为明显。而 Widjaja 等（2018）临床研究发现，糖尿病肺结核患者 CD4 T 细胞数量较糖尿病无结核患者虽有减少，但并无明显统计学差异（$P=0.07$），唐宗青（2014）则报道糖尿病肺结核（TB-DM）组 CD4$^+$/CD8$^+$ 值显著高于 PTB 组和健康对照组。

3. T 细胞亚群

机体在对抗入侵的 MTB 的免疫反应中产生许多 CD4 T 细胞亚群，如 T 辅助细胞 1 型（Th1）、Th2、Th17 和 Treg，并且所有这些亚群细胞相互协同或相互干扰以控制 MTB 的感染或病情发展。糖尿病时的结核感染以及 TB 状态下细胞因子的表达呈现复杂变化。

T2DM 是 ATB 发展的危险因素，其在结核潜伏感染状态机体中可能已出现保护性免疫机制的异常。Kumar 等（2016b）研究发现，在基线和 MTB 抗原（ESAT-6 与 CFP-10）刺激后糖尿病结核潜伏感染（DM-LTBI）者单功能和双功能 CD4 Th1、Th2、Th17 细胞的数量较无刺激的糖尿病结核潜伏感染者减少，而且体循环中 Th1 型（IFN-γ、IL-2 和 TNF-α）与 17 型（IL-17F）细胞因子的水平降低，抗炎因子 IL-10 水平同样下降。结核潜伏感染期间，糖尿病同时也改变了 CD8 T 细胞的功能，MTB 抗原刺激后 DM-LTBI 者 CD8 T 辅助细胞 1 型（Th1）、Th2 和 Th17 细胞的比例降低，而表达细胞毒性标记物的 CD8 T 细胞比例增加。糖尿病在 LTBI 人群中的免疫应答具有深远的影响，可能影响潜伏感染进展为 ATB 的机制。

控制感染和试图清除细菌的免疫反应之间取得的平衡得以维持宿主的防御免疫反应，因此，无反应的免疫反应将促使结核分枝杆菌传播到新的部位。前述证据已表明，MTB 感染后糖尿病宿主激活 T 细胞介导的免疫反应启动延迟。一旦出现 ATB，尽管糖尿病免疫系统挽救机体免于细菌传播为时已晚，但有临床和实验证据表明慢性 TB 的晚期炎症反应反而得到了加强，因此出现明显的高炎症反应。Restrepo 和 Schlesinger（2013）报道与非糖尿病结核（TB-NDM）比较，糖尿病结核（TB-DM）患者全血受 PPD 刺激导致产生更高的 IFN-γ、IL-2、TNF-α 和 GM-CSF 水平。Kumar 等（2016b）进一步证实并扩展了这一发现，在基线水平及

MTB 抗原（ESAT-6、CFP10）刺激后，与 TB-NDM 比较，TB-DM 患者表现出分泌促炎细胞因子（IL-1β、IL-6 和 IL-18）、单细胞因子和双细胞因子（单一的 IFN-γ、TNF-α 或 IL-2，或它们的组合）产生的 CD4 Th1 细胞的比例增加以及 MTB 抗原刺激后 Th17 亚群比例增加（除 IL-22 之外），但 Treg 细胞比例较低。然而，TB-DM 患者血液循环中也有较高水平的抗炎细胞因子特别是 IL-10，并发现血浆中的 Th1 型和 Th17 型细胞因子与血红蛋白 A1C 水平显示出显著的正相关性。循环中高水平促炎及抗炎细胞因子反映了 TB-DM 有较高的细菌负荷，这种晚期高炎症反应可能是天然免疫受损、抗原增多、刺激增加的直接结果或者累积增加以及糖尿病本身慢性炎症免疫病理学改变所致。CD8 T 细胞同样是促炎细胞因子的重要产生者，包括 TB 中的 1 型和 17 型细胞因子。一项研究（Kumar and Babu，2017）发现，TB-DM 患者组结核分枝杆菌抗原刺激后表达 1 型（IFN-γ 和 IL-2）与 17 型（IL-17F）细胞因子的抗原特异性 CD8 T 细胞比例升高。

TB-DM 患者中上调 CD4 和 CD8 T 细胞应答的主要因素之一可能是由于天然 Treg 细胞的比例与功能降低。事实上，Kumar 和 Babu（2017）报道 TB-DM 循环中 Treg 细胞比例较单纯 PTB 患者有所下降。然而在 MTB 感染部位却有相反发现，Treg 细胞在 TB-DM 感染部位的比例增加并伴随 IL-10 反应增强和 IFN-γ 产生减少，表明肺隔室可能在糖尿病患者中具有偏向的 Th2 反应。因此，Treg 细胞的隔室化可能是增强 TB-DM 患者中 T 细胞反应的重要驱动因素。整体适应性免疫应答证据表明，TB-DM 患者中抗原特异性 T 细胞应答反应性显著高于 TB-NDM 患者，并且这些扩增的炎性因子可能有助于糖尿病患者的肺病理学发生发展。Ayelign 等（2019）综合分析发现，总体 TB-DM 患者的 Th1 与 Th2 细胞因子比例有所降低，这将有助于 TB 的进展及导致控制的困难。TB-DM 与 TB-NDM 患者的这种差异为导致结核易感的糖尿病患者免疫功能失调提供了间接支持。

由于细胞相互作用受损和无法产生有效的抗菌反应，糖尿病宿主中的 Th1 反应可能具有有限的功效以致细胞内结核分枝杆菌持续存在。

4. 调节性 T 细胞

调节性 T 细胞（Treg）对于防止过度炎症反应以限制宿主组织损伤至关重要，尽管这也可能限制宿主免疫和病原体清除。Th2 介导的反应也与 MTB 感染的易感性增加有关。但是糖尿病结核状态时 Treg 和 Th2 细胞数量却有不同表现。一项综合分析报道（Qiao et al.，2016），与健康对照组相比，T2DM 患者外周血 Treg 细胞百分比和血清 IL-10 水平降低，但血清 IL-6、TGF-β 和 TNF-α 水平升高。糖尿病并发症的存在进一步降低了外周血 Treg 细胞数量，这与糖尿病自身炎症状态一致。有趣的是，一项研究（Sun et al.，2012）发现，PTB-DM 患者外周血及 BALF（支气管肺泡灌洗液）中 Treg 细胞比例均显著高于非糖尿病患者，而且以循环血中更为明显。其他大多数研究表明，TB-DM 患者外周血受 MTB 抗原刺激后循环中 Treg 细胞比例仍处于较低水平，但 Th2 呈高反应性及 IL-10 高水平表达。这可能是通过对抗 Th1 型细胞因子所提供的保护机制和增强细胞内 MTB 的持久性而导致糖尿病宿主的易感性。

5. B 细胞

近年来的研究表明，B 细胞通过分泌细胞因子及免疫球蛋白影响针对 MTB 的免疫应答的发展。研究还发现 B 细胞存在于结核性肉芽肿结构中，通过调节 IL-17/嗜中性粒细胞影响局部炎症反应，参与肉芽肿形成。Hodgson 等（2015）描述了高血糖诱导的 B 细胞功能缺陷，特别是导致免疫球蛋白生成减少或糖基化后生物功能受损。炎症环境失调会影响肉芽肿的形成，导致嗜中性粒细胞募集增加和中央坏死，从而促进细菌逸出。

（三）糖尿病结核转归

Ahmad 等（2017）报道 TB 患者年龄和基线涂片阳性率与不成功的治疗结果有相关性。糖尿病肺结核患者多数年龄偏大、肺部病灶范围广泛（常累及 3 个或以上肺叶，影像学上表现为干酪病灶多、空洞多、播散灶明显）、痰菌阳性率高、含菌量大，以出现失访、迁出、死亡、失败或复发为不良结果评定标准，大多数研究报道糖尿病肺结核治疗效果不佳。

1. 痰菌阴转时间

糖尿病肺结核患者痰菌阴转时间明显延迟，已得到大部分临床研究证实。Mi 等（2013）报道 1589 例 TB 患者中有 189 例患糖尿病，与非糖尿病患者比较糖尿病肺结核患者中涂阳肺结核（PTB-DM）的比例明显较高，2 个月末痰涂片阳性的比例较高，患者失访及治疗失败率明显增加。王倪等（2016）对 2008～2010 年我国 8 个省（自治区、直辖市）TB 定点医疗机构治疗的涂阳肺结核患者 1879 例（其中糖尿病肺结核 183 例）采用回归分析，结果显示，糖尿病是肺结核治疗 2 个月末痰培养阳性、治疗失败和死亡的危险因素。

2. 治疗失败率、死亡率、复发率

糖尿病加重肺结核严重程度使其载菌量增加，与其治疗效果不佳有关。抗结核治疗后除痰菌阴转时间明显延迟外，糖尿病肺结核还显示为肺部病灶吸收率差、完成疗程后失败率及复发率高。一项 1262 例肺结核包含 374 例糖尿病患者的研究证实，糖尿病肺结核第二次复发大部分是由相同基因型的细菌引起，仅 20%左右为不同菌株的再感染（Jiménez-Corona et al., 2013）。糖尿病患者通常心脑血管疾病并发症较多，抗结核治疗过程中药物不良反应发生率较高、更容易死亡。在对治疗结果的影响方面，糖尿病甚至与HIV(+)、耐多药结核病相提并论，具有类似的结果。有作者甚至提出结核病合并糖尿病类似感染了人类免疫缺陷病毒（human immunodeficiency virus，HIV），与TB死亡率增加明显相关。

3. 耐多药结核病的发生率

Rumende（2018）提出患有糖尿病的肺结核患者痰中结核分枝杆菌持续存在的可能性高于非糖尿病肺结核患者，并且痰菌持续阳性使其需要更长时间的治疗。治疗过程中痰菌阴转时间延迟，可能成为糖尿病结核患者治疗效果不佳的主要原因。先前的研究表明，结核分枝杆菌中出现耐药性的主要机制是细菌基因组中的随机突变和抗结核药物的压力选择。糖尿病肺结核患者通常在治疗开始时即呈现较高的结核分枝杆菌负荷，因此它们可能具有更高的细菌突变和MDR-TB的出现机会，伴随着更高的细菌负荷需要更长时间的治疗来清除细菌。因此，在糖尿病患者中发现MDR-TB的可能性更高。糖尿病与耐多药结核病的相关性有临床研究证实，Liu等（2017）进行了包括9289例TB患者的荟萃分析，显示糖尿病与MDR-TB之间存在显著相关性（OR = 1.71；95%CI = 1.32～2.22），对于原发性MDR-TB合并的OR为1.69（95%CI：1.09～2.62），对于任何MDR-TB合并的OR为1.94（95%CI：1.42～2.65），对于继发性MDR-TB的OR为0.85（95%CI：0.29～2.54）。Tegegne等（2018）对来自15个不同国家的24项观察性研究的荟萃分析显示，糖尿病与MDR-TB显著相关（OR = 1.97，95%CI = 1.58～2.45，I^2 = 38.2%，异质性P值 = 0.031），无论国家收入水平、糖尿病类型、结核病或糖尿病如何被诊断以及初步研究的设计如何，显著的正相关性都仍然存在。Song等（2019）研究显示在中国山东7223例新诊断的TB患者中，426例（5.90%）为TB-DM病例。糖尿病与任何DR-TB显著相关［调整后OR（aOR）=1.30；95%CI=1.02～1.65］表明糖尿病是MDR-TB尤其是原发性MDR-TB的独立危险因素。但Duangrithi等（2013）却报道糖尿病与耐多药结核病无明显相关性。

4. 糖尿病对抗结核药物的影响

糖尿病是糖脂代谢性疾病抗结核药物的影响是糖尿病与TB共存时预后不良的原因之一。糖尿病状态的慢性高血糖使多种蛋白质出现糖基化，导致其生物功能发生改变而影响抗结核药物的体内代谢及药理作用。研究（Alfarisi et al.，2018）显示，吡嗪酰胺和异烟肼的最大血药浓度随血糖或HbA1c值增加而显著降低，并指出1型糖尿病动物中黄嘌呤氧化酶的血浆和肝脏水平显著增加，进一步发现T2DM患者的黄嘌呤氧化酶水平同样较高，HbA1c值与氧化指数之间存在较强的相关性，因此推测糖尿病可能诱导黄嘌呤氧化酶水平升高，有助于降低吡嗪酰胺浓度。有研究（Babalik et al.，2013；Alkabab et al.，2015）显示，糖尿病患者常规治疗下异烟肼、利福平血药浓度明显低于非糖尿病患者。因此提出糖尿病肺结核病患者异烟肼和利福平的血药浓度大大下降可能也是影响其治疗效果的原因之一。

（尹洪云　范　琳）

四、HIV/MTB 双重感染患者的免疫功能和转归

据 WHO 最新数据显示（WHO，2021），2020 年全球约有 1000 万人患上了 TB，其中男性 560 万，女性 330 万，儿童 110 万。2020 年，全球死于结核病人数有 150 万人，其中艾滋病合并结核病死亡人数为 21.4 万，占比 14%，较 2019 年（20.9 万）有所上升。2019 年，TB 的治疗成功率为 86%，而 HIV/MTB 双重感染者的治疗成功率仅为 77%。

在艾滋病病毒（HIV）感染的第一年，无论 CD4T 细胞计数多少，结核分枝杆菌（MTB）感染率均增加一倍，而且随着免疫力下降，MTB 感染风险逐渐加大。与未感染 HIV 者相比，HIV 携带者患 TB 的风险要高 20～30 倍，潜伏结核病重新激活的风险增加了 20 倍（Mukhatayeva et al.，2021）。在 HIV 感染人群中，男性、生活在卫生条件较差区域的人群、WHO 分期 3-4 期的 AIDS 患者、有 TB 家族史感染人群患结核病的风险会更高（Adhikari et al.，2022）。HIV/MTB 感染人群仅 10%具有 TB 传染性，因而其接触者相比 HIV 阴性 TB 的接触者感染结核的风险要低 50%（Martinez et al.，2021）。

HIV/MTB 双重感染患者受 HIV 感染、免疫缺陷、免疫功能紊乱等多种因素影响，其结核发病免疫机制与正常人群存在很多不同方面，从而导致临床表现不典型，临床转归不完全一样。

（一）HIV/MTB 双重感染免疫机制

HIV/MTB 双重感染 TB 的发病免疫机制特点：进展性 HIV 感染和 TB 均以无法清除任何一种病原体驱动的慢性炎症为特征。HIV 感染主要通过抑制宿主的固有免疫和适应性免疫使得 MTB 持续存在。此外，在 HIV 感染人群中肠道-肺微生物群和骨髓源性抑制细胞等参与机体免疫机制。HIV 感染进展过程中，宿主免疫力明显受损，导致对 TB 的免疫病理反应降低，大大增加了活动性肺结核的风险。然而，抗逆转录病毒治疗介入反过来可以加剧 TB 的免疫病理反应，导致结核病相关性免疫重建炎症综合征（tuberculosis-associated immune reconstitution inflammatory syndrome，TB-IRIS）出现。这一方面反映了机体对 MTB 的免疫炎症反应的恢复，另一方面反映了 MTB 反应性 T 淋巴细胞的再循环和正常体内炎症反应稳态的失衡，这可能会通过增加转录和细胞间传播来加剧病毒传播，增强了 HIV 复制、繁殖。因此，共同感染为两种病原体提供了互惠的优势。

1. 固有免疫

（1）Toll 样受体

MTB 接触树突状细胞或肺泡巨噬细胞后，它们的相互作用首先是通过位于这些细胞表面或细胞质溶胶中的 PRR 识别微生物相关分子模式（microbe-associated molecular pattern，MAMP）。不同组巨噬细胞 PRR 识别 MTB 的不同组 MAMP，这些 PRR 触发固有免疫应答，对抗被宿主细胞识别为异物的分子。一组称为 Toll 样受体（Toll-like receptor，TLR）的 PRR 对 MTB 的识别，可触发细胞信号转导，诱导推测可控制感染的促炎症反应（Kawai and Akira，2010）。其中 TLR2 和 TLR4 对结核分枝杆菌 MAMP 的识别很重要（Mehto et al.，2015）。在小鼠和人的巨噬细胞中，细菌脂蛋白（19kDa）可激活 TLR2，继而杀死 MTB（Thoma-Uszynski et al.，2001）。对人巨噬细胞中 MTB 杀伤机制的进一步研究发现，TLR1/2 的激活可上调维生素 D 受体和维生素 D-1-羟化酶的表达（Liu et al.，2006）。维生素 D 受体相关基因的表达引起抗菌肽（一种抗微生物肽）的表达增加，继而可抑制 MTB 的生长。然而，在 HIV/MTB 双重感染时，TLR2 早期起着抑制凋亡的作用，抑制巨噬细胞凋亡，让胞内 MTB 持续生存繁殖（Mehto et al.，2015）。此外，TLR2 在 CD4$^+$记忆 T 淋巴细胞持续 HIV 复制中起着重要作用（Novis et al.，2013）。MTB 通过 TLR2 的作用，诱导人单核细胞系 THP1 激活 NF-κB 的转录（Bhat et al.，2012），用 TLR2 激动剂 Pam2CSK4 和 Pam3CSK4 在 HIV 感染者的 CD4 T 淋巴细胞潜伏期模型中能够使潜伏期 HIV 被重新激活（Macedo et al.，2018a，2018b）。

（2）吞噬细胞的改变

MTB 形成 1～5μm 含有少量的杆菌的微粒，悬浮在空气中。通过呼吸途径，MTB 沉积在肺泡，最初由驻留的肺泡巨噬细胞吸收。MTB 能有效阻断噬菌体的酸化和成熟，使其在宿主中能够存活。为了限制 MTB 入侵，MTB 被宿主的巨噬细胞以及多层其他免疫细胞如中性粒细胞、树突状细胞、NK 细胞、T 淋巴细胞、B 淋巴细胞等包围，形成肉芽肿。大部分感染的巨噬细胞有能力清除 MTB 并形成无菌的肉芽肿。还有小部分感染的肉芽肿，其内 MTB 处于静止状态，以便应对宿主的免疫反应和低氧环境。固有免疫（如从巨噬细胞分泌的干扰素 γ、中性粒细胞和其他抗细菌因子）和获得性免疫［如辅助型 T 细胞 17（Th17）、CD4 和 CD8 T 淋巴细胞介导的免疫］都涉及免疫防御在 TB 潜伏期控制 MTB。

（3）中性粒细胞

在 HIV 感染者中，中性粒细胞水平在活化、呼吸爆发、吞噬能力和微生物杀伤能力等方面均降低，尤其在低 CD4 T 淋巴细胞计数和高 HIV 病毒载量的情形下对中性粒细胞功能影响最大（Lowe et al.，2012）。HIV 感染会损害 CD16 和 CD35 介导的中性粒细胞抗 MTB 的调理吞噬作用（Bangani et al.，2016），因此，HIV-1 感染患者感染 MTB 后其中性粒细胞受到影响。HIV/MTB 双重感染患者对 MTB 生长的抑制作用不如未感染 HIV-1 的对照组 TB 患者，因为 HIV/MTB 双重感染患者 MTB 处于高度活跃状态，进展更快。如果经过 6 个月的 ART 治疗，这些中性粒细胞的缺陷得到部分修复。

（4）巨噬细胞

巨噬细胞是参与抗 MTB 感染的主要吞噬细胞。结核分枝杆菌进入人体，首先被肺泡巨噬细胞吞噬，HIV 可以改变和影响巨噬细胞的杀菌方式（Mehto et al.，2015），减弱机体对结核分枝杆菌的杀灭能力，导致 HIV 感染者容易感染 MTB。此外，HIV 抑制巨噬细胞吞噬和自噬的作用，使吞噬了结核分枝杆菌的巨噬细胞难以形成酸性小囊泡，使吞噬细胞对结核分枝杆菌的杀灭作用减弱（Jambo et al.，2014）。HIV 感染者体内 HIV 可调控巨噬细胞对结核分枝杆菌的杀伤和吞噬作用，巨噬细胞释放干扰素减少，原本由巨噬细胞介导、干扰素决定的细胞凋亡作用减弱（Pathak et al.，2010）。巨噬细胞吞噬结核分枝杆菌后，通过免疫相互作用消灭结核分枝杆菌。

巨噬细胞控制 MTB 的方式有很多种。有研究发现将维生素 D 的活性代谢物 1α25-二羟基补充到维生素 D 缺乏的血清中可恢复 IFN-γ 诱导的抗菌肽表达，激活巨噬细胞的自噬、吞噬体-溶酶体融合以及抗菌活性，从而可以降低 MTB 感染的风险（Fabri et al.，2011）。Patel 等（2009）研究发现感染 HIV 与未感染 HIV 的 TB 患者相比较，HIV/MTB 共感染患者巨噬细胞诱导 TNF-α 细胞产生的功能下降。进一步研究表明，HIV-1 感染可通过上调 IL-10 表达水平，激活 B 细胞淋巴瘤 3（B-cell lymphoma 3，BCL-3）编码蛋白转录，抑制 MTB 引起的巨噬细胞凋亡，降低 TNF-α 表达水平，从而降低巨噬细胞抵抗 MTB 的能力。最新研究发现，粒细胞-巨噬细胞集落刺激因子（granulocyte-macrophage colony stimulating factor，GM-CSF）在巨噬细胞抵抗细菌感染中起到关键作用。在 HIV/MTB 共感染的体外研究中，GM-CSF 浓度明显下降，MTB 容易生长，而恢复 GM-CSF 浓度，则明显抑制 MTB 生长（Bryson et al.，2019）。

（5）树突状细胞

DC 细胞是在淋巴结中启动 MTB 特异性 T 细胞反应的重要 APC，其功能受HIV-1 感染的影响。在人未成熟 DC 与 HIV-1 和 MTB 共感染的研究中，由于 MTB 抗原处理能力下降和自噬能力被抑制，因而 DC 抗原呈递受到影响。此外，DC 细胞发挥作用还有DC-特异性细胞间黏附分子3-捕获非整合素(DC-SIGN、CD 209)，以及DC-SIGNR或L-SIGN等(da Silva et al.，2011)。DC-SIGN也是为人DC上主要的MTB受体，能够识别结核分枝杆菌特异性脂阿拉伯甘露聚糖(ManLAM)。因此，HIV-1和TB都是由同一种识别病毒的树突状细胞的受体来识别的，很可能在HIV/MTB共感染人群中影响宿主免疫和细菌的持久性。

（6）B细胞

B细胞发挥的免疫功能与T细胞不同，在MTB感染的过程中没有T细胞的作用显赫。可是，最近有研究表明，B细胞产生的特异性抗体会限制MTB的播散，且可能通过Fc受体(FcR)介导的吞噬作用发挥免疫保护作用(Jacobs et al.，2016)。一项全血mRNA转录特征的Meta分析发现了5个基因(*AIM2*、*BATF2*、*HP*、*TLR5*和*FCGR1B*)，表明它们通过Fcγ受体介导的吞噬作用来吞噬细胞，在抗结核的体液免疫中有显著作用(Blankley et al.，2016)。

2. 适应性免疫

当巨噬细胞和其他吞噬细胞（如DC）吞噬MTB后可将其携带至引流淋巴结，然后在此将MTB抗原呈递给T细胞，诱导特异性细胞免疫应答。在MTB感染后2～6周，机体产生特异性识别MTB抗原的T细胞；这一应答在临床上可表现为皮内注射结核菌素纯蛋白衍生物(purified protein derivative，PPD)后机体产生的迟发型超敏反应(delayed-type hypersensitivity，DTH)。在HIV/MTB双重感染人群中细胞免疫应答主要是CD4 T淋巴细胞的免疫应答及CD8 T淋巴细胞免疫应答。

（1）CD4 T淋巴细胞免疫影响

HIV感染导致最明显的免疫缺陷是绝对CD4 T淋巴细胞数量逐渐减少，这与TB的感染风险增加密切相关(Sonnenberg et al.，2005)。这证明了CD4 T淋巴细胞免疫反应在MTB控制中的重要作用。

CD4 T淋巴细胞存在于结核肉芽肿的周围，当MTB被吞噬，APC出现支原体CD4 T细胞（通过MHC-II类分子），然后提供细胞因子和趋化因子信号，激活天然免疫细胞，并向感染部位募集细胞毒性淋巴细胞和其他细胞。在小鼠和猕猴结核模型中，当MTB特异性CD4 T淋巴细胞功能缺陷和/或数量减少时，抑制巨噬细胞炎症蛋白-1β(macrophage inflammatory protein-1β，MIP-1β)分泌，促进HIV进入CD4 T淋巴细胞内的趋化因子受体5(C-C motif chemokine receptor 5，CCR5)表达(Geldmacher et al.，2010)。这容易导致HIV加速复制、结核潜伏感染再发和ATB进展(Juffermans et al.，2001；Rosas-Taraco et al.，2006)。

在HIV/MTB双重感染的研究中，发现其对Th1免疫反应一定有影响，募集单核细胞和中性粒细胞，激活巨噬细胞的抗菌活性，但是并不能够完全解释MTB

感染控制的过程（Desvignes et al.，2012；Orme et al.，2015）。

HIV 感染可能通过多种免疫细胞机制影响 MTB 感染的过程。HIV 感染可能通过以下三个主要机制：①HIV 感染能够上调 PD-1 水平表达，同时下调 MTB 特异性 CD4 和 CD8 T 淋巴细胞表达，导致 IL-2、干扰素-γ（interferon-γ，IFN-γ）和 TNF-α 分泌水平下降；②HIV 感染能够下调辅助型 T 细胞 2（Th2）特异性细胞转录因子 Gata-3 表达，导致记忆性 CD4 T 淋巴细胞产生的 Th2 细胞因子（IL-4/IL-5/IL-13）减少；③MTB 和 HIV 感染下调 Th17 特异性细胞转录因子 RORγt 表达，导致机体分泌的 IL-17A、IL-17F 和 IL-21 细胞因子减少，削弱了 Th17 细胞控制 MTB 复制的能力（Amelio et al.，2019）。

此外，CCR5 在这些细胞表面的表达可能具有一定的作用。CCR5 是一种疾病位点归巢受体，是 HIV 病毒进入细胞最常见的辅助受体。有研究表明，在 MTB 感染的 HIV 阴性个体中 CD4 记忆性 T 淋巴细胞和 HIV 阳性个体的相同细胞共同表达 CCR5（是 CD4 记忆性 T 淋巴细胞总数的两倍），这意味通过 CCR5 受体 MTB 特异性 CD4 T 淋巴细胞可能对 HIV-1 感染特别敏感，从而影响结核病进程（Kalsdorf et al.，2013）。

卡介苗诱导的 Th17 细胞通过 IFN-γ 细胞因子作用或者上调肺部 Th1 细胞因子表达，达到控制 MTB 感染而对机体起部分保护的作用（Wozniak et al.，2010；Khade et al.，2007）。然而，Th17 细胞也可以加剧炎症反应，促进致病性中性粒细胞聚集，使 TB 加速恶化（Cruz et al.，2010；Nandi and Behar，2011）。

此外，调节性 CD4 T 细胞（regulatory CD4 T cell，Treg）具有免疫抑制作用，其作用与活动性肺结核有关。在急性感染期间，它们可以延缓适应性应答的发生（Shafiani et al.，2013）。

而在慢性感染控制 TB 过程中，Treg 的主要作用是防止炎症介导的组织损伤（McBride et al.，2013）。因此，结核分枝杆菌感染的控制很可能依赖于严格的免疫反应平衡。任何对抗炎症的调节免疫反应平衡紊乱都会影响 MTB 感染的控制。

（2）CD8 T 淋巴细胞免疫

与 CD4 T 淋巴细胞一样，CD8 T 淋巴细胞也能产生 IL-2、IFN-γ 和 TNF-α，这些细胞因子在协调抗 MTB 的免疫反应中起着重要作用（Silva et al.，2014）。此外，MTB 特异性 CD8 T 淋巴细胞可以表达穿透细胞膜蛋白和/或颗粒溶素，优先杀灭 MTB 感染严重的巨噬细胞。然而，合并 HIV 感染时，不管体外研究还是临床研究，发现结核特异性 CD4 T 淋巴细胞和 CD8 T 淋巴细胞功能均下降，其分泌 IL-2、IFN-γ 和 TNF-α 水平明显下降，导致全身细胞免疫功能受损明显，机体免疫系统处于无反应状态（Chetty et al.，2015），加之 CD8 记忆性 T 细胞增多，分泌肺内颗粒酶 B 水平上调，从而可以保护巨噬细胞内 MTB 不被破坏，这与结核潜伏感染及疾病进展密切相关（Woodworth and Behar，2006；Foreman et al., 2016)。

（3）CD4/CD8 T 淋巴细胞在 TB-IRIS 中的免疫机制

在抗结核治疗和高效 ART 过程中，TB-IRIS 是 TB/HIV 双重感染患者最重要和最常见的早期合并症，在单纯 TB 患者中不会出现 TB-IRIS。其中低 CD4 T 淋巴细胞计数在 ART 启动前（50～100 个细胞/μL），提高 CD4 T 淋巴细胞水平是导致 IRIS 发生的最重要的危险因素之一，其次是在 ART 开始后不久就开始 TB 治疗。普遍研究认为促炎细胞因子和抗炎细胞因子的增加，细胞免疫平衡状态的破坏，出现过度性的炎症反应，可导致 TB-IRIS 发生。

早期 Th1/Th2 调节理论认为 TB-IRIS 的发生可能是 Th1 免疫恢复和/或 Th1/Th2 免疫调节失衡的结果。因为 TB-IRIS 发生时发现更多的结核分枝杆菌特异性 IFN-γ 及其他细胞因子/趋化因子 IL-1β、IL-2、IL-6、IL-10、IL-12、干扰素-γ 诱导蛋白-10（interferon gamma inducible protein-10，IP-10）、单核细胞趋化蛋白-1（monocyte chemotactic protein 1，MCP-1）、RANTES、TNF-α 的分泌。随后，许多研究证实了在 TB-IRIS 中炎症反应伴随促炎细胞因子与趋化因子水平的升高（Lai et al.，2016）。特别是 IL-6，作为发生 TB-IRIS 的重要指标。ART 前血清 IL-6 浓度升高与 TB-IRIS 发生和早期死亡率有关。

但后期研究发现在未发生 TB-IRIS 患者中也出现了 Th1 细胞增加，PPD 特异性 IFN-γ 在 TB-IRIS 和未发生 TB-IRIS 患者中表达水平无显著性差异，这提示在 Th1/Th2 免疫网络调节之外，还存在其他 CD4 T 淋巴细胞亚群或分子通过干预免疫调节平衡，在 TB-IRIS 发生中起着重要甚至主导作用。有研究发现，CD4[+]CD25[+] FoxP3[+] Treg/Th17 免疫平衡可能与 TB-IRIS 有相关性（Zhou et al.，2014）。此外，NK 细胞、iNKT 细胞和其他 CTL 参与了 TB-IRIS 病理过程（Pean et al.，2012）。炎性物质激活是发生 TB-IRIS 的病理基础（Marais et al.，2017），但 TB-IRIS 的免疫病理机制目前仍然不完全明确。

（二）HIV/MTB 双重感染结核病的临床免疫特点及转归

1. HIV/MTB 双重感染的临床免疫特点

（1）结核潜伏感染持续存在和激活，发生活动性结核病的概率明显增大

在高 TB 负担的环境中，HIV-1 诱导的免疫抑制对 ATB 发生风险的影响是显著的。在南非开普敦同一诊所（在广泛提供抗逆转录病毒疗法之前）对 1085 名未经治疗的艾滋病病毒感染者进行了平均 13.2 个月的随访，共发现 82 例结核分枝杆菌感染者。用 CD4 计数分析，CD4<200/mm^3 者（17.5/100 人·年）的发病率是 CD4>350/mm^3 者（3.6/100 人·年）的 4.9 倍（Badri et al.，2002）。在 HIV 血清转化后不久，ATB 发生的风险就会增加。1989～1997 年，Sonnenberg 等（2005）对

23 874 名南非金矿矿工进行了一项研究，期间进行艾滋病病毒血清转换。此项研究共报告了 2737 和 747 例 TB 病例，在血清转阴后的第一年，TB 发生的风险增加了一倍，然后逐渐增加。这表明，在高传播地区，HIV 潜在感染的重新激活可能是早期 HIV-1 感染中发生 TB 的一个重要因素，但在进展期 HIV-1 感染中，TB 更多地反映近期（再）感染后疾病的快速发展。

CD8 T 淋巴细胞在人体抗 MTB 合并许多病原体感染的免疫应答中起着重要作用，尤其是 HIV 等慢性病毒感染，并且依赖于 CD4 T 细胞作用（Descours et al.，2012）。CD8 T 淋巴细胞在动物模型中由于细胞毒性 T 淋巴细胞消耗，HIV 感染可能损害了 MTB 特异性 CD8 T 淋巴细胞脱颗粒和增殖（Kalokhe et al.，2015），其 MTB 载量较高。这些研究表明 CD8 T 细胞在控制慢性感染中起到重要作用。更重要的是，在人体模型中发现 HIV 感染对 CD8 效应记忆性 T 淋巴细胞产生影响，CD8 效应记忆性 T 淋巴细胞产生的 TNF-α 细胞因子减少，这可能有助于增加患者对 TB 治疗的易感性（Bruns et al.，2009；Miller and Ernst，2009）。

由于 HIV 感染，宿主中主要的免疫细胞的免疫功能遭到破坏。HIV 感染影响巨噬细胞、中性粒细胞、DC 及大量细胞因子（TNF、IL-27、IL-6、IL-10 等）的功能也是结核分枝杆菌感染易感性和 MTB 潜伏存在的重要发病原因（Etna et al.，2014）。

（2）结核肉芽肿特点

肺结核最典型的病理改变是结核肉芽肿，肉芽肿内局限包裹结核分枝杆菌，防止结核分枝杆菌扩散。肉芽肿的结构主要由上皮样细胞（由巨噬细胞吞噬 MTB 后体积变大而形成）、淋巴细胞、朗格汉斯细胞（大量上皮细胞融合形成多核巨细胞而成为朗汉斯巨细胞）、成纤维细胞组成。结核肉芽肿形成是对 MTB 的有效细胞免疫反应，同时是对 MTB 复制的控制。

从 HIV 感染患者感染结核后大约 4 周开始，动物和人类都会产生结核分枝杆菌特异性的、细胞介导的免疫应答（Marais et al.，2004）。这表现为结核菌素皮肤试验（TST）反应性或 IGRA 阳性测试结果。嗜中性粒细胞在感染部位数量迅速减少，CD4 T 淋巴细胞通过释放 IFN-γ 和其他细胞因子来激活巨噬细胞，从而促进对细菌的控制。在这段时间里，一个越来越有组织的肉芽肿形成，它的结构以含有结核分枝杆菌的巨噬细胞被淋巴细胞包围，形成一个干酪中心（Dannenberg et al.，1989）为特点。当这种结构成熟时，巨噬细胞演化成多核巨噬细胞、上皮样细胞和泡沫巨噬细胞。与此同时，细菌数量开始下降。报告显示（Lin et al.，2014），在感染后 11 周，猕猴模型显示中位肉芽肿集落形成单位降低了 15 倍。与 4 周相比，有一部分肉芽肿在这一阶段已经不育。除了 TST 阳性，这一阶段在人类中也表现为很大程度的无症状，尽管它偶尔也会引起过敏现象，如结节性红斑或短暂性发热。在 HIV-1 感染的早期阶段，当 CD4 计数相对保持较高水平时，肉芽肿结构被广泛维持。

随着 HIV-1 感染进展和 CD4 T 淋巴细胞数量进行性下降,肉芽肿结构发生改变。HIV 感染抑制巨噬细胞吞噬,结核特异性的干扰素耗竭,巨噬细胞产生 MMP-1 减少等均可能会造成慢性炎症、结核肉芽肿的结构破坏、肉芽肿内的结核分枝杆菌释放、感染扩散。相比 HIV 阴性 MTB 感染者,HIV/MTB 双重感染者体内 IFN-γ 的 Th1 细胞免疫反应、巨噬细胞吞噬功能均明显降低,影响结核肉芽肿的形成,加快了结核分枝杆菌感染的扩散。此外,MTB 还通过蛋白酪氨酸磷酸酶(protein tyrosine phosphatase,PtpA)去磷酸化,干扰三磷酸水解酵素(vacuolar-H^+-ATPase,V-ATPase),导致巨噬细胞与溶酶体结合能力和传递抗菌分子的活性均有所下降(Wong et al.,2011),影响机体保护性因子,导致结核感染进展。在晚期艾滋病感染 MTB 时,结核肉芽肿结构改变,除了大量增加的 MTB,中性粒细胞的坏死也增加。TST 在晚期 HIV 感染 TB 时出现不应答。结核疾病进展的风险随着免疫抑制的进展而增高,而 TB 的临床表现也会受到影响。当 CD4 计数下降到 350 个细胞/μL 以下时,肺部表现变得不典型,腔隙性疾病较少见,双侧中下肺区域浸润更常见,肺外结核感染常见,化脓性和播散性肺结核是罕见的。当 CD4 计数低于 100 个细胞/μL 时,这些临床改变情况会更加明显。

(3)结核免疫重建综合征

全球 TB-IRIS 发生率在 TB/HIV 双重感染患者中达 11.0%～68.8%(Zhou et al.,2014)。TB-IRIS 最常发生在 ART 后 2 周至 3 个月不等,临床表现多为发热、咳嗽、咯痰、肺部原发病灶扩大、淋巴结肿大等症状与体征,全身中毒症状不明显,对患者精神、食欲影响较小;实验室检查可见乳酸脱氢酶升高、CD4 T 淋巴细胞数量上升、HIV RNA 载量下降。这些均可支持 TB-IRIS 的诊断。临床 TB-IRIS 有两种类型:自相矛盾型 TB-IRIS 和暴露型 TB-IRIS(Gao et al.,2013)。

1)自相矛盾型 TB-IRIS

概念:自相矛盾型 TB-IRIS 发生在抗结核治疗之后开始 ART 的时候,发生率在 48%～54%,死亡率为 2%,一般持续 2～3 个月。在抗结核治疗时患者临床症状改善,但在 ART 开始后 1～4 周,患者出现新的症状或原来的症状加重,胸部影像学检查阴影扩大。

典型临床表现:反复高热,出现新的淋巴结肿大或原来的淋巴结增大,出现新的肺部浸润病灶或原来的肺部病灶扩大。此外,如果患者诊断为播散性结核,发生肝脏 TB-IRIS 也是常见的。肝脏 TB-IRIS 表现为恶心、呕吐、转氨酶异常、黄疸、肝肿大等,病理穿刺检查发现肝脏 TB-IRIS 为肉芽肿样炎性改变。肝脏 TB-IRIS 在临床上很难与结核药物所致药物性肝炎区分开来。

发生的高危因素:低 CD4 T 淋巴细胞计数,尤其 CD4 T 淋巴细胞计数<100 个细胞/mm^3,高 HIV RNA 定量,播散性 TB 或肺外结核,以及抗结核治疗和 ART

间隔时间过短。

诊断：TB/HIV 感染患者临床上在 ART 之前抗结核治疗有效，临床症状改善；在 ART 之后患者临床症状恶化，炎症反应明显；伴随 CD4 T 淋巴细胞计数升高，HIV RNA 拷贝数下降；同时排除其他可能引起患者临床症状恶化的原因。

治疗：对于轻度的 TB-IRIS，可以给予解热镇痛药物，改善和减轻临床症状，有利于病情恢复。对于严重的 TB-IRIS，尤其累及中枢神经系统的 TB-IRIS，建议给激素（地塞米松或泼尼松）治疗。一般激素治疗疗程为 4 周左右，开始给泼尼松 1.5mg/(kg·d)，2 周后改 0.75mg/(kg·d)。有些患者运用激素需要减量维持，可能延长至 1 个月以后。在运用激素治疗时需要注意排除患者存在卡波西肉瘤或其他严重感染的情况。

预后：一般自相矛盾型 TB-IRIS 致死的情况很少，但如果出现脑或脑膜结核病，结核性心包炎导致心包填塞，肺结核病灶增多导致呼吸衰竭等严重临床症状，容易危及患者生命。

2）暴露型 TB-IRIS

由于患者结核病方面临床表现轻，而没有发现结核病，因此先开始 ART。在 ART 最早几周时出现炎症表现，类似细菌感染肺炎表现，即高热、呼吸窘迫、脓毒血症、肺部实变影。暴露型 TB-IRIS 也可以呈进行性局灶性炎性表现，如脓肿或淋巴结炎。暴露型 TB-IRIS 的治疗建议在 ART 基础上加用标准抗结核方案和激素。

（4）肺外结核病的发生

MTB 感染豚鼠后的 14~18 天，未成熟的 DC 细胞和其他 APC 将 MTB 通过淋巴管转移到局部淋巴结，结核分枝杆菌可从支气管淋巴结中培养出来。在这个阶段 MTB 可扩散到血液，也可能是从淋巴管进一步传播到肺外的部位。从感染后大约 4 周开始，动物和人类都会产生结核分枝杆菌特异性的、细胞介导的免疫应答。随着免疫抑制减弱，CD8 T 淋巴细胞比例增加。这似乎随后会影响巨噬细胞的活化和分化，在巨噬细胞肉芽肿内出现的巨细胞和上皮样细胞较少（Diedrich et al.，2016a），在晚期 HIV（CD4<100 个细胞/μL）中，肉芽肿的整体结构被破坏，中性粒细胞浸润增加，坏死增加，可见结核分枝杆菌数量显著增加（Diedrich et al.，2016b），如果超过限制病菌的能力范围，则进一步影响次级肉芽肿。如果遏制不成功，HIV 感染则向其他肺外组织浸润和扩散（Esmail et al.，2016）。

2. HIV/MTB 双重感染的临床转归及特点

ATB 的临床表现与免疫机能损害程度密切相关。在 HIV/艾滋病（acquired immunodeficiency syndrome，AIDS）感染者 CD4 计数>200 个细胞/μL 中，HIV/AIDS 相关的 TB 一般与非 HIV 感染者的 TB 相似。大多数患者的疾病仅限于肺部，常见的胸部影像学表现为上叶浸润或无空洞。

在 CD4 计数<200 个细胞/μL 的患者中，肺结核的胸部影像学表现无明显特点，肺部浸润病灶不光局限在上叶，其他肺叶也可以出现，肺部空洞较少见。有呼吸道症状，痰菌培养阳性，但胸片影像学正常的病例也并不少见。

因此，HIV/AIDS 感染合并 TB 患者在肺部临床表现、肺外临床表现、胸部影像学、结核耐药等方面仍具有独特性，具体如下。

（1）临床症状呈非特异性

非 HIV 感染 TB 患者临床常见低热、咳嗽、咯痰、盗汗、潮热等结核中毒症状。而 HIV/AIDS 感染合并 TB 的患者多免疫力低下，常并发有其他细菌、真菌、病毒等的混合感染，导致临床表现缺失特异性；既可以表现为反复高热、严重的咳嗽咯痰、体重明显下降等全身症状；也可以表现为单一和/或轻微症状，如间断发热或低热、恶心呕吐、乏力、纳差、腹泻、体重下降、咳嗽和/或全身淋巴结肿大等轻微症状，甚至不表现任何临床症状，仅常规肺部 CT 扫描检查发现可疑的 TB 影像学表现。因此，临床诊断 HIV/MTB 双重感染比较困难，往往需要借助 TB 免疫学及支气管镜相关检查等多种综合检测手段，同时还需要仔细与深部真菌感染、AIDS 消耗综合征、非 MTB 感染、巨细胞病毒感染或其他机会性感染疾病相鉴别。尤其在我国南方沿海地区，CD4 T 淋巴细胞计数<50 个细胞/μL 时，非 MTB、深部真菌感染更常见，诊断更加困难，应予以重视。

（2）肺外结核多见

非 HIV 感染 TB 患者多以肺结核常见，而 HIV 感染并发 TB 患者常存在肺外结核，尤其是当 CD4 T 淋巴细胞计数<200 个细胞/μL 时，其并发肺外结核的风险明显升高。随着免疫机能丧失程度的提高，肺外或播散性 TB（如淋巴结炎、泌尿生殖道结核、骨结核、结核性胸膜炎、结核性心包炎和结核性脑膜炎）无论是否有肺部病灶，都较为常见。肺外结核患者的临床表现与未感染艾滋病病毒的人并不相同，所以患者在涉及体内任何部位的疾病发病过程中必须加以考虑 TB 的可能，尤其是那些存在中枢神经系统或脑膜症状的情况，因为尽早诊断 TB，及时抗结核治疗，对改善预后至关重要。在细胞免疫明显受损的 TB 患者中，TB 临床表现为一种严重的系统性疾病，出现高热、快速进展和脓毒症综合征等症状。在 ART 开始后，免疫重建可以暴露出亚临床结核病，出现结核感染部位明显的炎症反应。

3. 在 HIV 感染患者中结核病检测的特点

（1）结核菌素皮肤试验

结核菌素皮肤试验（tuberculin skin test，TST 试验）皮试硬化结节横径大于 5mm 或以上，提示有潜伏结核感染或活动性结核病的风险，应进一步排除 TB 的可能，但 TST 试验在免疫缺陷人群中的敏感性较低，阳性率仅为 15%～40%，出现较高的假阴性（Kaplan et al.，2009）。因此，对 HIV 感染免疫抑制严重者，TST 试验阴性，不能排除结核分枝杆菌感染；TST 试验阳性，是结核分枝杆菌感染的有利依据，应该密切进一步排除存在活动性 TB 的可能。

（2）痰涂片抗酸染色

一般 ATB 患者的痰涂片阳性率在 30%～60%，而 HIV 感染并发 TB 患者由于机体免疫抑制严重，肺外结核常见，致痰涂片阳性率下降，而且当 CD4 T 淋巴细胞计数<50 个细胞/μL 时，约 50%的痰涂片阳性菌经菌种鉴定为非结核分枝杆菌（non-tuberculosis mycobacteria，NTM）（Date and Modi，2015）。因此，临床需要多次留取标本和留取不同类型标本进行检测，尽可能减少临床漏诊；同时需做结核分枝杆菌培养及药物敏感试验（drug susceptibility testing，DST）、菌种鉴定，以区分是 MTB 还是 NTM 感染。

（3）体外干扰素-γ 释放试验

IGRA 是一种检测 MTB 感染的敏感度和特异度均较高的方法，在肺结核诊断中的敏感度和特异度均较高，有助于 TB 的早期和快速诊断。相对于 TST（56%～95%）而言，IGRA 的敏感性受免疫缺陷的影响要小，IGRA（92%～97%）具有更高的特异性。IGRA 检测阳性者未来进展为 ATB 的风险高于 TST 检测阳性者。但在 HIV 与 MTB 双重感染中，IGRA 的检测效率随 CD4 T 淋巴细胞数量不同而有差异（Cai et al.，2014）。当 CD4 T 淋巴细胞计数≥100 个细胞/μL 时，IGRA 检测敏感度和特异度的结果与单一 TB 患者相似；当在 CD4 T 淋巴细胞计数<100 个细胞/μL 时，IGRA 检测的敏感度和特异度随着 CD4 T 淋巴细胞计数的减少而降低。尤其当 CD4 T 淋巴细胞计数<50 个细胞/μL 时，IGRA 阳性结果具有 TB 诊断意义，但 IGRA 阴性结果不具有排除 TB 的诊断意义。

（4）Gene Xpert MTB/RIF 检测技术

Gene Xpert MTB/RIF 检测技术的特异性达 96%～99%，其敏感性达 89%，但在不同排菌状态的患者及不同的标本中存在差异，在涂片阳性的患者中，其敏感性高达 98%，在涂片阴性的患者中，其敏感性达 67%（Steingart et al.，2014）。在 HIV 感染患者中，Gene Xpert MTB/RIF 技术总体敏感性为 79%，低于普通 TB 人群，且在 HIV 感染的不同时期及不同部位的标本之间存在较大差异，有报道表明在胸积液中的敏感性为 28.7%（Lusiba et al.，2014）。在菌阴的 HIV/MTB 患者的痰液标本中其敏感性仅为 58.3%（Hermans et al.，2017）。第二代 Gene Xpert MTB/RIF 术 Gene Xpert MTB/RIF Ultra 检测 MTB *rpoB* 基因片段的阈值浓度为 10 CFU/mL，而 Gene Xpert MTB/RIF 阈值浓度为 100～200 CFU/mL，两者相差 10～20 倍。另外，Gene Xpert MTB/RIF Ultra 还可以检测 MTB *IS1081* 和 *IS6110* 两个基因片段，因而提高了 MTB 检测阳性率。在结核分枝杆菌培养阳性的 HIV/MTB 双重感染患者中 Gene Xpert MTB/RIF Ultra 敏感性高达 90%，而 Gene Xpert

MTB/RIF 敏感性仅为 77%（Dorman et al.，2018）在 HIV/MTB 双重感染者中，不同标本的 Gene Xpert MTB/RIF Ultra 检测阳性率不同，脑脊液敏感性 77%～90%，淋巴组织阳性敏感性高达 94.1%，痰涂片阴性敏感性 63%，无菌穿刺液敏感性 93.7%，呼吸吸出物标本敏感性仅 64%。

（5）尿脂阿拉伯甘露聚糖

脂阿拉伯甘露聚糖（lipoarabinomannan，LAM）是结核分枝杆菌细胞壁的主要成分的脂多糖，通过新陈代谢降解，由肾脏滤过，从尿液排泄出来。LAM 检测通过 ELISA 方法完成。该试验特点：低敏感性（28%～34%）、高特异性（90%～95%）。虽然尿脂阿拉伯甘露聚糖试验诊断效果受到低灵敏度的限制，但它的优点是检测结果出来快，1h 就有结果，而且尿液取材方便，在门诊即可开展。尿脂阿拉伯甘露聚糖试验的最佳表现为 HIV 感染患者低 CD4 T 淋巴细胞计数（<100 个细胞/μL），其灵敏度为 37%～56%，特异性高达 95%（Drain et al.，2015）。此外，该试验与其他诊断策略联合，如 Gene Xpert MTB/RIF 或痰结核分枝杆菌涂片，可以改善诊断效果，提高检测结核病的敏感性（Shah et al.，2014）。

（6）结核病灶组织病理改变

由于 CD4 T 淋巴细胞免疫力的不同，HIV 感染并发 TB 的患者肺部病理改变并不一致。患者在 HIV 感染早期，病理改变为典型的结核性肉芽肿，含有较多的上皮细胞、朗汉斯巨细胞和 CD4 T 淋巴细胞，病灶中 MTB 数量较少；在 HIV 感染晚期（AIDS 期），由于机体重度免疫抑制，多表现为粟粒性肺结核或无反应性结核病，病灶表现为炎性肉芽肿改变，缺乏上皮细胞与朗汉斯巨细胞，干酪样坏死较少见，CD4 T 淋巴细胞也极少见。

（7）胸部影像学特点

HIV 感染早期的肺结核患者，其影像学表现与未感染 HIV 的肺结核患者差异不大，结核病灶多位于肺上叶尖后段、下叶背段，可呈双侧浸润，可有空洞形成、肺部纤维化和萎陷。当 HIV 感染使机体免疫功能受到抑制时，尤其 CD4 T 淋巴细胞计数<200 个细胞/μL 时，X 线片或 CT 扫描表现呈不典型性改变，多见于中下部病变，可为结节状、磨玻璃状、斑片絮片状、粟粒状、纤维条索状、团块肿块状，以及胸膜肥厚、胸腔积液、淋巴结增大等征象，可单一出现或复合出现。胸腔积液、纵隔淋巴结肿大较多见，而空洞、粟粒状改变较少见，往往很难与肺部真菌感染、肺癌的影像学表现相鉴别。

（三）HIV/AIDS 合并结核病的诊断

1. HIV/AIDS 合并结核病的诊断注意事项

1）HIV/AIDS 合并 TB 的诊断需要结合临床表现、辅助检查及影像学检查结果进行综合判断，尤其要注意 HIV 感染者 TB 的临床表现及诊断有其自身特殊性，不能将用于普通人群 TB 的常见诊断方法简单地套用在艾滋病合并 TB 的诊断中。

2）在进行诊断时，应注意患者的免疫功能状态，因为免疫缺陷程度对患者的临床表现及诊断方法的敏感性与特异性等方面均存在一定影响，但是，HIV 感染者无论 CD4 T 淋巴细胞计数的高低都可出现 TB。

3）病原检测和病理学检查仍是目前确诊 TB 的主要依据。病原学检查方法主要有涂片、培养和核酸检测。涂片和培养是临床诊断 TB 的基本方法，也是目前 TB 确诊的主要方法；核酸检测主要分为 DNA 检测和 RNA 检测两大类，核酸检测有助于快速诊断，其敏感性高于痰涂片，建议对疑似 TB 患者至少进行一次相关临床标本的 MTB 核酸检测。目前 WHO 推荐将 Gene Xpert MTB/RIF 用作 HIV 感染者 TB 分子诊断的主要检测技术。HIV 感染者 TB 病理学改变与其免疫状态有关，随着免疫抑制程度的加重，典型结核性肉芽肿可表现为形成不良甚至完全缺乏。

2. HIV/AIDS 合并 TB 的诊断主要推荐意见

1）所有 HIV 感染者均应常规进行 TB 筛查，常规的筛查项目包括痰涂片和痰培养，以及胸部 X 线或 CT 检查。胸部影像学检查应包含在任何疑似 TB 的筛查中，但胸部 X 线或 CT 正常的患者不能完全排除肺结核可能，对于疑似患者还需要进行痰涂片和痰培养及痰核酸检测。

2）对于具有 TB 相关临床表现的患者，针对可能的 TB 发生部位，如中枢神经系统、肺部及腹腔等进行筛查。由于肺结核最为常见，因此，肺结核筛查应该包含在任何部位 TB 的筛查中。推荐尽可能留取标本，尤其注意留取粪便、尿液、脑脊液、穿刺液、淋巴结、病变组织，进行抗酸染色涂片和 MTB 培养，以及组织病理学检查来明确诊断，减少诊断性抗结核治疗的概率。

3）对于肺结核的诊断非空洞性病变时，痰涂片阴性或无痰的肺结核较为多见。HIV 感染者、TB 密切接触者和 2 年内 TB 治疗史的人均属于高危人群，需要系统结核病检测，如痰 Xpert/Xpert Ultra 和痰培养。对于无痰的肺结核病人，可以其他标本替代，如肺泡灌洗液、大便等。

4）对所有新确诊的 TB 患者，推荐常规检测 MTB 对一线抗结核药物的敏感性，对治疗后 4 个月培养仍为阳性或一度转阴后再次转阳的患者，推荐再次进行一线抗结核药物的敏感性检测。若 MTB 对一线抗结核药物耐药，推荐检测 MTB 对二线抗结核药物的敏感性。曾接受过抗结核治疗或暴露于 DR-TB 的患者，推荐进行 MTB 耐药检测（Horsburgh et al., 2015）。

总之，HIV/MTB 双重感染的流行仍广泛，形势依然严峻，加之在 HIV/MTB 双重感染患者中免疫影响及临床表现与实验室检查、影像学特点，直接或间接影响 TB 的诊断及治疗，所以对 HIV/MTB 双重感染的免疫机制及疾病转归的特殊性应该了解及熟知，提高 HIV/MTB 双重感染的诊断能力，有利于 HIV/MTB 双重感染疾病的诊治，改善预后，降低其发病率及死亡率。

（周　泱　邓国防）

五、合并肿瘤患者的免疫功能和转归

（一）流行病学

恶性肿瘤和 TB 是主要的公共卫生问题。据估计，2018 年全球恶性肿瘤相关死亡人数为 960 万，结核病相关死亡人数为 150 万，这两种疾病在全球范围内死亡人数极高，分别列为全球第六大及第十大死亡原因（WHO，2018a，2018b）。人们对恶性肿瘤和 TB 之间的关系知之甚少。TB 合并肿瘤存在三种现象：肺结核患病前患肿瘤、肺结核治愈后患肿瘤、两种疾病同时发生。我国作为全球新发 TB 病例数第二的国家，也是一个肿瘤大国，既需要加强 TB 防控工作及肿瘤的筛查和治疗，也需要重视合并肿瘤的 TB 患者这类特殊人群的疾病免疫功能和转归情况。

在患 TB 的基础上合并肿瘤的研究中，合并肺癌的研究最多。结核病是肺癌发病的危险因素，这一观点已被广泛研究。但由于吸烟和合并症等混杂因素，其结论各不相同。2009 年对 37 项病例对照研究与 4 项队列研究进行了荟萃分析（共有 19 143 例实验组和 118 191 例对照组），其中 20 项来自中国大陆，4 项来自台湾，报告显示肺癌与之前的结核病史相关（RR：1.74；95%CI：1.48～2.03）。有研究表明，结核病史与腺癌显著相关（RR：1.60；95%CI：1.24～2.05），但与鳞癌和小细胞肺癌没有显著相关性。如果将国家划分为"西方国家"（美国、加拿大、德国、捷克、墨西哥）和"非西方国家"（中国、新加坡、韩国），当来自"西方国家"的数据汇集时，我们观察到结核病史是肺癌的边界性风险因素（RR：1.31；95%CI：1～1.86），当研究仅限于来自"非西方国家"时，肺癌的风险显著增加（RR：1.83；95%CI：1.28～2.61）。这种增加的肺癌风险可以在 TB 诊断后持续 20 多年（Liang et al.，2009）。2012 年对国际肺癌联合会 17 项研究进行了分析，研究大都集中在高加索人群（北美 11 项研究、欧洲 5 项研究），共有 24 607 例病例和 81 829 例对照。既往诊断 TB 与肺癌的总体风险增加相关（RR：1.48；95%CI：1.17～1.87），在对其他的既往肺部疾病进行校正后，TB 仍然与肺癌的总体风险显著相关（RR：1.31；95%CI：1.03～1.56）（Brenner et al.，2012）。2014 年，SYNERGY 项目汇集了在欧洲和加拿大进行的 7 项病例对照研究，包括 12 739 名病例受试者和 14 945 名对照受试者，收集其既往呼吸系统疾病信息，在综合分析后，并未发现既往患 TB 是 TB 发病率低的人群发生肺癌的危险因素（Denholm et al.，2014）。虽然 TB 与肺癌两种疾病的病因关系尚不清楚，但整体上基于人群的研究仍然提示 TB 会增加肺癌风险。

TB 除了是肺癌的危险因素，也与其他一些肿瘤的发病率相关。台湾地区进行了一项随访 28 866 人的研究，530 例结核病患者发生恶性肿瘤，而普通人群为 256 例，所有新发 TB 患者恶性肿瘤的标准化发病率（standardized incidence ratio，SIR）高于一般人群（SIR：2.07；95% CI：1.90～2.26），包括头颈癌、消化道癌、肺癌、皮肤癌、膀胱癌和血液癌。在排除肺部恶性肿瘤后，发现 TB 患者发生非肺部恶性肿瘤的风险同样高于一般人群（SIR：1.71；95% CI：1.54～1.90）。进一步对性别进行亚组分析，发现对于男性患者，在诊断为结核病后 1 年内，头颈癌、食管癌、结直肠癌、肝癌、肺癌和霍奇金病 SIR 升高，肝癌、胆管癌及肺癌的 SIR 在肺结核诊断后 1～5 年内发病风险增加，而膀胱癌的风险要在 5 年后才增高。对于女性患者，白血病、食管癌和肺癌的 SIR 在诊断为 TB 一年内增加，只有白血病发病风险会持续到 5 年以上（Kuo et al.，2013）。立陶宛是欧洲 TB 负担最重的国家之一，进行了一项包含 21 986 名 TB 患者的队列研究来探讨 TB 与非肺癌风险之间的关系，在随访期间（1998～2012 年）诊断了 1583 例恶性肿瘤，男性患者中所有癌症的综合 SIR 为 1.89（95%CI：1.79～2.00），女性为 1.34（95%CI：1.19～1.50）。在结核病确诊后的第 1 年内，癌症风险增加了 3 倍；在随后的几年里，风险有所降低，但在≥5 年内仍然显著升高。TB 患者的口咽癌、食道癌、胃癌、喉癌、宫颈癌和白血病的患病风险长期存在（Everatt et al.，2017）。

既往患 TB 会增加恶性肿瘤发病风险，同时也有研究表明上呼吸道癌（口腔癌、鼻咽癌、食管癌和肺癌）与血液恶性肿瘤患者更易患结核病。Dobler 等（2017）对 13 项研究进行了荟萃分析，纳入 921 464 名癌症患者，成年癌症患者 TB 的发病率比（incidence rate ratio，IRR）为 2.61（95%CI：2.12～3.22），在血液肿瘤患者中 IRR 为 3.53（95%CI：1.63～7.64）；在实体肿瘤患者中 IRR 为 2.25（95%CI：1.96～2.58），其中在肺癌患者中 TB 的 IRR 为 6.14（95%CI：1.97～19.20）。患血液系统恶性肿瘤或实体癌的儿童患 TB 的风险最高（IRR：16.82；95%CI：8.81～32.12）。另一项丹麦的研究纳入 290 944 名癌症患者和 871 147 名匹配的对照组成员，校正合并症后，癌症患者的 TB 校正危险比（adjusted hazard ratio，aHR）为 2.48（95%CI：1.99～3.10）。肺结核发病率较高的恶性肿瘤依次为：上呼吸道癌（aHR：8.12；95%CI：4.33～15.22）、烟草相关癌症（aHR：5.01；95%CI：3.37～7.44）和血液肿瘤（aHR：4.88；95%CI：2.27～10.48），肿瘤诊断后 1 年内肺结核发病率高，肿瘤患者接受细胞抑制剂或放疗后患 TB 的风险增加 6.78 倍。经过 5 年的随访，肺结核的总 aHR 为 2.66（95%CI：1.22～5.81）（Simonsen et al.，2017）。

（二）结核病合并肿瘤患者的免疫功能

肺癌和结核病都是以细胞免疫为主，T 细胞衰竭或功能障碍被认为是导致 T 细胞对肿瘤或病原体免疫反应受损的关键机制。衰竭的 T 细胞最初是在慢性感染的情况下被鉴定出来的；然而，具有相似表型的 T 细胞后来在肿瘤微环境中被鉴定出来，肿瘤患者免疫状态受到抑制（Fu and Jiang，2018；Gessani and Belardelli，2019；Wherry and Kurachi，2015）。功能性 T 细胞受到抑制的表现是 IL-2 产生的损失、增殖能力的降低、细胞毒性的降低，以及促炎细胞因子的产生（Pauken and Wherry，2015）。T 细胞衰竭的一个主要特征是多个免疫检查点的表达增强，如 PD-1、CTLA-4、淋巴细胞活化基因-3（LAG-3）、T 细胞免疫球蛋白和 ITIM 结构域（TIGIT）和 T 细胞免疫球蛋白-3（TIM-3），已经证明 T 细胞功能随着免疫检查点表达的增加而降低（Blackburn et al.，2009）。免疫检查点及其配体的相互作用是复杂的，可发生在 T 细胞活化和功能发挥的不同阶段。例如，CTLA-4、LAG-3、TIM-3 和 TIGIT 主要在 T 细胞启动阶段与配体相互作用，从而限制 T 细胞活化（Anderson et al.，2016）。另外，PD-1 在活化 T 细胞时表达上调，PD-1 与 PD-L1 或 PD-L2 的连接主要发生在外周，导致活化 T 细胞在效应期受到抑制（Topalian et al.，2012）。重要的是，免疫检查点具有不同的机制和非冗余的作用，强调对 T 细胞应答的调节的复杂性。目前研究的免疫检查点包括 PD-1、PD-L1、细胞毒性 T 淋巴细胞相关抗原-4（cytotoxic T lymphocyte-associated antigen-4，CTLA-4）等。其中国内继 PD-1 单抗 Nivolumab 和 Pembrolizumab 被国家药品监督管理局批准用于相应的适应证，首个 PD-L1 单抗 Durvalumab 于 2019 年 12 月获批上市。

虽然对 MTB 适应性免疫应答的认识主要依赖于细胞介导免疫的研究，但越来越多的证据支持 B 细胞和体液免疫在预防 MTB 感染中起重要作用（Achkar et al.，2015；Chan et al.，2014；Lu et al.，2016；Maglione and Chan，2009）。在动物模型中发现 B 细胞功能和体液免疫缺陷动物的 TB 易感性显著增加（Maglione et al.，2008；Tjarnlund et al.，2006）。体液免疫可以显著地影响宿主防御病原体的功能，患者产生抗体和细胞因子，可以对 T 细胞发挥重要作用（Lund and Randall，2010）。血清学检测表明，MTB 感染可诱导多种分枝杆菌抗原的体液免疫反应，TB 血清学抗体检测可能提高 TB 的诊断水平（Fujita et al.，2005；Steingart et al.，2009）。TB 活动期患者的免疫球蛋白 G（IgG）抗体对 6 种脂类抗原的反应有显著性差异，如果合并测试，并且当 6 项测试中的任何一项为阳性时，使用总的阳性分数累积，则可以很好地区分患者和正常受试者（Fujita et al.，2005）。91.5%的住院患者在 6 项测试中出现至少一项结果阳性，93.3%的患者在第一次就诊时就检测出阳性。在抗结核治疗开始后，IgG 抗体水平显著下降，与患者的排菌量的减少平行。采用特殊脂类抗原的多重抗原 ELISA 具有高度的敏感性，且 IgG 抗体水平在疾病的不同阶段有很大的差异，因此该技术可能适用于涂阳活动性结核病的早期诊断和抗结核化疗的预后判断（Fujita et al.，2005）。Lu 等（2016）应用一种系统血清学方法来鉴别活动性结核病患者和 LTBI 患者的抗体特征，表明抗体在控制结核分枝杆菌感染中发挥作用。研究还表明，卡介苗可以诱导对各种结核分枝杆菌抗原的抗体反应，并有助于增强人体对结核分枝杆菌的天然的和细胞介导的免疫应答（de Valliere et al.，2005；Tanner et al.，2019）。在初次和强化接种后，检测到脂阿拉伯素特异性 IgG 显著增加。卡介苗诱导的抗体可以显著增强中性粒细胞和单核/巨噬细胞对结核分枝杆菌生长的抑制作用，同时还增强了结核分枝杆菌特异性 CD4$^+$ 和 CD8$^+$ 细胞的增殖与 IFN-γ 的产生，提高了 CD8$^+$ 细胞的增殖和脱颗粒率（de Valliere et al.，2005）。最近对脂阿拉伯甘露聚糖结合物的结核分枝杆菌荚膜免疫研究表明，抗体和 T 细胞反应有助于对 MTB 的保护性免疫（Prados-Rosales et al.，2017）。这些发现都为体液免疫在 TB 的防治中的作用提供了证据。

1. TB 合并肿瘤的免疫检查

目前有两种方法可用于检测 LTBI：结核菌素皮肤试验（tuberculin skin test，TST）和 IGRA，两者都是依赖于细胞免疫的测试，但这两项检测都不能准确区分 LTBI 和活动性 TB（WHO，2019）。

TST 是最早应用于 LTBI 诊断的检测方法。TST 需在皮下注射 5 个单位的纯化蛋白衍生物，结果报告为硬化结节的横径（mm）。然而，TST 的特异性相对较低，对免疫抑制个体（如 HIV 感染者、肿瘤患者）缺乏敏感性，需要去两次门诊（一次进行检测，一次阅读结果）。若未能在 48～72h 到诊所评估测试结果，则结果视为无效。系统评价和荟萃分析显示，TST 用于诊断活动性 TB 患者结核感染的敏感性为 64%（De Keyser et al.，2014）。TST 也存在一定的限制性，如卡介苗接种者及非 MTB 感染者的假阳性率高或测量误差大（Farhat et al.，2006）。

近年来，IGRA 检测得到了广泛应用。市面上有两种类型的 IGRA 检测方法：采用酶联免疫吸附斑点法的 T-SPOT（Oxford Immunotec 公司）和酶联免疫吸附试验的 QuantiFERON-TB（QFT，Cellestis 公司）试剂。与 TST 相比，IGRA 不受卡介苗（BCG）接种状况的影响，因此有助于评估 BCG 接种者的潜在 TB 感染，特别是在婴儿期或反复接种 BCG 疫苗的国家（Farhat et al.，2006）。然而，IGRA 平台的运行成本更高，需要专门的试验仪器、合格的技术人员和认可的实验室。QFT 试剂采用酶联免疫吸附法测定新鲜肝素化全血中 IFN-γ 的浓度。第一代产品 QuantiFERON-TB Gold In-tube（QFT-GIT），检测当与代表 MTB 中两种特异性蛋白质的合成肽混合物 [早期分泌抗原靶标-6（ESAT-6）和培养滤液蛋白-10（CFP-10）] 孵育时，致敏者新鲜肝素化全血中 IFN-γ 的释放情况（Mazurek et al.，2005）。系统评价和 Meta 分析结果显示，QFT-GIT 在 ATB 患者中诊断结核感染的敏感性为 80%,特异性为 79%(Sester et al.,2011)。与 TST 检测相比,QFT-GIT 检测诊断结核分枝杆菌感染的敏感性（75% vs. 64%）和特异性（71% vs. 70%）都更高(De Keyser et al.,2014)。作为新一代 QFT-GIT 的 QuantiFERON-TB Gold Plus（QFT-Plus）检测方法,具有两个结核特异性抗原管（TB1 和 TB2）,在活动性 TB 患者中诊断结核感染的敏感性为 94%,其诊断准确性高于 QFT-GIT(Qiagen,2019)。T-SPOT 检测是在分离和计数的外周血单个核细胞（PBMC）上进行的,这些细胞与 ESAT-6 和 CFP-10 分别孵育,检测产生 IFN-γ 的 T 细胞（斑点形成细胞）的数量(Mandalakas et al.,2011)。T-SPOT 检测在 ATB 患者中诊断结核分枝杆菌感染的敏感性为 81%,特异性为 59%(Sester et al.,2011)。T-SPOT 检测诊断结核分枝杆菌感染的准确性明显高于 TST（敏感性：90% vs. 64%；特异性：77% vs. 57%）(De Keyser et al.,2014)。

肿瘤患者免疫状态受到抑制,使得结核分枝杆菌的免疫检测可能也受到影响(Feng et al.,2018；Fu and Jiang,2018；Gessani and Belardelli,2019；Lee et al.,2013)。在免疫功能低下的 TB 患者（合并糖尿病、恶性肿瘤、服用免疫抑制剂即终末期肾病）中,QFT-GIT 的敏感性和特异性分别是 59% 和 61.3%,T-SPOT 的敏感性和特异性分别是 72% 和 42.3%,而 TST 的敏感性只有 41.2%,但其特异性较高（91.8%）(Jung et al.,2012)。进一步研究发现,在服用免疫抑制剂组,三种检测方法的敏感性均较低（QFT-GIT 为 11.1%,T-SPOT 为 40.0%,TST 为 25.0%）(Jung et al.,2012)。在免疫功能低下的 TB 患者中 TST 的阳性率明显低于 T-SPOT 和 QFT-GIT,在血液恶性肿瘤患者中 T-SPOT 的阳性率为 25%,QFT-GIT 的阳性率为 17%,都明显高于 TST 检测（10.5%）(Richeldi et al.,2009)。QFT-GIT 试验检测致敏者新鲜肝素化全血中 IFN-γ 的释放情况,会受到致敏者全血中淋巴细胞计数的影响,T-SPOT 检测是在分离和计数 PBMC 的基础上检测产生 IFN-γ 的 T 细胞的数量,能够有效规避由 T 细胞衰竭引起的误差。肿瘤患者有 T 细胞衰竭或功能障碍,两种 IGRA 检测方法在肿瘤患者中的敏感性和特异性存在差异,总的来说 T-SPOT 检测在肿瘤患者中显示出更高的敏感性。相比于 TST 检测,T-SPOT 检测更适用于血液恶性肿瘤患者和造血干细胞移植受者的结核感染筛查(Qin et al.,2013；Richeldi et al.,2009)。国内一项研究发现,T-SPOT 检测在肺癌合并肺结核患者中的阳性率为 88.9%,而在单纯肺癌患者中阳性率为 23.8%,提示 T-SPOT 检测对肺癌合并肺结核患者具有较高的诊断价值(Feng et al.,2018)。众所周知,TST 检测易受到导致细胞介导免疫功能受损的条件的影响,肿瘤患者细胞免疫受到抑制,TST 检测容易出现假阴性结果(Kim et al.,2009；Lee et al.,2013)。而 T-SPOT 检测在免疫抑制患者中结果更稳定,更不容易产生假阴性结果(Kim et al.,2009；Lee et al.,2013)。综上,在肿瘤患者中 TST 及 IGRA 检测的诊断准确性都有所下降,但 IGRA 的敏感性高于 TST 检测,推荐在肿瘤患者中使用 IGRA（尤其是 T-SPOT 检测）进行结核分枝杆菌感染的检测。

2. TB 合并肿瘤的免疫治疗

（1）肿瘤免疫治疗

目前临床中研究最广泛的免疫检查点是 PD-1（又称 CD279）及其配体 PD-L1、PD-L2。PD-1/PD-L1 是在抗原刺激后 T 细胞表面表达的共抑制受体之一（Ishida et al.，1992）。PD-1 与两种配体 PD-L1（CD274）和 PD-L2（CD273）相互作用。PD-L2 在巨噬细胞、树突状细胞和肥大细胞上表达。PD-L1 可在造血细胞（包括 T 细胞、B 细胞、巨噬细胞、树突状细胞和肥大细胞）及非造血健康组织细胞（包括血管内皮细胞、角质形成细胞、胰岛细胞、星形胶质细胞、胎盘合胞体滋养层细胞、角膜上皮和内皮细胞）上表达。PD-L1 和 PD-L2 均可由肿瘤细胞与肿瘤基质表达。PD-L2 在这些肿瘤部位的参与可能有助于 PD-1 介导的 T 细胞抑制（Yearley et al.，2017）。PD-L1 与 PD-1 的结合以多种方式改变 T 细胞的活性，抑制 T 细胞增殖、存活、细胞因子产生和其他效应功能。

PD-1/PD-L1 通路对肿瘤的作用途径为：肿瘤细胞表达 PD-L1，肿瘤细胞上的 PD-L1 跟 T 细胞上的 PD-1 结合，抑制免疫应答。主要组织相容性复合体（major histocompatibility complex，MHC）将抗原呈递到 T 细胞表面，结合的 T 细胞无反应。免疫治疗，可通过采用外源性的 PD-1 单抗，竞争性地跟 T 细胞的 PD-1 进行结合；也可通过使用外源性的 PD-L1 单抗，则竞争性地跟肿瘤细胞的 PD-L1 进行结合，这样阻断了体内 PD-1 和肿瘤 PD-L1 的结合，从而启动患者体内的免疫应答。在所有的免疫检查点中，PD-L1/PD-1 通路因其可作为恶性肿瘤的治疗靶点而备受瞩目。

目前，靶向 PD-L1/PD-1 轴的抗体在临床试验中得到评价，并已用于癌症，包括黑色素瘤、非小细胞肺癌（NSCLC）、肾细胞癌（RCC）、霍奇金淋巴瘤、膀胱癌、头颈部鳞状细胞癌（HNSCC）等。在 NSCLC 一线治疗中，KEYNOTE-042 是第一个以总生存期（OS）为主要终点的研究，在之前未经治疗的晚期/转移性 NSCLC 患者中并无敏感 EGFR（表皮生长因子受体）或 ALK（间变性淋巴瘤激酶）改变，PD-L1 中 TPS≥1% 的患者中，证明 Pembrolizumab 优于铂类化疗。这些数据证实了 Pembrolizumab 单药治疗在 PD-L1 表达的晚期/转移性 NSCLC 患者一线治疗中的作用，及潜在的扩展作用。在晚期 NSCLC 患者中，不管 PD-L1 表达是≥1% 还是≥50%，Pembrolizumab 都优于化疗的一线治疗（Lopes et al.，2018）。在二线治疗的应用方面，在 CheckMate 017 和 CheckMate 057 研究中纳入 IIIB/IV 期鳞状细胞癌（N=272）和非鳞状细胞癌（N=582）患者，均为铂类药物化疗期间或之后病情恶化的患者，1∶1 随机分配给 Nivolumab 或多西他赛治疗。结果显示 Nivolumab 与多西他赛治疗鳞状非小细胞肺癌的 2 年总生存率分别为 23%

（95%CI：16%～30%）和 8%（95%CI：4%～13%），非鳞状非小细胞肺癌为 29%（95%CI：24%～34%）和 16%（95%CI：12%～20%）。鳞状非小细胞肺癌患者，Nivolumab 治疗组的中位 OS 为 9.2 个月（95%CI：7.3～13.3），而多西他赛治疗组为 6.0 个月（95%CI：5.1～7.3）。非鳞状非小细胞肺癌患者，Nivolumab 组的中位 OS 为 12.2 个月（95%CI：9.7～15.0），多西他赛组的中位 OS 为 9.4 个月（95%CI：8.1～10.7）（Horn et al.，2017）。比较安慰剂和 Durvalumab 作为放化疗后的巩固治疗的疗效的研究表明，接受 Durvalumab 治疗的患者中位 OS（总生存期）、PFS（无进展生存期）和 ORR（客观缓解率）较安慰剂组明显改善（23.2 个月 vs. 14.6 个月，16.8 个月 vs. 5.6 个月，28.4% vs. 16.0%）（Antonia et al.，2017）。虽然 PD-1/PD-L1 制剂的免疫治疗效果可观，但 NSCLC 患者在接受免疫治疗时仍然会产生药物毒性，毒性的发生目前仍然面临一些新的问题，对于严重毒性、毒性管理的细节仍未涉及，因此毒性管理还需要不断提高。

（2）结核免疫治疗

活动性肺结核患者 $CD4^+T$ 细胞 PD-1 和 PD-L1 的表达明显高于健康对照组（Shen et al.，2016a；Shen et al.，2016b）。活动性肺结核患者 $CD14^+$ 单核细胞上 PD-1、PD-L1 和 PD-L2 的表达也明显高于健康对照组，阻断 PD-1 可显著促进 $CD4^+T$ 细胞增殖，PD-1/PD-L1 通路被阻断后，巨噬细胞吞噬功能和细胞内杀伤活性显著增强（Shen et al.，2016a）。有效抗结核治疗后临床改善与 Tresp 和 Teff 细胞中 PD-1 的表达显著降低有关，而与 Treg 细胞中 PD-1 的表达不相关（Shen et al.，2016b）。

TB 治疗的强化阶段与 PD-1、PD-L1 和 PD-L2 的基因表达显著下降相关。活动性肺结核患者 NK 细胞、$CD8^+$ 和 $CD4^+T$ 细胞表面的 PD-1 蛋白的表达与对照组相似，但随着肺结核治疗的成功，PD-1 蛋白的表达逐渐下降，下降幅度最大的是 NK 细胞，其次是 $CD8^+T$ 细胞，然后是 $CD4^+T$ 细胞（Hassan et al.，2015）。

与野生型小鼠相比，*PD-1* 基因缺陷小鼠的存活率显著降低，*PD-1*$^{-/-}$ 小鼠的肺显示不受控制的细菌增殖和局灶性坏死区，主要是中性粒细胞浸润，浸润的 T 细胞和 B 细胞数量较少。感染 *PD-1*$^{-/-}$ 小鼠的肺和血清中的促炎细胞因子，如 TNF-α、IL-1，特别是 IL-6 和 IL-17 显著增加，与异常炎症一致。MTB 感染肺的微阵列分析显示，*PD-1*$^{-/-}$ 小鼠与对照小鼠之间存在显著差异（Lazar-Molnar et al.，2010）。另一个研究也表明，在 *PD-1*$^{-/-}$ 小鼠中，MTB 从 $CD4^+T$ 细胞反应中获益，促进结核感染的恶化（Barber et al.，2011）。由 MTB 的存在，导致药物敏感结核患者的 Treg 细胞比例高于健康组，而 MDR-TB 患者的 Treg 细胞比例甚至更高。此外，MDR-TB 患者的 Treg 细胞持续表达高水平的 PD-1 和 CTLA-4（Li et al.，2015）。

目前还没有应用 PD-1/PD-L1 抗体治疗 TB 的临床研究及报道，以证实免疫检查点阻断在治疗人类 MTB 感染中的潜力。

（3）结核和肺癌共存时的免疫治疗

活动性结核分枝杆菌感染常作为肺癌免疫检查点抑制剂的临床试验的排除标准之一，从而限制了合并肿瘤的结核患者免疫治疗的临床应用。现在越来越多的病例报告中发现，在肺癌免疫治疗期间出现新发 TB。截止到 2019 年，有 14 例使用 PD-1 抑制剂的癌症患者发生肺结核（Anastasopoulou et al.，2019）。研究也表明 H37Rv 感染并没有改善肿瘤预后，反而促进了肿瘤细胞的增殖，合并 H37Rv 感染将加速 NSCLC 的进展（Zhou et al.，2017）。研究数据表明，在活动性肺结核患者、感染 MTB 和肺癌细胞治疗的小鼠中，PD-1、PD-L1 和 PD-L2 的表达水平升高，还观察到 MTB 对 T 细胞介导的细胞免疫反应有抑制作用，而 MTB 感染对肺肿瘤转移有明显的促进作用（Cao et al.，2019）。

（三）预后

一项台湾回顾性分析收集了 2007 年这 1 年内 NSCLC 患者的临床资料，并随访至 2010 年，共纳入 276 例 NSCLC 患者。NSCLC 合并结核的患者中位生存期比单纯 NSCLC 患者的中位生存期长（11.6 个月 vs. 8.8 个月，$P<0.01$）。活动性肺结核是更高生存率的独立预测因子，鳞状细胞癌伴活动性结核病患者的中位生存期明显长于腺癌或未确诊 NSCLC 伴结核病患者的中位生存期（14.2 个月 vs. 6.6 个月 vs. 2.8 个月，$P<0.05$）（Kuo et al.，2012）。这可能与肿瘤附近的包裹性干酪样结节被 NSCLC（尤其是具有侵袭性的鳞癌）侵袭，导致结核的激活，激活的结核产生类似于肿瘤细胞疫苗的局部免疫治疗效果，由此产生局部抗肿瘤免疫，从而有利于肺癌患者的存活（Kuo et al.，2012）。

另一篇台湾的文章报道，从 1988 年至 1994 年共诊断肺癌 3928 例，其中 31 例合并结核。在肺癌诊断前或同时患活动性肺结核的患者比未患肺结核的肺癌患者存活时间短（$P=0.007$），从肺癌诊断之时起，癌症发病早于活动性肺结核患者的生存期显著延长（$P=0.0048$）（Chen et al.，1996）。一篇文献报道，214 例肺癌患者中，有肺结核病史的肺癌患者的生存期明显短于无肺结核病史的患者（风险比 HR：2.36；95%CI：1.1～4.9）（Heuvers et al.，2012）。另一篇文献报道的 782 例肺癌患者中，既往有肺结核病史的鳞癌患者的中位生存期明显短于无肺结核的患者（1.7 年 vs. 3.4 年，$P<0.01$）（Zhou et al.，2013）。与无肺结核的肺癌患者相比，同时患肺结核的肺癌患者的平均生存时间明显缩短（584 天 vs. 791 天，$P=0.002$），死亡率危险比更高（Shieh et al.，2012）。同时，控制性别、地区、酗酒、吸烟和肺结核，卡介苗组肺癌发生率明显低于安慰剂组（Usher et al.，2019）。总的来说，在肺癌诊断后出现活动性肺结核的患者和单纯患肺癌患者相比有生存期显著延长的趋势，而有既往 TB 病史的肺癌患者相比于单纯患肺癌患者存活时间有缩短趋势。但目前缺乏系统性的评估，还需要更多大样本的长期

随访的研究。

在 TB 患者中，恶性肿瘤常常提示不良预后。Hirashima 等（2018）对 30 例合并恶性肿瘤的 TB 患者进行了回顾性分析，抗结核治疗成功率为 70%，30% 的患者死亡，所有患者的中位生存期是 10.5 个月，其中合并肺癌的中位生存期仅 8.7 个月。Chien 等（2015）对异烟肼单药耐药患者进行随访研究，合并恶性肿瘤的 TB 患者的死亡率明显高于单纯 TB 患者（39% vs. 11.3%），多因素 Cox 比例危险度分析显示，合并恶性肿瘤（HR：2.43）和利福平中断（HR：1.91）是与不良预后相关的独立因素（Chien et al.，2015）。Lee 等（2017）对 20 例合并恶性肿瘤的结核性胸腔积液患者、40 例恶性胸膜腔积液患者和 40 例单纯结核性胸腔积液患者进行了回顾性分析。合并恶性肿瘤的 TB 患者从发现胸腔积液到开始抗结核治疗的中间时间间隔明显长于单纯 TB 患者（$P=0.003$），两组治疗持续时间无明显差异，单纯 TB 组治疗完成率高于合并恶性肿瘤组（88% vs. 75%）（差异无统计学意义），随访期间两组 TB 复发情况无显著差异（Lee et al.，2017）。Lee 等（2017）对 23 例单纯 TB 和 16 例合并恶性肿瘤 TB 患者的药物敏感试验结果进行分析，发现合并恶性肿瘤组 86% 的患者全部敏感，2 例异烟肼单耐药，而单纯 TB 组全部敏感。有研究发现抗结核治疗 3 周后进行肺切除或同时进行抗结核和术后辅助化疗对非小细胞肺癌并发肺结核患者都不构成额外的术后风险，所有 TB 患者完成持续 6 个月的联合治疗，平均随访 22 个月期间未发生结核复发或死亡的情况（Evman et al.，2017）。综上，合并恶性肿瘤可降低抗结核治疗成功率，延缓抗结核开始治疗时间，是 TB 不良预后的危险因素。但肿瘤和 TB 的复发仍缺乏确切证据，需要进一步的研究。

（刘　丹　吴寿全　张苗苗　王明桂　贺建清）

六、老年结核病患者的免疫功能和转归

（一）老年结核病的定义

老年结核病（senile tuberculosis）是指 ≥65 岁（发达国家）或 ≥60 岁（发展中国家）的高龄人感染 MTB 后所患的结核病，包括初治结核病复发结核病和迁延不愈的慢性结核病。随着人口逐渐老龄化，近年来老年人新患 TB 和复发病例有增多趋势，且误诊和漏诊率较高，治疗又有诸多限制，其已成为全社会 TB 防控的一个难题。

联合国定义的老年人：发展中国家 60 岁、发达国家 65 岁以上称为老年人。作为生命过程中的一个阶段，老年期又可分为如下几个阶段：①65～74 岁的称为年轻老年人；②75～90 岁的称为正式老年人；③90 岁以上称为高龄老年人。我国

的老年人标准是：45~59 岁是中年人（老年前期），60~89 岁是老年人（老年期），90 岁以上是长寿老人（长寿期），超过 100 岁是百岁老人。

（二）老年对机体免疫的影响

老年人随着年龄增长，会伴有相应器官、组织结构的退化，生理、心理和社会能力减退，从而对个人生活与社会应变的掌控减弱，容易出现生活自理困难、家庭矛盾激化、社会环境不适应，这些因素反过来影响机体免疫与脏腑功能从而影响疾病进程，这是老年人不可避免的现状（"衰老怪圈"形成）。

1. 年龄对免疫的影响

机体衰老时，免疫系统会发生改变，作为中枢免疫器官的胸腺变化最大，出现结构萎缩与功能退化。胸腺随着年龄增长逐渐萎缩，皮质渐渐变薄，胸腺细胞也减少，髓质网状结构出现破裂，所分泌产生的多种胸腺激素短缺，影响 T 淋巴细胞的成熟、分化、功能，数量减少，T 淋巴细胞的亚群之间也不平衡。

胸腺重量在新生儿期约 20g，60 岁时重量仅为 1g 左右。胸腺萎缩造成 T 淋巴细胞发育受影响，直接后果是在外周血淋巴细胞中的 T 细胞亚群减少，这是老年时免疫功能降低的重要原因。

尽管免疫系统中的骨髓干细胞、巨噬细胞、T 淋巴细胞、B 淋巴细胞均显示与衰老有相关性改变，但是 4 种免疫细胞中变化最明显的仍然是 T 淋巴细胞。老年人外周血循环池中的 T 淋巴细胞数量仅为年轻人的 70%；同时，T 细胞各亚群之间也存在着异质性改变，造成 T 淋巴细胞整体反应性与信号水平降低（黄明炜等，2007）。TB 的免疫主要依赖 T 细胞，CD4、CD8 等 T 细胞共同参与机体对 TB 的保护性细胞免疫应答，同属于 CD4 T 细胞亚群的 Th1 细胞因子和 Th2 细胞因子的稳定与动态平衡，是降低结核分枝杆菌感染风险的基本保障，一旦出现失衡，将会导致 TB 的潜伏及发生发展。

老年人外周血中 T 淋巴细胞减少、增殖能力降低、表型及亚群的比例发生改变，单个 T 淋巴细胞上 CD4 或 CD8 密度减少，CD4/CD8 值下降，抗原刺激后 T 细胞免疫应答减弱，IL-2 产生、膜受体表达及产生细胞因子、发挥免疫效应的能力都明显降低。老年人细胞免疫功能的低下，对 TB 的发生发展有促进作用。

2. 老年对脏腑功能的影响

老年人随着年龄的增长，会伴有相应的器官、组织结构的退化，生理、生化功能的减退，虽然单个脏器功能低下本身并不影响生命的维持，但是，脏器和组织对应激性反应的减退、机体内环境稳定功能的失衡，仍是老年人不可避免的现状，从而降低机体的修复能力和抗病能力。下面将主要叙述老年人心血管系统、呼吸系统与肾脏功能的改变。

（1）心血管系统功能的改变

心排血量随增龄而逐渐减少。65岁的老年人心排血量下降至其年轻时的60%~70%。反之，血压随年龄增长而上升，老年人运动时收缩压上升更明显，运动后血压恢复却很慢。老年人血管压力感受器不敏感，反射调节能力减弱，容易出现体位性低血压。这些都会影响其他器官、组织的血液灌注和营养供应，尤以肾脏和肝脏血流量减少最为显著，从而影响对药物的代谢和清除，增加药物不良反应的发生率，也影响其他脏腑功能，造成免疫受损。

（2）呼吸系统功能的改变

肺功能在30岁以后开始生理性下降，60岁以后更为明显，70岁时肺活量降至75%，而功能残气量却增加50%。患病、吸烟会加重这种变化。老年人因肺组织弹性下降、顺应性减低、呼吸肌力减弱出现肺活量减少、功能残气量增加；同时肺部毛细血管网减少，引起肺血流量减少和通气与血流比例失调，导致肺部气体弥散量也随年龄增长而降低。老年人呼吸调节能力不足，与其对 CO_2 的敏感性下降有关。这些变化不利于机体组织的能量供应，影响免疫与修复能力。

（3）肾功能的改变

老年人肾脏重量减轻、肾血流量减少、肌酐清除率下降；80岁时肾小球损失约30%。这与肾血管改变及肾单位萎缩、数量减少有关，如肾小球表面积减少、近曲小管长度及容量下降等。因此，老年人抗结核选药时应充分考虑年龄和肾功能状况，适当减量以避免发生毒性反应（王怀良，2002）。

（4）肝脏功能的改变

老年人的肝血流量和肝药酶活性降低，使药物灭活减少；又因为血浆蛋白合成减少，使药物的蛋白质结合率下降，使药物游离成分增多而容易出现不良反应。当老年人合并慢性肝病时，发生 TB 的风险将显著高于一般人群，因此，重视老年患者抗结核治疗过程中的肝脏病情变化，在临床工作显得尤为重要。

3. 精神心理对免疫的影响

老年是身体状况的下降期，容易出现精神问题，由此可能导致免疫力下降，容易感染，甚至原有疾病加重或潜伏因素暴发。

离退休之后，起初因不适应角色转变可能出现焦虑、抑郁、悲哀、恐惧；继而由忙变闲，容易萎靡不振、意志消沉、情绪低落；再者可能出现多疑、急躁、发脾气、注意力不集中；大多数当事者会有失眠、多梦、心悸、阵发性全身躁动等表现，称之为离退休综合征。

现今子女成年离开家庭之后，老年人常要面对独自生活，因缺乏亲人的关爱，很多人出现抑郁，称之为空巢综合征。调查发现，空巢老人中27.5%有焦虑症状，近 87% 的老人感到寂寞。孤独感会增加人体皮质醇（压力激素）的分泌，降低免疫系统功能。心情郁闷，体内分泌肾上腺素较多，导致血管收缩、血压升高，长期过量分泌必然导致高血压，使心脑血管疾病患病率增加 3 倍、死亡率提高 1 倍。

因为子女离家工作、老伴去世、年老体弱或罹患疾病，有些老年人对生活前景感到悲观、对未来丧失信心、对当前生活失去乐趣等，对社会中的人和事满是消极、否定的态度，称之为黄昏心理。不爱参加群体活动、缺少规律生活的老年人，遇到家庭矛盾、生活压力时，容易诱发疑病症、神经衰弱、抑郁症、焦虑症、强迫症等各种精神障碍。近年来，因部分慢性疾病引起大脑衰退和心理改变，使老年性痴呆、情感性精神病等老年性精神病的发病率呈增加趋势。总之，老年期的精神、心理障碍发病率高于其他年龄，对免疫影响更大。

4. 睡眠对免疫的影响

老年人容易出现睡眠障碍，和青壮年相比，老年人的失眠问题更严重。研究发现，在 65 岁以上老年群体中，没有睡眠障碍的比例仅为 12%；而有睡眠障碍的比例当中，存在入睡困难的占 19%，有续睡困难（中途易醒）的占 29%，过早醒来的占 18%，睡眠时间缩短且质量不高。

睡眠障碍降低细胞免疫功能。睡眠障碍作为一种新型社会问题，对人们生理及心理功能产生的负面作用常被提及，尤其是对人体免疫系统方面的影响更得到了免疫学家及医学工作者的关注。美国贝里达比教授曾做研究，认为睡眠可提高机体免疫力，增加疾病抵抗力，他对 28 名志愿者进行催眠训练，催眠后志愿者血液中 B 淋巴细胞和 T 淋巴细胞均明显增多。后来，亦有研究表明睡眠可以直接或通过对神经、内分泌系统等的影响间接参与细胞免疫系统的调节。与睡眠觉醒周期一样，机体的免疫系统也存在一定的节律性，在夜间睡眠中，机体外周血白细胞、中性粒细胞、单核细胞及各种 T 淋巴细胞亚群，包括参与肺结核免疫反应的 CD4 和 CD8 T 细胞等，在深夜均可达到最大值，然后逐渐下降，于次日清晨达最低值；外周血皮质醇、肾上腺素和去甲肾上腺素水平降低而促进生长和分化的激素水平急剧增加，尽管这些激素来自不同的细胞，但它们对免疫系统发挥协同作用，而皮质醇和儿茶酚胺类激素则会抑制免疫功能。当睡眠障碍患者夜间睡眠遭到破坏后，导致机体内分泌失调，外周血皮质醇等激素水平上升，免疫系统平衡发生改变，血中免疫细胞数量和细胞因子水平发生变化，尤其是 Th1 型细胞因子水平增加，Th2 型细胞因子水平下降，扰乱了 Th1/Th2 的稳定和动态平衡，从而降低了细胞免疫防御保护功能，并直接影响肺结核相关免疫反应，增加机体对 MTB 的易感性。因此优质的夜间睡眠质量在维持机体正常细胞免疫功能和肺结核发病与否中扮演着调节者的重要角色（韩笑和李元军，2018）。

睡眠障碍常被作为影响结核病发病的一种危险因素。对于肺结核患者而言，因疾病对呼吸系统的影响产生咳嗽、咳痰、呼吸困难等不适症状，以及患者因为担心病情转归、化疗药物的肝肾功能损害，害怕传染给亲人朋友以及治疗过程中所承受的经济负担等心理因素，这些均会影响睡眠。此外还有报道异烟肼会引起中枢神经系统兴奋性增加，产生失眠。种种原因导致结核病患者更加容易产生睡眠障碍，故而睡眠状况也成为医护人员对结核病患者病情及预后评估的一大关注点。

有学者表明，睡眠质量差是影响初诊结核病患者生理健康和心理健康的主要危险因素之一，睡眠障碍还会诱导患者个体产生抑郁、焦虑、烦躁不安、激动易怒等不良心理情绪，不仅降低生活质量，还会导致机体疲乏，促使肾上腺皮质激素的分泌增加、T淋巴细胞减少，导致细胞免疫功能受到抑制，从而进一步增加了个体患肺结核的概率，间接影响结核病的发病及病情进展。反之，不良情绪又会进一步加重睡眠障碍，从而产生恶性循环。

总之，这些试验和前瞻性观察结果表明，睡眠障碍会导致细胞免疫对抗结核保护作用的降低，使结核病患者病情恢复延缓、容易反复，甚至加重病情、产生耐药，增加合并感染的机会。并且睡眠障碍可以使结核病患者症状加重，给患者和家属造成误解与恐慌；同时由于增加了机体对外来MTB的易感性，从而进一步对肺结核的发生、发展、转归产生消极影响（韩笑和李元军，2018）。

5. 生活方式对免疫的影响

不良生活方式也会危害到老年人的免疫系统，如赌博、过量饮酒、吸烟等不良嗜好会消耗体内大量的维生素B族、维生素C，使身体的免疫力下降；长时间看电视、玩游戏、熬夜，不能保证充足的睡眠，也会使身体的免疫系统受到伤害（见上文）；生活不规律、行事方式走极端，长期精神紧张、焦虑、抑郁，也会削弱免疫系统抵抗疾病的能力；喝水太少、营养不均衡在老年人中也很常见。

在所有的因素中，对免疫系统伤害最大的就是营养不均衡，老年人因为一些必然的生理衰老及原有疾病的影响或个人的喜好，或偏食过多，或对某些食物不能摄取；胃肠道消化功能的减退，使老年人营养吸收率减小、摄取的营养素种类偏少；以上因素均会使老年人免疫功能降低。

6. 经济条件与社会环境对免疫的影响

老年人因为生理或疾病等，劳动能力下降、社会地位降低、收入来源减少、开支相对增多，经济条件相对不足，容易引起心理压力、精神焦虑，增加机体免疫负担，容易感染生病；因病就医时信息不通、交通不便、陪护欠缺、担心花费、不愿麻烦别人，又会耽误病情、增加花费、因病返贫，如此形成恶性循环（越穷越病、越病越穷）。

不同的地域、不同的环境、不同的习俗、不同的宗教信仰所得疾病不同，老年人由于生理机能下降和长期精神依赖，相较于年轻人不能或不易离开其生活圈子，因此更易受环境所累而得病，病后又不易察觉、难于脱离开，加重损害。因此，自然环境、社会环境均会对老年人的躯体和精神造成更大影响，尤其是老年人对疾病的免疫能力弱于年轻人，修复能力弱于儿童。

7. 老年结核病患者的合并症对免疫和病情的影响

老年结核病的合并症多（如慢阻肺、糖尿病、高血压、冠心病、胃肠病、脑血管病、肿瘤、骨关节疾病、风湿免疫性疾病、感染性疾病），使发病机制、临床表现更为复杂，增加了临床诊疗和护理的难度，需要特别关注。

（1）合并糖尿病

糖尿病患者患肺结核的相对危险度是非糖尿病患者的3～4倍。老年人的胰腺分泌功能和糖耐量均下降，故易导致高血糖的发生。

老年糖尿病患者由于免疫功能下降，自身抵抗力较差，相对于青年人更容易并发肺结核。而且，老年糖尿病患者一旦合并结核病，可加重其糖尿病的病情，体内的血糖为结核分枝杆菌提供生长需要的能量，MTB容易在体内滋生感染引起TB的发生，以及增加TB患者出现不良治疗结局的风险。老年人由于结核病相关症状不典型，早期治疗不够规范，也可能导致结核耐药率的增加，因此在诊断明确后，治疗上必须两病同时治疗，严格控制血糖。

（2）合并恶性肿瘤

患恶性肿瘤者年龄多数较大且免疫力低下，合并肺结核机会大大增加。分析原因可有以下几点：①恶性肿瘤本身会抑制患者的免疫功能；②肿瘤细胞产生免疫抑制因子；③化疗、手术、放疗及使用激素等治疗会进一步损害患者的免疫功能。据统计，在临床上肺癌合并肺结核的可能性要比其他恶性肿瘤大，其发生率为1%～2%。

肺结核与肺癌同是呼吸系统疾病，但二者病因完全不同，治疗与预后也迥然不同，由于二者在临床上有许多相似之处，常易发生误诊、误治。肺结核在60岁以上人中有增多趋势，而肺癌的发生率是从45岁开始上升到65岁达高峰，因此全球出现老年人肺结核与肺癌并存者有逐渐上升的趋势。肺结核与肺癌并存的患者病情复杂，临床表现多不典型，两病互相掩盖更易造成误诊、误治，痰结核分枝杆菌和脱落细胞检查，是鉴别诊断最简便易行和可靠的方法（王忠仁，1998）。肺结核致癌的可能因素有：①细胞免疫功能异常；②与部分抗结核药物相关；③纤维组织瘢痕异常增生；④致癌物质潴留；⑤长期慢性炎症和刺激；⑥L型结核分枝杆菌损伤。

（3）合并慢性阻塞性肺疾病（COPD）

瑞典一项研究表明，COPD 患者发生活动性肺结核的风险增加 3 倍；确诊肺结核第 1 年内，COPD 患者死亡风险增加 1 倍多。

老年人的肺弹性、呼吸肌强度、肺活量均降低，通过打喷嚏或呼吸等方式将致病原排出的过程将会受到影响，尤其是合并 COPD 的患者，气道内黏液成分发生变化及气道反复炎症后重塑，气道不能有效清除侵入黏膜表面的结核分枝杆菌，使得肺部长期处于一种炎症状态，更有可能形成一个有利于建立细菌感染的肺部微环境，感染晚期肺部细菌负荷逐渐增加，最终将导致疾病的发生，其中就包括 MTB 感染。

长期吸烟不仅增加 COPD 的患病率，同时也增加了 TB 的易感性。吸烟使 NO 合成和释放减少，抑制炎性细胞因子 IL-1β 和 TNF-α 的释放，降低吞噬细胞的活性，使机体细胞免疫功能下降；降低对结核分枝杆菌的防御能力，使结核分枝杆菌在体内生长繁殖并发展为 TB，还可能导致钙化灶或潜伏的静止期结核分枝杆菌重新活动和复发。

（三）结核病对免疫的影响

详见相关章节。

（四）药物对免疫的影响

老年结核病患者往往合并症多、并发症多，用药时间长、种类多，药物相互作用复杂，容易出现药物不良反应，因此过多用药可能不利于 TB 治疗、降低机体免疫力，甚至使基础疾病恶化。

1. 抗结核药物对免疫的影响

抗结核药物的不良反应主要为消化系统反应（如恶心、呕吐、腹胀、腹痛、腹泻等），其次为神经系统反应（如头晕、头痛、失眠、嗜睡、疲倦、乏力等），再次为过敏反应、关节疼痛及其他不良反应，如肾脏损害和血液系统异常等，这些异常都会造成患者脏腑功能下降，直接或间接引起免疫功能降低。长期使用利福平和异烟肼可抑制巨噬细胞、淋巴细胞增殖。

当糖尿病合并肺结核时，异烟肼、利福平具有肝药酶的诱导作用，使甲苯磺丁脲等磺脲类药代谢与排泄加快，血糖难以控制。

2. 其他药物对免疫的影响

老年人易合并多种疾病，服用药物种类繁多，其中：

1）COPD 及风湿类疾病常用药物如糖皮质激素可使免疫功能下降；大环内酯类抗生素能调节免疫。

2）高血压、冠心病患者常用药物他汀类药物、血管紧张素转换酶抑制剂及血管紧张素 II 受体拮抗剂、钙通道阻滞剂、β-受体阻滞剂和雷帕霉素都具有免疫调节作用。

3）钙通道阻滞剂：①可减少泡沫细胞的形成；②影响细胞因子的产生。有人研究证实氨氯地平抑制 IL-1α、IL-1β 及 IL-6 的水平，与浓度相关，而硝苯地平无此作用。

4）抗生素（大环内酯类抗生素）：有研究发现心血管事件随肺炎衣原体 IgG 抗体效价升高而增加，而阿奇霉素治疗后事件发生率降低 3/4。

5）两种抗高血压药物——甲基多巴和肼苯哒嗪，可以引起自身免疫性抗人球蛋白试验（Coomb's 试验）阳性溶血性贫血和系统性红斑狼疮（SLE）样综合征。

6）自身免疫性疾病药物，可降低免疫，例如，①环磷酰胺（CTX）；②环孢菌素（环孢霉素 A）；③骁悉（麦考酚吗乙酯、霉酚酯）；④爱诺华（来氟米特）；⑤硫唑嘌呤。

（五）老年结核病的临床特征

1）老年结核病男多于女，有报道男性为女性的 4～8 倍。

2）一般发热不明显，中度以上发热者不到25%；咯血约为青年肺结核的一半；临床症状常不典型。而咳嗽、咳痰、心悸、胸闷、气短、乏力、厌食、消瘦相对多出现；体重减轻、发热、盗汗很少出现。

3）有的无症状或症状模糊，很多被其他疾病掩盖，如老年慢性支气管炎、肺气肿、支气管扩张、肺炎、胸部恶性肿瘤等；常数月才确诊，故而病程长、病情重。

4）老年肺结核胸部影像有空洞、病变广泛，表现常不典型，约40%合并肺气肿。近年来老年人肺门、纵隔淋巴结结核较之前增多，需注意和肺癌纵隔转移相鉴别。

5）老年结核性胸膜炎有时渗出液呈血性时，易被误诊为恶性肿瘤转移，此病与中青年患者临床症状有许多不同，诊断和鉴别诊断用内科胸腔镜与胸膜活检较准确。

6）血行播散性肺结核发生在老年人时，初次胸片呈典型者仅 1/3～1/2，血播病灶阴影常呈"三不均"现象（分布、大小及密度不均），密集于两下肺和中肺野。有的只有少数点状影，或仅有肺纹理增多、不见粟粒影，误诊率高达 50%；高度可疑者，2 周后复查影像，出现"三不均"现象时，仍考虑老年血行播散性肺结核之可能（王忠仁，1998）。

（六）老年结核病的诊断

老年结核病最常见的仍然是肺结核，依据最新行业标准（WS 288—2017）做出诊断。老年患者满足 TB 诊断条件即可称为老年结核病。

（七）老年结核病的治疗

1. 治疗难点

老年结核病患者因器官生理性老化、各系统功能低下，对药物和疾病的耐受性差，患者对自身疾病的认识不足、合并用药多，不利于化学治疗的实施。而且老年患者情绪多变、心理脆弱、要求多，用药后起效慢、病情易反复、易合并感染，容易产生医疗纠纷和事故，给医务人员的救护带来很大困难，在治疗决策上一般偏向保守方案，容易错失良机。

2. 治疗原则

治疗仍然遵循"早期、规律、联合、适量、全程"化疗原则，另外应注意"个体化用药"的策略。

总的治疗原则是"安全、有效、合理、合规"。最终目标是要解决老年结核病患者的排菌和带菌问题，以达到治愈的目的。

3. 治疗方法

（1）化疗方案的选择

对新入院患者，应进行查痰或体液的结核分枝杆菌集菌涂片、分子、培养和耐药检测，并做肝功能、肾功能、尿酸（uric acid，UA）和血常规、血凝系列等检查。根据既往用药史、全身状况、患者病情来选择合适的化疗方案。

（2）免疫治疗

免疫疗法对抗结核化疗有积极作用，因此推荐酌情使用，以提高化疗效果，促进痰菌转阴与病灶吸收好转。

（3）局部治疗

尽管目前已有强有力的抗结核药物，但有时治疗结果仍不如人意。气管-支气管结核因增加支气管镜介入治疗，预后明显改观。

对于淋巴结结核或其他浅表结核病灶，在积极全身抗结核治疗的基础上，可以通过超声透皮方法局部给予抗结核药物，疗效较好。对于骨关节结核或其他深部结核病灶，在积极全身有效抗结核治疗的基础上，可以通过外科手术清除病灶、最大限度地恢复局部结构和功能；必要时配合局部引流加抗结核药物冲洗等治疗，亦有较好疗效（陈品儒等，2008）。

（4）中医中药治疗

详见相关章节。

（5）营养治疗

详见相关章节。

（八）老年结核病的预后与转归

免疫机制始终贯穿于老年结核病的发生发展中，起到了非常重要的作用。老年人免疫力低下，容易造成重新感染而发病或者原来潜伏的结核病灶重新活动。

老年结核病常合并 COPD、糖尿病、高血压病、冠心病等慢性疾病，因此病情重、空洞多、排菌者多、易引起大咯血，一般预后较差。有报道，老年结核病患者死于咯血窒息或咯血休克者占 25%，死于肺功能衰竭者占 22.5%。加之睡眠障碍、情绪不稳、精神和心理变化的影响，老年结核病患者免疫力再次降低，很有可能使病情恶化，预后不佳。鉴于肺结核与睡眠障碍相互之间产生的消极影响，医护人员在对肺结核患者进行抗结核治疗的同时，应对患者的睡眠时间及睡眠质量进行重点关注和必要干预，以纠正睡眠障碍、增强机体免疫功能。

老年人要生活规律、适当锻炼，保持乐观情绪，注意防止感冒。亦应积极预防各种老年病的发生，提高老年患者的免疫功能，达到预防和降低肺结核发病风险、加强防控的目的。

总之，老年结核病由于临床表现不典型、共患病多、就诊不方便等，往往不易被及时发现以致延误诊断，成为家庭和社会的主要传染源之一；加之治疗依从性不佳，耐药现象严重，有些甚至成为难治性 TB。因此，老年结核病预后也较其他年龄组要差很多，成为全社会 TB 防控的一个难点和重要课题，值得深入研究和政策关注。

（李元军　苏雅星　李百远）

七、儿童结核病患者的免疫功能和转归

（一）儿童结核病的负担与现状

TB 已经成为严重危害儿童健康的重大疾病之一。各国及 WHO 已经将控制儿童 TB 作为传染病的防控重点，并提出"争取实现儿童 TB 零死亡""全世界范围终止结核病"的全球发展战略。然而，儿童 TB 的疾病负担直到近几年才逐渐引起重视。2012 年，WHO 在《全球结核病报告》中首次系统地评估了儿童 TB 的负担。随着研究的逐渐增多，儿童 TB 的流行现状及特点才逐渐明确。首先，全球儿童 TB 疾病负担重、发病率高。据 2021 年世界卫生组织（WHO）《全球结核

病报告》估算，2020 年全球新发结核病例约 990 万，其中约有 109 万儿童患者，约 20 万儿童死于结核病。尽管全球儿童结核病报告例数逐年上升，但仍存在严重的诊断不足和报告不足的问题。据 WHO 估算，我国每年新发儿童结核病患者约 9.9 万例，但每年报告患者数仅有 5000～8000 例。其次，儿童 TB 发病率呈现地区分布的不均衡性。2014 年 *Lancet* 报道的数据显示，TB 患儿高发地区主要集中在东南亚、非洲和西太平洋地区，分别占全球儿童患者的 40%、28% 和 18%。最后，儿童 DR-TB 的疫情同样严重。2014 年，估计有 25 000 名儿童结核病发展为耐多药（MDR）结核病，1200 名儿童结核病发展为广泛耐药（XDR）结核病。

（二）儿童结核病免疫特点

儿童 TB 与成人 TB 在社会、流行病、免疫、诊断和治疗等多方面存在明显差异，因此儿童 TB 需要在临床、公共卫生和研究等各个方面给予专门的考虑。儿童和青少年是临床重要的 TB 易感人群，也是研究疫苗保护机制的关键人群。关于小儿 TB 的定义仍存在争议：世界卫生组织报告了 15 岁以下儿童的 TB 数据，联合国《儿童权利公约》将儿童定义为 18 岁以下的人群，而青春期可持续到 24 岁。本文我们将使用 18 岁以下儿童的广泛定义进行探讨。

儿童 TB 对儿童免疫功能和转归的影响需要通过儿童 MTB 免疫应答的关键因素，以及儿童感染 MTB 的风险和保护因素等方面进行阐述。儿童吸入 MTB 可能出现多种结局，通常包括：先天性免疫系统清除了 MTB；伴有细胞介导的免疫记忆反应但无症状（结核分枝杆菌感染），有或无持久的生物活性；直接发展为肺结核（原发性肺结核）或延迟发展为肺结核（通常称为重新激活）；延伸到肺和淋巴系统之外，导致严重的结核分枝杆菌播散。宿主控制和疾病发生之间调控平衡的免疫机制尚不清晰，保护性免疫的相关机制仍然难以捉摸。通常认为儿童和成人之间对 MTB 的易感性差异是由年龄相关的免疫反应差异引起的，但是很少有研究对此进行评估。

宿主对 MTB 的反应涉及多种先天性和适应性细胞类型及免疫介质。抗原呈递细胞包括巨噬细胞和树突状细胞，是初始反应的关键。幼儿的循环树突状细胞比成年人少，细胞功能发挥、巨噬细胞吞噬及募集的能力降低。与年龄较大的儿童和成年人相比，新生儿和早期婴儿对 MTB 的先天反应也有所不同，这些差异包括凝集素浓度和补体途径，一岁时 Toll 样受体的成熟也可能是相关的。中性粒细胞是人类 TB 中最常见的吞噬细胞，其驱动成人全血中 I 型干扰素诱导的转录标签，与 TB 临床严重程度有关，研究表明中性粒细胞可能参与疾病的发病机理。CD4 T 细胞和 IFN-γ 在 HIV 感染及 IFN-γ 途径缺陷而并发严重分枝杆菌疾病的婴儿中，显著证实了其增加 TB 发生风险的重要性。据相关报道，产生细胞因子 IL-17 和 IL-22 的 Th17 细胞被认为在成人 TB 中发挥重要作用（Kagina et al., 2010;

Whittaker et al.，2017；Scriba et al.，2008；Khader et al.，2007），但在儿童研究中尚未显示它们对保护或易感性的贡献。非常规 T 细胞的潜在免疫保护作用也涉及天然和适应性免疫反应，如 γδ T 细胞和 NK 细胞。这些细胞响应结核分枝杆菌感染而扩展，并表现出效应 T 细胞功能，如儿童中的 γ-干扰素产生和颗粒溶素释放。而且，即使经过 6 个月的抗结核治疗，TB 患儿调节性 T 细胞水平同样高于健康对照组。

（三）儿童 MTB 暴露与感染

贫困，人口密集，食品不安全以及 HIV 使儿童营养不良和结核病防控进一步陷入窘境。贫穷增加了儿童暴露、感染 MTB 并发展为 TB 和预后不良的风险。尽管不同国家和城市的 TB 流行背景不同，暴露于 MTB 的风险受流行病学、环境和行为因素等共同影响，也与年龄和文化因素有关，如睡眠习惯、游戏、宗教习惯等，其通过影响儿童与 TB 成年人的互动方式和接触地点而增加风险。暴露后，儿童感染 MTB 的风险受以下因素的影响：原始病例的传染性，相互接触的持续时间和强度，微生物传染性及儿童的免疫反应。探究部分儿童暴露于 MTB 却没有感染的迹象，对了解人类对 MTB 的有效早期免疫反应是很重要的。这种认知将准确形成对抵御结核分枝杆菌感染而进行保护的疫苗研发。乌干达的一项对儿童和成人持续性 TST 阴性表型的调查证实，持续性 TST 阴性不仅与临床或流行病学有关，也与基因遗传和差异性 IFN-γ 应答相关（Ma et al.，2014；Mahan et al.，2012；Stein et al.，2008）。此外，疫苗和混合感染也起一定作用。已知 BCG 接种和暴露于 NTM 会影响 TST 结果。IGRA 识别感染的特异性提高，使得其能够检测到疫苗诱导的保护作用，卡介苗抗 MTB 感染的有效性估计为 19%（95%CI：8～29）（Roy et al.，2014；Hawn et al.，2014）。迄今为止，这种保护力已被证明很难提升，南非的 MVA85A 2b 期疫苗试验显示，其对 MTB 感染无明显有效性（–3.8%，95% CI：–28.1～15.9）（Tameris et al.，2013）。

（四）儿童结核病疾病进展及转归

有数据清楚地表明，年龄是预测儿童 TB 患病风险的最重要因素之一。在没有任何预防性治疗的情况下，被感染婴儿的患病风险为 50%；而这种风险在 5～10 岁降低，然后随着进入青春期而再次上升。现在的数据同样支持小年龄组易感性增加的模式，未经干预治疗的 5 岁以下 IGRA 确认结核感染儿童的发病率为 43%，明显高于成人 10.3% 的发病率（Diel et al.，2011）。一项密接者研究也同样证实了年龄相关的显著差异，小于 5 岁接触者 5 年发生 TB 风险（33.3%）明显高于 15 岁以上组（6.7%）（Sloot et al.，2014）。在这种情况下，应对 HIV 合并感染至关重要，感染 HIV 的婴儿患 TB 的风险是没有感染者的 24 倍，CD4 计数下降增加了患病风险。抗逆转录病毒疗法显著降低了患病风险，其中大多数在治疗的第一年就达到了效果。营养不良或患有其他形式的免疫缺陷病的儿童的发病率也会增加，但是仍然很难确定 TB 与营养不良之间的因果关系。

除了与年龄相关，基于现有的临床试验，鉴定结核感染儿童发展成 TB 的风险的方法很有限。在欧洲一项针对 5020 名 TB 接触者的多中心研究中，有 495 名（9.8%）年龄小于 14 岁的密接者，IGRA 的阳性预测值低于 2%（Zellweger et al.，2015）。一项系统评价和 Meta 分析中包括了 15 项试验，其中 8 项含有儿科受试者，结果显示对 TST 反应硬结直径大于 10mm 或 IGRA 呈阳性的从 TB 感染者，其发病率风险与之前的研究相似，分别是 1.60（95%CI：0.94～2.72）和 2.11（95%CI：1.29～3.46）（Rangaka et al.，2011）。南非青少年队列研究的前瞻性随访显示，IGRA 从基线阴性检测结果转化为阳性结果，在 2 年内发展为 TB 的阳性预测值为 2.6%，是未阳转者的 8 倍。甚至在 IGRA 阳性转为阴性的情况下，相对发病风险仍然存在（Andrews et al.，2015）。

TST 反应或 IFN-γ 反应的程度是否可以进一步分层进行风险预测尚有待商榷。在香港进行了一项研究，那里具有很高的新生儿 BCG 接种率，近 2 万名儿童在 6～10 岁时进行了 TST 检测，结果 TST 硬结直径大于 15mm 的人群与 10～14mm 人群相比，青春期患肺结核的风险增加了 12 倍（Leung et al.，2012）。在另一项研究中，IGRA 检测中每毫升增加 1 单位 IFN-γ 的量将使 TB 的发病概率增加一倍，但并未显著影响其他人群的 TB 风险（Diel et al.，2011）。对接种 MVA85A 疫苗的婴儿研究分析表明，按常规阈值 IGRA 阳转的婴儿与持续 IGRA 阴性的婴儿相比，没有更大的患 TB 的风险（Zellweger et al.，2015；Rangaka et al.，2011）。但是，那些定量结果比常规阳性阈值高 10 倍的婴儿比 IGRA 阴性婴儿和 IGRA 阳性婴儿罹患 TB 的风险要高得多（Andrews et al.，2017）。

对 MVA85A 试验和南非青少年队列研究的分析确定了其他新危险因素（Mahomed et al.，2011a，2011b）。青少年中鉴定的 16-gene 全血 RNA 信号可预测从 IGRA 阳性到出现症状或临床诊断之前的 TB，增加了诊断 TB 的敏感性。该信号是否可反映早期亚临床疾病或是否可用于结核潜伏感染儿童的分层治疗及随访尚待确定。在这两项研究的人群中，表达 HLA-DR 的活化 CD4 T 细胞与增加 TB 发病风险有关。这一观察结果与近来得到公认的 I 型干扰素的重要性共同提示了 TB 易感性的一部分与病毒共感染有关，比如巨细胞病毒。在 MVA85A 队列研究中，巨细胞病毒被确定为易感的辅助因子，与 HLA-DR 阳性 CD8 细胞有统计学关联，而 HLA-DR 阳性 CD8 细胞又与 HLA-DR 阳性 CD4 细胞相关。

将一组暴露于 HIV 的婴儿的队列研究和马达加斯加家庭接触的研究进行病例对照比较，单核细胞与淋巴细胞的比率升高被认为是进展为 TB 的更近一层的危险因素（Naranbhai et al.，2014；Rakotosamimanana et al.，2015）。全基因组关联研究在人群水平上调查了对肺结核易感性的遗传贡献,该研究主要集中于成年人。已经确定了几个重要的基因位点,由于其较小的效应量,在其他人群中能否复制及其功能重要性尚不确定(Thye et al.,2012,2010;Bellamy et al.,2000)。HLA II 类等位基因和 SLC11A1(以前称为 NRAMP1)表达出最稳健结果。炎症性类花生酸途径中涉及的酶也可能在儿童对 TB 的易感性中起作用。通过关注相对小年龄组肺结核的发病,发现了另外几个附加遗传位点(FOXP1 和 AGMO,TOX 和 STAT4),与 25 岁以下 TB 发病相关(Grant et al.,2016,2013;Sabri et al.,2014)。在受体的遗传多态性及其与 HIV 的相互作用中,维生素 D 的浓度还可能增加患病的风险。在不同社区研究中描述了儿童 TB 的季节性高峰,可能反映了与环境有关的混合暴露因素与维生素 D 浓度的季节性变化相结合(Schaaf et al.,1996)。

结核分枝杆菌和宿主因素共同影响疾病进展为播散性疾病或死亡的风险。一些研究显示北京型 MTB 与成人播散性疾病有关(Hanekom et al.,2007),但是,这在儿童人群中没有得到证实(Pan et al.,2015;Hesseling et al.,2010;Maree et al.,2007)。年幼并进行治疗可防止 TB 进展为严重疾病。小年龄组、MDR-TB、HIV 感染、营养不良、肺外结核以及 TST 结果小于 5mm,均被发现与儿童 TB 死亡率相关(Drobac et al.,2012)。

对结核分枝杆菌生物学领域的主要贡献之一是对儿童正常无致病力分枝杆菌导致的罕见和严重感染的遗传易感性的描述。随后鉴定出的 IFN-γ 受体和相关的信号转导途径为 IFN-γ 在人类中的重要作用提供了关键的机制见解。完全干扰素 γ-受体缺乏症患者临床表现的标志是肉芽肿形成受损,这与 IFN-γ 对遏制 MTB 的重要性相一致。最近发现的 STAT1、IL-12 途径成分和 NEMO 是导致对 MTB 易感的临床突变位点。慢性肉芽肿病和 GATA2 缺乏症分别证实了 T 细胞、嗜中性粒细胞及抗原呈递细胞分别在儿童对 MTB 的免疫应答中起着至关重要的作用(Boisson-Dupuis et al.,2015)。

BCG 可以预防严重的 TB 发生,保护儿童免受结核性脑膜炎(tuberculous meningitis,TBM)和粟粒性肺结核的危害,其保护力为 75%~85%(Trunz et al.,2006;Mangtani et al.,2014)。

世界卫生组织指出,TB 接触调查"有助于尽早发现 ATB,从而降低其发病的严重程度"。通过低收入和中等收入 TB 流行国家的接触追踪评估,发现了 10% 的 5 岁以下儿童患有 TB,在临床试验中较少发生严重病例,并进行了积极的随访(Fox et al.,2013)。结合儿童 TB 的自然病史,可以肯定的是,通过接触追踪及早发现并进行治疗的模式在儿童中可防止其进展为严重的 TB 类型。

儿童 TB 对免疫反应的影响及易感性和保护性研究需要开展更多的临床试验,在很多方面进行探索,如极易感染 TB 儿童人群的研究,包括 3 岁以下的儿童、青少年、免疫力低下的儿童人群等;社会文化和流行病学因素,如学龄前儿童健康与主要护理人员的健康、营养、吸毒、酗酒、吸烟等；暴露于 MDR-TB 人群的最佳预防治疗；宿主免疫反应的解释，如通过临床研究确定的风险与保护相关性的体外和体内实验随访，基因表达数据的生物探索，从小儿到成年的免疫系统的个体发育等。

儿童营养不良和儿童结核病在全球范围内成为负担。随着全球对儿童 TB 的逐渐重视，其诊断和治疗均有较大提升。我国的儿童 TB 防控也取得了一定成绩。当前我国儿童 TB 的流行和耐药状况尚不明确。营养不良对儿童免疫发育、结核病发病预测、临床特点及治疗结局的影响尚缺乏研究证据。因此，迫切需要开展相关研究探讨营养状况如何影响儿童结核病的发病风险和疾病进展，以及营养干预如何改善儿童结核病临床结局或预防疾病发展。

（陈　禹）

第三节　抗结核药物治疗对机体免疫功能的影响

WHO 结核病报告指出，TB 是由 MTB 引起的一种传染病，是单一传染源导致死亡的主要原因，也是全球十大死亡原因之一，全球约有 1/3 人群感染 MTB，其中 5%～10%会发展成为 TB（Handa et al.，2012）。而人体感染 MTB 的转归，与人体接触 MTB 的数量、毒力及机体免疫状态有关，需要各种免疫细胞及分子共同参与，本章主要对抗结核治疗中及治疗后对机体免疫功能的影响，作如下综述。

（一）细胞因子和 T 细胞亚群

目前普遍认为 T 淋巴细胞介导的细胞免疫是机体对抗 MTB 感染的主要保护性免疫机制（Brighenti and Andersson，2012），尤其是 CD4[+]T 细胞（Saunders et al.，2002）。DC 抗原呈递后，导致效应 T 细胞的扩增（Bhatt et al.，2004）。而 γ 链细胞因子，如 IL-2、IL-7、IL-15、IL-21，在 T 淋巴细胞增殖、存活和发挥效应中起着至关重要的作用（Gu et al.，2007；Ferrari et al.，1995）。其中，IL-2 是由活化 T 淋巴细胞释放的 Th1 型细胞因子，能够促进 T 细胞增殖，增强 NKT 细胞的杀伤功能，诱导 Treg 细胞分化（Liao et al.，2011），是控制和预防 MTB 感染的关键成分。IL-7 和 IL-15 可协同促进记忆 T 细胞免疫应答（Melchionda et al.，2005）。结核分枝杆菌感染可激活巨噬细胞产生 IL-7 和 IL-15（Doherty et al.，1996）。IL-21 通过增强 CD8[+]T 淋巴细胞的活化，促进肺内 T 淋巴细胞的聚集，产生细胞因子，促进机体杀灭 MTB（Booty et al.，2016）。进一步研究发现，与结核潜伏感染者和健康人相比，肺结核患者血浆 IL-2、IL-7 和 IL-21 的水平显著降低。而经过标准抗结核治疗后，上述细胞因子水平均明显增加，但这些细胞因子变化与疾病的严重程度和荷菌量无关（Kumar et al.，2017）。

作为辅助 T 细胞 Th1 型细胞因子的一员，转化生长因子 β（transforming growth factor-β，TGF-β）可趋化单核细胞，诱导人 IL-1α 和 TNF-α 的分泌，并与 IL-6 和 IL-21 共同参与 Th17 细胞（Torrado and Cooper，2010）及 Treg 细胞（Maruyama et al.，2011）的分化。IL-10 在保护宿主抵抗炎症性免疫病理学方面也起着关键作用（Higgins et al.，2009）。在抗结核治疗期间，IL-10 和 TGF-β 的生成趋于增多，在治疗结束时趋于减少（Olobo et al.，2001；Peresi et al.，2008），有助于防止炎症反应加剧，参与细胞外基质沉积和纤维化过程（Peresi et al.，2008）。相反，也有研究发现，TB 患者的 IL-10 水平与对照组相似（Olobo et al.，2001）。Moideen 等（2019）研究发现，与结核潜伏感染者和健康人相比，肺结核患者体内血清 IL-4、IL-13、IL-10、IL-19、IL-27 水平明显升高，相反 IL-5、IL-37 的水平明显降低。经正规抗结核治疗后，肺结核患者血清 IL-4、IL-5、IL-10 的水平显著降低，而血清 IL-13 和 IL-37 的水平显著升高。

IL-12 可激活 NKT 细胞的杀菌作用，刺激 Th1 型细胞因子 IFN-γ 的产生（Henderson et al.，1997），从而激活巨噬细胞分泌 TNF-α，两种细胞因子协同增强巨噬细胞的吞噬和杀菌活性（Jo et al.，2003；Denis et al.，1990）。有研究发现，抗结核治疗前，肺结核患者 IL-12 基因表达和产生与健康对照组基本相似，IFN-γ 的 mRNA 表达水平明显高于健康人，但随着抗结核治疗的进行，IL-12 的产生明显增加，血浆 IFN-γ 水平趋于增高（de Oliveira et al.，2014）。相反，也有研究发现，抗结核治疗期间 MTB 患者的血清 IL-12p40 水平低于健康人群（Verbon et al.，1999）。活动性肺结核患者的 IFN-γ 水平升高，抗结核治疗后血浆 IFN-γ 水平趋于降低（Liang et al.，2017）。

Th17 也参与机体对 MTB 的保护性免疫反应（van de Veerdonk et al.，2010；Umemura et al.，2007；Lockhart et al.，2006）。Th17 分泌的 IL-17，可诱导细胞因子、趋化因子和金属蛋白酶的表达，有利于中性粒细胞募集、迁移至感染局部，促进炎症反应（Kolls and Linden，2004）。研究发现，肺结核患者体内 Th17 细胞的比例明显低于健康人和结核潜伏感染者（Chen et al.，2010），应用抗结核药物前，血浆 IL-17 水平较低，治疗后，随着 MTB 的清除，IL-17 水平可逐渐升高（de Oliveira et al.，2014）。CD8$^+$T 细胞也参与机体抗结核免疫反应，也能够产生 IL-2、IFN-γ 和 TNF 等已知在 MTB 感染期间具有关键功能的细胞因子。另外，CD8$^+$T 细胞具有溶细胞功能，可通过颗粒介导的功能（通过穿孔素、颗粒酶和颗粒溶素）或与 Fas 配体相互作用，杀死 MTB 感染的细胞，从而诱导细胞凋亡（van Rensburg et al.，2017）。CD8$^+$T 细胞还可以产生颗粒溶素，可以直接杀死 MTB。有研究发现，抗结核治疗会降低血液中多聚体阳性 CD8[+]T 细胞的比例（Lin et al.，2015）。研究发现，缺乏 B 细胞或体液免疫的小鼠更易患 TB（Kathamuthu et al.，2018）。

在抗 TB 治疗期间，TB 患者基因表达谱的调节揭示了与体液免疫有关的基因途径的改变（Casadevall and Pirofski，2011）。动物研究发现，B 细胞在响应 MTB 抗原和维持 MTB 肉芽肿中起重要作用（Scapini et al.，2010；Mackay and Schneider，2009）。B 细胞产生的抗体通过 IgG 的 Fc 介导的调理作用、补体激活、炎症小体激活、巨噬细胞杀伤等各种机制来发挥体液免疫效应（Lu et al.，2016；Maglione et al.，2007）。不同微环境下 B 细胞也可以产生不同的细胞因子（Handa et al.，2012）。效应器 1 型 B 细胞（Be-1）产生 Th1 型细胞因子，如 IFN-γ 和 TNF-α，效应器 2 型 B 细胞（Be-2）产生 Th2 型细胞因子，而调节性 B 细胞产生 IL-10（Cliff et al.，2013）。IL-5 可诱导 B 细胞激活 Fas-配体（FasL）的表达。这些细胞通过 MTB CpG 基因序列与 Toll 样受体 9（TLR9）的结合，激活免疫系统，识别并消除 MTB（van Rensburg et al.，2017）。Klinker 等（2013）研究发现，CD40L 和 IL-5 可刺激 B 细胞，诱导 CD4β T 细胞的 FasL 依赖性细胞凋亡。Cliff 等（2013）研究表明，随着成功治疗的进行，B 细胞相关的活性会增加。肺结核患者的 B 细胞 FASLG（Fas 配体基因）、IL5RA、CD38 和 IL-4 的表达低于健康对照组。到治疗第 2 个月，肺结核患者 APRIL（诱导增殖的配体）和 IL5RA 的表达显著增加。此外，治疗 6 个月后，APRIL、FASLG、IL5RA 和 CD19 在肺结核患者的 B 细胞中表达上调。APRIL 和 CD19 表达的增加提示抗结核治疗后 B 细胞可能恢复活化。FASLG 和 IL5RA 表达的上调提示表达调控基因的 B 细胞可能在抗 MTB 感染的保护性免疫中发挥重要作用（van Rensburg et al.，2017）。

B 细胞活化因子/诱导增殖的配体（BAFF/APRIL）是 TNF-α 配体家族的成员，对 B 细胞的存活、发展和免疫系统的调节至关重要（Montandon et al.，2013；Li et al.，2012）。BAFF 可诱导 Th1 免疫应答（Zhang et al.，2014），并通过 BAFFR 介导的信号转导上调 Bcl2 分子表达，促进抗体类别转换（Lund，2008；Montandon et al.，2013）。此外，增加的 BAFF 水平可通过激活 Bcl2 表达来防止细胞凋亡引起的外周 CD4[+]T 细胞丢失。与结核潜伏感染者相比，肺结核患者血浆 APRIL 水平显著降低，血浆 BAFF 的水平升高（Davidson，2010），完成化疗后，并无显著变化。TNF-α 是控制感染的重要细胞因子，它参与巨噬细胞的活化。研究发现，TB 患者的血浆 TNF-α 水平明显高于对照组，在治疗期间逐渐降低。并且，TB 患者的 PBMC 培养上清液中的 TNF-α 水平也是升高的，抗结核治疗后同样呈下降趋势（Peresi et al.，2008）。

研究发现，成功的抗结核治疗增强并维持了 MTB 抗原特异性 IL-22 的免疫应答，并且与 CD19[+]CD5[+]CD1d[+]调节性 B 细胞减少有关。CD19[+] B 细胞的耗竭，显著促进外周血单核细胞产生 MTB 抗原特异性 IL-22。更重要的是，纯化的 CD19[+]

B 细胞、CD19$^+$CD5$^+$CD1d$^+$调节性 B 细胞可抑制 IL-22 的产生。有效的抗结核治疗,通过降低 CD19$^+$CD5$^+$CD1d$^+$调节性 B 细胞的比例,恢复 MTB 抗原特异性 IL-22 的免疫应答(Montandon et al.,2013)。

（二）巨噬细胞

MTB 主要通过空气传播,最先接触人体呼吸道黏膜上皮细胞,上皮细胞通过纤毛定向摆动分泌黏液,促进机体清除 MTB。而进入肺泡的 MTB 可募集巨噬细胞到达感染部位,巨噬细胞通过表面 PRR,识别 MTB PAMP,吞噬并清除 MTB(Li et al.,2012)。但有研究表明,应用异烟肼和吡嗪酰胺治疗结核感染的小鼠,会引起肺泡巨噬细胞代谢受损,从而导致杀菌活性降低(Bongiovanni et al.,2012)。

（三）内分泌激素水平

肺结核患者表现为神经免疫内分泌失调,其特征是细胞免疫功能受损,血浆皮质醇、促炎细胞因子和抗炎细胞因子水平升高,脱氢表雄酮(dehydroepiandrosterone,DHEA)水平显著降低。研究表明,肺结核患者血浆 IL-6、C 反应蛋白(C-reactive protein,CRP)、IFN-γ 和 TGF-β 水平升高。DHEA 水平较低,皮质醇含量和皮质醇/DHEA 值增加,在糖皮质激素受体(glucocorticoid receptor,GR)方面,肺结核患者外周血单个核细胞中 *GRα/GRβ* 的 mRNA 表达降低。在整个抗结核治疗过程中,皮质醇水平下降,特别是在 4 个月后,但变化幅度不如上述促炎症介质显著。特异性治疗导致 DHEA 水平升高,4 个月后达到高峰,6 个月后开始下降,达到低于入选时的水平。与此相反,在大多数患者中,DHEA 水平保持不变,尽管在治疗结束 3 个月后的少数病例中观察到浓度有增加的趋势。特异性治疗也使皮质醇/DHEA 和皮质醇/脱氢表雄酮的比例更加平衡。抗MTB 治疗后伴随出现宿主免疫状态和内分泌平衡的良好趋势,可反映其有益的治疗作用(Khan et al.,2019)。

综上所述,目前关于抗结核药物治疗对机体免疫功能影响的国内研究开展甚少,国外的研究结果还有些相互矛盾,仍有需要进一步探索。

（梁丽丽 白丰玺）

参 考 文 献

包伟, 郑珠玉. 2000. 肾上腺皮质激素在结核病治疗中的应用. 福建医药杂志, (2): 141-157.
蔡立莉, 林小田, 俞宏, 等. 2019. 替诺福韦治疗肺结核合并慢性乙肝病毒携带者的临床研究. 黑龙江医药, 32(4): 782-785.

操敏, 孙桂新, 张国红, 等. 2016. 2 型糖尿病合并初治肺结核患者耐药情况及影响因素分析. 临床肺科杂志, 21(10): 1757-1762.

常振东. 2013. 抗结核药物对乙肝表面抗原阳性肺结核患者肝功能影响的临床观察. 现代预防医学, (5): 156-158.

陈长国, 朱彬. 1998. 药物致免疫受损并发肺结核的临床诊断. 江苏医药, (12): 885-886.

陈建江, 郑贤干, 上官峰, 等. 2005. 肺结核与氧化应激关系的初步探讨. 浙江医学, 33(3): 7-9.

陈品儒, 王艳红, 黄广雄. 2008. 老年肺结核的诊治现状. 临床肺科杂志, 13(7): 881-883.

陈耀凯, 严晓峰. 2013. 肝病合并结核病患者的抗结核药物治疗研究进展. 中华结核和呼吸杂志, 36(10): 769-771.

邓琪, 肖春玲. 2019. 新型抗结核药物研究进展. 中国新药杂志, 28(13): 1567-1573.

冯志捷. 2006. 老年肺结核的 CT 诊断及价值(附 86 例分析). 浙江临床医学, 8(11): 1214.

傅小燕, 吴桂辉, 黄涛, 等. 2018. 活动性肺结核合并糖尿病患者的 T 细胞亚群与血糖水平的相关性研究. 中西医结合心血管病电子杂志, 6(34): 71.

郭皓宇, 刘洪波, 张成国. 2010. 肺结核合并慢性乙型肝炎患者 T 淋巴细胞免疫应答研究. 中国感染控制杂志, (1): 19-21.

韩笑, 李元军. 2018. 睡眠障碍对肺结核影响的研究进展. 世界最新医学信息文摘, 18(58): 119-120.

赫洁. 2012. 2012 年中国肿瘤登记年报. 北京: 军事医学科学出版社.

胡萍, 刘锦程, 王启源, 等. 2018. 2HLZE/4HLE 与 2HRZE/4HRE 抗结核方案在初治菌阳肺结核伴有乙肝患者肝损害中的应用效果. 解放军预防医学杂志, 36(11): 1378-1380.

黄健, 李春香. 2014. 糖皮质激素在结核病中的应用价值. 中南药学, 12(1): 89-92.

黄明炜, 何小波, 李宏. 2007. 老年人免疫功能变化及对策. 中国老年保健医学, 5(3): 74-77.

匡剑韧. 2018. 胸腺肽辅助治疗对糖尿病合并肺结核患者治疗效果及血清中免疫细胞水平的影响. 河北医学, 24(4): 545-548.

刘芳, 杨华, 周晓辉, 等. 2013. II 型糖尿病并发结核病小鼠模型的建立及评价. 中国动物实验学报, (6): 37-40, 45.

刘平香, 程书权, 黄成军, 等. 2016. 慢性乙型肝炎合并肺结核患者的肝组织病理学分析. 中华传染病杂志, 34(2): 84-87.

刘宇, 田野, 蔡勇, 等. 2018. 298 例肺癌合并肺结核回顾性临床分析. 中国肿瘤临床, 45(17): 7-11.

龙飞. 2005. 糖皮质激素对巨噬细胞快速非基因组作用的研究. 青岛: 青岛大学硕士学位论文.

陆再英, 钟南山. 2011. 内科学. 7 版. 北京: 人民卫生出版社: 446-456.

罗凯. 2011. 肺结核合并糖尿病的防治. 临床肺科杂志, 16(1): 91-92.

马玛. 2003. 皮质类固醇辅助治疗肺结核. 结核与肺部疾病杂志(中文版), (3): 120-124.

彭卫生, 王英年, 肖成志. 2003. 新编结核病学. 北京: 中国医药科技出版社: 372-375.

全国第五次结核病流行病学抽样调查技术指导组, 全国第五次结核病流行病学抽样调查办公室. 2012. 2010 年全国第五次结核病流行病学抽样调查报告. 中国防痨杂志, 34(8): 485-508.

阮巧玲, 张文宏. 2013. 抗结核药物引起肝损伤的现状和应对策略. 中华传染病杂志, 31(12): 751-755.

史慧敏, 张伟, 郑淑兰. 2007. 滥用糖皮质激素导致肺结核加重并播散 26 例分析. 中国误诊学杂志, (10): 2332.

唐神结, 高文. 2011. 临床结核病学. 北京: 人民卫生出版社: 551-558.

唐宗青. 2014. 2 型糖尿病合并肺结核患者免疫学指标的检测及临床意义. 检验医学与临床, 7: 934-935.

万宝军, 杨奇帅. 2012. 肺结核使用激素的安全性观察. 临床肺科杂志, 17(10): 1910.

汪洁, 张秀华, 钟辉, 等. 2019. 恩替卡韦联合标准抗结核方案治疗初治肺结核合并 HBV 携带者的临床研究. 肝脏, 24(6): 697-699.

汪菊萍, 刘原杰. 2010. 类固醇性结核病 50 例临床分析. 中国医刊, 45(9): 49-50.

王聪华, 朱平, 马丽, 等. 2012. 对糖皮质激素所致医源性结核感染的预防性治疗. 第 17 次全国风湿病学学术会议论文集. 北京: 《中华医学杂志》社有限责任公司: 80.

王福生, 林嵩. 2007. 肺结核与吸烟关系的探讨. 社区医学杂志, 5: 62.

王贵强. 2007. 从慢性乙型肝炎免疫和病原学特点探讨临床治疗策略. 中华传染病杂志, 25(7): 385-387.

王怀良. 2000. 老年人生理功能的变化与临床合理用药. 中国社区医师, 18(20): 7-8.

王倪, 马艳, 杜建, 等. 2016. 涂阳肺结核患者并发糖尿病对疗效和治疗转归的影响因素研究. 中国防痨杂志, 38(10): 843-849.

王玉亮, 胡增茹. 1999. 皮质激素诱发类固醇性肺结核的临床分析. 临床荟萃, (17): 797-798.

王忠仁. 1998. 老年肺结核病. 中国实用内科杂志, 18(10): 7-8.

魏海明, 刘杰. 1998. 检测 Th1/Th2 亚群的临床意义. 中华医学检验杂志, 21(1): 56-59.

魏佳, 彭丽, 陈虹. 2017. 吸烟与中国人群肺结核发病的 Meta 分析. 重庆医学, 46(16): 2224-2227, 2232.

吴菲, 林国桢, 张晋昕. 2012. 我国恶性肿瘤发病现状及趋势. 中国肿瘤, 21(2): 81-85.

吴剑, 石学平. 2012. 糖皮质激素在结核性脑膜炎治疗应用中新进展. 中国社区医师(医学专业), (28): 26-27.

谢惠安, 阳国太, 林善梓, 等. 2000. 现代结核病学. 北京: 人民出版社: 698.

阳凤涛, 龙小蛟, 傅强. 2018. 肺结核对慢性乙型肝炎患者肝组织的影响. 中国现代医学杂志, 28(29): 117-120.

杨楠, 张广宇. 2011. 结核病免疫学研究进展. 国际呼吸杂志, 31: 458-461.

张春智. 2001. 长期应用类固醇伴肺结核的临床特征 26 例分析. 重庆医学, (2): 184-185.

张敦镕, 陈施惠. 1989. 类固醇诱发结核病的预防. 解放军医学杂志, (6): 452-453.

张琳琳, 郭其森. 2014. 肺结核与肺癌相关性的临床研究. 国际肿瘤学杂志, 41(4): 286-289.

张培元, 孔文琴, 赵玉荣, 等. 1991. 类固醇性肺结核. 中国防痨杂志, (2): 87.

张砚, 朱凌云, 左维泽, 等. 2015. 2 型糖尿病患者结核分枝杆菌感染糖化血红蛋白与 T 淋巴细胞亚群的水平变化相关性研究. 中华医院感染学杂志, 18: 4119-4121.

赵兴辉, 叶柳凤, 李土华, 等. 2016. 抗结核药物早期规范治疗糖尿病伴肺结核患者抗结核的临床疗效评价. 抗感染药, 13(6): 1402-1405.

郑宜翔, 马淑娟, 谭德明, 等. 2014. 乙型肝炎患者抗结核治疗时肝损害的 Meta 分析. 中华肝脏病杂志, 22(8): 585-589.

中华医学会感染病学分会, 中华医学会肝病学分会. 2019. 慢性乙型肝炎防治指南(2019 年版). 中华传染病杂志, 37(12): 711-736.

中华医学会感染病学分会艾滋病学组, 中华医学会热带病与寄生虫学分会艾滋病学组. 2017. HIV 合并结核分枝杆菌感染诊治专家共识. 中华临床感染病杂志, (2): 81-90.

中华医学会结核病学分会,《中华结核和呼吸杂志》编辑委员会. 2013. 抗结核药所致药物性肝损伤诊断与处理专家建议. 中华结核和呼吸杂志, 36(10): 732-736.

中华医学会结核病学分会, 唐神结, 顾瑾, 等. 2019. 抗结核药物性肝损伤诊治指南(2019 年版). 中华结核和呼吸杂志, 42(5): 343-356.

Aagaard C, Hoang T, Dietrich J, et al. 2011. A multistage tuberculosis vaccine that confers efficient protection before and after exposure. Nat Med, 17(2): 189-194.

Abate G, Spencer C T, Hamzabegovic F, et al. 2016. Mycobacterium-specific gamma9delta2 T cells mediate both pathogen-inhibitory and CD40 ligand-dependent antigen presentation effects important for tuberculosis immunity. Infection and Immunity, 84(2): 580-589.

Achkar J M, Chan J, Casadevall A. 2015. B cells and antibodies in the defense against *Mycobacterium tuberculosis* infection. Immunol Rev, 264(1): 167-181.

Adekambi T, Ibegbu C C, Kalokhe A S, et al. 2012. Distinct effector memory CD4$^+$ T cell signatures in latent *Mycobacterium tuberculosis* infection, BCG vaccination and clinically resolved tuberculosis. PLoS One, 7(4): e36046.

Adhikari N, Bhattarai RB, Basnet R, et al. 2022. Prevalence and associated risk factors for tuberculosis among people living with HIV in Nepal. PLoS One, 17(1): e0262720.

Ahmad T, Haroon, Khan M, et al. 2017. Treatment outcome of tuberculosis patients under directly observed treatment short course and its determinants in Shangla, Khyber-Paktunkhwa, Pakistan: a retrospective study. Int J Mycobacteriol, 6(4): 360-364.

Alfarisi O, Mave V, Gaikwad S, et al. 2018. Effect of diabetes mellitus on the pharmacokinetics and pharmacodynamics of tuberculosis treatment. Antimicrob Agents Chemother, 62(11): e01383-18.

Alim M A, Sikder S, Bridson T L, et al. 2017. Anti-mycobacterial function of macrophages is impaired in a diet induced model of type 2 diabetes. Tuberculosis, 102: 47-54.

Alkabab Y M, Al-Abdely H M, Heysell S K. 2015. Diabetes-related tuberculosis in the Middle East: an urgent need for regional research. Int J Infect Dis, 40: 64-70.

Amelio P, Portevin D, Hella J, et al. 2019. HIV infection functionally impairs *Mycobacterium tuberculosis*-specific CD4 and CD8 T-cell responses. Journal of Virology, 93: e01728-18.

Anastasopoulou A, Ziogas D C, Samarkos M, et al. 2019. Reactivation of tuberculosis in cancer patients following administration of immune checkpoint inhibitors: current evidence and clinical practice recommendations. Journal for Immunotherapy of Cancer, 7(1): 239.

Anderson A C, Joller N, Kuchroo V K. 2016. Lag-3, Tim-3, and TIGIT: co-inhibitory receptors with specialized functions in immune regulation. Immunity, 44(5): 989-1004.

Andrews J R, Hatherill M, Mahomed H, et al. 2015. The dynamics of QuantiFERON-TB Gold in-tube conversion and reversion in a cohort of South African adolescents. Am J Respir Crit Care Med, 191: 584-591.

Andrews J R, Nemes E, Tameris M, et al. 2017. Serial QuantiFERON testing and tuberculosis disease risk among young children: an observational cohort study. Lancet Respir Med, 5: 282-290.

Antonelli L R V, Gigliotti R A, Gonçalves R, et al. 2010. Intranasal poly-IC treatment exacerbates tuberculosis in mice through the pulmonary recruitment of a pathogen-permissive monocyte/macrophage population. The Journal of Clinical Investigation, 120(5): 1674-1682.

Antonia S J, Villegas A, Daniel D, et al. 2017. Durvalumab after chemoradiotherapy in stage III non-small-cell lung cancer. N Engl J Med, 377(20): 1919-1929.

Ayelign B, Negash M, Genetu M, et al. 2019. Immunological impacts of diabetes on the susceptibility of *Mycobacterium tuberculosis*. J Immunol Res, (1): doi: 10.1155/2019/6196532.

Babalik A, Ulus I H, Bakirci N, et al. 2013. Plasma concentrations of isoniazid and rifampin are decreased in adult pulmonary tuberculosis patients with diabetes mellitus. Antimicrob Agents Chemother, 57(11): 5740-5742.

Badri M, Wilson D, Wood R. 2002. Effect of highly active antiretroviral therapy on incidence of tuberculosis in South Africa: a cohort study. Lancet, 359: 2059-2064.

Bangani N, Nakiwala J, Martineau A R, et al. 2016. Brief report: HIV-1 infection impairs CD16 and CD35 mediated opsonophagocytosis of *Mycobacterium tuberculosis*. J Acquir Immune Defic Syndr, 73(3): 263-267.

Barber D L, Mayer-Barber K D, Feng C G, et al. 2011. CD4 T cells promote rather than control tuberculosis in the absence of PD-1-mediated inhibition. J Immunol, 186(3): 1598-1607.

Bellamy R, Beyers N, McAdam K P, et al. 2000. Genetic susceptibility to tuberculosis in Africans: a genome-wide scan. Proc Natl Acad Sci USA, 97: 8005-8009.

Benard A, Sakwa I, Schierloh P, et al. 2018. B cells producing type I IFN modulate macrophage polarization in tuberculosis. Am J Respir Crit Care Med, 197(6): 801-813.

Berry M P, Graham C M, McNab F W, et al. 2010. An interferon-inducible neutrophil-driven blood transcriptional signature in human tuberculosis. Nature, 466(7309): 973-977.

Bertoletti A, Ferrari C. 2012. Innate and adaptive immune responses in chronic hepatitis B virus infections: towards restoration of immune control of viral infection. Gut, 61(12): 1754-1764.

Bessant R, Duncan R, Ambler G, et al. Prevalence of conventional and lupus-specific risk factors for cardiovascular disease in patients with systemic lupus erythematosus: a case-control study. Arthritis Rheum, 55(6): 892-899.

Bhat K H, Chaitanya C K, Parveen N, et al. 2012.Proline-proline-glutamic acid (PPE) protein Rv1168c of *Mycobacterium tuberculosis* augments transcription from HIV-1 long terminal repeat promoter. J Biol Chem, 287: 16930-16946.

Bhatt K, Hickman S P, Salgame P. 2004. Cutting edge: a new approach to modeling early lung immunity in murine tuberculosis. J Immunol, 172(5): 2748-2751.

Blackburn S D, Shin H, Haining W N, et al. 2009. Coregulation of CD8$^+$ T cell exhaustion by multiple inhibitory receptors during chronic viral infection. Nat Immunol, 10(1): 29-37.

Blankley S, Graham C M, Levin J, et al. 2016. A 380-gene meta-signature of active tuberculosis compared with healthy controls. Eur Respir J, 47: 1873-1876.

Bode N J, Darwin K H. 2014. The pup-proteasome system of mycobacteria. Microbiol Spectr, 2(5): 10.

Boisson-Dupuis S, Bustamante J, El-Baghdadi J, et al. 2015. Inherited and acquired immunodeficiencies underlying tuberculosis in childhood. Immunol Rev, 264: 103-120.

Bongiovanni B, Díaz A, DAttilio L, et al. 2012. Changes in the immune and endocrine responses of patients with pulmonary tuberculosis undergoing specific treatment. Ann N Y Acad Sci, 1262: 10-15.

Bonneville M, OBrien R L, Born W K. 2010. Gammadelta T cell effector functions: a blend of innate programming and acquired plasticity. Nat Rev Immunol, 10(7): 467-478.

Booty M G, Barreira-Silva P, Carpenter S M, et al. 2016. IL-21 signaling is essential for optimal host resistance against *Mycobacterium tuberculosis* infection. Sci Rep, 6: 36720.

Bradfute S B, Castillo E F, Arko-Mensah J, et al. 2013. Autophagy as an immune effector against tuberculosis. Curr Opin Microbiol, 16(3): 355-365.

Braian C, Hogea V, Stendahl O. 2013. *Mycobacterium tuberculosis*- induced neutrophil extracellular traps activate human macrophages. J Innate Immun, 5(6): 591-602.

Brenner D R, Boffetta P, Duell E J, et al. 2012. Previous lung diseases and lung cancer risk: a pooled analysis from the International Lung Cancer Consortium. Am J Epidemiol, 176(7): 573-585.

Brighenti S, Andersson J. 2012. Local immune responses in human tuberculosis: learning from the site of infection. J Infect Dis, 205 Suppl 2: S316-324.

Brighenti S, Ordway D J. 2016. Regulation of immunity to tuberculosis. Microbiol Spectr, 46(6): 12.

Bruns H, Meinken C, Schauenberg P, et al. 2009. Anti-TNF immunotherapy reduces CD8[+] T cellmediated antimicrobial activity against *Mycobacterium tuberculosis* in humans. J Clin Invest, 119(5): 1167-1177.

Bryson B D, Rosebrock T R, Tafesse F G, et al. 2019. Heterogeneous GM-CSF signaling in macrophages is associated with control of *Mycobacterium tuberculosis*. Nat Commun, 10(1): 2329.

Bustamante J, Boisson-Dupuis S, Abel L, et al. 2014. Mendelian susceptibility to mycobacterial disease: genetic, immunological, and clinical features of inborn errors of IFN-gamma immunity. Semin Immunol, 26(6): 454-470.

Cai R, Chen J, Guan L, et al. 2014. Relationship between T-SPOT.TB responses and numbers of circulating CD4[+] T-cells in HIV infected patients with active tuberculosis. Biosci Trends, 8(3): 163-168.

Cao S, Li J, Lu J, et al. 2019. *Mycobacterium tuberculosis* antigens repress Th1 immune response suppression and promotes lung cancer metastasis through PD-1/PDl-1 signaling pathway. Cell Death Dis, 10(2): 44.

Casadevall A, Pirofski L A. 2011. A new synthesis for antibody-mediated immunity. Nat Immunol, 13(1): 21-28.

Castillo E F, Dekonenko A, Arko-Mensah J, et al. 2012. Autophagy protects against active tuberculosis by suppressing bacterial burden and inflammation. Proc Natl Acad Sci U S A, 109(46): e3168-3176.

Cervantes J L, Oak E, Garcia J, et al. 2019. Vitamin D modulates human macrophage response to *Mycobacterium tuberculosis* DNA. Tuberculosis(Edinb), 116s: s131-s137.

Chakravarty S D, Zhu G, Tsai M C, et al. 2008. Tumor necrosis factor blockade in chronic murine tuberculosis enhances granulomatous inflammation and disorganizes granulomas in the lungs. Infection and immunity, 76(3): 916-926.

Chan J, Mehta S, Bharrhan S, et al. 2014. The role of B cells and humoral immunity in *Mycobacterium tuberculosis* infection. Semin Immunol, 26(6): 588-600.

Chavez-Galan L, Illescas-Eugenio J, Alvarez-Sekely M, et al. 2019. Tuberculosis patients display a high proportion of CD8(+)T cells with a high cytotoxic potential. Microbiol Immunol, 63(8): 316-327.

Chen C Y, Huang D, Wang R C, et al. 2009. A critical role for CD8 T cells in a nonhuman primate model of tuberculosis. PLoS Pathog, 5(4): e1000392.

Chen X, Zhang M, Liao M, et al. 2010. Reduced Th17 response in patients with tuberculosis correlates with IL-6R expression on CD4[+] T Cells. Am J Respir Crit Care Med, 181(7): 734-742.

Chen Y M, Chao J Y, Tsai C M, et al. 1996. Shortened survival of lung cancer patients initially presenting with pulmonary tuberculosis. Jpn J Clin Oncol, 26(5): 322-327.

Chen Z, Wang T, Liu Z, et al. 2015. Inhibition of autophagy by MiR-30A induced by *Mycobacteria tuberculosis* as a possible mechanism of immune escape in human macrophages. Jpn J Infect Dis, 68(5): 420-424.

Chetty S, Govender P, Zupkosky J, et al. 2015. CoInfection with *Mycobacterium tuberculosis* impairs HIV-specific CD8[+] and CD4[+] T cell functionality. PLoS ONE, 10(3): e0118654.

Chien J Y, Chen Y T, Wu S G, et al. 2015. Treatment outcome of patients with isoniazid mono-resistant tuberculosis. Clin Microbiol Infect, 21(1): 59-68.

Cliff J M, Lee J S, Constantinou N, et al. 2013. Distinct phases of blood gene expression pattern through tuberculosis treatment reflect modulation of the humoral immune response. J Infect Dis,

207(1): 18-29.

Cohen S B, Gern B H, Delahaye J L, et al. 2018. Alveolar macrophages provide an early *Mycobacterium tuberculosis* niche and initiate dissemination. Cell Host Microbe, 24(3): 439-446.

Collins A C, Cai H, Li T, et al. 2015. Cyclic GMP-AMP synthase is an innate immune DNA sensor for *Mycobacterium tuberculosis*. Cell Host Microbe, 17(6): 820-828.

Conrad W H, Osman M M, Shanahan J K, et al. 2017. Mycobacterial ESX-1 secretion system mediates host cell lysis through bacterium contact-dependent gross membrane disruptions. Proc Natl Acad Sci U S A, 114(6): 1371-1376.

Coulter F, Parrish A, Manning D, et al. 2017. IL-17 Production from T helper 17, mucosal-associated invariant T, and gammadelta cells in tuberculosis infection and disease. Front Immunol, 8: 1252.

Court N, Vasseur V, Vacher R, et al. 2010. Partial redundancy of the pattern recognition receptors, scavenger receptors, and C-type lectins for the long-term control of *Mycobacterium tuberculosis* infection. J Immunol, 184(12): 7057-7070.

Cowley S, Ko M, Pick N, et al. 2004. The *Mycobacterium tuberculosis* protein serine/threonine kinase PknG is linked to cellular glutamate/glutamine levels and is important for growth *in vivo*. Mol Microbiol, 52(6): 1691-1702.

Cruz A, Fraga A G, Fountain J J, et al. 2010. Pathological role of interleukin 17 in mice subjected to repeated BCG vaccination after infection with *Mycobacterium tuberculosis*. J Exp Med, 207: 1609-1616.

D'Attilio L, Santucci N, Bongiovanni B, et al. 2018. Tuberculosis, the disrupted immune-endocrine response and the potential thymic repercussion as a contributing factor to disease physiopathology. Frontiers in Endocrinology, 9: 214.

da Silva R C, Segat L, Crovella S. 2011. Role of DC-SIGN and L-SIGN receptors in HIV-1 vertical transmission. Hum Immunol, 72: 305-311.

Dannenberg A M Jr. 1989. Immune mechanisms in the pathogenesis of pulmonary tuberculosis. Rev Infect Dis, 11(Suppl 2): S369-S378.

Date A, Modi S. 2015. TB screening among people living with HIV/AIDS in resource-limited settings. J Acquir Immune Defic Syndr, 68 Suppl 3: S270-S273.

Davidson A. 2010. Targeting BAFF in autoimmunity. Curr Opin Immunol, 22(6): 732-739.

Day C L, Abrahams D A, Bunjun R, et al. 2018. PD-1 expression on *Mycobacterium tuberculosis*-specific CD4 T cells is associated with bacterial load in human tuberculosis. Front Immunol, 9: 1995.

Day C L, Abrahams D A, Lerumo L, et al. 2011. Functional capacity of *Mycobacterium tuberculosis*-specific T cell responses in humans is associated with mycobacterial load. J Immunol, 187(5): 2222-2232.

De Keyser E, De Keyser F, De Baets F. 2014. Tuberculin skin test versus interferon-gamma release assays for the diagnosis of tuberculosis infection. Acta Clin Belg, 69(5): 358-366.

de Oliveira L R, Peresi E, Golim M A, et al. 2014. Analysis of Toll-like receptors, iNOS and cytokine profiles in patients with pulmonary tuberculosis during anti-tuberculosis treatment. PLoS One, 9(2): e88572.

de Valliere S, Abate G, Blazevic A, et al. 2005. Enhancement of innate and cell-mediated immunity by antimycobacterial antibodies. Infect Immun, 73(10): 6711-6720.

DeLuigi G, Mantovani A, Papadia M. 2012. Tuberculosis-related choriocapillaritis (multifocal-serpiginous chomiditis): follow-up and precise monitoring of therapy by indocyanine green angiography. Int Ophthalmol, 32(1): 55-60.

Denholm R, Schuz J, Straif K, et al. 2014. Is previous respiratory disease a risk factor for lung cancer? Am J Respir Crit Care Med, 190(5): 549-559.

Denis M, Gregg E O, Ghandirian E. 1990. Cytokine modulation of *Mycobacterium tuberculosis* growth in human macrophages. Int J Immunopharmacol, 12(7): 721-727.

Descours B, Avettand-Fenoel V, Blanc C, et al. 2012. Immune responses driven by protective human leukocyte antigen alleles from long-term nonprogressors are associated with low HIV reservoir in central memory CD4 T cells. Clin Infect Dis, 54(10): 1495-1503.

Desvignes L, Wolf A J, Ernst J D. 2012. Dynamic roles of type I and type II IFNs in early infection with *Mycobacterium tuberculosis*. J Immunol, 188: 6205-6215.

Devarbhavi H, Singh R, Patil M, et al. 2013.Outcome and determinants of mortality in 269 patients with combination anti-tuberculosis drug-induced liver injury. J Gastroenterol Hepatol, 28(1): 161-167.

Dey B, Dey R J, Cheung L S, et al. 2015. A bacterial cyclic dinucleotide activates the cytosolic surveillance pathway and mediates innate resistance to tuberculosis. Nat Med, 21(4): 401-406.

Dheda K, Gumbo T, Maartens G, et al. 2019. The epidemiology, pathogenesis, transmission, diagnosis, and management of multidrug-resistant, extensively drug-resistant, and incurable tuberculosis. Lancet Respir Med, 7(9): 820-826.

Dhiman R, Indramohan M, Barnes P F, et al. 2009. IL-22 produced by human NK cells inhibits growth of *Mycobacterium tuberculosis* by enhancing phagolysosomal fusion. J Immunol, 183(10): 6639-6645.

Di Paolo N C, Shafiani S, Day T, et al. 2015. Interdependence between Interleukin-1 and tumor necrosis factor regulates TNF-dependent control of *Mycobacterium tuberculosis* infection. Immunity, 43(6): 1125-1136.

Díaz A, Bongiovanni B, DAttilio L, et al. 2017. The clinical recovery of tuberculosis patients undergoing specific treatment is associated with changes in the immune and neuroendocrine responses. Pathog Dis, 75(7): 7.

Diedrich C R, OHern J, Gutierrez M G, et al. 2016a. Relationship between HIV coinfection, interleukin 10 production, and *Mycobacterium tuberculosis* in human lymph node granulomas. J Infect Dis, 214: 1309-1318.

Diedrich C R, OHern J, Wilkinson R J. 2016b. HIV-1 and the *Mycobacterium tuberculosis* granuloma: a systematic review and meta-analysis. Tuberculosis, 98: 62-76.

Diel R, Loddenkemper R, Niemann S, et al. 2011. Negative and positive predictive value of a whole-blood interferon-γ release assay for developing active tuberculosis. Am J Respir Crit Care Med, 183: 88-95.

Divangahi M, Desjardins D, Nunes-Alves C, et al. 2010. Eicosanoid pathways regulate adaptive immunity to *Mycobacterium tuberculosis*. Nat Immunol, 11(8): 751-758.

Dobler C C, Cheung K, Nguyen J, et al. 2017. Risk of tuberculosis in patients with solid cancers and haematological malignancies: a systematic review and meta-analysis. Eur Respir J, 50(2): 1700157.

Dogar O, Barua D, Boeckmann M, et al. 2018. The safety, effectiveness and cost-effectiveness of cytisine in achieving six-month continuous smoking abstinence in tuberculosis patients-protocol for a double-blind, placebo-controlled randomised trial. Addiction(Abingdon, England).

Doherty T M, Seder R A, Sher A. 1996. Induction and regulation of IL-15 expression in murine macrophages. J Immunol, 156(2): 735-741.

Domingo-Gonzalez R, Das S, Griffiths K L, et al. 2017. Interleukin-17 limits hypoxia-inducible factor 1alpha and development of hypoxic granulomas during tuberculosis. JCI Insight, 2(19): e92973.

Dorman S E, Schumacher S G, Alland D, et al. 2018. Xpert MTB/RIF Ultra for detection of *Mycobacterium tuberculosis* and rifampicin resistance: a prospective multicentre diagnostic accuracy study. The Lancet Infectious Diseases, 18(1): 76-84.

Dotiwala F, Lieberman J. 2019. Granulysin: killer lymphocyte safeguard against microbes. Curr Opin Immunol, 60: 19-29.

Drain P K, Losina E, Coleman S M, et al. 2015. Value of urine lipoarabinomannan grade and second test for optimizing clinic-based screening for HIV-associated pulmonary tuberculosis. J Acquir Immune Defic Syndr, 68(3): 274-280.

Drobac P C, Shin S S, Huamani P, et al. 2012. Risk factors for in-hospital mortality among children with tuberculosis: the 25-year experience in Peru. Pediatrics, 130: e373-379.

Duangrithi D, Thanachartwet V, Desakorn V, et al. 2013. Impact of diabetes mellitus on clinical parameters and treatment outcomes of newly diagnosed pulmonary tuberculosis patients in Thailand. Int J Clin Pract, 67(11): 1199-1209.

Eklund D, Welin A, Andersson H, et al. 2014. Human gene variants linked to enhanced NLRP3 activity limit intramacrophage growth of *Mycobacterium tuberculosis*. J Infect Dis, 209(5): 749-753.

Ernst J D, Cornelius A, Bolz M. 2019. Dynamics of *Mycobacterium tuberculosis* Ag85B revealed by a sensitive enzyme-linked immunosorbent assay. MBio, 10(2): e00611-19.

Esin S, Counoupas C, Aulicino A, et al. 2013. Interaction of *Mycobacterium tuberculosis* cell wall components with the human natural killer cell receptors NKp44 and Toll-like receptor 2. Scand J Immunol, 77(6): 460-469.

Esmail H, Lai R P, Lesosky M, et al. 2016. Characterization of progressive HIV-associated tuberculosis using 2-deoxy-2-[^{18}F]fluoro-D-glucose positron emission and computed tomography. Nat Med, 22: 1090-1093.

Esteve-Sole A, Sologuren I, Martinez-Saavedra M T, et al. 2018. Laboratory evaluation of the IFN-gamma circuit for the molecular diagnosis of mendelian susceptibility to mycobacterial disease. Crit Rev Clin Lab Sci, 55(3): 184-204.

Eum S Y, Kong J H, Hong M S, et al. 2010. Neutrophils are the predominant infected phagocytic cells in the airways of patients with active pulmonary TB. Chest, 137(1): 122-128.

Everatt R, Kuzmickiene I, Davidaviciene E, et al. 2017. Non-pulmonary cancer risk following tuberculosis: a nationwide retrospective cohort study in Lithuania. Infect Agent Cancer, 12: 33.

Evman S, Baysungur V, Alpay L, et al. 2017. Management and surgical outcomes of concurrent tuberculosis and lung cancer. Thorac Cardiovasc Surg, 65(7): 542-545.

Fabri M, Stenger S, Shin D M, et al. 2011. Vitamin D is required for IFN-gamma-mediated antimicrobial activity of human macrophages. Sci Transl Med, 3(104): 104ra102.

Farhat M, Greenaway C, Pai M, et al. 2006. False-positive tuberculin skin tests: what is the absolute effect of BCG and non-tuberculous mycobacteria? Int J Tuberc Lung Dis, 10(11): 1192-1204.

Feng B, Li Y, Guo D, et al. 2018. Research on the value of the T cell spot test for tuberculosis for the diagnosis of lung cancer combined with pulmonary tuberculosis. Thoracic cancer, 9(10): 1231-1234.

Fernández R, Díaz A, DAttilio L, et al. 2016. An adverse immune-endocrine profile in patients with tuberculosis and type 2 diabetes. Tuberculosis (Edinb), 101: 95-101.

Ferrari G, King K, Rathbun K, et al. 1995. IL-7 enhancement of antigen-driven activation/expansion of HIV-1-specific cytotoxic T lymphocyte precursors(CTLp). Clin Exp Immunol, 101(2): 239-248.

Fica A. 2014. Infections in patients affected by rheumatologic diseases associated to glucocorticoid use or tumor necrosis factor-alpha inhibitors. Rev Chilena Infectol, 31(2): 181-195.

Foreman T W, Mehra S, LoBato D N, et al. 2016. CD4[+] T-cell-independent mechanisms suppress reactivation of latent tuberculosis in a macaque model of HIV coinfection. PNAS, 113: E5636-5644.

Fox G J, Barry S E, Britton W J, et al. 2013. Contact investigation for tuberculosis: a systematic review and meta-analysis. Eur Respir J, 41: 140-156.

Fratti R A, Chua J, Vergne I, et al. 2003. *Mycobacterium tuberculosis* glycosylated phosphatidylinositol causes phagosome maturation arrest. Proc Natl Acad Sci U S A, 100(9): 5437-5442.

Freches D, Korf H, Denis O, et al. 2013. Mice genetically inactivated in interleukin-17A receptor are defective in long-term control of *Mycobacterium tuberculosis* infection. Immunology, 140(2): 220-231.

Fu C, Jiang A. 2018. Dendritic cells and CD8 T cell immunity in tumor microenvironment. Front Immunol, 9: 3059.

Fujita Y, Doi T, Sato K, et al. 2005. Diverse humoral immune responses and changes in IgG antibody levels against mycobacterial lipid antigens in active tuberculosis. Microbiology, 151(Pt 6): 2065-2074.

Gallegos A M, Pamer E G, Glickman M S. 2008. Delayed protection by ESAT-6-specific effector CD4$^+$ T cells after airborne *M. tuberculosis* infection. J Exp Med, 205(10): 2359-2368.

Gao J, Zheng P, Fu H. 2013. Prevalence of TB/HIV co-infection in countries except China: a systematic review and meta-analysis. PLoS One, 8(5): e64915.

Gautam U S, Foreman T W, Bucsan A N, et al. 2018. *In vivo* inhibition of tryptophan catabolism reorganizes the tuberculoma and augments immune-mediated control of *Mycobacterium tuberculosis*. Proc Natl Acad Sci U S A, 115(1): E62-E71.

Geffner L, Basile J I, Yokobori N, et al. 2014. CD4(+)CD25(high)forkhead box protein 3(+) regulatory T lymphocytes suppress interferon-gamma and CD107 expression in CD4(+) and CD8(+) T cells from tuberculous pleural effusions. Clin Exp Immunol, 175(2): 235-245.

Geldmacher C, Ngwenyama N, Schuetz A, et al. 2010. Preferential infection and depletion of *Mycobacterium tuberculosis*-specific CD4 T cells after HIV-1 infection. J Exp Med, 207: 2869-2881.

Gessani S, Belardelli F. 2019. Immune dysfunctions and immunotherapy in colorectal cancer: the role of dendritic cells. Cancers(Basel), 11(10): 1491-1508.

Gold M C, Napier R J, Lewinsohn D M 2015. MR1-restricted mucosal associated invariant T(MAIT) cells in the immune response to *Mycobacterium tuberculosis*. Immunol Rev, 264(1): 154-166.

Gomez D I, Twahirwa M, Schlesinger L S, et al. 2013. Reduced *Mycobacterium tuberculosis* association with monocytes from diabetes patients that have poor glucose control. Tuberculosis(Edinb), 93(2): 192-197.

Gong W, Liang Y, Wu, X. 2018. The current status, challenges, and future developments of new tuberculosis vaccines. Hum Vaccin Immunother, 14(7): 1697-1716.

Gopal R, Monin L, Slight S, et al. 2014. Unexpected role for IL-17 in protective immunity against hypervirulent *Mycobacterium tuberculosis* HN878 infection. PLoS Pathog, 10(5): e1004099.

Gräb J, Suárez I, Van G E, et al. 2019. Corticosteroids inhibit *Mycobacterium tuberculosis*-induced necrotic host cell death by abrogating mitochondrial membrane permeability transition. Nature Communications, 10(1): 688.

Grant A V, El Baghdadi J, Sabri A, et al. 2013. Age-dependent association between pulmonary tuberculosis and common TOX variants in the 8q12-13 linkage region. Am J Hum Genet, 2: 407-414.

Grant A V, Sabri A, Abid A, et al. 2016. A genome-wide association study of pulmonary tuberculosis in Morocco. Hum Genet, 135: 299-307.

Griffiths K L, Ahmed M, Das S, et al. 2016. Targeting dendritic cells to accelerate T-cell activation overcomes a bottleneck in tuberculosis vaccine efficacy. Nat Commun, 7: 13894.

Gu X X, Yue F Y, Kovacs C M, et al. 2007. The role of cytokines which signal through the common gamma chain cytokine receptor in the reversal of HIV specific CD4(+) and CD8(+) T cell anergy. PLoS One, 2(3): e300.

Handa U, Mundi I, Mohan S. 2012. Nodal tuberculosis revisited: a review. J Infect Dev Ctries, 6(1): 6-12.

Hanekom M, van der Spuy G D, Streicher E, et al. 2007. A recently evolved sublineage of the *Mycobacterium tuberculosis* Beijing strain family is associated with an increased ability to spread and cause disease. J Clin Microbiol, 45: 1483-1490.

Haq A, Svobodová J, Imran S, et al. 2016. Vitamin D deficiency: a single centreanalysis of patients from 136 countries. J Steroid Biochem Mol Bio, 164: 209-213.

Harding C V, Boom W H. 2010. Regulation of antigen presentation by *Mycobacterium tuberculosis*: a role for Toll-like receptors. Nat Rev Microbiol, 8(4): 296-307.

Harriff M J, Burgdorf S, Kurts C, et al. 2013. TAP mediates import of *Mycobacterium tuberculosis*-derived peptides into phagosomes and facilitates loading onto HLA-I. PLoS One, 8(11): e79571.

Hassan S S, Akram M, King E C, et al. 2015. PD-1, PD-L1 and PD-L2 gene expression on T-cells and natural killer cells declines in conjunction with a reduction in PD-1 protein during the intensive phase of tuberculosis treatment. PLoS One, 10(9): e0137646.

Hawn T R, Day T A, Scriba T J, et al. 2014. Tuberculosis vaccines and prevention of infection. Microbiol Mol Biol Rev, 78: 650-671.

He Y, Wu K, Hu Y, et al. 2014. Gammadelta T cell and other immune cells crosstalk in cellular immunity. J Immunol Res, 2014: 960252.

Henderson R A, Watkins S C, Flynn J L. 1997. Activation of human dendritic cells following infection with *Mycobacterium tuberculosis*. J Immunol, 159(2): 635-643.

Hermans S M, Babirye J A, Mbabazi O, et al. 2017. Treatment decisions and mortality in HIV-positive presumptive smear-negative TB in the Xpert™ MTB/RIF era: a cohort study. BMC Infect Dis, 17: 433.

Hesseling A C, Marais B J, Kirchner H L, et al. 2010. Mycobacterial genotype is associated with disease phenotype in children. Int J Tuberc Lung Dis, 14: 1252-1258.

Heuvers M E, Aerts J G, Hegmans J P, et al. 2012. History of tuberculosis as an independent prognostic factor for lung cancer survival. Lung Cancer, 76(3): 452-456.

Higgins D M, Sanchez-Campillo J, Rosas-Taraco A G, et al. 2009. Lack of IL-10 alters inflammatory and immune responses during pulmonary *Mycobacterium tuberculosis* infection. Tuberculosis (Edinb), 89(2): 149-157.

Hirashima T, Tamura Y, Han Y, et al. 2018. Efficacy and safety of concurrent anti-cancer and anti-tuberculosis chemotherapy in cancer patients with active *Mycobacterium tuberculosis*: a retrospective study. BMC Cancer, 18(1): 975.

Hodgson K, Morris J, Bridson T, et al. 2015. Immunological mechanisms contributing to the double burden of diabetes and intracellular bacterial infections. Immunology, 144(2): 171-185.

Horn L, Spigel D R, Vokes E E, et al. 2017. Nivolumab versus docetaxel in previously treated patients with advanced non-small-cell lung cancer: two-year outcomes from two randomized, open-label, phase III trials (CheckMate 017 and CheckMate 057). J Clin Oncol, 35(35): 3924-3933.

Horsburgh C J, Barry C R, Lange C. 2015. Treatment of tuberculosis. N Engl J Med, 373(22): 2149-2160.

Hu C, Jia W. 2018. Diabetes in China: epidemiology and genetic risk factors and their clinical utility in personalized medication. Diabetes Jan, 67(1): 3-11.

Hutchinson P, Barkham T M, Tang W, et al. 2015. Measurement of phenotype and absolute number of circulating heparin-binding hemagglutinin, ESAT-6 and CFP-10, and purified protein derivative antigen-specific CD4 T cells can discriminate active from latent tuberculosis infection. Clin Vaccine Immunol, 22(2): 200-212.

Inghammar M, Ekbom A, Engstrfim G, et al. 2010. COPD and the risk of tuberculosis—a population-based cohort study. PLoS One, 5: e10138.

Ishida Y, Agata Y, Shibahara K, et al. 1992. Induced expression of PD-1, a novel member of the immunoglobulin gene superfamily, upon programmed cell death. EMBO J, 11(11): 3887-3895.

Jacobs A J, Mongkolsapaya J, Screaton G R, et al. 2016. Antibodies and tuberculosis. Tuberculosis, 101: 102-113.

Jain D, Aggarwal H K, Jain P, et al. 2014. Primary hepatic tuberculosis presenting as acute liver failure. Oxf Med Case Reports, (9): 153-155.

Jambo K C, Banda D H, Afran L, et al. 2014. Asymptomatic HIV-infected individuals on antiretroviral therapy exhibit impaired lung $CD4^+$ T-cell responses to mycobacteria. Am J Respir Crit Care Med, 190: 938-947.

Jayachandran R, Sundaramurthy V, Combaluzier B, et al. 2007. Survival of mycobacteria in macrophages is mediated by coronin 1-dependent activation of calcineurin. Cell, 130(1): 37-50.

Jayaraman P, Jacques M K, Zhu C, et al. 2016. TIM3 mediates T cell exhaustion during *Mycobacterium tuberculosis* infection. PLoS Pathog, 12(3): e1005490.

Jena P, Mohanty S, Mohanty T, et al. 2012. Azurophil granule proteins constitute the major mycobactericidal proteins in human neutrophils and enhance the killing of mycobacteria in macrophages. PLoS One, 7(12): e50345.

Jiménez-Corona M E, Cruz-Hervert L P, García-García L, et al. 2013. Association of diabetes and tuberculosis: impact on treatment and post-treatment outcomes. Thorax, 68(3): 214-220.

Jo E K, Park J K, Dockrell H M. 2003. Dynamics of cytokine generation in patients with active pulmonary tuberculosis. Curr Opin Infect Dis, 16(3): 205-210.

Juffermans N P, Speelman P, Verbon A, et al. 2001. Patients with active tuberculosis have increased expression of HIV coreceptors CXCR4 and CCR5 on $CD4^+$ T cells. Clin Infect Dis, 32: 650-652.

Jung J Y, Lim J E, Lee H J, et al. 2012. Questionable role of interferon-gamma assays for smear-negative pulmonary TB in immunocompromised patients. The Journal of infection, 64(2): 188-196.

Jurado J O, Alvarez I B, Pasquinelli V, et al. 2008. Programmed death (PD)-1: PD-ligand 1/PD-ligand 2 pathway inhibits T cell effector functions during human tuberculosis. J Immunol, 181(1): 116-125.

Kagina B M N, Abel B, Scriba T J, et al. 2010. Specific T cell frequency and cytokine expression profile do not correlate with protection against tuberculosis after bacillus Calmette-Guérin vaccination of newborns. Am J Respir Crit Care Med, 182: 1073-1079.

Kalokhe A S, Adekambi T, Ibegbu C C, et al. 2015. Impaired degranulation and proliferative capacity of *Mycobacterium tuberculosis*-specific $CD8^+$ T cells in HIV-infected individuals with latent tuberculosis. J Infect Dis, 211(4): 635-640.

Kalsdorf B, Skolimowska K H, Scriba T J, et al. 2013. Relationship between chemokine receptor expression, chemokine levels and HIV-1 replication in the lungs of persons exposed to *Mycobacterium tuberculosis*. Eur J Immunol, 43: 540-549.

Kaplan J E, Benson C, Holmes K K, et al. 2009. Guidelines for prevention and treatment of opportunistic infections in HIV-infected adults and adolescents: recommendations from CDC, the National Institutes of Health, and the HIV Medicine Association of the Infectious Diseases Society of America. MMWR Recomm Rep, 58(RR-4): 1-207, E1-E4.

Kathamuthu G R, Moideen K, Banurekha V V, et al. 2018. Altered circulating levels of B cell growth factors and their modulation upon anti-tuberculosis treatment in pulmonary tuberculosis and tuberculous lymphadenitis. PLoS One, 13(11): e0207404.

Kawai T, Akira S. 2010. The role of pattern-recognition receptors in innate immunity: update on Toll-like receptors. Nat Immunol, 11: 373-384.

Keller A N, Corbett A J, Wubben J M, et al. 2017. MAIT cells and MR1-antigen recognition. Curr Opin Immunol, 46: 66-74.

Khader S A, Bell G K, Pearl J E, et al. 2007. IL-23 and IL-17 in the establishment of protective pulmonary CD4$^+$ T cell responses after vaccination and during *Mycobacterium tuberculosis* challenge. Nat Immunol, 8: 369-377.

Khader S A, Guglani L, Rangel-Moreno J, et al. 2011. IL-23 is required for long-term control of *Mycobacterium tuberculosis* and B cell follicle formation in the infected lung. J Immunol, 187(10): 5402-5407.

Khan N, Mendonca L, Dhariwal A, et al. 2019. Intestinal dysbiosis compromises alveolar macrophage immunity to *Mycobacterium tuberculosis*. Mucosal Immunol, 12(3): 772-783.

Khan N, Vidyarthi A, Amir M, et al. 2017. T-cell exhaustion in tuberculosis: pitfalls and prospects. Crit Rev Microbiol, 43(2): 133-141.

Kim J K, Kim T S, Basu J, et al. 2017a. MicroRNA in innate immunity and autophagy during mycobacterial infection. Cell Microbiol, 19(1): doi: 101111/cmi.12687.

Kim J K, Lee H M, Park K S, et al. 2017b. MIR144* inhibits antimicrobial responses against *Mycobacterium tuberculosis* in human monocytes and macrophages by targeting the autophagy protein DRAM2. Autophagy, 13(2): 423-441.

Kim S H, Song K H, Choi S J, et al. 2009. Diagnostic usefulness of a T-cell-based assay for extrapulmonary tuberculosis in immunocompromised patients. Am J Med, 122(2): 189-195.

Kleinnijenhuis J, Oosting M, Joosten L A, et al. 2011. Innate immune recognition of *Mycobacterium tuberculosis*. Clin Dev Immunol, 2011: 405310.

Klinker M W, Reed T J, Fox D A, et al. 2013. Interleukin-5 supports the expansion of fas ligand-expressing killer B cells that induce antigen-specific apoptosis of CD4(+) T cells and secrete interleukin-10. PLoS One, 8(8): e70131.

Kolls J K, Linden A. 2004. Interleukin-17 family members and inflammation. Immunity, 21(4): 467-476.

Kozakiewicz L, Chen Y, Xu J, et al. 2013a. B cells regulate neutrophilia during *Mycobacterium tuberculosis* infection and BCG vaccination by modulating the interleukin-17 response. PLoS Pathog, 9(7): e1003472.

Kozakiewicz L, Phuah J, Flynn J, et al. 2013b. The role of B cells and humoral immunity in *Mycobacterium tuberculosis* infection. Adv Exp Med Biol, 783: 225-250.

Kumar D, Nath L, Kamal M A, et al. 2010. Genome-wide analysis of the host intracellular network that regulates survival of *Mycobacterium tuberculosis*. Cell, 140(5): 731-743.

Kumar N P, Babu S. 2017. Influence of diabetes mellitus on immunity to human tuberculosis. Immunology, 152(1): 13-24.

Kumar N P, Banurekha V V, Nair D, et al. 2017. Diminished plasma levels of common gamma-chain cytokines in pulmonary tuberculosis and reversal following treatment. PLoS One, 12(4): e0176495.

Kumar N P, Moideen K, George P J, et al. 2016b. Coincident diabetes mellitus modulates Th1-, Th2-, and Th17-cell responses in latent tuberculosis in an IL-10- and TGF-β-dependent manner. Eur J Immunol, 46(2): 390-399.

Kumar N P, Moideen K, Sivakumar S, et al. 2016a. Modulation of dendritic cell and monocyte subsets in tuberculosis-diabetes co-morbidity upon standard tuberculosis treatment. Tuberculosis (Edinb) Dec, 101: 191-200.

Kumar R, Sahu S K, Kumar M, et al. 2016. MicroRNA 17-5p regulates autophagy in *Mycobacterium tuberculosis*-infected macrophages by targeting Mcl-1 and STAT3. Cell Microbiol, 18(5): 679-691.

Kunnath-Velayudhan S, Salamon H, Wang H Y, et al. 2010. Dynamic antibody responses to the *Mycobacterium tuberculosis* proteome. Proc Natl Acad Sci U S A, 107(33): 14703-14708.

Kuo C H, Lo CY, Chung F T, et al. 2012. Concomitant active tuberculosis prolongs survival in non-small cell lung cancer: a study in a tuberculosis-endemic country. PLoS One, 7(3): e33226.

Kuo S C, Hu Y W, Liu C J, et al. 2013. Association between tuberculosis infections and non-pulmonary malignancies: a nationwide population-based study. Br J Cancer, 109(1): 229-234.

Lai R P, Meintjes G, Wilkinson R J. 2016. HIV-1 tuberculosis-associated immune reconstitution inflammatory syndrome. Semin Immunopathol, 38: 185-198.

Lazar-Molnar E, Chen B, Sweeney K A, et al. 2010. Programmed death-1 (PD-1)-deficient mice are extraordinarily sensitive to tuberculosis. Proc Natl Acad Sci U S A, 107(30): 13402-13407.

Lee B H, Koh W J, Choi M S, et al. 2005. Inactive hepatitis B surface antigen carrier state and hepatotoxicity during antituberculosis chemotherapy. Chest, 127: 1304-1311.

Lee J, Lee Y D, Lim J K, et al. 2017. Predictive factors and treatment outcomes of tuberculous pleural effusion in patients with cancer and pleural effusion. Am J Med Sci, 354(2): 125-130.

Lee Y M, Park K H, Kim S M, et al. 2013. Risk factors for false-negative results of T-SPOT. TB and tuberculin skin test in extrapulmonary tuberculosis. Infection, 41(6): 1089-1095.

Leung C C, Yew W W, Au K F, et al. 2012. A strong tuberculin reaction in primary school children predicts tuberculosis in adolescence. Pediatr Infect Dis J, 31: 150-153.

Lewinsohn D M, Swarbrick G M, Cansler M E, et al. 2013. Human *Mycobacterium tuberculosis* CD8 T cell antigens/epitopes identified by a proteomic peptide library. PLoS One, 8(6): e67016.

Li H, Wang X X, Wang B, et al. 2017. Latently and uninfected healthcare workers exposed to TB make protective antibodies against *Mycobacterium tuberculosis*. Proc Natl Acad Sci U S A, 114(19): 5023-5028.

Li M, Cui J, Niu W, et al. 2019. Long non-coding PCED1B-AS1 regulates macrophage apoptosis and autophagy by sponging miR-155 in active tuberculosis. Biochem Biophys Res Commun, 509(3): 803-809.

Li N, Xie W P, Kong H, et al. 2015. Enrichment of regulatory T-cells in blood of patients with multidrug-resistant tuberculosis. Int J Tuberc Lung Dis, 19(10): 1230-1238.

Li Y, Wang Y, Liu X. 2012. The role of airway epithelial cells in response to mycobacteria infection. Clin Dev Immunol, 2012: 791392.

Liang H Y, Li X L, Yu X S, et al. 2009. Facts and fiction of the relationship between preexisting tuberculosis and lung cancer risk: a systematic review. Int J Cancer, 125(12): 2936-2944.

Liang L, Shi R, Liu X, et al. 2017. Interferon-gamma response to the treatment of active pulmonary and extra-pulmonary tuberculosis. Int J Tuberc Lung Dis, 21(10): 1145-1149.

Liao W, Lin J X, Leonard W J. 2011. IL-2 family cytokines: new insights into the complex roles of IL-2 as a broad regulator of T helper cell differentiation. Curr Opin Immunol, 23(5): 598-604.

Lim Y P, Lin C L, Hung D Z, et al. 2015. Anti-tuberculosis treatments and risk of hepatocellular carcinoma in tuberculosis patients with liver cirrhosis: a population-based case-control study. Eur J Clin Microbiol Infect Dis, 34(3): 479-485.

Lin P L, Flynn J A L. 2015. CD8 T cells and Mycobacterium tuberculosis infection. Seminars in Immunopathology, 37(3): 239-249.

Lin P L, Ford C B, Coleman M T, et al. 2014. Sterilization of granulomas is common in active and latent tuberculosis despite within-host variability in bacterial killing. Nat Med, 20: 75-77.

Lindestam A C S, Gerasimova A, Mele F, et al. 2013. Memory T cells in latent *Mycobacterium tuberculosis* infection are directed against three antigenic islands and largely contained in a CXCR3$^+$CCR6$^+$ Th1 subset. PLoS Pathog, 9(1): e1003130.

Liu C H, Liu H, Ge B. 2017. Innate immunity in tuberculosis: host defense vs pathogen evasion. Cell Mol Immunol, 14(12): 963-975.

Liu J, Liang W, Jing W, et al. 2019. Countdown to 2030: eliminating hepatitis B disease, China. Bull World Health Organ, 97(3): 230-238.

Liu P T, Stenger S, Li H, et al. 2006. Toll-like receptor triggering of a vitamin D-mediated human antimicrobial response. Science, 311: 1770-1773.

Liu Q, Li W, Xue M, et al. 2017. Diabetes mellitus and the risk of multidrug resistant tuberculosis: a meta-analysis. Sci Rep, 7(1): 1090.

Lockhart E, Green A M, Flynn J L. 2006. IL-17 production is dominated by γδT cells rather than CD4 T cells during *Mycobacterium tuberculosis* infection. J Immunol, 177(7): 4662-4669.

Lopes G, Wu Y L, Kudaba I, et al. 2018. Pembrolizumab (pembro) versus platinum-based chemo-therapy (chemo) as first-line therapy for advanced/metastatic NSCLC with a PD-L1 tumor proportion score(TPS) ≥ 1%: open-label, phase 3 KEYNOTE-042 study. J Clin Oncol, 36(18_suppl): LBA4.

Lowe D M, Redford P S, Wilkinson R J, et al. 2012. Neutrophils in tuberculosis: friend or foe? Trends Immunol, 33: 14-25.

Lu L L, Chung A W, Rosebrock T R, et al. 2016. A functional role for antibodies in tuberculosis. Cell, 167(2): 433-443.e14.

Lui G C Y, Wong N S, Wong R Y K, et al. 2020. Antiviral therapy for hepatitis B prevents liver injury in patients with tuberculosis and hepatitis B co-infection. Clin Infect Dis, 70(4): 660-666.

Lund F E, Randall T D. 2010. Effector and regulatory B cells: modulators of CD4$^+$ T cell immunity. Nat Rev Immunol, 10(4): 236-247.

Lund F E. 2008. Cytokine-producing B lymphocytes-key regulators of immunity. Curr Opin Immunol, 20(3): 332-338.

Lund J M, Hsing L, Pham T T, et al. 2008. Coordination of early protective immunity to viral infection by regulatory T cells. Science, 320(5880): 1220-1224.

Ly J, Morris D, Lagman M, et al. 2016. Complement 3 receptor expression in individuals with type 2 diabetes. Recent Pat Antiinfect Drug Discov, 11(2): 174-182.

Ma N, Zalwango S, Malone L L, et al. 2014. Clinical and epidemiological characteristics of individuals resistant to *M. tuberculosis* infection in a longitudinal TB household contact study in Kampala, Uganda. BMC Infect Dis, 14: 352.

Macedo A B, Novis C L, De Assis C M, et al. 2018a. Dual TLR2 and TLR7 agonists as HIV latency-reversing agents. JCI Insight, 3: e122673.

Macedo A B, Resop R S, Martins L J, et al. 2018b. Influence of biological sex, age and HIV status in an in vitro primary cell model of HIV latency using a CXCR4 tropic virus. AIDS Res Hum Retroviruses, 34: 769-777.

Mackay F, Schneider P. 2009. Cracking the BAFF code. Nat Rev Immunol, 9(7): 491-502.

Maglione P J, Chan J. 2009. How B cells shape the immune response against *Mycobacterium tuberculosis*. Eur J Immunol, 39(3): 676-686.

Maglione P J, Xu J, Casadevall A, et al. 2008. Fc gamma receptors regulate immune activation and susceptibility during *Mycobacterium tuberculosis* infection. J Immunol, 180(5): 3329-3338.

Maglione P J, Xu J, Chan J. 2007. B cells moderate inflammatory progression and enhance bacterial containment upon pulmonary challenge with *Mycobacterium tuberculosis*. J Immunol, 178(11): 7222-7234.

Mahan C S, Zalwango S, Thiel B A, et al. 2012. Innate and adaptive immune responses during acute *M. tuberculosis* infection in adult household contacts in Kampala, Uganda. Am J Trop Med Hyg, 86: 690-697.

Mahnke Y D, Brodie T M, Sallusto F, et al. 2013. The whos who of T-cell differentiation: human memory T-cell subsets. Eur J Immunol, 43(11): 2797-2809.

Mahomed H, Hawkridge T, Verver S, et al. 2011a. Predictive factors for latent tuberculosis infection among adolescents in a high-burden area in South Africa. Int J Tuberc Lung Dis, 15: 331-336.

Mahomed H, Hawkridge T, Verver S, et al. 2011b. The tuberculin skin test versus QuantiFERON TB Gold® in predicting tuberculosis disease in an adolescent cohort study in South Africa. PLoS One, 6: e17984.

Malka-Ruimy C, Ben Youssef G, Lambert M, et al. 2019. Mucosal-associated invariant T cell levels are reduced in the peripheral blood and lungs of children with active pulmonary tuberculosis. Front Immunol, 10: 206.

Mandalakas A M, Detjen A K, Hesseling A C, et al. 2011. Interferon-gamma release assays and childhood tuberculosis: systematic review and meta-analysis. The international journal of tuberculosis and lung disease: the official journal of the International Union against Tuberculosis and Lung Disease, 15(8): 1018-1032.

Mangtani P, Abubakar I, Ariti C, et al. 2014. Protection by BCG vaccine against tuberculosis: a systematic review of randomized controlled trials. Clin Infect Dis, 58: 470-480.

Mantovani A, Sica A. 2010. Macmphages innate immunity and cancer: balance, tolerance, and diversity. Curt Opin Immunol, 22(2): 231-237.

Marais B J, Gie R P, Schaaf H S, et al. 2004. The natural history of childhood intra-thoracic tuberculosis: a critical review of literature from the pre-chemotherapy era. Int J Tuberc Lung Dis, 8: 392-402.

Marais S, Lai R P J, Wilkinson K A, et al. 2017. Inflammasome activation underlying central nervous system deterioration in HIV-associated tuberculosis. J Infect Dis, 215: 677-686.

Maree F, Hesseling A C, Schaaf H S, et al. 2007. Absence of an association between *Mycobacterium tuberculosis* genotype and clinical features in children with tuberculousmeningitis. Pediatr Infect Dis J, 26: 13-18.

Martineau A, Newton S, Wilkinson K, et al. 2007. Neutrophil-mediated innate immune resistance to mycobacteria. J Clin Invest, 117(7): 1988-1994.

Martinez L, Woldu H, Chen C, et al. 2021. Transmission Dynamics in Tuberculosis Patients With Human Immunodeficiency Virus: A Systematic Review and Meta-analysis of 32 Observational Studies. Clin Infect Dis, 73(9): e3446-e3455.

Martinez N, Ketheesan N, West K, et al. 2016. Impaired recognition of *Mycobacterium tuberculosis* by alveolar macrophages from diabetic mice. J Infect Dis, 214(11): 1629-1637.

Martinez N, Kornfeld H. 2014. Diabetes and immunity to tuberculosis. Eur J Immunol, 44(3): 617-626.

Maruyama T, Konkel J E, Zamarron B F, et al. 2011. The molecular mechanisms of Foxp3 gene regulation. Semin Immunol, 23(6): 418-423.

Mazurek G H, Jereb J, Lobue P, et al. 2005. Guidelines for using the QuantiFERON-TB Gold test for detecting *Mycobacterium tuberculosis* infection, United States. MMWR Recomm Rep, 54(RR-15): 49-55.

McBride A, Konowich J, Salgame P. 2013. Host defense and recruitment of Foxp3[+] T regulatory cells to the lungs in chronic *Mycobacterium tuberculosis* infection requires Toll-like receptor 2. PLoS Pathog, 9(6): e1003397.

McNab F W, Ewbank J, Howes A, et al. 2014. Type I IFN induces IL-10 production in an IL-27-independent manner and blocks responsiveness to IFN-γ for production of IL-12 and bacterial killing in *Mycobacterium tuberculosis*-infected macrophages. J Immunol, 193(7): 3600-3612.

McNab F, Berry M, Graham C, et al. 2011. Programmed death ligand 1 is over-expressed by neutrophils in the blood of patients with active tuberculosis. Eur J Immunol, 41(7): 1941-1947.

Mehra S, Alvarez X, Didier P J, et al. 2013. Granuloma correlates of protection against tuberculosis and mechanisms of immune modulation by *Mycobacterium tuberculosis*. J Infect Dis, 207(7): 1115-1127.

Mehto S, Antony C, Khan N, et al. 2015. *Mycobacterium tuberculosis* and human immunodeficiency virus type 1 cooperatively modulate macrophage apoptosis via toll like receptor 2 and calcium homeostasis. PLoS One, 10(7): e0131767.

Melchionda F, Fry T J, Milliron M J, et al. 2005. Adjuvant IL-7 or IL-15 overcomes immunodominance and improves survival of the CD8[+] memory cell pool. J Clin Invest, 115(5): 1177-1187.

Mi F, Tan S, Liang L, et al. 2013. Diabetes mellitus and tuberculosis: pattern of tuberculosis, two-month smear conversion and treatment outcomes in Guangzhou, China. Trop Med Int Health, 18(11): 1379-1385.

Miller E A, Ernst J D. 2009. Anti-TNF immunotherapy and tuberculosis reactivation: another mechanism revealed. J Clin Invest, 119(5): 1079-1082.

Mishra B B, Rathinam V A, Martens G W, et al. 2013. Nitric oxide controls the immunopathology of tuberculosis by inhibiting NLRP3 inflammasome-dependent processing of IL-1beta. Nat Immunol, 14(1): 52-60.

Moguche A O, Musvosvi M, Penn-Nicholson A, et al. 2017. Antigen availability shapes T cell differentiation and function during tuberculosis. Cell Host Microbe, 21(6): 695-706.e5.

Mogues T, Goodrich M E, Ryan L, et al. 2001. The relative importance of T cell subsets in immunity and immunopathology of airborne *Mycobacterium tuberculosis* infection in mice. J Exp Med, 193(3): 271-280.

Moideen K, Kumar N P, Bethunaickan R, et al. 2019. Heightened systemic levels of anti-inflammatory cytokines in pulmonary tuberculosis and alterations following anti-tuberculosis treatment. Cytokine, 127: 154929.

Montandon R, Korniotis S, Layseca-Espinosa E, et al. 2013. Innate pro-B-cell progenitors protect against type 1 diabetes by regulating autoimmune effector T cells. Proc Natl Acad Sci U S A, 110(24): E2199-2208.

Moreira-Teixeira L, Redford P S, Stavropoulos E, et al. 2017. T cell-derived IL-10 impairs host resistance to *Mycobacterium tuberculosis* infection. J Immunol, 199(2): 613-623.

Moreira-Teixeira L, Sousa J, McNab F W, et al. 2016. Type I IFN inhibits alternative macrophage activation during *Mycobacterium tuberculosis* infection and leads to enhanced protection in the absence of IFN-γ signaling. J Immunol, 197(12): 4714-4726.

Mortaz E, Adcock I M, Tabarsi P, et al. 2015. Interaction of pattern recognition receptors with *Mycobacterium tuberculosis*. J Clin Immunol, 35(1): 1-10.

MP Etna, Giacomini E, Severa M, et al. 2014. Proand anti-inflammatory cytokines in tuberculosis: a two-edged sword in TB pathogenesis. Seminars in Immunology, 26: 543-551.

Mpande C A M, Dintwe O B, Musvosvi M, et al. 2018. Functional, antigen-specific stem cell memory (TSCM) CD4(+) T cells are induced by human *Mycobacterium tuberculosis* infection. Front Immunol, 9: 324.

Mukhatayeva A, Mustafa A, Dzissyuk N, et al. 2021. Hepatitis B, Hepatitis C, tuberculosis and sexually-transmitted infections among HIV positive patients in Kazakhstan. Sci Rep, 11(1): 13542.

Nalbandian A, Yan B S, Pichugin A, et al. 2009. Lung carcinogenesis induced by chronic tuberculosis infection: the experimental model and genetic control. Oncogene, 28(17): 1928-1938.

Nandi B, Behar S M. 2011. Regulation of neutrophils by interferon-gamma limits lung inflammation during tuberculosis infection. J Exp Med, 208: 2251-2262.

Naomi F W, Graeme M, Robert J W. 2013. HIV-1 and the immune response to TB. Future Virol, 8(1): 57-80.

Naranbhai V, Kim S, Fletcher H, et al. 2014. The association between the ratio of monocytes: lymphocytes at age 3 months and risk of tuberculosis(TB) in the first two years of life. BMC Med, 12: 120.

National Institutes of Health, Centers for Disease Control and Prevention, HIV Medicine Association of the Infectious Diseases Society of America. 2018. Guidelines for prevention and treatment of opportunistic infections in HIV-infected adults and adolescents. https://aidsinfo.nih.gov/guidelines[2018-10-15].

Norris B A, Ernst J D. 2018. Mononuclear cell dynamics in *M. tuberculosis* infection provide opportunities for therapeutic intervention. PLoS Pathog, 14(10): e1007154.

Novis C L, Archin N M, Buzon M J, et al. 2013. Reactivation of latent HIV-1 in central memory CD4(+) T cells through TLR-1/2 stimulation. Retrovirology, 10: 119.

Okada S, Markle J G, Deenick E K, et al. 2015. IMMUNODEFICIENCIES impairment of immunity to Candida and mycobacterium in humans with bi-allelic RORC mutations. Science, 349(6248): 606-613.

Olobo J O, Geletu M, Demissie A, et al. 2001. Circulating TNF-alpha, TGF-beta, and IL-10 in tuberculosis patients and healthy contacts. Scand J Immunol, 53(1): 85-91.

Ong C W M, Elkington P T, Brilha S, et al. 2015. Neutrophil-derived MMP-8 drives AMPK-dependent matrix destruction in human pulmonary tuberculosis. PLoS Pathog, 11(5): e1004917.

Ordway D, Henao-Tamayo M, Harton M, et al. 2007. The hypervirulent *Mycobacterium tuberculosis* strain HN878 induces a potent TH1 response followed by rapid down-regulation. J Immunol, 179(1): 522-531.

Orme I M, Robinson R T, Cooper A M. 2015. The balance between protective and pathogenic immune responses in the TB-infected lung. Nat Immunol, 16: 57-63.

Ouimet M, Koster S, Sakowski E, et al. 2016. *Mycobacterium tuberculosis* induces the miR-33 locus to reprogram autophagy and host lipid metabolism. Nat Immunol, 17(6): 677-686.

Pan Y, Yang Z, Liu R, et al. 2015. Host and microbial predictors of childhood extrathoracic tuberculosis and tuberculosis meningitis. Pediatr Infect Dis J, 34: 1289-1295.

Pandey A K, Yang Y, Jiang Z, et al. 2009. NOD2, RIP2 and IRF5 play a critical role in the type I interferon response to *Mycobacterium tuberculosis*. PLoS Pathog, 5(7): e1000500.

Patel N R, Swan K, Li X, et al. 2009. Impaired *M. tuberculosis*-mediated apoptosis in alveolar macrophages from HIV+ persons: potential role of IL-10 and BCL-3. J Leukoc Biol, 86(1): 53-60.

Pathak S, Wentzel-Larsen T, Asjo B. 2010. Effects of *in vitro* HIV-1 infection on mycobacterial growth in peripheral blood monocyte-derived macrophages. Infect Immun, 78: 4022-4032.

Pauken K E, Wherry E J. 2015. Overcoming T cell exhaustion in infection and cancer. Trends

Immunol, 36(4): 265-276.

Pean P, Nerrienet E, Madec Y, et al. 2012. Natural killer cell degranulation capacity predicts early onset of the immune reconstitution inflammatory syndrome(IRIS) in HIV infected patients with tuberculosis. Blood, 119: 3315-3320.

Peresi E, Silva S M, Calvi S A, et al. 2008. Cytokines and acute phase serum proteins as markers of inflammatory regression during the treatment of pulmonary tuberculosis. J Bras Pneumol, 34(11): 942-949.

Philips J A, Ernst J D. 2012. Tuberculosis pathogenesis and immunity. Annu Rev Pathol, 7: 353-384.

Plessis N, Loebenberg L, Kriel M, et al. 2013.Increased frequency of myeloid: derived tuberculosis infection suppresses T-cell function. Am J Respir Crit Care Med, 188(6): 724-732.

Podell B K, Ackart D F, Obregon-Henao A, et al. 2014. Increased severity of tuberculosis in Guinea pigs with type 2 diabetes: a model of diabetes-tuberculosis comorbidity. Am J Pathol, 184(4): 1104-1118.

Prados-Rosales R, Carreno L, Cheng T, et al. 2017. Enhanced control of *Mycobacterium tuberculosis* extrapulmonary dissemination in mice by an arabinomannan-protein conjugate vaccine. PLoS Pathog, 13(3): e1006250.

Prezzemolo T, Guggino G, La Manna M P, et al. 2014. Functional signatures of human CD4 and CD8 T cell responses to *Mycobacterium tuberculosis*. Front Immunol, 5: 180.

Qaqish A, Huang D, Chen C Y, et al. 2017. Adoptive transfer of phosphoantigen-specific gammadelta T cell subset attenuates *Mycobacterium tuberculosis* infection in nonhuman primates. J Immunol, 198(12): 4753-4763.

Qiagen. 2019. QuantiFERON®-TB Gold Plus(QFT-Plus) ELISA package insert. QUIAGEN. https://www.quantiferon.com/wp-content/uploads/2019/08/L1083163_IFU_QFT-Plus_ELISA_ROW_R06.pdf [2019-8-22].

Qiao Y C, Shen J, He L, et al. 2016. Changes of regulatory T cells and of proinflammatory and immunosuppressive cytokines in patients with type 2 diabetes mellitus: a systematic review and meta-analysis. J Diabetes Res, 2016: 3694957.

Qin L L, Wang Q R, Wang Q, et al. 2013. T-SPOT. TB for detection of tuberculosis infection among hematological malignancy patients and hematopoietic stem cell transplant recipients. Asian Pacific Journal of Cancer Prevention: APJCP, 14(12): 7415-7419.

Qiu Y, Chen J, Liao H, et al. 2012. Tim-3-expressing CD4[+] and CD8[+] T cells in human tuberculosis(TB) exhibit polarized effector memory phenotypes and stronger anti-TB effector functions. PLoS Pathog, 8(11): e1002984.

Quigley J, Hughitt V K, Velikovsky C A, et al. 2017. The cell wall lipid PDIM contributes to phagosomal escape and host cell exit of *Mycobacterium tuberculosis*. MBio, 8(2): e00148-17.

Rakotosamimanana N, Richard V, Raharimanga V, et al. 2015. Biomarkers for risk of developing active tuberculosis in contacts of TB patients: a prospective cohort study. Eur Respir J, 46: 1095-1103.

Ramos-Martinez A G, Valtierra-Alvarado M A, Garcia-Hernandez M H, et al. 2019. Variability in the virulence of specific *Mycobacterium tuberculosis* clinical isolates alters the capacity of human dendritic cells to signal for T cells. Memórias do Instituto Oswaldo Cruz, 114(1): e190102.

Rangaka M X, Wilkinson K A, Glynn J R, et al. 2011. Predictive value of interferon-γ release assays for incident active tuberculosis: a systematic review and meta-analysis. Lancet Infect Dis, 3099: 1-11.

Rao M, Valentini D, Poiret T, et al. 2015. B in TB: B cells as mediators of clinically relevant immune responses in tuberculosis. Clin Infect Dis, 61(Suppl 3): S225-S234.

Redford P S, Boonstra A, Read S, et al. 2010. Enhanced protection to *Mycobacterium tuberculosis* infection in IL-10-deficient mice is accompanied by early and enhanced Th1 responses in the lung. Eur J Immunol, 40(8): 2200-2210.

Reiling N, Ehlers S, Holscher C. 2008. MyDths and un-TOLLed truths: sensor, instructive and effector immunity to tuberculosis. Immunol Lett, 116(1): 15-23.

Rengarajan J, Bloom B R, Rubin E J. 2005. Genome-wide requirements for *Mycobacterium tuberculosis* adaptation and survival in macrophages. Proc Natl Acad Sci U S A, 102(23): 8327-8332.

Restrepo B I, Schlesinger L S. 2013. Host-pathogen interactions in tuberculosis patients with type 2 diabetes mellitus. Tuberculosis(Edinb), 93 Suppl: S10-S14.

Reuschl A, Edwards M, Parker R, et al. 2017. Innate activation of human primary epithelial cells broadens the host response to *Mycobacterium tuberculosis* in the airways. PLoS Pathog, 13(9): e1006577.

Richeldi L, Losi M, Damico R, et al. 2009. Performance of tests for latent tuberculosis in different groups of immunocompromised patients. Chest, 136(1): 198-204.

Rosas-Taraco A G, Arce-Mendoza A Y, Caballero-Olin G, et al. 2006. *Mycobacterium tuberculosis* upregulates coreceptors CCR5 and CXCR4 while HIV modulates CD14 favoring concurrent infection. AIDS Res Hum Retrovir, 22: 45-51.

Rosell R, Bivona T G, Karachaliou N. 2013. Genetics and biomarkers in personalisation of lung cancer treatment. Lancet, 382(9893): 720-731.

Roy A, Eisenhut M, Harris R J, et al. 2014. Effect of BCG vaccination against *Mycobacterium tuberculosis* infection in children: systematic review and meta-analysis. BMJ, 349: g4643.

Roy S, Barnes P F, Garg A, et al. 2008. NK cells lyse T regulatory cells that expand in response to an intracellular pathogen. J Immunol, 180(3): 1729-1736.

Rozot V, Vigano S, Mazza-Stalder J, et al. 2013. *Mycobacterium tuberculosis*-specific CD8$^+$ T cells are functionally and phenotypically different between latent infection and active disease. Eur J Immunol, 43(6): 1568-1577.

Rubinstein M R, Genaro A M, Wald M R. 2013. Differential effect of hyperglycaemia on the immune response in an experimental model of diabetes in BALB/cByJ and C57Bl/6J mice: participation of oxidative stress. Clin Exp Immunol, 171(3): 319-329.

Rumende C M. 2018. Risk factors for multidrug-resistant tuberculosis. Acta Med Indones, 50(1): 1-2.

Sabri A, Grant A V, Cosker K, et al. 2014. Association study of genes controlling IL-12-dependent IFN-γ immunity: STAT4 alleles increase risk of pulmonary tuberculosis in Morocco. J Infect Dis, 210: 611-618.

Samstein M, Schreiber H A, Leiner I M, et al. 2013. Essential yet limited role for CCR2(+) inflammatory monocytes during *Mycobacterium tuberculosis*-specific T cell priming. Elife, 2: e01086.

Santucci P, Bouzid F, Smichi N, et al. 2016. Experimental models of foamy macrophages and approaches for dissecting the mechanisms of lipid accumulation and consumption during dormancy and reactivation of tuberculosis. Front Cell Infect Microbiol, 6: 122.

Saraiva M, Christensen J R, Veldhoen M, et al. 2009. Interleukin-10 production by Th1 cells requires interleukin-12-induced STAT4 transcription factor and ERK MAP kinase activation by high antigen dose. Immunity, 31(2): 209-219.

Saunders B M, Frank A A, Orme I M, et al. 2002. CD4 is required for the development of a protective granulomatous response to pulmonary tuberculosis. Cell Immunol, 216(1-2): 65-72.

Scapini P, Hu Y, Chu C L, et al. 2010. Myeloid cells, BAFF, and IFN-gamma establish an inflammatory loop that exacerbates autoimmunity in Lyn-deficient mice. J Exp Med, 207(8): 1757-1773.

Schaaf H S, Nel E D, Beyers N, et al. 1996. A decade of experience with *Mycobacterium tuberculosis* culture from children: a seasonal influence on incidence of childhood tuberculosis. Tuber Lung Dis, 77: 43-46.

Schechter M C, Buac K, Adekambi T, et al. 2017. Neutrophil extracellular trap(NET) levels in human plasma are associated with active TB. PLoS One, 12(8): e0182587.

Schnappinger D, Ehrt S, Voskuil M I, et al. 2003. Transcriptional adaptation of *Mycobacterium tuberculosis* within macrophages: insights into the phagosomal environment. J Exp Med, 198(5): 693-704.

Schnettger L, Rodgers A, Repnik U, et al. 2017. A Rab20-dependent membrane trafficking pathway controls *M. tuberculosis* replication by regulating phagosome spaciousness and integrity. Cell Host Microbe, 21(5): 619-628.e615.

Scott-Browne J P, Shafiani S, Tucker-Heard G, et al. 2007. Expansion and function of Foxp3-expressing T regulatory cells during tuberculosis. J Exp Med, 204(9): 2159-2169.

Scriba T J, Kalsdorf B, Abrahams D A, et al. 2008. Distinct, specific IL-17- and IL-22-producing CD4$^+$ T cell subsets contribute to the human anti-mycobacterial immune response. J Immunol, 180: 1962-1970.

Serbina N V, Pamer E G. 2006. Monocyte emigration from bone marrow during bacterial infection requires signals mediated by chemokine receptor CCR2. Nat Immunol, 7(3): 311-317.

Sester M, Sotgiu G, Lange C, et al. 2011. Interferon-gamma release assays for the diagnosis of active tuberculosis: a systematic review and meta-analysis. Eur Respir J, 37(1): 100-111.

Shafiani S, Dinh C, Ertelt J M, et al. 2013. Pathogen-specific Treg cells expand early during *Mycobacterium tuberculosis* infection but are later eliminated in response to Interleukin-12. Immunity, 38(6): 1261-1270.

Shah M, Ssengooba W, Armstrong D, et al. 2014. Comparative performance of urinary lipoarabinomannan assays and Xpert MTB/RIF in HIV-infected individuals. AIDS, 28(9): 1307-1314.

Shen L, Frencher J, Huang D, et al. 2019. Immunization of Vgamma2Vdelta2 T cells programs sustained effector memory responses that control tuberculosis in nonhuman primates. Proc Natl Acad Sci U S A, 116(13): 6371-6378.

Shen L, Gao Y, Liu Y, et al. 2016a. PD-1/PD-L pathway inhibits *M.tb*-specific CD4(+) T-cell functions and phagocytosis of macrophages in active tuberculosis. Sci Rep, 6: 38362.

Shen L, Shi H, Gao Y, et al. 2016b. The characteristic profiles of PD-1 and PD-L1 expressions and dynamic changes during treatment in active tuberculosis. Tuberculosis(Edinburgh, Scotland), 101: 146-150.

Shieh S H, Probst J C, Sung F C, et al. 2012. Decreased survival among lung cancer patients with co-morbid tuberculosis and diabetes. BMC Cancer, 12: 174.

Sia J K, Bizzell E, Madan-Lala R, et al. 2017. Engaging the CD40-CD40L pathway augments T-helper cell responses and improves control of *Mycobacterium tuberculosis* infection. PLoS Pathog, 13(8): e1006530.

Sia J K, Georgieva M, Rengarajan J. 2015. Innate immune defenses in human tuberculosis: an overview of the interactions between *Mycobacterium tuberculosis* and innate immune cells. J Immunol Res, 2015: 747543.

Silva B D, Trentini M M, da Costa A C, et al. 2014. Different phenotypes of CD8$^+$ T cells associated with bacterial load in active tuberculosis. Immunol Lett, 160: 23-32.

Simonsen D F, Farkas D K, Horsburgh C R, et al. 2017. Increased risk of active tuberculosis after cancer diagnosis. J Infect, 74(6): 590-598.

Singh A, Mohan A, Dey A B, et al. 2013. Inhibiting the programmed death 1 pathway rescues *Mycobacterium tuberculosis*-specific interferon gamma-producing T cells from apoptosis in patients with pulmonary tuberculosis. J Infect Dis, 208(4): 603-615.

Skold M, Behar S M. 2008. Tuberculosis triggers a tissue-dependent program of differentiation and acquisition of effector functions by circulating monocytes. J Immunol, 181(9): 6349-6360.

Sloot R, Schim van der Loeff M F, Kouw P M, et al. 2014. Risk of tuberculosis after recent exposure. A 10-year follow-up study of contacts in Amsterdam. Am J Respir Crit Care Med, 190: 1044-1052.

Song W M, Shao Y, Liu J Y, et al. 2019. Primary drug resistance among tuberculosis patients with diabetes mellitus: a retrospective study among 7223 cases in China. Infect Drug Resist, 12: 2397-2407.

Sonnenberg P, Glynn J R, Fielding K, et al. 2005. How soon after infection with HIV does the risk of tuberculosis start to increase? A retrospective cohort study in South African gold miners. J Infect Dis, 191: 150-158.

Sonu G, Jeyashree K, Preeti S, et al. 2017. Effect of a brief smoking cessation intervention on adult tobacco smokers with pulmonary tuberculosis: a cluster randomized controlled trial from North India. Indian Journal of Public Health, 61(Suppl 1): S47-S53 .

Sousa A O, Mazzaccaro R J, Russell R G, et al. 2000. Relative contributions of distinct MHC class I-dependent cell populations in protection to tuberculosis infection in mice. Proc Natl Acad Sci U S A, 97(8): 4204-4208.

Spencer C T, Abate G, Sakala I G, et al. 2013. Granzyme A produced by gamma(9)delta(2)T cells induces human macrophages to inhibit growth of an intracellular pathogen. PLoS Pathog, 9(1): e1003119.

Srivastava S, Ernst J D. 2014. Cell-to-cell transfer of *M. tuberculosis* antigens optimizes CD4 T cell priming. Cell Host Microbe, 15(6): 741-752.

Srivastava S, Grace P S, Ernst J D. 2016. Antigen export reduces antigen presentation and limits T cell control of *M. tuberculosis*. Cell Host Microbe, 19(1): 44-54.

Stein C M, Zalwango S, Malone L L, et al. 2008. Genome scan of *M. tuberculosis* infection and disease in Ugandans. PLoS One, 3: e4094.

Steingart K R, Dendukuri N, Henry M, et al. 2009. Performance of purified antigens for serodiagnosis of pulmonary tuberculosis: a meta-analysis. Clin Vaccine Immunol, 16(2): 260-276.

Steingart K R, Schiller I, Horne D J, et al. 2014. Xpert® MTB/RIF assay for pulmonary tuberculosis and rifampicin resistance in adults. Cochrane Database Syst Rev, 21(1): CD009593.

Stew S S, Martinez P J, Schlesinger L S, et al. 2013. Differential expression of monocyte surface markers among TB patients with diabetes co-morbidity. Tuberculosis(Edinb), 93 Suppl: S78-82.

Sun Q, Zhang Q, Xiao H, et al. 2012. Significance of the frequency of CD4$^+$CD25$^-$CD127$^-$ T-cells in patients with pulmonary tuberculosis and diabetes mellitus. Respirology, 17(5): 876-882.

Tahrani A A, Ball A, Shepherd L, et al. 2010. The prevalence of vitamin D abnormalities in South Asians with type 2 diabetes mellitus in the UK. Int J Clin Pract, 64(3): 351-355.

Tait Wojno E D, Hunter C A, Stumhofer J S. 2019. The immunobiology of the interleukin-12 family: room for discovery. Immunity, 50(4): 851-870.

Tameris M D, Hatherill M, Landry B S, et al. 2013. Safety and efficacy of MVA85A, a new tuberculosis vaccine, in infants previously vaccinated with BCG: a randomised, placebo-controlled phase 2b trial. Lancet, 381: 1021-1028.

Tanner R, Villarreal-Ramos B, Vordermeier H M, et al. 2019. The humoral immune response to BCG vaccination. Front Immunol, 10: 1317.

Tegegne B S, Mengesha M M, Teferra A A, et al. 2018. Association between diabetes mellitus and multi-drug-resistant tuberculosis: evidence from a systematic review and meta-analysis. Syst Rev, 7(1): 161.

Thoma-Uszynski S, Stenger S, Takeuchi O, et al. 2001. Induction of direct antimicrobial activity through mammalian toll-like receptors. Science, 291: 1544.

Thulstrup A M, Mølle I, Svendsen N, et al. 2000.Incidence and prognosis oftuberculosis in patients with cirrhosis of the liver. A Danish nationwide population based study. Epidemiol Infect, 124(2): 221-225.

Thye T, Owusu-Dabo E, Vannberg F O, et al. 2012. Common variants at 11p13 are associated with susceptibility to tuberculosis. Nat Genet, 44: 257-259.

Thye T, Vannberg F O, Wong S H, et al. 2010. Genome-wide association analyses identifies a susceptibility locus for tuberculosis on chromosome 18q11.2. Nat Genet, 42: 739-741.

Tiwari S, Casey R, Goulding C W, et al. 2019. Infect and inject: how *Mycobacterium tuberculosis* exploits its major virulence-associated type vii secretion system, ESX-1. Microbiol Spectr, doi: 10.1128/microbiolspec.BAI-0024-2019.

Tjarnlund A, Rodriguez A, Cardona P J, et al. 2006. Polymeric IgR knockout mice are more susceptible to mycobacterial infections in the respiratory tract than wild-type mice. Int Immunol, 18(5): 807-816.

Tobin D M, Roca F J, Oh S F, et al. 2012. Host genotype-specific therapies can optimize the inflammatory response to mycobacterial infections. Cell, 148(3): 434-446.

Tonaco M M, Moreira J D, Nunes F F C, et al. 2017. Evaluation of profile and functionality of memory T cells in pulmonary tuberculosis. Immunol Lett, 192: 52-60.

Topalian S L, Drake C G, Pardoll D M. 2012. Targeting the PD-1/B7-H1(PD-L1) pathway to activate anti-tumor immunity. Curr Opin Immunol, 24(2): 207-212.

Torrado E, Cooper A M. 2010. IL-17 and Th17 cells in tuberculosis. Cytokine Growth Factor Rev, 21(6): 455-462.

Trunz B B, Fine P, Dye C. 2006. Effect of BCG vaccination on childhood tuberculous meningitis and miliary tuberculosis worldwide: a meta-analysis and assessment of cost-effectiveness. Lancet, 367: 1173-1780.

Tucker J, Joanne T. 2018. Tuberculosis in the elderly: why inflammation matters. Experimental Gerontology, 105: 32-39.

Turner J, Torrelles J B. 2018. Mannose-capped lipoarabinomannan in *Mycobacterium tuberculosis* pathogenesis. Pathog Dis, 76(4): fty026.

Turner R D, Chiu C, Churchyard G J, et al. 2017. Tuberculosis infectiousness and host susceptibility. J Infect Dis, 216(suppl_6): S636-S643.

Umemura M, Yahagi A, Hamada S, et al. 2007. IL-17-mediated regulation of innate and acquired immune response against pulmonary *Mycobacterium bovis* bacille Calmette-Guerin infection. J Immunol, 178(6): 3786-3796.

Usher N T, Chang S, Howard R S, et al. 2019. Association of BCG vaccination in childhood with subsequent cancer diagnoses: a 60-year follow-up of a clinical trial. JAMA Network Open, 2(9): e1912014.

Vallerskog T, Martens G W, Kornfeld H. 2010. Diabetic mice display a delayed adaptive immune response to *Mycobacterium tuberculosis*. J Immunol, 184: 6275-6282.

van de Veerdonk F L, Teirlinck A C, Kleinnijenhuis J, et al. 2010. *Mycobacterium tuberculosis* induces IL-17A responses through TLR4 and dectin-1 and is critically dependent on endogenous IL-1. J Leukoc Biol, 88(2): 227-232.

van Rensburg I C. Wagman C, Stanley K, et al. 2017. Successful TB treatment induces B-cells expressing FASL and IL5RA mRNA. Oncotarget, 8(2): 2037-2043.

Van Rhijn I, Iwany S K, Fodran P, et al. 2017. CD1b-mycolic acid tetramers demonstrate T-cell fine specificity for mycobacterial lipid tails. Eur J Immunol, 47(9): 1525-1534.

Van Rhijn I, Moody D B. 2015. CD1 and mycobacterial lipids activate human T cells. Immunol Rev, 264(1): 138-153.

Vankayalapati R, Garg A, Porgador A, et al. 2005. Role of NK cell-activating receptors and their ligands in the lysis of mononuclear phagocytes infected with an intracellular bacterium. J Immunol, 175(7): 4611-4617.

Vankayalapati R, Klucar P, Wizel B, et al. 2004. NK cells regulate CD8$^+$ T cell effector function in response to an intracellular pathogen. J Immunol, 172(1): 130-137.

Venkatasubramanian S, Cheekatla S, Paidipally P, et al. 2017. IL-21-dependent expansion of memory-like NK cells enhances protective immune responses against *Mycobacterium tuberculosis*. Mucosal Immunology, 10(4): 1031-1042.

Verbon A, Juffermans N, Van Deventer S J, et al. 1999. Serum concentrations of cytokines in patients with active tuberculosis(TB) and after treatment. Clin Exp Immunol, 115(1): 110-113.

Vrieling F, Wilson L, Rensen P C N, et al. 2019. Oxidized low-density lipoprotein(oxLDL) supports *Mycobacterium tuberculosis* survival in macrophages by inducing lysosomal dysfunction. PLoS Pathog, 15(4): e1007724.

Wagnew F, Eshetie S, Alebel A, et al. 2018. Meta-analysis of the prevalence of tuberculosis in diabetic patients and its association with cigarette smoking in African and Asian countries. BMC research notes, 11(1): 298.

Wang J Y, Liu C H, Hu F C, et al. 2011. Risk factors of hepatitis during anti-tuberculous treatment and implications of hepatitis virus load. J Inf Secur, 62(6): 448-455.

Wang J, Wang R, Wang H, et al. 2017. Glucocorticoids suppress antimicrobial autophagy and nitric oxide production and facilitate mycobacterial survival in macrophages. Scientific Reports, 7(1): 982.

Wang M G, Zhang M M, Wang Y, et al. 2018. Association of TLR8 and TLR9 polymorphisms with tuberculosis in a Chinese Han population: a case-control study. BMC Infect Dis, 18(1): 561.

Watson R O, Bell S L, MacDuff D A, et al. 2015. The cytosolic sensor cGAS detects *Mycobacterium tuberculosis* DNA to induce type I interferons and activate autophagy. Cell Host Microbe, 17(6): 811-819.

Watson R O, Manzanillo P S, Cox J S. 2012. Extracellular *M. tuberculosis* DNA targets bacteria for autophagy by activating the host DNA-sensing pathway. Cell, 150(4): 803-815.

Wherry E J, Kurachi M. 2015. Molecular and cellular insights into T cell exhaustion. Nat Rev Immunol, 15(8): 486-499.

Whittaker E, Nicol M, Zar H J, et al. 2017. Regulatory T cells and pro-inflammatory responses predominate in children with tuberculosis. Front Immunol, 8: 448.

WHO. 2018a. Cancer. http: //www.who.int/mediacentre/factsheets/fs297/en/[2019-9-12].

WHO. 2018b. Tuberculosis. http: //www.who.int/mediacentre/factsheets/fs104/en/[2019-9-12].

WHO. 2019. Global tuberculosis report 2019. Licence: CCBY-NC-SA3.OIGO.

WHO. 2021. Global tuberculosis report 2021. Licence: CC BY-NC-SA 3.0. Geneva: World Health Organization.

Widjaja S S, Rusdiana, Savira M. 2018. CD4 and its relevance to advanced glycation end products in tuberculosis patients with co-morbidity diabetes. Open Access Macedonian Journal of Medical Sciences, 6(11): 2115-2118.

Wolf A J, Desvignes L, Linas B, et al. 2008. Initiation of the adaptive immune response to *Mycobacterium tuberculosis* depends on antigen production in the local lymph node, not the lungs. J Exp Med, 205(1): 105-115.

Wong, D, Bach H, Sun J, et al. 2011. *Mycobacterium tuberculosis* protein tyrosine phosphatase (PtpA) excludes host vacuolar-H$^+$-ATPase to inhibit phagosome acidification. Proc Natl Acad Sci U S A, 108: 19371-19376.

Woodworth J S, Behar S M. 2006. *Mycobacterium tuberculosis*-specific CD8$^+$ T cells and their role in immunity. Crit Rev Immunol, 26: 317-352.

Wozniak T M, Saunders B M, Ryan A A, et al. 2010. *Mycobacterium bovis* BCG-specific Th17 cells confer partial protection against *Mycobacterium tuberculosis* infection in the absence of gamma interferon. Infection and Immunity, 78(10): 4187-4194.

Wu S, Huang W, Wang D, et al. 2018. Evaluation of TLR2, TLR4, and TOLLIP polymorphisms for their role in tuberculosis susceptibility. Apmis, 126(6): 501-508.

Yang R, Yao L, Shen L, et al. 2019. IL-12 expands and differentiates human Vγ2Vδ2 T effector cells producing antimicrobial cytokines and inhibiting intracellular mycobacterial growth. Front Immunol, 10: 913.

Yearley J H, Gibson C, Yu N, et al. 2017. PD-L2 expression in human tumors: relevance to anti-PD-1 therapy in cancer. Clin Cancer Res, 23(12): 3158-3167.

Zellweger J P, Sotgiu G, Block M, et al. 2015. Risk assessment of tuberculosis in contacts by IFN-γ release assays. a tuberculosis network European trials group study. Am J Respir Crit Care Med, 191: 1176-1184.

Zendedel A, Gholami M, Anbari K, et al. 2015. Effects of vita-min D intake on FEVl and COPD exacerbation: a random-ized clinical trial study. Glob J Health Sci, 7(4): 243-248.

Zhang M, Zeng G, Yang Q. et al. 2014. Anti-tuberculosis treatment enhances the production of IL-22 through reducing the frequencies of regulatory B cell. Tuberculosis(Edinb), 94(3): 238-244.

Zhang W, Stoecklin E, Eggersdorfer M. 2013. A glimpse of vita-min D status in Mainland China. Nutrition, 29(7-8): 953-957.

Zhao Y, Wang Z, Zhang W, et al. 2019. MicroRNAs play an essential role in autophagy regulation in various disease phenotypes. Biofactors, 45(6): 844-856.

Zhou Y, Cui Z, Zhou X, et al. 2013. The presence of old pulmonary tuberculosis is an independent prognostic factor for squamous cell lung cancer survival. J Cardiothorac Surg, 8: 123.

Zhou Y, Hu Z, Cao S, et al. 2017. Concomitant *Mycobacterium tuberculosis* infection promotes lung tumor growth through enhancing Treg development. Oncol Rep, 38(2): 685-692.

Zhou Y, Wang H, Li S X, et al. 2014. Analysis of tuberculosis-associated immune reconstitution inlfammatory syndrome in HIV/TB co-infected patients during HAART. Infection International(Electronic Edition), 3(3): 122-128.

第四章 不同组织器官结核病的临床特点

第一节 肺 结 核

TB 病变发生在肺、气管、支气管和胸膜等部位。患者常有较密切的结核病接触史，起病可急可缓，多数起病缓慢，部分患者可无明显症状，仅在胸部影像学检查时发现。随着病变进展，可出现咳嗽、咳痰、痰中带血或咯血等，部分患者可有反复发作的上呼吸道感染症状。肺结核患者还可出现全身症状，如盗汗、疲乏、间断或持续午后低热、食欲不振、体重减轻等，女性患者可伴有月经失调或闭经。

肺结核分为以下 5 种类型。

一、原发性肺结核

该病为原发结核感染（即初次感染）所引起，初染结核时，由于早期特异性免疫力尚未形成，MTB 沿引流淋巴管侵入肺门淋巴结，甚至有早期菌血症形成播散病灶在其他脏器潜伏下来，成为日后肺外 TB 的来源。大多数肺部原发病灶、淋巴管炎和淋巴结的炎症较轻并可自愈，少数由于机体免疫力明显低下或 MTB 毒力强、数量大及机体剧烈变态反应，发展为原发性肺结核。该病多见于儿童、青年，约占 20%，成人占 8%～10%。据 WHO 统计，儿童是否感染肺结核与种族有密切关系，与年龄、性别均无明显相关，黑人较白人更易感染。一旦感染，年龄成为是否发病的主要因素，0～4 岁是结核病高发年龄段，5～10 岁发病率逐渐降低，10 岁至青春期发病率又逐渐上升。感染后随着时间的推移，发病的可能性也逐步降低。近年来成人原发性肺结核有增多的趋势。初染者中有 90% 以上不经过治疗而自然痊愈，对儿童生长发育不产生影响，仅 5%～10% 可能发展为肺结核。

（一）症状

1. 全身症状

1）少数患者症状不明显或无症状。

2）起病缓慢，常以全身结核中毒症状为主，长期不规则低热、食欲不振、盗汗、乏力等。婴幼儿可呈急性起病，突然高热2～3周后降为持续低热。

2. 呼吸道症状

干咳、轻度呼吸困难是最常见的症状。肿大淋巴结可出现压迫和刺激症状，常见为干咳和刺激性咳嗽、哮鸣、声音嘶哑；若引起支气管穿孔，可发生呼吸困难甚至窒息；部分患者有胸痛。

3. 其他症状

1）少数患者可伴有结核变态反应引起的过敏表现：结节性红斑、疱疹性结膜炎和结核风湿症等。

2）患者发育迟缓、营养不良、消瘦、贫血，可同时伴有周围浅表淋巴结肿大，以颈部和耳后常见。

3）常见合并症有支气管结核、淋巴结支气管瘘、肺不张及血行播散。

（二）体征

原发性肺结核患者可伴有浅表淋巴结肿大。胸部常无阳性体征，原发病灶范围大者叩诊可呈浊音，听诊呼吸音减弱或有管状呼吸音，当有肿大淋巴结压迫支气管时可听到局部哮鸣音。

（三）影像学表现

原发性肺结核主要表现为肺内原发病灶及胸内淋巴结肿大，或单纯胸内淋巴结肿大。儿童原发性肺结核也可表现为空洞、干酪性肺炎及由支气管淋巴瘘导致的支气管结核。

二、血行播散性肺结核

血行播散性肺结核是由 MTB 侵入血流中通过血液循环广泛播散到肺部而引起的。根据 MTB 侵入血流中的数量、次数、间隔时间和机体反应性的不同，其分为急性、亚急性和慢性。其多见于儿童，成人亦可发生，随着人口老龄化和老年人寿命的延长及结核病疫情的回升，老年血行播散性肺结核有增多趋势。

（一）症状

1. 全身症状

急性患者常有高热，呈稽留热型或弛张热型，部分呈规则或不规则低热，以午后为主，发热可持续数周乃至数月；亚急性及慢性患者主要表现为阶段性低热，以午后为主。急性及亚急性患者盗汗、消瘦、乏力、纳差、全身不适等结核中毒症状较为明显；慢性患者全身症状相对较轻，部分患者甚至无明显症状。

2. 呼吸道症状

常有咳嗽、咳痰，部分患者有咯血、胸痛等表现。

3. 其他症状

1）32%～67.7%的血行播散性肺结核患者并发结核性脑膜炎，可出现头痛、呕吐等高颅压、脑膜刺激征的表现，严重者可出现嗜睡、昏迷等神志改变。

2）消化道症状表现为纳差、腹胀、腹泻、便秘等。

3）骨关节受累可表现为病变骨关节疼痛及活动障碍。

4）女性闭经等表现。

（二）体征

患者可伴有浅表淋巴结肿大和肝脾肿大、眼底脉络膜结节，儿童患者可伴皮肤粟粒疹。中晚期肺内病灶可融合，形成空洞，可闻及湿啰音。该病也可并发自发性气胸、纵隔气肿、肺外结核（如结核性脑膜炎和其他浆膜结核、骨关节结核等），此时有相应症状及体征。

（三）影像学表现

急性血行播散性肺结核表现为两肺均匀分布的大小、密度一致的粟粒阴影；亚急性或慢性血行播散性肺结核的弥漫病灶多分布于两肺的上中部，大小不一，密度不等，可有融合。儿童急性血行播散性肺结核有时仅表现为磨玻璃样影，婴幼儿粟粒病灶周围渗出明显，边缘模糊，易于融合。

三、继发性肺结核

该病是 MTB 初次感染人体后（多在儿童时期），经早期菌血症播散至体内，其潜伏灶中的 MTB 重新活动引起病灶复燃，或再次感染 MTB 而发生的肺结核病。其可以发生在原发感染后任何年龄，成人多见，是成人肺结核的最常见类型，为主要传染源，在流行病学上具有重要意义。其包括浸润性肺结核、结核球、干酪性肺炎、慢性纤维空洞性肺结核和毁损肺等，常是多种病灶并存，以某种表现为主。

（一）症状

起病缓慢，多数患者有发热、咳嗽、咳痰等症状，少数患者可无症状或仅有轻微症状，在健康检查时发现。

1. 全身症状

可有午后低热，少数患者起病急骤，有中、高度发热。干酪性肺炎患者起病急，初起可高热，以后呈弛张热伴严重结核中毒症状，可伴盗汗、乏力、食欲降低、体重减轻。女性可有月经失调。小儿可有性格改变，如易怒、烦躁等。

2. 呼吸道症状

咳嗽、咳痰≥2 周，痰中带血或咯血为肺结核可疑症状。可伴胸痛、部分患者伴有不同程度的呼吸困难。

3. 其他症状

少数患者可有结核变态反应引起的过敏表现：结节性红斑、疱疹性结膜炎和结核风湿症等。部分白塞病和大动脉炎与结核相关。

（二）体征

长期慢性消耗可呈营养不良、贫血表现；胸部阳性体征因肺部病变范围、程度、有无并发症而差异很大。肺部病变较广泛时可有相应体征，如局部叩浊、病变局部可闻及支气管肺泡呼吸音。大面积浸润病变、干酪性肺炎、肺不张时可闻管状呼吸音。局限性的中小水泡音常提示有空洞或并发支气管扩张，空瓮性呼吸音提示有巨大空洞。

（三）影像学表现

继发性肺结核胸部影像表现多样。轻者主要表现为斑片、结节及索条影，或表现为结核瘤或孤立空洞；重者可表现为大叶性浸润、干酪性肺炎、多发空洞形成和支气管播散等；反复迁延进展者可出现肺损毁，损毁肺组织体积缩小，其内多发纤维厚壁空洞、继发性支气管扩张，或伴有多发钙化等，邻近肺门和纵隔结构牵拉移位，胸廓塌陷，胸膜增厚粘连，其他肺组织出现代偿性肺气肿和新旧不一的支气管播散病灶等。

四、气管、支气管结核

气管、支气管结核是 TB 的特殊临床类型，属于下呼吸道结核，是指发生在气管、支气管的黏膜、黏膜下层、平滑肌、软骨及外膜的 TB。成人最常见的感染途径是肺内病灶中 MTB 直接植入支气管黏膜，另外肺内病灶也可通过支气管周围组织侵及支气管黏膜；MTB 也能经血行播散和淋巴引流首先侵袭支气管黏膜下层，然后累及黏膜层。儿童多因邻近纵隔淋巴结结核侵蚀支气管，引起结核性支气管炎。其多发于青、中年女性，男女比例为（1∶2）～（1∶3）。

（一）症状

1. 全身症状

部分患者伴有发热、盗汗、消瘦、月经不调等。

2. 呼吸道症状

起病缓慢，症状多样，少部分患者症状轻微或无任何不适，症状缺乏特异性：咳嗽 71%～100%，咯痰 41%～95%，咯血 19.7%～25%，胸痛 15%，呼吸困难 19.7%～35%，喘息 10%～15%，声嘶 10%，无临床症状者 2.6%～24%。典型临床表现可有刺激性剧烈咳嗽、咳痰、咯血及呼吸困难等呼吸道症状。气管及中心气道（气管、主支气管和中间段支气管等）狭窄时，咳嗽声如"犬吠"。

3. 其他症状

少数患者可有结核变态反应引起的过敏表现：结节性红斑、疱疹性结膜炎和结核风湿症等。

（二）体征

病变累及气管、支气管，引起局部狭窄时，听诊可闻及固定、局限性的哮鸣音；当引起肺不张时，可表现气管向患侧移位，患侧胸廓塌陷、肋间隙变窄、叩诊为浊音或实音、听诊呼吸音减弱或消失。

（三）影像学表现

气管及支气管结核主要表现为气管或支气管壁不规则增厚、管腔狭窄或阻塞，狭窄支气管远端肺组织可出现继发性不张或实变、支气管扩张及其他部位支气管播散病灶等。

五、结核性胸膜炎

结核性胸膜炎是由于 MTB 直接感染和/或胸膜对 MTB 感染产生高度变态反应而发生炎症，为最常见的一种胸膜炎症疾病，可发生于任何年龄，临床表现与病程、病变范围、部位及机体的超敏反应状态等因素相关。其包括干性胸膜炎、渗出性胸膜炎和结核性脓胸。

（一）症状

1. 全身症状

常有发热、畏寒、出汗、乏力、食欲不振、盗汗。发热程度不等，变态反应强的患者常为高热。

2. 呼吸道症状

（1）干性胸膜炎

干性胸膜炎为结核性胸膜炎早期表现。起病急，干咳，并有轻度胸痛，胸痛多位于胸廓呼吸运动幅度最大的腋前线或腋后线下方，呈锐痛，随深呼吸或咳嗽而加重。

（2）渗出性胸膜炎

多数渗出性胸膜炎是干性胸膜炎的延续。起病急缓不一，咳嗽不如干性胸膜炎剧烈，但积液对胸膜的刺激可引起反射性干咳，体位转动时更为明显。随着胸腔内积液逐渐增多，胸痛逐渐减轻或消失。积液量少时仅有胸闷、气促；若大量积液压迫肺、心和纵隔可出现呼吸困难。积液产生和聚集越快、越多，呼吸困难越明显，甚至可有端坐呼吸和发绀。

（3）结核性脓胸

起病急缓不一，多数起病缓慢，急性起病者有明显毒血症状。主要表现为胸闷、干咳等，积脓较多时出现气急、呼吸困难等症状；发生支气管胸膜瘘时，会有刺激性咳嗽，咳脓痰与体位有关，健侧卧位时咳嗽及脓痰增加；因支气管胸膜瘘而引起结核播散时，中毒症状明显，病情危重。

3. 其他症状

可有结核变态反应引起的过敏表现，脓胸病程长久者可有杵状指（趾）症状。

（二）体征

病变累及胸膜时，早期于患侧可闻及胸膜摩擦音，随着胸腔积液的增加，患侧胸廓饱满，肋间隙增宽，气管向健侧移位，叩诊呈浊音至实音，听诊呼吸音减弱至消失。当积液减少或消失后，可出现胸膜增厚、粘连，气管向患侧移位，患侧胸廓可塌陷，肋间隙变窄、呼吸运动受限，叩诊为浊音，听诊呼吸音减弱。

（三）影像学表现

结核性胸膜炎分为干性胸膜炎和渗出性胸膜炎。干性胸膜炎为胸膜的早期炎性反应，通常无明显的影像学表现；渗出性胸膜炎主要表现为胸腔积液，且胸腔积液可表现为少量或中大量的游离积液，或存在于胸腔任何部位的局限积液，吸收缓慢者常合并胸膜增厚、粘连，也可演变为胸膜结核瘤及脓胸等。

（顾　瑾　桂徐蔚　柯　荟）

第二节　肠结核与结核性腹膜炎

一、肠结核

肠结核（intestinal tuberculosis）是由 MTB 侵犯肠道引起的慢性特异性感染，在消化系统结核病中最常见。其常继发于肺结核，特别是活动性肺结核。继发于肠外结核病者称为继发性肠结核，原发于肠道本身者为原发性肠结核（唐神结和高文，2019）。好发部位以回盲部为主，可占肠结核的 85%～90%，青壮年多见，女性略多于男性，起病缓慢，早期缺乏特异性症状。

（一）发病机制

肠结核是常见的肠道感染性疾病之一，肠结核病原菌多为人型 MTB，但也有牛型 MTB 感染的个体报告。

当 MTB 首次侵入消化道，进入胃后多数被胃酸杀灭。MTB 到达肠道则聚集在黏膜深部淋巴滤泡中，可形成小结核结节的原发病灶。原发病灶扩大、干酪样坏死使肠管破坏，造成溃疡，同时 MTB 侵犯周边肠系膜淋巴结发生结核病变。肠结核好发于回盲部即回盲瓣及其相邻的回肠和结肠，回盲部有丰富的淋巴组织，同时含 MTB 的肠内容物在回盲部停留较久，增加了局部肠黏膜的感染机会。肠结核好发的其他部位依次为升结肠、回肠、空肠、阑尾、横结肠、降结肠、十二指肠、乙状结肠及直肠，偶见胃结核、食管结核。

1. 肠源性

1）消化道感染，经口传染而侵入肠道，患者常为传染性肺结核，由于吞咽了含有 MTB 的痰液而致病。或者经常与传染性肺结核患者共餐，缺乏必要的消毒隔离措施从而致病。

2）食入含 MTB 的食物，饮用未经消毒的含有 MTB 的牛奶或乳制品也可引起原发性肠结核。此种途径也是儿童肠结核发病的主要因素。

2. 血源性

常发生于急性血行播散性肺结核患者。通过血行播散侵犯肠管，常伴有结核腹膜炎和肠系膜淋巴结结核。

3. 直接蔓延

盆腔结核、结核性腹膜炎、肠系膜淋巴结结核及肾结核等肠道周围器官的结核病灶，直接累及肠管造成肠结核。

（二）病理

肠结核的病理改变与机体对 MTB 的免疫强弱和过敏反应的高低有较大的相关性。过敏反应较高的患者病理改变以炎性渗出为主，如菌量大、毒性强时出现干酪样坏死、形成溃疡，即溃疡型肠结核。如果免疫力较强、菌量少、毒力弱，往往呈结核肉芽组织及纤维组织增生性改变，此为增殖型肠结核。

1. 溃疡型

此型最为常见，MTB 侵入肠黏膜层，巨噬细胞将 MTB 带入黏膜下层肠壁的集合淋巴结和孤立的淋巴滤泡，肠壁的淋巴组织呈充血、水肿及炎症渗出性病变，形成特异性结核结节，进一步发展为干酪样坏死，随后形成溃疡，溃疡可为多发亦可单发。溃疡边缘不规则，深浅不一，可深达肌层或浆膜层，有结核性肉芽组织生长。多发溃疡常沿淋巴管呈环状排列，并累及周围腹膜或邻近肠系膜淋巴结。因溃疡基底多有闭塞性动脉内膜炎，故较少发生肠出血。因为在慢性发展过程中，病变肠段常与周围组织紧密粘连，所以溃疡一般不发生急性穿孔，因慢性穿孔而形成的腹腔脓肿或肠瘘亦远较克罗恩病少见。在病变修复过程中，大量纤维组织增生和瘢痕形成可导致肠管变形与狭窄，造成局部肠梗阻。溃疡局部的肠系膜往往增厚，肠系膜淋巴结肿大。亦常出现干酪样坏死，破溃后引起结核性腹膜炎。

2. 增殖型

少见，病变多局限在回盲部及升结肠近端，以增生性病变为主，可有大量结核肉芽肿和纤维组织增生，使局部肠壁增厚、僵硬，亦可见瘤样肿块突入肠腔，上述病变均可使肠腔变窄，这种增殖性狭窄可多处同时存在，称腊肠样改变。瘢痕狭窄和增生性狭窄亦可同时存在，狭窄上端肠管明显扩张，此是肠结核发生肠梗阻的原因之一。

3. 混合型

即增殖型与溃疡型同时存在，病理改变是上述两种的综合病变。溃疡存在的同时也有结核性肉芽肿组织、纤维组织增生及瘢痕形成。

（三）临床表现

肠结核女性略多于男性，起病缓慢，缺乏特异性临床表现。早期症状不明显，易被忽视，全身症状表现为发热、盗汗、消瘦、乏力等。

1. 腹胀与腹痛

腹胀为肠结核早期症状，餐后腹胀多见，伴有不同程度的消化不良、食欲减退、恶心、呕吐。腹痛多位于右下腹或脐周，疼痛性质为隐痛。增殖型小肠结核，多是间歇性隐痛。溃疡型小肠结核腹痛较重，类似阑尾炎的疼痛，局部可有压痛，但无明显反跳痛。回盲部结核疼痛多在脐上或右髂窝部，回盲部增殖型结核可触及肿块且有局部疼痛。

2. 腹泻与便秘

腹泻是溃疡型肠结核的主要临床表现之一。排便次数因病变严重程度和范围不同而异，一般每日数次或十余次，粪便呈稀水样或糊状，常有黏液，一般不含脓血，不伴里急后重。溃疡性直肠结核腹痛重，腹泻时大便可见黏液或脓血便。如直肠受累则出现里急后重感。增殖型肠结核以便秘为主要表现。有时患者会出现腹泻与便秘交替。

3. 腹部肿块

腹部肿块常位于右下腹，增生的结核性肉芽肿使得肠壁呈瘤样肿块，一般比较固定，质地较硬，形状多样，表面不平，伴有轻度或中度压痛。腹部肿块主要见于增殖型肠结核，也可见于溃疡型肠结核，常由结核性肉芽肿、纤维组织、病变增厚的肠襻与周围组织粘连或肿大的肠系膜淋巴结组成。

4. 全身症状

全身症状多见于溃疡型肠结核，常表现为午后低热或不规则长期发热，伴有盗汗、乏力、消瘦、贫血，随病程发展而逐渐加重。继发于肺结核的患者伴有活动性肺结核的临床表现。增殖型肠结核病程较长，全身情况一般较好，结核中毒症状不明显。部分女性患者可同时出现月经不调等症状。

5. 并发症

（1）肠梗阻

肠梗阻是肠结核最为常见的并发症，一般为不完全性肠梗阻，完全性肠梗阻少见。许多病例出现肠梗阻才发现肠结核，有时手术探查时才明确诊断。合并不完全肠梗阻时常为痉挛性阵痛伴腹鸣，肠鸣音高亢及气过水声，于进餐后加重，排便或肛门排气后缓解。高位肠梗阻常发生在饭后 2～3h，低位肠梗阻则多在饭后 5～6h。疼痛初期轻，逐渐加重直至剧痛（陈效友，2017）。

（2）肠穿孔

肠穿孔发生率仅次于肠梗阻，主要为亚急性或慢性穿孔，穿孔后可形成腹腔的慢性局限性脓肿，溃破后形成肠瘘。急性穿孔较少见，常发生在梗阻近端极度扩张的肠曲，或见于有多段肠狭窄造成的闭锁性肠梗阻。溃疡型肠结核虽有肠曲周围组织粘连，溃疡一般不穿破进入游离腹腔，但在病情发展快时，溃疡可向深部穿透，引起急性穿孔。

（3）肠出血

溃疡型肠结核可见脓血便但无里急后重，少数病例可以出血，一般出血量不大，当结核性溃疡侵犯大血管时可有大出血。

（四）辅助检查

1. 实验室检查

（1）血液检查

肠结核患者常有不同程度的贫血和血沉增快，血沉增快可作为评估肠结核活动程度的指标之一。

（2）粪便检查

溃疡型肠结核患者的粪便多为糊样，一般无肉眼可见黏液和脓血，但显微镜下可见少量脓细胞与红细胞，隐血试验阳性。粪便脓液涂片及培养结核分枝杆菌阳性率很低。粪便浓缩找结核分枝杆菌，只有痰菌阴性时才有意义。

（3）免疫学检查

免疫学检查包括 PPD 实验、抗结核抗体及 IGRA。PPD 实验、抗结核抗体阳性可作为辅助诊断指标，但阴性不能排除肠结核。徐慧等（2016）提出 IGRA 对肠结核与非肠结核疾病的鉴别诊断有重要价值。

2. 影像学检查

（1）超声检查

超声检查对有腹水、腹块存在或出现肠梗阻、肠穿孔、肠出血并发症的肠结核诊断很有价值。于天琢等（2015）认为超声造影对肠结核的肠管壁微循环血流灌注情况可提供有价值的信息，有助于肠结核的诊断。

（2）X 线检查

钡餐造影检查对诊断具有重要意义。对于肠道渗出性病灶钡剂可顺畅通过，增殖性病灶一般表现为充盈缺损征象。干酪坏死病灶多表现为充盈缺损及龛影。有时多种表现同时存在。

（3）CT 检查

以渗出性病灶及干酪坏死病灶为主的肠结核可显示肠道壁明显增厚，肠腔狭窄，黏膜皱襞消失，有时可伴有周围淋巴结的肿大和肠系膜增厚。增强扫描空回肠肠壁可以表现为多层状、双层状和均匀强化。以增殖病灶为主的肠结核，肠壁增厚，黏膜凹凸不平，可有结节影突入腔内。CT 亦可发现合并腹内肠外结核，特别是淋巴结结核，表现为环形或多环状强化的肿大淋巴结，少数见钙化性淋巴结，有助于肠结核的诊断。

（4）磁共振检查

磁共振检查对肠结核肠道黏膜溃疡和干酪样坏死淋巴结病变的显示较好。缪飞和赵雪松（2017）提出，肠结核的影像学表现为多形性、多样性和多变性，需要密切结合临床病史、实验室检查，提高诊断准确率。

3. 结肠镜检查

结肠镜可直观检查全结肠、回盲部及回肠末端，对肠结核的诊断具有重要价值。肠结核在镜下多表现为黏膜充血水肿、血管纹理模糊，可见到点状或片状糜烂灶，表面附黄白色黏稠渗出物或霜样白苔。溃疡型可见大小不等的溃疡，可单发或多发，大的环肠壁半周，多不规则，呈椭圆形或类圆形，横形走向多见，与肠轴垂直，底部覆黄白色苔，部分可见肉芽组织生长，溃疡界限多不分明，周围黏膜呈炎症性改变。增殖型特点为增生性结节，呈铺路石样改变，大的可形成不规则肿物样隆起，质地脆、色红、触之易出血。混合型有不同程度的肠腔节段性狭窄。组织活检可以得到干酪样坏死肉芽肿或发现结核分枝杆菌。

4. 腹腔镜检查

腹腔镜检查对肠结核诊断意义很大，对于不明原因的腹痛、腹水及诊断困难的腹部包块可采用腹腔镜探查进行诊断，可以发现肠壁的改变、狭窄、肠管僵硬、缩短变形、粘连扭曲，同时亦可直观腹膜和肠系膜的改变。组织活检可发现结核病理改变。

（五）诊断与鉴别诊断

1. 诊断

早期肠结核常因临床症状不明显或缺乏特征性而易漏诊。随着病情进展，根据临床表现和影像学典型改变，结合实验室检查一般可以做出诊断。

1）青壮年患者，有肺结核病史，特别是痰菌阳性肺结核患者。

2）慢性腹胀、腹痛、腹泻，以及腹泻便秘交替、脐周或右下腹疼痛、可触及包块、索状物又伴有结核中毒症状者。

3）肠梗阻、肠穿孔及类似阑尾炎的急腹症患者。

4）影像学检查肠道有典型肠结核改变者。

5）实验室检查提示相关阳性诊断指标。

6）结肠镜、腹腔镜或手术检查并活检发现肠壁和肠系膜淋巴结干酪样坏死性肉芽肿或结核分枝杆菌。

7）对于疑似有肠结核的患者，在初步排除相关的疾病后，诊断性抗结核治疗有效。

2. 鉴别诊断

（1）克罗恩（Crohn）病

本病的临床表现和 X 线征象与肠结核极为酷似，有时甚难鉴别，可借助下列几点协助诊断。①该病病程一般更长，无肺结核或肠外结核病史，并发症较肠结核更为多见。②实验室检查粪便及其他体液与分泌物检查无结核分枝杆菌。③影像学检查可见病变以回肠末端和结肠为主，有多段肠曲受累，并呈节段性分布。④病理检查为反复发作的慢性进行性炎症，肉芽肿中心一般无干酪样坏死，抗酸染色阴性。

（2）溃疡性结肠炎

本病腹部疼痛较轻，以脐周右下腹为主。病变主要在直肠和乙状结肠等右半结肠，病理改变为肠黏膜弥漫性炎症，可见充血、水肿和灶性出血，直肠发生变形，无结核性环形溃疡和瘢痕狭窄。

（3）结肠癌

发病年龄较高，无肺结核或肠外结核病史。无发热、盗汗等结核中毒症状，而消瘦、贫血明显，部分伴有便血。早期腹部肿块可以活动，无明显压痛、质地硬、表面不光滑，常发生肠梗阻。X 线钡剂造影有充盈缺损，肠腔狭窄，病变范围较局限，不累及回肠。结肠镜活检可确诊。

（4）腹型恶性淋巴瘤

患者病情恶化迅速，腹部肿块出现较早。本病可伴有浅表淋巴结肿大和肝、脾肿大，胸内的淋巴结肿大。抗结核药物治疗无效。纤维结肠镜活检可以确诊。有时需剖腹探查明确诊断。

（5）其他

肠结核还需与耶尔森杆菌肠炎、慢性细菌性痢疾、梅毒和艾滋病引起的肠道疾病鉴别诊断。

（六）治疗

1. 营养支持治疗

肠结核为消化系统感染性疾病，朱惠琼等（2018）对 203 例肠结核患者的营养情况分析研究，认为肠结核患者由于营养物质摄入不足及饮食限制，有较高的营养风险和营养不足情况，对患者的细胞免疫功能有很大的影响，不利于治疗和康复。营养支持治疗非常重要，需给予患者充分的休息和合理的营养支持以增强机体的免疫功能，作为药物治疗的基础，同时减轻化疗的不良反应。患者需合理调配饮食，保证足够的蛋白质、维生素、矿物质、膳食纤维等营养物质，重者亦可行肠外或肠内营养疗法。

2. 抗结核治疗

抗结核化学治疗是治疗的关键，抗结核治疗需遵循"早期、规律、联合、适量、全程"的原则用药。肠结核与肺结核的治疗采用相同的标准化方案及药物，总疗程为 18 个月。抗结核药物应用原则和方案见第五章"结核病的临床治疗"。由于肠结核治疗疗程长，治疗期间应注意抗结核药物不良反应及相关并发症，若发现应及时进行有效处理。

3. 对症治疗

腹痛者给予解痉、止痛治疗。对于长期、大量腹泻的患者除给予止泻药物治疗外，还应给予补充液体、维持水电解质平衡和酸碱平衡、对症加强营养治疗。

4. 手术治疗

肠结核患者出现完全性肠梗阻、急性肠穿孔或慢性肠穿孔瘘管形成经内科治疗而未能闭合者，肠道大量出血经积极抢救不能有效止血者，诊断困难须剖腹探查者，反复发作的慢性肠梗阻者，严重影响患者的工作、生活，伴营养障碍情况，可根据患者具体情况评估后选择适合患者病情的手术方式进行治疗。手术前后需严格按照抗结核治疗原则进行规范化的抗结核药物治疗。

（七）预后及预防

本病的预后取决于早期诊断与及时规范治疗。规范、全疗程抗结核治疗是决定预后的关键。本病的预防关键为肺结核的早期诊断与规范治疗。加强公众结核病防治知识的宣传教育，肺结核患者不可吞咽痰液，应保持排便通畅，并提倡餐具消毒、用公筷进餐，牛奶灭菌消毒。合理膳食、规律生活，适量锻炼身体，增强机体抵抗力。

（阿尔泰　刘　欣　李　健）

二、结核性腹膜炎

结核性腹膜炎（tuberculous peritonitis）是由 MTB 感染腹膜引起的慢性炎症，是临床常见的腹腔结核病。

（一）感染途径

1. 直接蔓延

多数患者继发于腹腔内各器官结核病灶的蔓延，如肠结核、肠系膜淋巴结结核、盆腔结核等。

2. 淋巴、血行播散

肺结核病灶中 MTB 可以通过淋巴、血行播散感染腹膜引起结核性腹膜炎。

3. 直接饮入

饮入肺结核病发奶牛的牛奶引起结核性腹膜炎，虽已有报告但缺少更多的直接证据。临床上极少见（钟慧和高青，2018）。

（二）病理特点

1. 渗出型（腹水型）

渗出型病变表示病变组织菌量多及毒力大，变态反应强，一般出现在结核病变的早期。主要的病理改变为胸膜充血、水肿，表面覆盖纤维蛋白渗出物，腹膜表面常可见大量大小不等的散在的灰白色或黄白色粟粒状结节，或成斑块状。有时也可由小结节融合成及粘连形成较大肿块。腹腔内有浆液纤维蛋白渗出液积聚，腹水为草黄色，少数为血性（约 3%），还有部分患者的渗出液为早期结核性化脓性腹水。偶见乳糜性或胆固醇性腹水。腹水量有少量到大量不等，腹水吸收后粘连可形成包裹性积液（唐神结和高文，2011）。

2. 粘连型

此型仅有少量腹水，主要病理改变为大量纤维组织增生、腹膜及大网膜增厚，尤其在原发的结核病处更明显，可以形成腹腔器官广泛性粘连，粘连后的团块固定于腹前壁或腹后壁，肠曲受压迫和束缚而造成肠梗阻。本型常由渗出性腹水吸收后形成，也有的发病开始就以粘连为主。

3. 干酪型

以干酪样坏死为主要病理改变，由于肠曲、肠道大网膜、肠系膜及腹腔内器官相互粘连而分隔成许多小房。常伴肠系膜淋巴结干酪样坏死。渗出液多为脓性或形成结核性脓肿，同时也形成干酪样病灶，并侵犯周围组织如肠壁而形成内瘘，也可侵犯腹壁形成外瘘。本型多由渗出型或粘连型演变而来，是本病的重症类型。

4. 混合型

上述两种或两种以上同时存在乃称混合型。各型之间可以变化，渗出型和粘连型可以向干酪型转化，此时提示病情在发展，病情往往较重。

（三）症状

1. 发热

结核性腹膜炎初常有发热，以低热或中度发热多见，少数重症患者如干酪型患者常为高热，体温可达 39～40℃。呈稽留热或弛张热，并往往伴有盗汗、消瘦、乏力、食欲减退等。

2. 腹胀

腹胀为常见症状。渗出型腹膜炎在中等量以上腹水时腹胀非常明显，但有时腹水出现之前患者已有腹胀，不少无腹水患者也可出现明显腹胀，为肠管胀气造成（徐鹭和王红岩，2018）。

3. 腹痛

腹痛是结核性腹膜炎的主要症状。起病缓慢者腹痛常固定在某一部位，而急性发病者常为全腹痛。渗出型患者早期腹痛较轻，随后为持续性隐痛或钝痛，也有阵发性腹痛，疼痛部位多在脐周或右腹下，并伴有腹胀、腹泻及便秘。粘连型患者腹痛常发生于不同程度的肠梗阻，多为阵发性腹痛甚至严重的绞痛。腹腔内结核性干酪样坏死破溃引起的急性腹膜炎腹痛剧烈，为急腹症的表现。

4. 腹泻与便秘

结核性腹膜炎常见腹泻，大便次数增多，不成形，由肠功能紊乱引起，部分患者为便秘或腹泻交替出现的表现。

5. 其他

消化道其他症状，如恶心、呕吐、食欲减退，腹膜炎可引发反射性呕吐，不同程度的肠梗阻也可引起呕吐。

（四）体征

1. 腹腔积液

表现为腹水征，约有 70%结核性腹膜炎有腹水，腹水少时不易发现。腹水增长缓慢，腹部可呈蛙腹，腹水增长迅速可呈尖腹、突脐。中等量以上腹水可表现典型的腹水征，可有波动感和移动性浊音。

2. 腹壁柔韧感

有 50%结核性腹膜炎可出现腹壁柔韧感，即揉面感，是结核性腹膜炎较典型的体征。

3. 腹部包块

多见粘连型和干酪型，约有 1/4 腹膜炎患者可出现包块，包块可出现在不同部位，脐周、右下腹多见，其形状不一、大小不等、边界多不规则，是由增厚的大网膜和肠袢缠绕而成，或是由包裹性积液形成。

4. 腹部压痛

一般腹壁柔韧感但压痛不明显，无肌紧张。但干酪型腹膜炎时腹部压痛及触痛明显，甚至可有反跳痛，包块部位也有压痛，如果合并肠梗阻、肠穿孔则为急性腹膜炎体征。

5. 腹部听诊

结核性腹膜炎多数患者肠鸣音活跃或有不同程度的亢进。有梗阻或不完全肠梗阻时，可有气过水声或肠鸣音减弱或消失。

（五）实验室检查

1. 血液常规化验

1）血红蛋白（haemoglobin，HB）减少，在各患者之间差异较大。病情轻者，HB 可正常，多数患者仅有轻度或中度贫血，HB 在 70～100g/L；少数重症患者有重度贫血，HB 可在 70g/L 以下。

2）少数渗出型结核性腹膜炎患者白细胞总数可正常，多数患者表现为白细胞总数增加，为（10～15）×10^9 个/L，极少数患者可更高，甚而可出现类白血病反应。白细胞细分表现为中性粒细胞增加，单核细胞增加，重症患者中中性粒细胞有中毒颗粒和空泡。

3）多表现血沉增快，可为 30～80mm/h，个别超过 100mm/h。

2. 血液生化检查

病程较长，病情重者有低蛋白血症，总蛋白及白蛋白含量降低。

3. 结核菌素试验和抗结核抗体检查

多数病例 PPD 试验阳性，而强阳性结果有助于诊断，但需注意的是晚期重症患者 PPD 试验阳性率约为 65%，当 PPD 试验阴性时不可轻易排除结核性腹膜炎。血和腹水抗结核抗体检查很有诊断价值。

4. 腹水检查

腹水为渗出液，多为草黄色，比重在 1.018 以上，少数患者低于 1.018。蛋白质含量在 25～30g/L，李凡他试验阳性。多数患者白细胞数量升高，以淋巴细胞为主。少数患者腹水为血性，往往呈一过性的血性腹水表现。也有部分患者腹水呈乳糜性或胆固醇性。合并肝硬化或低蛋白血症病例腹水可接近漏出液，须综合鉴别。腹水聚合酶链反应（polymerase chain reaction，PCR）的检查有助于诊断。腹水浓缩法检查 MTB 的阳性率很低，5%左右，腹水 MTB 培养阳性率不足 15%，动物接种可有 50%的阳性率。PCR 结合地高辛标志核酸探针 Southern 杂交技术检测结核性腹膜炎中 MTB DNA，敏感性为 20%～78%，特异性为 78%～100%，主要与腹水中 MTB 的数量和检测技术有关。此法明显优于涂片抗酸染色检查和培养，并有确诊价值。如与 ELLSA 法检测腹水中结核分枝杆菌特异性抗体相联合，可使检出率提高到 88%，为 TB 诊断提供有意义的方法。

腹水腺苷脱氨酶（ADA）主要由单核细胞和巨噬细胞分泌，在结核性腹膜炎时，腹水 ADA 明显增高，有助于结核性腹膜炎的诊断。但其并非特异性，因为 ADA 有两种同工酶，ADA1 普遍存在于人体内，当恶性肿瘤时 ADA1 升高，ADA2 仅存在于单核-吞噬细胞内，当单核-吞噬细胞受到微生物感染时 ADA2 升高，故结核性腹膜炎时 ADA2 升高。杭州市红十字会医院结核科近 10 年来，因结核性腹膜炎住院 783 个患者中，腹水 ADA 升高一般在 35～70U/L 时多见，如腹水 ADA 明显增高（大于 100U/L），往往提示合并有化脓性感染。ADA 升高应排除肿瘤，可动态观察。如腹水 ADA 进行性升高或腹水/血 ADA 值大于 1，支持结核性腹膜炎的诊断。

5. 影像学诊断技术

（1）X 线检查

结核性腹膜炎 X 线钡餐检查可发现小肠分布扩张，胀气，活动减退，粘连形成时肠管固定，有相互压迫牵扯表现，同时表现为腹膜增厚、肠粘连、肠梗阻。发现钙化灶提示肠系膜淋巴结结核存在。腹水出现后可见肠管漂浮征象，大量腹水可使双膈肌升高，小肠肠管分离。

（2）CT 技术

近年来 CT 技术呈迅速发展状态，随着不断投入使用，CT 技术已渐渐凸显出其自身重要地位，结核性腹膜炎在 CT 表现上以少量腹水和腹膜均匀光滑增厚较多见，腹水密度较邻近器官为低，CT 值为 0～25Hu，少量或中量腹水常呈新月形，位于肝、脾外侧或结肠旁沟，肝或脾被推离腹壁。大量腹水时，可见腹腔内器官周围有均匀低密度影，腹腔器官特别是肠管和肠系膜均集中到腹腔中央。

6. 超声检查技术

超声检查技术因无创伤、简单便捷、低经济成本和高可行性的优点，一直被用于结核性腹膜炎的诊断。其超声典型表现为腹腔淋巴结肿大，腹水及脓肿形成，肠壁增厚部分同大网膜发生粘连，以及大网膜增厚等。

7. 经皮超声引导腹膜穿刺性活检技术

在超声检查技术基础上，临床已开始联合腹膜活检来确诊结核性腹膜炎，主要是在超声穿刺探头引导状况下，于疑似结核性腹膜炎病例腹膜增厚处实施活检，该超声引导活检法风险小、并发症少，而且阳性诊断率极高，尤其是在选择大网膜病变结节作为活检穿刺点时，结核性腹膜炎确诊率有报道可高达 100%。

8. 腹腔镜检查

对诊断难度较大的疑似结核性腹膜炎患者，腹腔镜检查非常必要，也是一种安全可靠的诊断技术，镜下直观可发现腹膜有散在或弥漫的粟粒状结节，腹膜充血水肿。慢性病变可见腹膜增厚、大网膜和肠系膜增厚、粘连改变，并可看到肿大的肠系膜淋巴结。

9. 分子生物学新型诊断技术

（1）IGRA

干扰素-γ 释放试验是一种对结核感染有诊断作用的新型免疫学试验法，IFN-γ具体释放量可用作判断有无结核分枝杆菌感染情况的重要诊断参考，该试验在联合 ADA 等其他多项诊断技术的基础上，对结核性腹膜炎确诊有较好的帮助作用。

（2）结核感染 T 细胞斑点试验

该细胞斑点试验对 TB 诊断拥有较高敏感度，利用该细胞斑点试验对活动性质的 MTB 的高敏感性特点，可确保较理想的结核性腹膜炎诊断准确性，对结核性腹膜炎的临床诊断价值较高。

（3）PCR 技术

PCR 即聚合酶链反应，其技术原理与天然 DNA 的自主复制过程较相似，PCR

检测结核性腹膜炎的过程是利用核酸扩增来达到测定机体组织内所感染入侵的结核分枝杆菌数的目的，其涂片显阳性的病例对 PCR 敏感度普遍较高，并且临床上该技术目前对高度可疑结核性腹膜炎病例已取得一定实效。然而，因其检测中的假阳性率长期居高不下，以致仍有明显的检测使用欠缺。

（六）诊断和鉴别诊断

1. 诊断

结核性腹膜炎临床表现多样化，典型病例不难诊断。而一些非典型病例的诊断有一定的难度，需要临床医师根据患者的发病过程、症状、体征、病情演变过程、辅助检查的结果进行全面的分析，作出判断。其一般有以下特点。

1）发热、乏力、消瘦、腹痛、腹胀、腹泻或腹泻与便秘交替等症状。

2）腹胀、腹痛、腹壁柔韧感、腹水征、腹部包块等体征。

3）年龄多为青壮年尤其是女性，伴有肺结核或既往有结核病史。

4）腹部 B 超发现腹腔积液，腹腔穿刺提示渗出液，常规分类以淋巴细胞为主，ADA 增高。

5）X 线、CT 发现腹腔结核的征象。

6）腹腔镜和经皮腹腔穿刺活检可获得病理诊断。

7）腹水 MTB 的发现，以及 PPD、抗结核抗体、腹水 ADA 明显升高或动态升高（尤其是 ADA2），PCR 及干扰素-γ 试验、结核感染 T 细胞斑点试验有助于明确诊断。

8）少数诊断困难者尤其是腹部肿块难以与肿瘤区别时，应开腹探查以明确诊断。

2. 鉴别诊断

（1）腹水的鉴别

结核性腹膜炎腹水型与其他疾病引起的腹水相鉴别，首先要鉴别腹水是渗出液还是漏出液。血性腹水应考虑癌性腹水的可能，腹水顽固不消者应与缩窄性心包炎、慢性胰源性腹水、卵巢癌肿腹腔转移等相鉴别。如果是肝静脉阻塞综合征引起的腹水又合并结核性腹膜炎，其诊断比较困难，常需借助某些特殊检查。

结核性腹水与漏出性腹水、化脓性腹水、癌性腹水的鉴别如下。

1）与漏出液的鉴别：肝硬化、慢性肾炎、低蛋白血症、慢性右心衰竭、缩窄性心包炎所致的腹水为漏出液，仅从腹水的性质而言，渗出液与漏出液的鉴别多无困难，再结合临床表现，不易误诊。但要注意的是，肝硬化腹水的患者在合并结核性腹膜炎时腹水的性质往往不典型，常常在渗出液与漏出液之间，诊断较困难，是临床医师常常会碰到的棘手问题，易造成漏诊或误诊。此时应反复多次进行腹水的常规、生化、抗结核抗体、ADA、MTB DNA 等检测，以寻找诊断依据。

2）与化脓性腹水的鉴别：化脓性腹水多为急性发病，有明显的中毒症状，临床表现严重，腹部有显著的肌紧张、压痛、反跳痛等腹膜刺激症状，腹腔抽出物为脓汁，细胞数明显升高，中性粒细胞增多，腹水涂片及培养可查到致病菌。但要注意的是，是在结核性腹膜炎的基础上继发化脓性感染，还是单纯的化脓性腹膜炎需要进行鉴别，前者是先有结核性腹膜炎、后并发化脓性感染，后者一发病就是由细菌引起的化脓性感染，二者的治疗侧重点及用药时间不同，需仔细鉴别。

3）与癌性腹水的鉴别：腹水检查无确切依据时，鉴别很困难，尤其是癌性腹水表现为渗出液，腹水常规、生化检查无特异性，且又找不到癌细胞时，更加难以确诊，在条件允许的情况下要早日进行腹膜活检或腹腔镜检查及剖腹探查。近年来随着腹腔镜技术的日渐成熟和普及，确诊率明显提高（杜明南等，2020）。如临床诊断不明，在进行抗结核诊断性治疗 1～2 个月，病情无改善，腹水未见明显吸收，而又疑似肿瘤的患者，就应该争取进行腹腔镜检查或剖腹探查以利早日明确诊断。

（2）腹块的鉴别

结核性腹膜炎粘连型和干酪型常有腹部包块，须与腹腔肿瘤、盆腔肿瘤相鉴别。特别是腹型淋巴瘤，该病也常有发热、腹痛、腹泻、腹水和腹部包块，但病情呈进行性恶化，肿块增长迅速，腹水常为血性，腹水抽不尽，腹水中多可发现癌细胞。右下腹肿块常需与阑尾周围脓肿区别，女性患者应与卵巢囊肿相鉴别，良性者多发生在 20～50 岁，恶性者多发生在高龄妇女上。良性卵巢囊肿生长缓慢，可以形成巨大肿块，以假黏液性囊腺瘤和浆液性囊腺瘤最常见，肿瘤上缘界限清楚，触诊时可有囊性感和波动感，叩诊实音，而卵巢囊肿无 TB 中毒症状，抗结核药物治疗无效，X 线检查两者有明显不同的征象。

（3）发热、腹痛、腹胀、腹泻的鉴别

以发热、腹痛、腹胀、腹泻为主的急性发病病例应与急腹症相鉴别，多数被误诊为阑尾炎、胃肠炎、急性肝炎和胆囊炎等。

（七）治疗

结核性腹膜炎的治疗大致包括全身支持疗法、抗结核治疗、腹腔穿刺抽液、对症处理、激素的应用、外科治疗等几方面。

1. 一般治疗

改善饮食，加强营养，卧床休息，对症治疗结核中毒症状。对于一般状态较好，仅有发热、腹胀、消化不良的患者，可给予易消化的饮食。消化道症状一旦减轻，即可给高热量、高蛋白质饮食，以增强体质，增加抵抗力。对于粘连型或干酪型结核性腹膜炎患者，可给予含纤维素较少、富有蛋白质与维生素的高热量半流质饮食。含有纤维素较多的食物能增加肠蠕动，可诱发肠梗阻。应对患者进行饮食方面的指导，这一点很重要，以免引起肠梗阻甚至肠穿孔。不能进食的患者，应进行足量的肠外营养补液，补充足够的液体和离子。极度衰弱的严重贫血者，应进行少量多次输血、输白蛋白质等使机体的一般状态能迅速得到改善。

2. 抗结核治疗

抗结核药物的使用应该按合理化疗的原则进行。所谓合理化疗的原则，就是指用药要做到"早期、联合、规律、适量、全程"，在这一原则的指导下，制定具体的化疗方案。结核性腹膜炎选用3～4种抗结核药物联合治疗，常用药物有链霉素、异烟肼、利福平或利福喷丁、吡嗪酰胺和乙胺丁醇，或应用喹诺酮类药物。链霉素能渗入到胸膜腔、腹膜腔、心包腔、关节腔等体液中，故在结核性腹膜炎强化治疗时，链霉素是一个很好的选择。抗结核治疗已明显降低结核性腹膜炎的死亡率，强化期2～3个月，疗程1～2年。

3. 腹腔穿刺抽液加腹腔置管引流术

治疗结核性腹膜炎时，腹腔穿刺抽液加腹腔置管引流术可尽快消除积液，排除积液中的细菌及其代谢产物、急性渗出物、无菌坏死组织、抗原抗体复合物，有效防止了浆膜腔积液中纤维蛋白的沉积，减少了腹膜肥厚粘连，避免了肠梗阻的发生，提高了治愈率，改善了预后。腹腔置管有以下优点：一般在B超定位下操作，成功率高；操作简单，只需穿刺1次，减轻患者的痛苦，减少了多次穿刺引起的腹膜损伤机会；中心静脉导管为硅胶软管，具有弹性，组织相容性好，对机体的刺激性小，中心静脉导管头端柔软圆滑，管径细，患者的不适感小，不影响其睡眠和日常活动；直接接引流袋，便于动态观察引流液的情况，随时留取积液的标本，引流量的记录准确；间断性引流排液，避免一次快速、大量引流而腹压骤降引起的腹腔血管扩张、循环血量减少、血压下降；有利于更充分、更彻底地引流积液；可进行腹腔冲洗、注药。置管引流护理时具体注意事项：①防止导管的脱落、阻塞和打折。观察导管衔接是否紧密，引流是否通畅。勿剧烈活动，防止无意牵拉引起导管脱落。②防止积液逆流。指导患者下床活动，引流袋应置于穿刺点以下，防止引流液逆流。③穿刺点的护理。观察穿刺点有无渗血、渗液，及时换药，保持穿刺点周围皮肤清洁、干燥。每周更换一次性敷贴2次。每天更换引流袋。

4. 腹腔内注入尿激酶

腹腔内注入尿激酶可利用尿激酶的纤溶作用，促进腹腔内纤维蛋白降解，有效降低腹腔积液黏稠度，清除腹膜粘连，确保积液引流通畅，促进腹水引流量的增加，从而有效减少腹膜肥厚、粘连和纤维化的发生，促进腹水消退，降低远期肠梗阻发生率。使用方法：每次抽液后将 10 万 U 尿激酶+ 20mL 0.9%氯化钠溶液溶解其中并注入腹腔，注药物后指导患者多次转动体位，以促进药液和腹膜的充分接触（田生盛，2017）。

5. 肾上腺糖皮质激素的应用

糖皮质激素的适应证是渗出型（腹水型）腹膜炎，这种类型的患者在有效的抗结核药物治疗下应用糖皮质激素可以迅速减轻全身中毒症状，增进食欲，提高机体的抵抗力，改善患者的一般状态。对于腹水型患者，特别是病程表现以变态反应明显，有高热、腹水大量渗出时，糖皮质激素可以减少渗出、加快腹水吸收、减少粘连、减轻结核中毒症状，从而提高疗效。糖皮质激素应用时间不宜过长，一般 4～8 周为宜，开始用量为 30～40mg/d，等到症状改善或腹水减少时逐渐减量，每周减 5mg。对结核中毒症状较轻、少量腹水、慢性腹膜炎患者不宜应用糖皮质激素。当腹水型结核性腹膜炎患者的腹水趋于化脓性、干酪型结核性腹膜炎时，应该禁用糖皮质激素，此时糖皮质激素不仅无助于脓液的吸收，而且在渗出性腹水变成脓性时可能并发肠结核或腹腔淋巴结结核，这些部位的病灶破溃可能使 MTB 进入腹腔，引起结核性化脓性腹腔积液。应用糖皮质激素还可引起肠穿孔、腹壁瘘甚或肠瘘，导致急性化脓性腹膜炎的发生，危及生命（齐凤荣等，2017）。

6. 中医治疗

中药疏凿饮子加减治疗，方药：12g 槟榔、茯苓皮、猪苓，15g 桂枝、赤小豆、大腹皮，9g 木通、蜀椒目、泽泻，10g 车前子、商陆、生姜皮，30～60g 炙黄芪，盗汗者加 20g 地骨皮、25g 鳖甲，恶心者加 15g 竹茹等，水煎服，1 剂/d，腹水消失后停药。

7. 外科手术治疗

外科手术治疗主要是在有某些严重并发症时采用。外科手术治疗的主要适应证包括以下几个方面。

1）肠梗阻，主要是通过保守治疗无效，而且病情逐渐加重的不完全肠梗阻以及完全性肠梗阻。手术方式包括粘连松解术、肠管引流术、肠部分切除吻合术、粘连肿块切除术等。

2）在肠管穿孔或腹腔淋巴结破溃形成化脓性腹膜炎或急性结核性腹膜炎时，修补肠管的穿孔，切除病区肠管，清除腹腔内的化脓物。

3）在形成腹壁瘘时，可切除瘘管，对腹腔内的脓腔行病灶清除。

4）在形成粪瘘时，可切除病区腹壁的瘘管，修补肠管的穿孔，或切除病变肠管。

（张胜男　郭奕森　蒋贤高　范　琳）

第三节　结核性脑膜炎

结核性脑膜炎（tuberculous meningitis，TBM）是 MTB 经血行或直接侵入蛛网膜下间隙而引起软脑膜、蛛网膜及脑实质、脑血管、脑神经和脊髓的非化脓性炎症性疾病。TBM 的发病率与 TB 的总体发病情况有关，该病在我国是常见且是最严重的肺外结核病。随着卡介苗和抗结核药物的出现，曾经肆虐的 TB 在全球范围得到了有效控制；然而，近年来由于结核耐药菌株的出现及增多、流动人口的增加、我国人口老龄化、免疫抑制剂的广泛使用及 HIV 感染的传播流行，TB 的发病率一直居高不下，TBM 发病率甚至有所上升。由于临床表现不典型、病原学检查相对滞后，故早期诊断相对困难，临床上具有病死率高、致残率高、治疗时间长和费用高等特点，属重症肺外结核。而延迟治疗是导致 TBM 患者死亡和致残最为重要的原因。Luo 等（2018）的研究认为由于非特异性临床表现的患者较多存在，TBM 的诊断仍具有很大的挑战性。最初的鉴别诊断包括中枢神经系统（CNS）的其他细菌、病毒或真菌感染，脑膜的非感染性炎症性疾病（包括系统性红斑狼疮）和颅内恶性肿瘤。其临床特点有如下几个方面。

（一）临床症状

TBM 患者临床症状轻重不一，临床表现没有特异性，通常表现为亚急性或慢性脑膜炎，持续数天或数周的头痛、发热和呕吐，最终导致意识丧失、局灶性神经功能障碍和死亡，除非进行抗结核化疗。TBM 的临床炎症过程可分为急性期（≤14 天）、亚急性期（15～30 天）和慢性发作期（≥31 天）。临床表现无特征性，有研究（Luo et al., 2018）观察到常见症状有头痛（50%～80%）、发热（60%～95%）、食欲减退、体重减轻（60%～80%）、呕吐（30%～60%）。常见的症状有颈部僵硬（40%～80%）、精神状态改变（30%～60%）、颅神经损伤（30%～50%）、精神异常（10%～30%）、偏瘫（10%～20%）、截瘫（5%～10%）和癫痫（成人5%、儿童50%）等。MTB 的免疫反应影响 MTB 的临床特征。非常年幼的儿童（小于 1 岁）和合并 HIV 感染的晚期儿童非常容易感染 MTB，这经常导致无法控制的肺外播散和脑膜炎（Wilkinson et al., 2017）。TBM 的表现可能是突然的，并可能迅速发展为严重的昏迷和虚脱，死亡率极高。此外，这些人在其他器官中患活动性结核的风险增加。

总之，TBM 主要表现为结核中毒症状和神经系统症状。

结核中毒症状可为不规则低热，也可出现高热，伴或不伴食欲下降、日渐消瘦、盗汗、乏力、精神萎靡。合并其他器官 TB 时可出现相应的症状，如合并肺结核可表现为咳嗽、咳痰，合并急性血行播散性肺结核可表现为弛张热或稽留热。

神经系统症状包括以下几个方面。

1. 颅内高压表现

1）头痛：由颅内压增高引起脑血管张力增加、脑膜紧张，或脑膜炎刺激脑神经末梢而产生头痛，多为 TBM 的首发症状，部分患者主要以头痛为主要表现而无其他不适，以枕后及额颞部多见，常剧烈而持久。

2）呕吐：多发生在剧烈头痛时，有的呈喷射状呕吐，伴或不伴恶心，若在清晨空腹出现，且无恶心先兆，则更有意义。

3）视盘水肿：颅内压增高压迫视网膜中央血管，阻碍视网膜中央血管周围与视神经周围间隙的液体流通，导致视盘水肿，进而萎缩而失明。

4）意识障碍：由颅内压增高、炎症刺激引起脑皮质缺血、缺氧及脑干网状结构受损，导致意识障碍。患者可表现为嗜睡、昏睡、意识模糊、谵妄、昏迷。

5）脑疝：颅内压明显增高时，脑组织向压力小的地方移位形成脑疝，常见有小脑幕切迹疝和枕骨大孔疝。小脑幕切迹疝主要表现为昏迷、一侧瞳孔散大、光反射消失、对侧肢体瘫痪、全身抽搐及生命体征改变等。枕骨大孔疝主要表现为突发呼吸停止、深昏迷、双侧瞳孔散大、光反射消失、四肢迟缓瘫、血压下降、迅速死亡。

2. 脑膜刺激征

大多数患者表现为颈强直、克氏征及布氏征阳性，是由颈、腰、骶部脊神经根受炎性渗出物刺激致颈肌、伸肌收缩引起。少数患者可没有或晚期才出现，婴幼儿及老年患者此征可不典型。

3. 脑实质损害表现

当 TBM 侵犯脑实质，在脑实质内形成结核灶，或继发于脑血管病时可引起脑组织缺血、水肿、软化甚至出血，从而出现瘫痪（偏瘫、单瘫）、癫痫发作、去大脑强直（表现为醒状昏迷，但无任何意识活动，对各种刺激无反应；强刺激后，四肢强直性伸直）、去皮质强直（表现为双眼凝视或无目的活动，无任何自发性语言，呼之不应，貌似清醒，实无意识）及手足徐动、震颤、舞蹈样动作等表现。老年 TBM 患者以偏瘫或单瘫为首发症状时，易误诊为脑梗死或脑出血。

4. 脑神经损害表现

由颅底炎性渗出物刺激、粘连、压迫引起脑神经损害，常以视神经、动眼神经、三叉神经、面神经最易受累，表现为视力下降、眼睑下垂、复视、瞳孔不等大、面神经麻痹等。

5. 自主神经系统损害表现

间脑受损害时出现自主神经功能紊乱，表现为呼吸及循环异常、胃肠紊乱、体温调节障碍，肥胖、尿崩症及脑性失盐综合征等。

6. 脊髓损害表现

病变累及脊膜、脊神经根和脊髓实质，可出现神经根痛，受损平面以下感觉及运动障碍，马尾神经受损可出现大小便失禁等。

（二）结核性脑膜炎的分型

TBM 目前尚无统一的分型标准，根据病理改变 TBM 常分为脑膜炎型、脑内结核瘤型、脊髓型和混合型。TBM 的分型不是固定不变的，在治疗过程中各型可以相互转换，应动态判定 TBM 的分型（唐神结和高文，2019）。

（1）脑膜炎型

该型最常见，病变主要累及脑膜，根据炎性渗出物的多少、蛛网膜下腔有无梗阻及脑室扩大、积水的程度分为三类。①无明显梗阻：渗出物较少，脑室内及蛛网膜下腔脑脊液引流通畅，脑室无或仅轻度扩大；②有梗阻：蛛网膜下腔渗出物较多，脑脊液引流不通畅，脑室有轻度或中度扩大；③重度梗阻：蛛网膜下腔有大量结核性肉芽组织，脑脊液引流明显受阻，伴重度脑室扩张、积水。

（2）脑内结核瘤型

脑实质内有明显的结核病灶（瘤），而蛛网膜下腔内仅有轻度的炎症性改变或未侵犯蛛网膜下腔。

（3）脊髓型

脊髓的病变较突出（相对脑膜病变而言），脊髓外有较多炎性渗出物和结核病变，少数脊髓内有结核灶（瘤）。

（4）混合型

至少以上两种类型的病变同时存在为混合型。

（三）结核性脑膜炎的分期

英国医学研究理事会（Medical Research Council，MRC）根据不同症状及格拉斯哥昏迷评分（Glasgow coma scale）将 TBM 分为 3 期。Ⅰ期：患者意识清楚，无神经功能障碍，格拉斯哥昏迷评分大于 15 分；II 期：患者神经功能轻度障碍，多为孤立性神经功能异常，格拉斯哥昏迷评分为 10～15 分；III 期：患者意识模糊，有多个颅神经功能障碍，格拉斯哥昏迷评分小于 10 分。

（四）结核性脑膜炎的实验室检查

（1）脑脊液脑压检查

一般压力常升高（可达 200～400mm H_2O），约 1/3 患者脑压并不高，甚至降低，可能与腰穿前剧烈呕吐、脱水剂的使用、蛛网膜粘连或脑脊液循环通路梗阻有关。外观：多为清亮无色透明或淡黄色，呈"毛玻璃样"，静置 24h 后表面可见薄膜形成。如纤维蛋白原含量过多，脑脊液放出后可立即凝固于试管内。

（2）脑脊液细胞学检查

TBM 患者的脑脊液绝大多数白细胞升高，多在（50～500）×10^6 个/L。随着疾病进展，脑脊液中细胞由以中性粒细胞升高为主逐渐向以淋巴细胞升高为主转变，呈混合型细胞反应，是 TBM 脑脊液细胞学最显著的特征。

（3）脑脊液生化检查

蛋白质含量升高（1g/L 以上），而葡萄糖（<2.50mmol/L）和氯化物（<120mmol/L）含量降低。TBM 在有效规范抗结核治疗过程中，脑脊液蛋白含量持续升高或长期不下降，提示预后十分不良。脑脊液蛋白含量升高也可见于其他疾病，只要脑膜及脉络丛有炎症改变或腰穿时外伤性出血，脑脊液蛋白含量都会增加。而影响脑脊液糖量降低的因素也很多，如化脓性脑膜炎、隐球菌性脑膜炎、脑脊液放置过久、呕吐及进食过少等。因此，需结合脑脊液细胞数，蛋白质、葡萄糖和氯化物含量的变化综合分析判断（何俊瑛等，2011；杨笑等，2012）。

腺苷脱氢酶（ADA）是 T 细胞增殖、活化过程中产生的一种酶，而 MTB 的感染又与 T 细胞介导的细胞免疫反应密切相关，因此，检测脑脊液中 ADA 的含量对 TBM 的诊断具有指导意义（Sharma and Nand，2006）。金雪华（2013）检测了不同脑膜炎患者脑脊液中 ADA 含量，结果显示，TBM 患者的脑脊液 ADA 水平（16.51±6.53IU/L）明显高于化脓性脑膜炎（5.62±2.57 IU/L）和病毒性脑膜炎（3.25±1.30 IU/L）患者；且随着治疗进展，TBM 患者脑脊液中 ADA 水平不断下降。

（4）脑脊液病原学检查

1）涂片和培养：脑脊液涂片和培养发现 MTB 是诊断 TBM 的"金标准"。采用直接涂片或薄膜法检测抗酸杆菌是快速诊断 TBM 的主要手段，但脑脊液中 MTB 载量少而不易检测到，阳性率低，文献报道国内脑脊液涂片抗酸杆菌阳性率为 10%左右（马晓丽等，2013；Gupta et al.，1994）。采用 MTB 培养法虽比涂片敏感，但所需时间长（液体培养基至少需要 10 天，固体培养基常需 4～6 周），在早期诊断方面的应用受到限制。一般脑脊液培养阳性率约为 20%，选择脑脊液离心后的沉渣做培养并连续多次检测可提高培养阳性率，国外有文献报道采用析出法培养阳性率可提高到 89%。

2）分子生物学检测：PCR 技术是检测脑脊液中 MTB DNA，通过严格地选择 MTB DNA 片段进行扩增，然后有针对性地检测，能在短时间内获得结果，国内报告阳性检出率为 51%~85%，特异性为 98%~100%。李锐成等（2014）分别用涂片法和实时荧光定量 PCR（real-time quantitative polymerase chain reaction，RT-PCR）法对临床确诊的 TBM、可疑 TBM 和非 TBM 3 类患者的脑脊液进行检测并探讨其临床应用价值，结果显示，RT-PCR 法阳性率显著高于涂片法。

MTB/利福平耐药实时荧光定量核酸扩增检测技术（Xpert MTB/RIF 技术）是一种半巢式实时荧光 PCR 技术，同时对 MTB DNA 和利福平耐药突变基因进行检测，对肺结核和肺外结核的诊断与治疗具有重要作用，目前已被 WHO 推广应用（Philip et al., 2015; Hillemann et al., 2011）。张瑞雪等（2016）研究了 Xpert MTB/RIF 法对 TBM 的诊断价值，结果显示，Xpert MTB/RIF 诊断 TBM 的灵敏度为 39.4%，明显优于抗酸染色，其特异性为 98.0%（章玉坤和张齐龙，2015）。

3）免疫学检查：MTB 抗体检测。其是快速检测脑脊液中 MTB 特异性抗体的方法，其敏感性和特异性各报道不一，多数报道显示敏感性在 50%~85%，特异性在 80%~90%。

MTB 抗原检测。机体感染 MTB 后，体内首先出现的是 MTB 抗原，检测 MTB 抗原有助于早期诊断，其敏感性多在 72.6%~86.4%，特异性在 85.1%~94.2%。常见的抗原有早期分泌抗原靶标-6（ESAT-6）、培养分泌蛋白-10（CFP-10）、Ag85 复合物、38×103 蛋白、16×103 蛋白、脂阿拉伯甘露聚糖（LAM）（王丹等，2013; Thwaites et al., 2002）。

细胞因子。MTB 感染可刺激巨噬细胞和/或淋巴细胞释放多种炎性细胞因子，因此，检测脑脊液中细胞因子含量对 TBM 的诊治具有重要意义。目前研究显示，检测脑脊液中 IFN-γ、TNF-α、IL-1β、IL-2、IL-6、IL-8、IL-23、MMP、MCP-1 及 IP-10 含量对 TBM 的临床诊断有一定帮助（何玲等，2011; 张帅杰，2016; Yu et al., 2016）。

（五）结核性脑膜炎的影像学检查

胸部 X 线或 CT 检查：至少 50% 以上的 TBM 患者有活动性或陈旧性肺结核表现。

颅脑 CT 检查：可表现为颅内渗出改变、脑实质粟粒性结核病变、结核瘤、钙化灶、脑水肿、脑梗死、脑积水等。TBM 患者行颅脑 CT 平扫往往不能清楚地显示脑实质病变和脑底改变，应常规行颅脑 CT 增强扫描，可清楚显示颅内结核病灶及病灶的 CT 强化特点（持续性渐进强化），清晰显示病灶的部位、范围和受累程度。

颅脑磁共振成像（MRI）检查：对脑部结核病灶的检测较 CT 更敏感，能观察到 CT 不能或不易观察到的部位，能显示早期或较小的病变，能真实反映病变的形态、大小及水肿范围，并对软组织分辨率较高。特征性表现主要包括强化的脑膜炎症、脑膜增厚及脑实质中粟粒性结节的特殊信号改变，病灶多位于颅底。

（六）结核性脑膜炎的治疗

TBM 早期诊断困难且致残率、病死率极高，对高度怀疑 TBM 的患者均应尽早开始抗结核治疗，以提高治愈率，减少病死率及致残率。TBM 同样适用早期、联合、规律、适量及全程治疗原则，应选择具有杀菌、灭菌作用且血脑屏障通透性好的抗结核药物。

1. 抗结核药物治疗

（1）初治 TBM

强化期予 HRZE 治疗 3 个月，巩固期予 HRE 治疗至少 9 个月以上，抗结核治疗总疗程为 12～18 个月。异烟肼可增加到 0.6～0.9g，每天 1 次。

（2）复治 TBM

根据既往用药史和药敏结果，选择敏感药物组成有效的化疗方案，疗程 1 年半以上。

（3）重症难治性 TBM

在以上治疗方案的基础上，可加用喹诺酮类、阿米卡星、利奈唑胺。

（4）耐药 TBM

Vinnard 等（2010）报道 TBM 的总体耐药率为 12%，其中异烟肼的耐药率（6.3%）明显高于其他一线抗结核药物的耐药率，且异烟肼耐药 TBM 患者的致残率、致死率也高于其他耐一线抗结核药物的 TBM 患者。耐药 TBM 患者抗结核治疗方案按 DR-TB 化疗方案治疗。

2. 糖皮质激素治疗

糖皮质激素具有抗炎作用，能改善脑水肿、降低毛细血管通透性从而减少纤维蛋白渗出，减少蛛网膜粘连和交通性脑积水（秦灵芝等，2013）。2017 年，WHO 在《药物敏感结核病治疗和患者关怀指南（2017 更新版）》中强烈推荐应用糖皮质激素作为 TBM 的辅助治疗。对急性期患者多采用短期大剂量的皮质类固醇冲击治疗，以求迅速控制炎症反应。对于重症患者常采用静脉滴注给药。常规剂量：泼尼松 30～40mg，每日 1 次，或地塞米松 10～30mg，每日 1 次，患者病情稳定后可逐渐减量，总疗程以 3 个月为宜。Prasad 等（2016）评价了所有已发表的相关实验研究，结果显示，糖皮质激素增加了 HIV 阴性的儿童和成人 TBM 患者的生存率，但对 HIV 阳性的 TBM 患者的疗效并不确定，没有发现减少长期的神经功能损害作用。因此，激素对 HIV 阳性的 TBM 患者的治疗是否获益仍需进一步研究和探索。

3. 颅内高压和脑积水的处理

（1）药物脱水疗法

主要药物包括甘露醇、甘油、葡萄糖、利尿剂、ALB 等，是利用高渗溶液提高血浆渗透压，利用血与脑脊液和脑组织内不同浓度所形成的渗透压差进行脱水，引起脑组织及脑脊液中的部分液体通过血液循环经肾脏排出，从而降低颅压，改善脑水肿，应用过程中需注意监测肾功能和电解质情况。

（2）手术治疗

经内科保守治疗无效或脑疝形成时，可考虑手术治疗。目前常用的手术方式有侧脑室穿刺持续引流、脑室-腹腔分流术、脑室-心房分流术、开颅减压术等，手术方式的选择应根据患者具体情况、家庭经济承受能力等综合考虑。方法应用得当，可在紧急关头挽救患者生命。

4. 脑脊液置换疗法和鞘内给药

脑脊液置换疗法是用无菌生理盐水将炎性脑脊液稀释、引流，以减少脑脊液中纤维蛋白、减轻蛛网膜粘连、降低结核分枝杆菌及毒素含量，从而降低脑压，改善脑脊液循环及提高脑脊液药物浓度。脑脊液置换的同时，配合使用鞘内药物注射（一般椎管内注入异烟肼 0.1g+地塞米松 3～5mg，混合后鞘内缓慢注入），可使药物直接作用于病变部位，显著减少炎性渗出物的分泌，降低蛛网膜粘连，降低颅压，减轻头痛等不适。脑脊液置换配合鞘内给药是一种简单、有效且相对安全的 TBM 治疗方法，操作过程需严格无菌操作，防止医源性感染，操作过程中可引起颅内血管痉挛甚至脑疝的可能，故需严格掌握适应证，在注射过程中，患者有不良反应需停止操作。

（七）结核性脑膜炎的预后

TBM 是最严重的肺外结核病类型之一，占 TB 患者的 0.6%～1.8%。其预后常常难以达到预期效果，即便经过积极的治疗，仍约有 50% 的 TBM 患者死亡或遗留严重的神经系统后遗症，导致后期生活质量严重下降，而 HIV 抗体阳性的 TBM 死亡率可高达 67.0%（段鸿飞，2019；Mechai and Bouchaud，2019；Cecchini et al.，2009）。生存患者中 20%～30% 遗留永久性中枢神经系统后遗症，同时 TBM 的患病率及死亡率随年龄增长而逐步增高,75～79 岁组达到高峰(黄麦玲等,2017)。

其预后与多种因素有关,抗结核药物治疗的早晚、开始治疗的方式是否正确,所感染的 MTB 是否为耐药菌株,初治或复治,治疗时期的分期、分型,脑脊液生化和细胞学变化,患者的发病年龄、营养状态,自身免疫性疾病,HIV 感染,治疗过程中是否出现药物副反应等都能影响治疗的效果(Thwaites et al.,2013;Wang et al.,2002)。而延迟治疗是导致 TBM 患者死亡和致残最为重要的原因,因此,掌握 TBM 的临床特点,对 TBM 患者尽早使用抗结核药物是预后的关键。

(八)营养支持对结核性脑膜炎的重要性

营养状态对 TBM 的发生、发展、治疗、预后等影响很大。

MTB 感染人体后,利用机体蛋白质用于自身代谢,菌体及其代谢物可引起机体反复发热、盗汗、消瘦等消耗性改变。TBM 与营养不良呈双向关系,机体感染 MTB 后可引起或加重患者的营养不良,而营养不良亦可增加机体罹患 TB 的风险。与此同时,营养不良还可提高结核病并发症的发生率,促进疾病进展,导致疾病恢复缓慢,治疗效果不佳,对 TBM 预后造成不良影响。TBM 患者可来自各个阶层,但主要是农村背景的年轻人,原因与其营养状态有关。有研究发现,较低的 BMI 和白蛋白含量导致较低的免疫力,从而增加了患 TB 的机会(Chandra et al.,2019)。

约有 30% 的 TBM 患者虽经积极抗结核治疗但仍死亡,而死亡的主要原因之一就是机体严重营养不良所致免疫力低下而合并严重感染。重症 TBM 患者存在不同程度的意识障碍,营养素摄入不足,胃肠道丢失增加,非脂肪组织迅速而严重消耗。同时因神经内分泌改变,能量代谢增高,蛋白质分解代谢加速,糖代谢紊乱,长期处于负氮平衡状态,导致严重营养不良及免疫抑制,使病灶迁延,感染率及死亡率均明显增加。因此,如何对 TBM 患者早期进行正确的营养评估及有效的营养支持,显得尤为重要(孟丽娜等,2013)。

在临床工作中,对 TBM 患者除规范使用抗结核药物治疗及对症治疗外,需常规对 TBM 患者进行营养状态的评估,重视充分、均衡的营养支持在综合治疗中的作用。

(陈晓红 王姣焦 刘毅萍)

第四节　肝　结　核

肝结核是指肝脏由 MTB 复合群感染引起的 TB，出现或不出现纳差、黄疸、腹痛等消化道症状，及低热、盗汗等结核中毒症状。多数肝结核是全身粟粒结核的一部分。患者以青壮年居多。该病在临床少见，据统计 2.7% 左右活动性结核尸检中伴有肝结核，76%～100% 急性血行播散性肺结核患者伴有肝结核。

一、病因、发病机制及病理

（一）病因

肝脏血运丰富，由血行播散的 MTB 复合群易经肝动脉侵犯，因此肝结核大部分是全身血行播散性结核的一部分。但 MTB 也可由其他途径进入，如消化道结核可经门脉系统进入肝脏，腹腔结核或脊椎结核可经淋巴系统或邻近器官直接侵犯。

（二）发病机制

由于肝脏具有结构成熟的单核-巨噬细胞系统及强大的自我再生修复能力，胆汁又可抑制结核分枝杆菌的生长，结核分枝杆菌即使侵入肝脏也不易发病，只有当机体免疫力极度低下时才可进展为肝结核。近年，国内外报道 HIV 感染者或艾滋病患者肝结核发病率显著增加。

（三）病理

肝脏感染结核分枝杆菌后，随着疾病发展演变和机体免疫力的变化，病变在不同的阶段表现出多种形式，基本病理改变为肉芽肿性病变，根据侵入的结核分枝杆菌数量、致病力及机体免疫状态的不同常分为粟粒型、结节型、脓肿型、胆管型、肝浆膜型，各种病理类型可同时存在、相互转化。①粟粒型：为最常见的类型，大部分为全身血行播散性粟粒型结核的一部分。病变为粟粒大小至 2mm，质硬，呈白色或灰白色多发小结节，广泛散布于全肝。此型病情严重，临床诊断困难，多为尸检或剖腹探查时发现。②结节型：较少见。病灶比较局限，形成 2cm 以上、质硬、灰白色的单发或多发结节，甚至融合成团块，酷似肿瘤，又称结核瘤。③脓肿型：结核病灶中心坏死形成白色或黄白色干酪样脓液，可单发或多发，脓腔多为单房，多房少见。④胆管型：肝结核病变累及胆管或脓肿破入胆管形成胆管结核病变，表现为胆管壁增厚、溃疡或狭窄。此型罕见。⑤肝浆膜型：表现为肝包膜发生粟粒性结核灶或包膜增生肥厚形成所谓的"糖衣肝"，较为罕见（何德华和詹镕洲，1997）。

二、临床表现与体征

临床表现与病变的范围、程度及并发症密切相关。大多数肝结核起病缓慢，临床表现不典型，差别很大，缺乏特异性。多数病例有全身症状，如发热、纳差、乏力、消瘦、盗汗等 TB 的一般症状。发热在肝结核中最常见，多在午后，可以表现为低热，也可以表现为弛张热，高热可达 39～41℃。部分患者有局部临床症状：上腹不适或肝区疼痛，少数病例可有轻、中度黄疸。有些病例也可无任何症状，往往在体检或因其他疾病进行 B 超、CT 等影像学检查时发现肝占位性病变。

最常见的体征为肝脏肿大，质中，边缘钝，可有触痛，近半数者脾肿大，而黄疸较少见（刘航等，2015；Carrara et al.，2015）。

三、辅助检查

（一）结核菌素试验

结核菌素试验对肝结核的诊断有一定辅助价值，结合临床表现及其他辅助检查，特别是阴性转阳性、一般阳性转强阳性时。

（二）IGRA

IGRA 阳性对肝结核的诊断有较高的辅助诊断价值。对肝结核的病原微生物的获取需要进行有创性检查，但有创性检查的开展有时需要先诊断性抗结核治疗以控制病情。在此情况下，IGRA 显得弥足珍贵，结合临床表现及相关检查，对肝结核的诊断具有极其重要的意义。

（三）病原微生物学检查

对肝脏病变进行活检或肝脓肿抽液进行涂片抗酸染色、Xpert MTB/RIF 检测、MTB 培养，阳性可诊断肝结核。

（四）病理学检查

活检组织病理提示典型结核改变，活检组织通过分子病理检测，病变组织分子生物学检测阳性可明确诊断。活检组织可通过肝穿刺或腹腔镜等获得。腹腔镜下见肝脏表面黄白色结节、肝包膜与周围组织明显粘连对肝结核诊断有重要提示作用。

（五）超声检查

根据肝结核的超声像图表现，可将其分为弥漫型、肿块型、脓肿型和钙化型肝结核。弥漫型肝结核的病理表现为肝实质形成散在的、0.6～2.0mm 的粟粒样结节，但超声检查仅表现为肝实质回声增强，临床上易误诊为肝炎或漏诊。肿块型肝结核超声检查表现为肝实质内低回声团块，病灶周围有炎性反应，呈高回声，无"声晕"。临床上其应与肝癌鉴别，肝癌的超声表现为周围无炎性高回声，可见"声晕"，后方可有回声衰减，较大的瘤体有压迫症状。脓肿型肝结核的病理表现是干酪样坏死和肉芽肿中心液化，超声表现与非结核性肝脓肿相似，既往有结核病史、结核毒血症状及 PPD 试验阳性可帮助鉴别。钙化型肝结核是结核病灶愈合过程中纤维化和钙化的结果，超声表现为肝实质内弯月形强回声，后方有声影。

（六）CT 检查

肝结核病灶 CT 平扫以低密度为主，增强表现有一定的特征性，如边缘性强化、延时强化、分房状强化、附近肝实质异常灌注及病灶中沙砾状钙化等（何占平等，2019；王全永，2016）。

（七）MRI 检查

MRI 可准确地反映结核性肉芽肿所处的不同病理时期，结核性肉芽肿早期病灶内炎性细胞浸润，肝组织充血、水肿，晚期病灶内干酪样坏死、液化坏死及纤维组织增生、钙化时，T1WI 均表现为等信号或低信号，没有特征性。在 T2WI 上，病灶的表现多种多样，反映了结核性肉芽肿所处的病理时期：早期为炎性反应期，病灶内含有大量炎性细胞及新生的毛细血管，T2WI 呈高信号，病灶边缘模糊，动态增强扫描动脉期病灶可呈轻度不均匀强化，周边肝组织因炎性充血、水肿可出现一过性晕状强化，静脉期及延迟期病灶强化程度逐渐增加。但肝脏结核性肉芽肿的影像学表现缺乏特异性，与其他类型的肉芽肿性病变的影像表现相互重叠，不易鉴别（王志军等，2011；Karaosmanoglu et al., 2016）。

四、诊断及鉴别诊断

（一）诊断

肝结核临床表现缺乏特异性，诊断十分困难。国内报道平均误诊率为 93.1%。肝结核患者多于体检或合并其他肝外结核症状时发现，诊断肝结核的金标准为病理组织的结核分枝杆菌培养及分子生物学检测。当患者合并以下临床表现或辅助检查时可考虑肝结核，需综合诊断：①长期不明原因的发热、盗汗、消瘦、乏力、纳差等结核感染症状，尤其是青年人；②慢性上腹或右上腹的隐痛、肝大、压痛或右上腹结节、肝区包块；③实验室检查有轻中度贫血，血沉加快，结核菌素试验阳性，可出现肝功能异常；④有结核病史或结核接触史，发现肝外结核病灶，并排除肿瘤或细菌性肝脓肿等疾病；⑤高度疑似肝结核者，可诊断性抗结核治疗，而诊断性抗结核治疗有效有利于肝结核诊断；⑥腹部 B 超或 CT 等影像学检查等提示肝内占位性病变。根据病情特点对疑诊患者应及早行腹腔镜检查，并在直视下行肝组织活检，或在 B 超及 CT 引导下行细针穿刺活检获得组织，在常规病理诊断的基础上可行结核分枝杆菌培养及分子生物学检测。

（二）鉴别诊断

肝结核需与以下疾病相鉴别。①肝细胞性肝癌：肝结核少血供，仅在增强扫描静脉期及延迟期轻微强化，且常有钙化；而肝癌为动脉血供，CT 及 MRI 增强扫描有"快进快出"的特征表现，同时具有慢性乙肝、甲胎蛋白（AFP）升高等临床特点。②转移性肝癌：当粟粒性肝结核出现门脉期边缘环形强化时，不易与转移性肝癌区别，但后者有原发肿瘤史。③外周型胆管细胞癌：因肿瘤的位置偏在边缘处而出现牵拉内凹，因此有特征性局部肝包膜回缩表现，与肝内其他占位性病变表现的外凸现象形成鲜明对比。④细菌性肝脓肿及阿米巴肝脓肿：需结合临床特点相鉴别，前者常继发于胆道感染，全身中毒症状严重；后者有痢疾病史，如 CT 扫描发现钙化时对肝结核的诊断有特征意义，对于不典型的病例，肝穿刺活检及抗酸染色可明确诊断。⑤肝血管瘤：典型肝脏海绵状血管瘤表现为"快进慢出"的强化特点，MRI T2WI 可见"灯泡征"（Chen et al.，2016）。

五、治疗

（一）全身支持治疗

肝结核与肺结核或其他器官结核一样，多有长期慢性消耗、营养不良、低蛋白、贫血、免疫功能低下，全身情况较差。需要卧床休息，加强营养，补充蛋白质和维生素、矿物质等支持治疗。

（二）抗结核化学治疗

抗结核化学治疗是肝结核的主要治疗手段，目前抗结核药物中，以异烟肼、利福平的杀菌力最强，其次为链霉素、乙胺丁醇、卡那霉素、吡嗪酰胺、乙硫异烟胺和环丝氨酸等有抑菌或杀菌作用。总疗程需要 12 个月以上，但由于肝结核本身可造成肝损伤，当肝损伤较重时应调整抗结核药物，首先使用对肝损伤较小的药物，待肝功能好转后再加用，或适当延长疗程至 1 年半。若机体合并其他结核相关疾病，如 TBM、骨结核等，可适当延长疗程（唐神结和高文，2019）。

（三）手术治疗

对结核性肝脓肿较大者，在有效抗结核药物治疗的同时，可考虑手术引流或行肝叶切除术。对肝结核球限于肝一叶内者，如无肝外 ATB，肝功能能耐受手术者，可在抗结核药物治疗一段时间后行肝叶切除术。外科治疗的适应证选择：①肝脏有较大孤立的结核结节、结核瘤，药物难以进入病灶；②较大的结核性干酪样脓肿、壁厚，药物治疗效果不好；③不能排除肝癌的肝脏占位性病变；④病灶或肝门淋巴结肿大，压迫胆管并发黄疸；⑤病灶侵入胆管或脓肿穿通胆管引起胆管炎或胆道出血；⑥并发门脉高压或脾大，脾功能亢进。手术方式选择：①较大的局限性结核瘤样结节可行肝叶、肝段切除；②干酪性脓肿行脓肿切开，病灶清除，大网膜填塞，对于左外叶或肝边缘的脓肿也可采用肝部分切除；③伴有黄疸者，应根据胆管受侵的部位和程度选择不同的术式解除胆管梗阻，无论何种术式，术后均应进行有力的按正规疗程抗结核药物治疗和支持治疗（郑方等，2017）。

六、预后

早期诊断，并给予充分抗结核治疗，一般预后较好。结核性肝脓肿向胸膜腔破溃者，或巨大脓肿破裂者，预后不佳。

（唐佩军　蒋贤高　林定文）

第五节　骨关节结核

一、概述

结核病是一种严重危害人类健康的慢性传染性疾病，可累及全身几乎所有的器官和组织。骨关节结核是由结核分枝杆菌侵入骨和关节而引起的骨和关节感染性疾病。其常继发于肺结核，也可继发于肠结核、淋巴结结核及胸膜结核。结核分枝杆菌从原发病灶进入血流，形成大量的细菌栓子进入骨或关节，少数通过静脉和淋巴管逆流，也可由周围病灶局部蔓延所致。发病以青壮年居多，其次为儿童。目前，我国人口正逐渐步入老龄化，老年骨结核发病率也呈逐渐上升的趋势。骨关节结核约占 TB 患者总数的 5%～10%，多发于血供丰富和负重大的骨质，其中脊柱结核占 50%，是最常见也是最危险的骨结核形式。脊柱结核又以椎体结核占大多数，附件结核十分罕见。在整个脊柱中，以腰椎发生率最高，胸椎次之，颈椎少见。单个或多个椎体受累，常侵犯椎间盘而使相邻椎体受累及，脊柱活动障碍、疼痛和畸形为常见症状及体征。在发展中国家，脊柱结核是脊柱畸形和截瘫的最重要的原因之一。在有效抗结核药物出现之前，脊柱结核的自然病程是旷日持久的三个阶段：发病阶段、破坏阶段和修复及强直阶段，全程跨越 3～5 年，导致高致残率和死亡率。抗结核治疗带来 TB 治疗的变革，对于轻型脊柱结核，化学药物治疗是基石；对于复杂的脊柱结核，外科手术联合抗结核治疗有助于促进愈合、减少复发和改善预后。

二、病理特点

脊柱结核与人体其他部位的结核一样，发生、发展、转归及病理变化主要取决于细菌的毒力与人体的免疫力和变态反应。脊柱结核的病理学变化主要有渗出性病变、增殖性病变、坏死性病变三个基本类型，由于机体反应、免疫状态及入侵菌量、毒力的不同，上述三种基本病理改变可以互相转化、交错存在，很少有单一病变独立存在，而是以某一种改变为主，这就构成了脊柱病理的形态多样性（袁海胜等，2006）。其主要表现为：①渗出性病变：骨内渗出性病变以大量巨噬细胞或中性粒细胞浸润为主，常伴有较多的纤维蛋白渗出。当机体抵抗力强时，炎症可自行吸收、治愈。②增殖性病变：以形成结核结节为特征，由多量上皮细胞形成，并见朗汉斯巨细胞，外周有淋巴细胞浸润和成纤维细胞包围。此阶段病灶内骨小梁被逐渐吸收、侵蚀消灭，以结核性肉芽形成为主，而无死骨形成。③坏死性病变：主要为干酪样坏死，坏死灶中常有死骨或钙化，坏死物可液化形成脓肿，病灶内可出现骨小梁坏死，形成空洞、死骨，又可在椎旁及周围软组织形成寒性脓肿。

三、临床表现

（一）全身表现

全身症状可表现为低热、盗汗、消瘦、乏力、纳差等结核中毒症状，随着病情进展，可有高热及毒血症状。小儿患者常伴有夜啼、性情急躁和呆滞等。

（二）局部表现

很多患者有慢性腰背疼痛病史，疼痛常为最早出现的症状，通常为轻微疼痛，休息后症状减轻，劳累后加重。日间疼痛，不会影响睡眠，病程长者夜间也会疼痛。亦可有脊柱活动受限、姿势异常，局部畸形，寒性脓肿及窦道形成，脊髓压迫出现相应症状。不同部位具有不同的症状和体征。

1. 颈椎结核的症状和体征

颈椎结核患者表现为颈部疼痛、颈部活动受限，还有上肢麻木等神经根受刺激表现，咳嗽、喷嚏时会使疼痛与麻木加重。局部疼痛可沿脊神经反射，上颈椎病变反射至后颈部，下颈椎病变反射至肩或上臂。随着病情进展，可形成咽后壁脓肿，较大脓肿可以产生局部压迫症状，出现声嘶、吞咽困难和呼吸困难等。下颈椎及颈胸段结核还可引起颈椎后凸畸形、椎旁寒性脓肿及窦道。当椎旁脓肿累及交感神经时，可出现霍纳综合征（Horner syndrome）。

2. 胸椎结核的症状和体征

背痛是胸椎结核最常见的症状，疼痛的性质多为钝痛或酸痛，伴有压痛及叩击痛，休息后可减轻，在行走、承重、咳嗽或者睡前疼痛加重。下胸椎病变的疼痛有时表现为腰骶部疼痛。有时患者表现为季肋部疼痛，李海宏等（2016）报道了肝结核合并胸椎结核误诊一例。同时，脊柱后凸十分常见，特别是小儿，大多数会合并有严重的后凸畸形。

3. 腰椎结核的症状和体征

腰椎结核以腰痛及下肢反射性疼痛为主要症状。下腰椎结核可有坐骨神经痛，当结核脓肿、肉芽组织及坏死的椎间盘或死骨向后突入椎管内，使脊髓或神经根受压迫或刺激时，可出现放射痛、拾物试验阳性（从地上取物时，不能弯腰，需屈髋屈膝直腰下蹲，而避免弯腰取物）、腰部生理弯曲消失、腰椎活动受限。腰椎结核的寒性脓肿多位于腰大肌处，可引起腰大肌刺激症状，导致髋关节屈曲挛缩畸形，托马斯征阳性。脓液可沿腰大肌流至两侧髂窝、腰三角、腹股沟处，形成窦道，如继发感染，则伴有急性化脓性炎症特征。腰椎结核脊柱后凸不明显。

四、实验室检查

（一）常规实验室检查

有轻度贫血，白细胞计数一般正常，有混合感染时白细胞计数明显升高。红细胞沉降率在活动期明显增快；病变趋向静止或治愈时红细胞沉降率逐渐下降至正常。红细胞沉降率是用来评估病变是否活动和有无复发的重要指标。

（二）病原学检测

传统诊断的金标准是从患者的临床样本中涂片和/或培养出 MTB，但从冷脓肿获得脓液的结核分枝杆菌培养阳性率约为 70%，其次是病灶清除物、结核肉芽组织、干酪样坏死物、死骨和滑膜液等，从混合感染窦道中获得脓液的结核分枝杆菌培养阳性率极低。秦英等（2019）已证实 Xpert MTB/RIF 系统用于诊断脊柱结核具有可行性及高效、快速等优点。

（三）免疫学检测

免疫学检测目前仅用于辅助诊断、初筛诊断，包括血清学诊断及酶联免疫斑点试验。袁凯等（2019）选取脊柱结核感染组患者 85 例（病例组）和非脊柱结核疾病患者 71 例（对照组），抽取受试者外周静脉血，应用 ELISPOT（酶联免疫斑点）试验，使用 MTB 特异性融合抗原 CFP-10/ESAT-6 作为刺激物进行检测，并详细记录患者基本资料、临床表现等信息。得出结论：在脊柱结核的实验室辅助诊断中，以 MTB 特异性融合抗原 CFP-10/ESAT-6 作为刺激物的 ELISPOT 试验发挥着一定作用，其诊断结果可能受到年龄、BMI、椎旁脓肿等临床因素的影响。

五、影像学表现

（一）X 线检查

X 线平片主要有以下 5 种表现。①椎体骨质破坏：虫蚀，斑片状边缘模糊或清楚，可硬化，变形；②椎间隙变窄或消失：椎间盘或软骨终板被破坏，嵌入椎体致椎间隙变窄，后期相邻椎体融合，为诊断脊柱结核的重要依据。③后突畸形：多见于少年儿童的胸椎结核，多个椎体被破坏形成后突畸形，可伴有侧弯。④寒性脓肿：颈椎表现为椎前咽后壁软组织增厚，胸椎表现为椎体两侧梭形软组织影，腰椎表现为腰大肌影模糊或弧形膨大。⑤死骨：表现为砂粒状死骨。凡是 X 线表现有骨质破坏、边缘模糊、密度不均匀、椎间盘变窄及椎旁脓肿征象，可作为脊柱结核早期病变的放射学诊治标准。

（二）CT 检查

CT 检查可清晰地显示病灶的部位，可见有空洞和死骨形成。椎体骨质破坏时，CT 表现为斑片、斑点状、洞穴状或蜂窝状低密度区，其间散在钙化灶，部分伴有椎体边缘增生硬化；椎体附件骨质破坏时，CT 表现为骨小梁结构不清，密度不均，关节面模糊，关节间隙增宽；死骨形成时，CT 表现为破坏区内砂粒样及块状死骨；椎旁脓肿及腰大肌肿时，CT 表现为两侧或单侧软组织肿大，伴模糊的低密度区；累及椎管时，CT 显示骨质破坏区脓肿及碎骨片突向后方，致硬膜囊受压。

（三）MRI 检查

发生于椎体的结核，T1W1 呈低信号，T2W1 为高信号且常不均匀，骨髓内的干酪脓肿则呈 T2 信号，形态不规则，边界清楚。椎间隙变窄，呈明显的长 T1、长 T2 信号。椎体周围冷脓肿，呈明显的长 T1、长 T2 信号，边界多清楚。椎管受累，MRI 可清楚显示脊髓或硬膜囊受压部位、受压范围及程度。脊髓受压后发生缺血、水肿，T2W1 上脊髓信号增强。脓液流注现象是其特有的现象。王业学和王元龙（2018）分析认为多样性是脊柱结核的主要特征，在显示早期病变及病变程度方面，MRI 优于 CT，而在显示病变内钙化灶和死骨等方面，CT 却有独特的价值。

六、诊断

诊断要点如下。

1）有肺结核病史或与结核患者接触史。

2）有低热、盗汗、食欲不振、消瘦、全身疲乏无力等结核中毒症状。

3）脊椎病变处疼痛、压痛和叩击痛。可出现后突成角畸形，脊柱活动受限，拾物试验阳性。

4）贫血，血沉加快。PPD 或 T-SPOT 试验阳性。

5）脓液、病灶清除物或结核肉芽组织等涂片、培养，PCR-TB-DNA 或 Gene-Xpert 有助于诊断。

6）脊椎 X 线正侧位摄片，显示椎体不规则骨质破坏，或有椎体塌陷、空洞，死骨形成，椎间隙变窄或消失。椎旁有寒性脓肿阴影。

七、鉴别诊断

（一）椎间盘退化症

该病好发年龄在 40 岁左右，特别是体力劳动者，常见于颈椎和腰椎，表现患处慢性疼痛或 X 线摄片椎间狭窄，其相邻椎体边缘致密，或有唇样增生改变，椎旁无扩大阴影，患者体温和血沉正常。

（二）强直性脊柱炎

强直性脊柱炎为自身免疫性疾病，好发年龄在 16～30 岁，男性占 90%，常累及长段脊椎、骶髂关节或髋关节。症状多由骶髂关节或腰椎逐渐向胸椎和颈椎发展造成骨性强直与畸形。组织相容性抗原（HLA-B27）阳性率很高。X 线晚期有竹节样韧带钙化影，椎旁无增宽软组织影。

（三）扁平椎体

扁平椎体多见于儿童，表现为背痛，后凸畸形、腰椎运动受限，无全身症状。

X 线平片显示相邻椎间隙正常，椎旁可见稍增大阴影。病变治愈后，椎体多能不同程度愈合。

（四）骨肿瘤

疼痛为骨肿瘤早期出现的症状，随着病情的进展疼痛逐渐加重，发展成为持续性疼痛，多数患者在夜间疼痛加剧以致影响睡眠，疼痛可以向远处放射。可形成局部肿块或肿胀，引起相应压迫症状，可导致病理性骨折。原发性恶性骨肿瘤 X 线平片显示骨质破坏主要表现为囊性及浸溶性骨质破坏，常累及骨皮质，表现为筛孔状、虫噬状改变，骨皮质缺损、中断。骨膜反应表现为不规则中断、分层及三角状。转移性骨肿瘤 X 线平片表现有溶骨型、成骨型、混合型。溶骨型骨转移最常见，X 线平片表现为松质骨内虫噬样破坏区随病变进展而逐渐扩大，骨皮质亦可被侵蚀破坏。病变区很少出现骨膜反应，周围软组织很少受侵犯。

（五）化脓性脊柱炎

化脓性脊柱炎多由金黄色葡萄球菌、链球菌经血源感染和局部感染蔓延。可表现起病急、持续高热、患部剧痛、椎旁肌肉痉挛、活动受限等严重中毒症状，脓肿亦可形成窦道。急性期白细胞计数升高、血沉快，血及脓培养可阳性，累及椎管者，脑脊液蛋白质含量及白细胞计数升高。X 线平片早期椎体骨质疏松，边缘模糊，椎间隙狭窄，椎旁软组织肿胀。晚期骨质增生硬化，形成骨桥及椎体融合。很少引起楔形变和后凸畸形。

八、治疗

（一）一般治疗

加强营养，多进食高热量、高蛋白质、高维生素、容易消化的食物。加强心理疏导，注意休息，局部制动。

（二）抗结核治疗

脊柱结核的抗结核治疗应遵循"早期、联合、规律、适量、全程"的原则。脊柱结核与其他类型 TB 一样，抗结核化疗方案的制定、抗结核药物的选择和使用取决于患者的既往用药史（如初治、复治）、MTB 的耐药情况及患者的依从性等三大要素。无论初治还是复治 TB，在未获得药敏试验结果的情况下，均推荐使用一线抗结核药物，脊柱结核也应该遵循这一原则。耐药脊柱结核的治疗可参考 2019 年《耐药脊柱结核临床诊疗专家共识》。对因药物过敏、一般情况差及肝肾功能异常等不能耐受一线抗结核药物或一线抗结核药物不足以组成有效的化疗方案时,可酌情选用二线抗结核药物。标准化疗方案疗程可达 18 个月,Dai 等(2010)报道术后 9 个月的异烟肼、利福平、乙胺丁醇三种药物联合手术治疗脊柱结核。

(三)外科手术治疗

1. 外科手术治疗指征

外科手术治疗指征:①严重的或渐进加重的后凸畸形。②椎体破坏继发脊柱不稳。③脊柱结核合并截瘫 Frankel 分级 A 级或 B 级。④不全截瘫 Frankel 分级 C 级或 D 级,致压物为死骨或椎间盘,应尽早手术;致压物为脓肿,抗结核治疗 1 月无效,手术治疗。⑤局部疼痛剧烈,不能下地行走,常规止痛药物无效。⑥脓肿不作为手术绝对指征,绝大多数脓肿可通过抗结核药物治疗吸收。除非引起剧烈疼痛或髋关节屈曲,可在 CT 引导下置管引流。⑦抗结核治疗效果差,需手术切除病灶,或通过手术获取标本辅助诊断。

2. 外科手术治疗方式

外科手术治疗方式:①前路病灶清除植骨融合内固定术;②侧前方病灶清除植骨、经椎弓根固定术;③后路病灶清除植骨、经椎弓根内固定术;④前路病灶清除植骨、一期后路椎弓根固定术;⑤超声或 CT 引导下经皮穿刺置管引流术。秦英等(2019)研究认为前路及后路手术均能有效治疗脊柱结核,但后路手术相对于前路手术出血量更少,并发症发生率更低,后凸畸形矫正率更高。刘思源等(2019)通过回顾性分析 20 例复发性脊柱结核患者,均通过术前穿刺置管冲洗引流后进行二次手术,术后观察患者的临床治疗效果,认为术前置管引流冲洗联合开放手术治疗复发性脊柱结核是一种可供选择的治疗方法。

3. 儿童脊柱结核手术方式的选择

儿童脊柱结核手术应注意行前后路融合,前路病灶清除、植骨结合后路固定术为首选方式。

九、结语

根据《"十三五"全国结核病防治规划》,在我国虽然 TB 疫情呈逐年下降趋势,但目前我国仍是全球 30 个 TB 高负担国家之一,每年新发 TB 患者 90 万例,位居全球第 3 位,同时肺结核发病率下降与肺外结核发病率下降并不同步,肺外结核所占的比重有所增加。在我国 TB 的疫情发展极不平衡,农村高于城镇,边远省份和经济欠发达地区明显高于经济发达地区,随着人口老龄化,老年人群 TB 发病率呈上升趋势,骨结核与骨关节结核在肺外结核占主要位置。

脊柱结核的早期诊断和早期、联合、规律、适量、全程的化疗方案应用可以有效治疗并预防、减少脊柱后凸畸形、神经功能损伤等严重并发症。多种手术方式的选择提高了脊柱结核治疗的疗效。建议化疗方案及具体手术方式选择应坚持个体化原则。

（崔海燕　罗雪娇）

第六节　淋巴结结核

TB 的病原体是 MTB，该菌对人体各器官都有不同程度的影响，但肺结核占80%以上。肺外结核部位按发病率高低，依次为淋巴结、胸膜、泌尿生殖道、骨关节、脑膜、腹膜和心包，几乎所有器官系统都可能累及。因为 HIV 感染者血源性传播的原因，如今肺外结核在 HIV 高流行人群中更常见。在 HIV 感染者及儿童中淋巴结结核特别常见。淋巴结结核表现为淋巴结无痛性肿大，最好发部位为颈后部和锁骨上部（曾称为瘰疬）。除艾滋病患者外，淋巴结结核全身症状并不常见。大部分是单独存在，只有少部分是全身感染，局部表现出来。病程初期淋巴结较硬，并且肉眼可见肿大，随着病程的持续发展，淋巴结将会与皮肤和周围组织发生粘连，融合成团，最后形成脓肿、破溃。如果发生破溃，不但会增加患者痛苦及治疗时间，而且窦道或慢性溃疡将会经久不愈。

一、发病机制及病理

淋巴结是接收抗原刺激产生免疫应答反应的场所，是机体重要的免疫器官，致病因素侵袭机体后，可引起淋巴结内淋巴细胞和组织细胞反应性增生。淋巴结结核是常见的肺外结核病，由 MTB 所致的淋巴结病变导致的。其由来源于头颈部器官、鼻腔、口咽部的 MTB 感染导致，大部分由 MTB 经口腔（龋齿或扁桃体）侵入，从淋巴管到达颌下或颏下及锁骨上淋巴结；在血行播散性肺结核过程中，其被认为是全身结核的局部表现，MTB 经由血行播散至颈部淋巴结导致颈部淋巴结结核。此外，以往被 MTB 感染的颈部淋巴结病变，一旦遇到各种情况可导致机体免疫功能低下时也可致使再燃。淋巴结结核由于肿大的淋巴结包膜完整，并且药物不会轻易进入淋巴系统，淋巴结坏死后也不容易排出，同时吸收比较困难，因此经过药物治疗以后见效比较缓慢。淋巴结结核依照病理学特征和发展基本上可分成 4 个阶段：①淋巴组织产生增生，引起结节或肉芽肿，发病比较缓慢，一侧或者两侧有一至多个淋巴结变大、质硬、活动度好、无粘连、其内无坏死；②淋巴结内干酪样坏死产生，会伴有液化，受累的淋巴结干酪样坏死，并且和周围无粘连；③淋巴结产生包膜破坏，出现明显的淋巴结周围炎，和周围的组织有粘连，并且移动受到限制；④干酪样物质穿破到周围组织中形成脓肿，变大的淋巴结中心出现软化，病变之间相互融合形成较大的低密度区域，淋巴结内正常结构消失，并且周围脂肪间隙也消失，脓肿穿破以后，创口久不愈合形成窦道。

二、临床表现

颈部淋巴结结核多以颈部包块就诊，临床症状多为无痛性或轻微痛的肿块，生长比较慢，有时大有时小，表面比较光滑，质地较韧，多数是无粘连可移动的肿块。随着病程的持续发展，肿块的活动度在慢慢减小，甚至和皮肤粘连的时候，有些病例会表现出几个肿块融合成一团或者儿团，呈现结节状。患者的全身症状通常不明显，大多数无低热、盗汗等症状，肿块表面的皮肤可慢慢变红，但若伴发细菌性炎症则会出现局部皮肤温度升高，肿物破溃或者继发混合感染后会表现为化脓性炎症，使用抗生素治疗效果不好。多数病例病变只累及颈部，而且肿块累及颈后三角区域的比例表现为最高。Lguchi 等（2013）研究表明颈部淋巴结结核的主要临床特点包括以下几个：①多发于相对年轻的女性患者中；②居住或曾经居住地是结核多发区和易感染区；③免疫抑制疾病的人群容易感染；④颈后三角及锁骨上淋巴结区域一般会被累及；⑤有时候和肺结核同时存在；⑥既往很少有肺结核或可疑肺结核病史；⑦影像学表现有中心坏死伴边缘环状强化、钙化。周伟东等（2014）研究发现在国内病例中，也具有女性多发、免疫抑制人群易感、颈部较多发团块等特点。并且国内病例中大约半数的患者有肺结核病史（活动性/陈旧性）或者有密切接触史。

三、实验室检查

通常实验室检查可以看到红细胞沉降率加快、CRP 水平升高、TST 阳性、干扰素-γ 释放试验阳性等。

细菌学上在淋巴结结核病变组织中检验出抗酸杆菌或者培养出 MTB 作为诊断的金标准，可行细针穿刺或者从破溃的伤口中提取分泌物进行抗酸杆菌涂片和结核分枝杆菌培养，研究（Purohit et al.，2007）显示培养阳性率分别为 11.7% 和 23%。

MTB 聚合酶链反应（MTB-PCR）检查被认为是常用的分子学检查手段，能检测 MTB 特异的 DNA 片段，可以用极微量的靶 DNA 特异地扩增百万倍，特异性比较强，所以具有一定的确诊价值（周伟东等，2014）。采用颈部淋巴结结核的脓液或清除的病灶做成标本，行 PCR 检测，阳性率达到 97.92%。

四、影像学检查

彩色超声检查：二维超声被认为是应用最早、最广泛的颈部淋巴结检查技术，该项检查主要是对淋巴从形态学进行分析，用淋巴结长径和短径的比值即 L/S 来寻找不同淋巴结病变的鉴别要点。据研究数据分析，L/S 在 2.3～2.7 多数为非特异性肿大淋巴结；淋巴结结核 L/S 为 1.8～2.3；L/S<1.7 多为恶性病变。把 L/S<1.7 作为基准，超声诊断恶性淋巴结的敏感性是 84.6%，特异性为 60.4%。淋巴结结核和转移性淋巴结 L/S 大多数<2。边缘血流显示率亦有一定的鉴别意义。结核性淋巴结的边缘血流显示率是 81%，和转移性淋巴结、淋巴瘤差别不是很大，但是无中央型血流信号，根据此项可与恶性淋巴结病变鉴别开。结核性淋巴结皮质向心性出现增宽，髓质偏心、变薄，甚至消失的情况，还有一些会出现液化、钙化灶（王茵和肖和平，2018）。研究发现转移性淋巴结和淋巴瘤回声减低，皮髓质分界不清楚。总的来说二维超声对两者的鉴别有局限性，必须结合其他检查多方面考虑。

CT 表现：颈淋巴结结核的典型 CT 表现为颈外侧部的多发结节状病变。

正常淋巴结在 CT 图像上呈现为圆形或椭圆形的软组织影，呈现均匀强化特性，经常通过和周围脂肪对比而被识别。淋巴结结核通常为软组织密度影，边缘高密度，时而小点状钙化，增强边缘呈现环形强化，可以融合聚集起来，最大的病灶直径多数<2cm。比较少见的征象：很多个病灶融合形成巨大坏死腔；增殖型结核呈现均匀强化；穿破包膜累及到周围，皮下脂肪呈现网络状水肿。颈淋巴结结核的 CT 表现主要和其病理阶段有关系，85%以上的活动性淋巴结结核在增强 CT 上表现为环形强化。在增殖期或者肉芽肿期时，CT 显示病灶密度比较均匀，增强扫描呈现明显强化状态；若处于干酪样坏死期时，会表现为环形强化，淋巴结将会出现互相粘连、融合，周围脂肪间隙比较模糊。

^{18}F-脱氧葡萄糖（FDG）正电子发射计算机断层成像-CT（PET/CT）是作为 PET/CT 诊断 TB 的依据，同时可表现为炎症组织摄取 ^{18}F-FDG 增高，除了由活化的巨噬细胞、中性粒细胞、淋巴细胞等致使葡萄糖转运体的表达出现增高，多种细胞因子、生长因子如酪氨酸激酶、蛋白激酶 C 等作用也能够明显增高葡萄糖转运体对 FDG 的亲和性。

颈淋巴结结核的 PET/CT 表现：出现淋巴结增大，密度不均匀，大小淋巴结一起存在，直径为 0.5～4.6cm，由此可以得出多数淋巴结呈现斑片状或点状钙化及部分淋巴结融合成团；淋巴结都有 FDG 浓集，出现的标准最大摄取值（SUV$_{max}$

值）为 3.0～12.2，平均为 7.6±4.6，一部分淋巴结显示为 FDG 环形浓集。颈淋巴结结核的 PET/CT 图像上 FDG 环形摄取被认为可能是一种特异性表现。

五、鉴别诊断

慢性淋巴结炎：多为局限性淋巴结肿大，多伴明显的感染灶，直径往往不大于 3cm，抗感染治疗后会缩小，并且通常有疼痛及压痛。位于腹股沟的淋巴结肿大，特别是一直存在没有大小变化的扁平状淋巴结，多数没有重要意义。但是位于颈部、锁骨上的淋巴结肿大，且没有合适原因可以解释的淋巴结肿大，通常为全身性淋巴组织增生性疾病，应予足够重视。

恶性淋巴瘤：可出现在任何年龄段，多为无痛性肿大、逐渐增大，硬度中等，与皮肤往往没有粘连，早期互相不融合，活动度佳。但后期淋巴结可很大，可出现融合，直径最大 20cm 以上，皮肤可被侵犯，伴长久不愈的破溃。另外，全身多处可被侵犯（纵隔、肝、脾、骨骼、皮肤、乳腺、肺、消化道、神经系统等），活组织病理检查可确诊。恶性淋巴瘤易被误诊，由于该病在初期通常表现为浅表淋巴结肿大，有 70%～80%的患者在该阶段被诊断为淋巴结炎或淋巴结结核。

转移性淋巴结：通常有原发肿瘤，患者年龄较大，多数发生于上颈部。B 超或 CT 等影像学检查少见边缘强化及中央低密度的厚环强化（当强化环的厚度通常大于淋巴结直径的 20%时，结核发生的可能性要比转移瘤大一倍，并且结核的环状影比转移瘤更不规则）。转移性淋巴结相对较少融合，与邻近的肌肉组织缺少粘连，少有皮肤增厚或破溃。穿刺行病理学检查多可明确诊断。

六、内科治疗

常用标准四联方案为异烟肼、利福平、乙胺丁醇、吡嗪酰胺（HREZ）；通常 3 个月以后停用吡嗪酰胺。颈淋巴结结核（尤其结节型）因为具有完整封闭的包膜，导致其内部血流少，并且淋巴结增大以后淋巴管运输路径受到阻碍，药物比较难在其中聚集以达到杀菌的浓度，因而在临床的使用应控制在 12～18 个月。

七、外科治疗

多数淋巴结结核病患用适合的抗结核药物治疗以后淋巴结慢慢缩小，但是仍然有少数病患可能会出现淋巴结增大变软，出现表皮发红，有波动感，最后需要外科手术切开引流治疗或自行破溃。一些病患可能会表现为反复淋巴结脓肿，数次切开患处引流，可能要长期对患处换药，对生活质量影响比较大。

一旦选择手术治疗，就必须要考虑手术的彻底性根治，避免术后复发的可能，这点很重要。分析病患的具体情况，把握手术时机。需要注意以下几点：①需经过有效抗结核药物治疗4～8周；②经过规范化治疗结核后，反复发作者；③颈部多处淋巴结结核，发展很快，尤其在抗结核治疗的同时，淋巴结慢慢增大，有时形成脓肿，尽早地选择手术治疗将会有效控制病变；④窦道形成之初应当以换药为主，并且不宜急诊手术，只能等渗出物减少后，再切掉窦道和病变区域的淋巴结。结节型及溃疡型淋巴结结核经过手术治疗后，刀口一期就可以愈合，但是在寒性脓肿形成的时候再进行手术，手术后容易出现刀口不愈合，需要经过一段时间换药治疗后，才会逐渐愈合。

颈部淋巴结结核被认为是全身性疾病在局部的表现，根本的治疗方法是抗结核药物治疗。手术治疗只能缩短其治疗时间，并不可代替抗结核药物的化疗。手术前至少应用抗结核治疗4周以上，术后不少于9个月。

综上所述，颈淋巴结结核的诊断需要采用多种方法进行联合诊断，穿刺脓液或组织中检出或培养出 MTB 为诊断的金标准，免疫学方法和分子生物学技术及影像学检查可为其早期诊断提供依据，治疗方法应以内科综合治疗为主，辅以局部换药治疗。

（崔海燕　杨　驰　范　琳）

第七节　其他部位结核

一、皮肤结核

皮肤结核是指由 MTB 侵及皮肤引起的结核性病变。

（一）发病情况

我国皮肤结核患病人数少，近年没有统计数据。2003 年，伊斯坦布尔一家医院皮肤科的一项研究显示，在 370 例器官结核中，皮肤结核 13 例，占 3.51%；虽然寻常型狼疮最常见，但该研究中瘰疬性皮肤结核为 7 例，寻常狼疮 4 例，二者合并 1 例，卡介苗性淋巴腺炎 1 例；作者认为，伴发皮肤结核最常见的器官结核是浅表淋巴结结核，以瘰疬性皮肤结核和寻常狼疮最多见。艾滋病合并皮肤结核近年有潜在增加的可能，应引起重视。

（二）发病机制

1. 外源性感染

少数病例由轻微损伤的皮肤接触 MTB 或带菌的分泌物、排泄物、器具等导致感染。

2. 内源性感染

大多数病例由此途径感染。MTB 经血行或淋巴系统，由组织、脏器的结核灶传播到皮肤而发病。

（三）病理变化

与其他部位结核的病理组织学变化基本相似，但因感染途径、毒力、类型、免疫状况等不同，可多种多样。目前病理病变分为两大类：特异性病变与非特异性病变。前者形成上皮样细胞组成的肉芽肿，或典型的结核样肉芽肿，中心为干酪样坏死，坏死周围为多少不一的上皮样细胞，其中可见朗汉斯多核巨细胞及少量淋巴单核细胞。后者病变较早期为淋巴单核细胞浸润，并混合有少量中性粒细胞，有时可见少量嗜酸性粒细胞；较晚期有较明显浆细胞及间质成纤维细胞增生和纤维化。表皮组织常有程度不等的增生改变，可伴坏死及溃疡形成。

（四）临床表现

皮肤结核种类多，临床表现多样，合并其他脏器结核时，可伴有结核中毒症状。皮肤表现主要有：狼疮结节，呈红褐或棕褐色，玻片压诊充血消退，呈黄褐色或苹果酱色，半透明状，有一定特异性；溃疡、瘢痕为较典型的病理改变，溃疡颜色苍白、易出血，火山口样，口小底大；丘疹，以面部、颈部常见，可发生于全身各个部位；脓疱、小瘢痕。特别需要注意的是，儿童卡介苗接种后出现的皮肤改变，要高度警惕。

（五）常见类型

1. 寻常狼疮

该病常见于青年及儿童，好侵及面部、臀部及四肢，亦可累及黏膜。早期表现为皮肤结节，晚期易形成瘢痕，导致毁形、畸形，如鼻软骨破坏穿孔，甚至瘢痕收缩致眼睑外翻。发生于小腿者可伴有象皮肿。

2. 瘰疬性皮肤结核

该病常见于成人，多由淋巴结结核、骨结核或关节结核继发而来。多发于颈部,其次为腋下、腹股沟。初起皮下结节,偶轻压痛,边界清,质硬,活动度好。随着病程的进展,结节逐渐软化,排出干酪样物质和稀薄脓液,形成溃疡和瘘管,周围呈红色或紫红色,边缘穿凿,伴瘢痕形成等多形性损害。

3. 疣状皮肤结核

该病常见于成年男性手部及儿童下肢,直接接触病原菌发病。病程长,多单发。初起黄豆大小紫红色丘疹,质硬,逐渐扩大,后期呈疣状增生,加压时常见脓液溢出。皮损愈合后可见光滑柔软而表浅的瘢痕。

4. 腔口结核性溃疡

该病常伴有较重活动性内脏结核,有结核中毒症状,现已少见,预后差。常发生于口腔和肛周,见大小不一黄色、红色颗粒状结节,逐渐增大、溃破形成溃疡,基底苍白,周围可见红晕。

5. 硬红斑

该病多见于青年女性,为血源性感染中最常见的一种。皮损常见于小腿屈面,多对称分布。初起为指甲大小皮下结节,质硬,皮肤颜色可无改变。病程进展逐渐扩大并与皮肤粘连,呈暗红色或青紫色,轻压痛,极少破溃。愈后留有凹陷性瘢痕,伴色素沉着。

6. 结节性结核性静脉炎

该病好发于青年四肢远端,男性稍多见。沿表浅静脉可触及皮内或皮下多发小结节,可粘连呈索条状,皮色无改变。病程短,可有发热等症状,伴疼痛或压痛,预后较好。

7. 丘疹坏死性皮肤结核

该病好发于成年,春秋多见。皮损好发于四肢伸面,尤以关节部位多见。初起针头至绿豆大小坚实结节,呈红色或紫色,随着病程进展,结节中央可发生坏死、溃疡,愈后留有凹陷性瘢痕。部分结节也可自行消退。

（六）辅助检查

1. 病原学检查

用病灶分泌物直接进行抗酸染色涂片查找抗酸杆菌,其阳性结果对诊断有重要意义。用分泌物培养的阳性菌落经菌种鉴定为 MTB,为诊断"金标准"。分泌物分子生物学检测,如 Xpert MTB/RIF 可以显著提高细菌学阳性率。

2. 免疫学检查

血结核抗体测定为体液免疫学检查方法，有一定参考意义；结核菌素试验为细胞免疫学检查方法，目前最常用的方法是 PPD 皮肤试验，作为判断机体是否受到 MTB 感染的重要手段，呈强阳性反应时具有诊断意义；IGRA 为另一种细胞免疫学检查方法，其阳性结果具有辅助诊断价值。

3. 病理学检查

取皮损组织进行病理学或分子病理学检测，可确诊皮肤结核。

4. 其他检查

近年伴随艾滋病发病率逐年上升，其合并肺外结核较多见，对皮肤结核患者应进行艾滋病的相关检查。

（七）诊断

根据临床症状、皮损特点、病灶分泌物 MTB 相关检查、免疫学检查、病理学检查等可作出诊断。但除典型病例外，患者检查依从性等原因导致的诊断延迟、漏诊仍不罕见，必要时诊断性抗结核治疗仍然是一种重要的诊断手段。

（八）鉴别诊断

寻常狼疮需与结节病、玫瑰痤疮、三期梅毒、麻风、深部真菌病等鉴别；疣状皮肤结核需与芽生菌病、疣状表皮痣、寻常疣等鉴别；瘰疬性皮肤结核需与非 MTB 感染、孢子丝菌病、基底细胞癌等鉴别；丘疹坏死性结核需与淋巴瘤样丘疹病、坏死性血管炎鉴别；硬红斑需与结节性红斑、结节性血管炎、结节性多动脉炎等进行鉴别。

（九）治疗

（1）一般治疗
注意休息，增加营养，提高机体免疫力。
（2）药物治疗
规范全程抗结核治疗，2HREZ/10HRE。
（3）免疫治疗
近年来，有些学者使用免疫制剂辅助治疗取得了一定疗效，如母牛分枝杆菌菌苗、草分枝杆菌菌苗等，可以提高机体细胞免疫功能，促使患者康复。
（4）外科治疗
皮肤局部病灶，如破溃较明显易合并感染时，及时外科干预利于病灶修复。

（5）中医治疗

中医疮疡外治法通过针对个体肿疡、脓疡、溃疡、窦道、瘘管的辨证施治，可以改善患者全身状况及临床症状以辅助治疗，通过对皮损的中药外治可以提高少数经久不愈患者的治愈率。

（十）预后

早期发现，及时诊断，规范治疗，无并发症患者，预后良好。但各种原因导致的诊断延迟、病情相对较重患者，治疗效果不理想，病情反复。

（张晓亮　姜　丽　李智越）

二、胸腹壁结核

胸壁结核是指 MTB 侵及胸壁引起的结核病变，腹壁结核是指 MTB 侵及腹壁引起的结核病变（全国科学技术名词审定委员会，2019）。腹壁结核在临床少见，多为胸壁结核向腹壁延伸导致，本节以讨论胸壁结核为主。

（一）发病情况

本病多见于青年，男性多于女性，近年临床上有增多趋势。胸壁结核往往是全身结核的局部表现，主要继发于肺结核及胸膜结核，尤其是有胸膜结核病史者。

（二）发病机制

1. 淋巴途径

肺结核及胸膜结核病灶内的 MTB，通过胸壁、胸膜粘连部的淋巴管，侵及胸骨旁、胸椎旁和肋间的淋巴结，引起干酪样病变，并穿透肋间组织，在胸壁软组织中形成结核性脓肿，是原发胸壁结核最常见的一条途径（张在鹏等，2013）。

2. 直接蔓延

邻近壁层胸膜的肺结核或胸膜结核病灶，可直接蔓延至胸壁各层组织。胸壁和胸内病灶经肋间较细窦道相通，形成典型的哑铃形病灶。

3. 血行播散

MTB 经血液循环播散进入肋骨或胸骨骨髓腔，引起结核性骨髓炎，穿破骨皮质形成脓腔或窦道。临床上相对少见。

（三）病理变化

胸壁结核脓肿多起源于胸壁深处的淋巴结，常穿透肋间肌层蔓延至胸壁浅部皮下层，在肋间肌层内外各有脓腔，中间由窦道相通呈哑铃形（唐神结和高文，2019）。窦道可通向各方，可互相连通呈蟹足状，远端再连接另一脓腔。脓肿可由肋骨的外面侵蚀骨皮质，致骨破坏。胸壁结核脓肿的基底固定，境界不清晰。其在胸壁上呈半球形隆起，初起发病缓慢，稍韧硬，逐渐增大变软。无混合感染时，局部无急性炎症体征，内为干酪样物及黄灰白色脓液。混合感染后，皮肤变薄发红，出现坏死，破溃后形成窦道，经久不愈。有学者报道较大脓肿有低体位"流注"特征（张在鹏等，2013）。部分病例脓肿位置较低或由于重力坠积作用向下延伸，侵犯腹壁，发生腹壁结核。

（四）临床表现

胸壁结核多起病缓慢，早期常无明显自觉症状，特别是全身症状多不显著。若原发结核有活动性，可有低热、盗汗、倦怠等症状。多数患者除有局部无热无痛的脓肿、肿块外，几乎没有症状，故称为寒性脓肿。若脓腔张力大，可有胀痛，穿破皮肤后疼痛即消退。少数病例肋骨及胸骨的骨髓腔内脓肿张力增大时可出现短暂的锐痛，穿破皮质溃入软组织后疼痛缓解。脓肿破溃常排出稀米汤样混浊脓液，无异味，含有干酪样物质，形成溃疡或窦道，可经久不愈（Wang et al., 2016）。若继发感染，可有急性炎症症状。

（五）辅助检查

1. 放射影像学检查

（1）X线检查

可见脓肿阴影，有时可发现肺、胸膜或肋骨及胸骨结核病变。如有胸膜结核或肺结核病灶，则支持胸壁结核诊断。

（2）CT检查

胸壁软组织肿块及脓肿，增强扫描可见肿块边缘环形强化（刘甫庚等，2006），中心液化坏死区密度降低；肋骨或胸骨虫蚀状骨质破坏，破坏区边界多较清楚，周边可见骨质硬化；部分病灶可出现散在小点状钙化；如有肺结核或胸膜结核病灶，则支持诊断。

2. 超声影像学检查

超声检查可直观报告胸壁结核的病灶大小、部位、形态、性质、内部结构，是否存在窦道和瘘管分布情况，以及邻近肋骨、组织受损情况及与脓肿的关系（何宁等，2016）。在以上方面其临床应用价值明显优于放射影像学。在提高胸壁结核诊断率，以及临床治疗方案制订、术式及疗效观察方面都有非常重要的意义（唐神结和高文，2019）。同时还可在超声引导下进行细针穿刺活检或脓肿引流术。

3. 病原学检查

穿刺物和病灶分泌物抗酸染色涂片查到抗酸杆菌，分泌物培养的菌落经菌种鉴定为 MTB，为诊断"金标准"。穿刺物和分泌物进行分子生物学检测，如 Xpert MTB/RIF，可以显著提高细菌学阳性率。

4. 病理学检查

超声引导下细针穿刺活检（FNAC）快速简捷、创伤小，获取标本行病理学及分子病理学检查，可作为胸壁结核诊断的首选方法。术后的病理诊断可为临床诊断提供"金标准"。

5. 免疫学检查

血结核抗体测定为体液免疫学检查方法，临床应用价值有限；结核菌素试验为细胞免疫学检查方法，目前国内最常用的方法是 PPD 皮肤试验，是判断机体是否受到 MTB 感染的重要手段，呈强阳性反应时，具有诊断意义；IGRA 为另一种细胞免疫学检查方法，其阳性结果具有辅助诊断价值。

（六）诊断

胸壁无痛性肿块，质软，按之有波动感，首先应考虑胸壁结核的可能性。通过超声、放射影像学检查，结合病原学检查、病理学检查，可以明确诊断。若患者有明确的其他脏器 TB，特别是胸膜结核病，临床无论其是否具有活动性，均强烈提示胸壁结核诊断。

（七）鉴别诊断

1. 肋骨化脓性骨髓炎

该病多发于小儿，常因外伤、脓胸、疖肿等化脓灶，经血行感染发病。多发于肋骨与肋软骨交界处。一般临床有红肿、热痛等炎症表现。X 线见肋骨骨质溶解破坏。

2. 胸壁放线菌病

该病为由放线菌感染所致的慢性化脓性肉芽肿性疾病。胸壁上发生特有的板样硬块，呈青紫色，其中许多部位逐渐软化，形成多发小脓腔，破溃后形成多个凹凸不平的瘘孔。分泌物中有黄色"硫磺样颗粒"为其特异性特征。

3. 胸壁肿瘤

胸壁肿瘤分为原发性和转移性两类，需通过活检病理鉴别。

（八）治疗

1. 一般治疗

注意休息，增加营养，提高机体免疫力。

2. 药物治疗

全身规范抗结核治疗，2HREZ/10HRE。若病灶广泛，强化期可延长至 3 个月及以上（唐神结和高文，2019）。

3. 外科治疗

胸壁结核内科治疗不满意时，均应考虑手术治疗。伴脓肿形成时可在抗结核药物治疗 1～2 个月时行胸壁脓肿切开引流术，引流后局部用异烟肼、阿米卡星及利福平换药直至切口愈合。如病程较长，脓肿壁已形成或比较厚，或典型哑铃型病变，只要病情稳定、其他部位无活动性结核、临床评估条件允许，均应积极手术治疗。大量研究表明，肋骨下窦道的残留是复发的主要因素之一（Tanaka et al.，2012）。彻底的脓肿切除术包括切除部分病变胸壁对避免复发是必要的。目前有学者应用胸腔镜下胸壁结核病灶清除术，其具有更为简单、有效、创伤小、术后不影响胸廓外形，可同期行胸腔内手术等优点（刘卫华等，2015）。必须指出的是，胸壁结核是全身 TB 的局部表现，特别是肺结核及胸膜结核病，全程规范抗结核治疗是不可替代的，无论手术与否；术前化疗是手术成功的基石，非急诊情况下，术前规范治疗不应少于两周。

4. 免疫治疗

适当地使用免疫制剂辅助治疗，可以提高机体细胞免疫功能，促使疾病康复。

5. 中医治疗

中医疮疡外治法通过针对个体肿疡、脓疡、溃疡、窦道、瘘管的辨证施治，可以改善患者全身状况，进行辅助治疗，中药外治可以提高少数经久不愈患者的治愈率（李竞，1998）。

（九）预后

单纯胸壁结核经过规范的抗结核治疗，或脓肿切开引流后，预后大多较好。

但部分患者不能坚持规范治疗，术前化疗时间不足及合并较多窦道，手术时机不合适，DR-TB 等原因，均易导致预后欠佳。

（庞　强　马海博　李智越）

三、泌尿系统结核

泌尿系统结核是指 MTB 侵及泌尿系统引起的结核病变。其可单独发生或继发于肺结核，包括肾结核、输尿管结核、膀胱结核、尿道结核等（全国科学技术名词审定委员会，2019）。

（一）发病情况

目前尚缺乏泌尿系统结核的流行病学数据。泌尿系统结核为最常见的肺外结核之一（Fader et al.，2010），泌尿系统结核以男性较多见，20～40 岁高发（Heaton et al.，1989；吴阶平，2004）。肾结核是最多见的泌尿系统结核。据报道，发展中国家 15%～20%的 TB 患者尿中可发现结核分枝杆菌（Warren D et al.，2002）。对无临床肾结核表现而死于肺结核的患者进行尸检，均可发现肾脏内有结核病灶及愈合的瘢痕，病变主要在肾脏皮质部。

（二）发病机制

普遍认为泌尿系统结核为继发性结核病。MTB 从原发病灶经血流到达肾脏引起继发感染，先引起双侧肾皮质结核，此时尿中可找到 MTB，但临床可无症状，称"病理性肾结核"，多能自愈。如果患者免疫力低下，某一侧肾皮质结核不愈，发展成肾髓质结核，蔓延至肾盏、肾盂，出现临床症状，称"临床肾结核"，临床肾结核约 90%为单侧发病（唐神结和高文，2019）。肾结核病灶中的 MTB 经尿液播散，常累及输尿管、膀胱、尿道发生结核病变。少数患者输尿管完全闭塞，全肾广泛钙化，MTB 不能流入膀胱，膀胱炎性症状反而消失，称为"肾自截"，但肾内病灶仍然存在。

（三）病理变化

1. 主要病理改变

肾皮质的阻塞性缺血性萎缩，肾髓质的干酪样坏死、空洞形成，膀胱溃疡、挛缩，尿道纤维化、梗阻。

2. 病理性肾结核阶段

MTB 多经血行播散累及双肾，进入肾小球毛细血管丛中。如菌量少，患者免疫功能又强时，则病灶局限在肾皮质内形成多个微小肉芽肿。

3. 临床性肾结核阶段

如 MTB 量多、毒力强，而患者免疫力低下时，MTB 经肾小球滤过到髓袢或肾髓质，可引起症状。主要病理改变在肾髓质和肾乳头，发生坏死形成干酪样病变，液化后排入肾盂，形成局部空洞，进而累及全肾，最后形成多个空洞或无功能型结核性脓肾。

4. 肾周寒性脓肿及窦道形成

病变扩展至肾周围时可形成结核性肾周炎或肾周寒性脓肿，脓肿向皮肤破溃形成结核性窦道。

5. 纤维化和钙化

纤维化和钙化为肾结核病理特点之一。晚期肾结核可在较大脓腔边缘出现斑点状或贝壳样钙化。

6. 输尿管结核

尿液中的 MTB 侵及输尿管，形成结核结节、浅表溃疡、纤维化。

7. 膀胱结核

尿液中的 MTB 侵及膀胱，形成结核结节、溃疡、广泛纤维组织增生，膀胱容量减少甚至不足 50mL，形成结核性小膀胱——"挛缩膀胱"。病变继续进展，溃疡可致膀胱穿孔而感染邻近脏器组织。

（四）临床表现

1）早期泌尿系统结核患者全身症状多不明显。晚期肾脏破坏严重或合并其他脏器结核病时可有发热、盗汗、乏力、纳差、贫血、消瘦等结核中毒症状。

2）尿频、尿急、尿痛等膀胱刺激征为临床肾结核的典型症状（黄海超等，2013）。尿频常为肾结核的早期首发症状，夜尿明显，为结核性脓尿引起膀胱炎症所致。晚期尿频为合并膀胱挛缩，容量严重缩小出现类似尿失禁症状。排尿有灼痛感。

3）血尿、脓尿。血尿多为膀胱结核性溃疡出血所致，终末期血尿常见。脓尿呈洗米汤样混浊并含碎屑或絮状物，为干酪样坏死物排出所致，可混有血液呈脓血尿。

4）肾区疼痛和肿块。肾结核一般无明显腰痛。当结核病变侵袭肾包膜或继发感染时，或输尿管被血块、干酪样物堵塞时，可出现钝痛或绞痛。肾盂积脓、积水时，可有患侧肾区压痛，可触及肿块。

5) 部分患者肾周发生寒性脓肿，向邻近皮肤破溃形成窦道。膀胱结核向结肠、阴道穿透可形成膀胱结肠瘘或膀胱阴道瘘，向上穿孔进入腹腔出现急腹症。

（五）辅助检查

1. 尿液检查

（1）尿常规检查

尿常规显示尿液呈酸性，有蛋白尿，镜下见红细胞、白细胞，是提示泌尿系统结核的最早指征。

（2）尿液普通细菌培养

泌尿系统结核患者尿液普通细菌培养通常为阴性，但合并其他细菌感染时也可能出现阳性结果，需要临床鉴别。

（3）尿 MTB 检查

尿 MTB 检查为诊断的"金标准"。50%～70%的泌尿系统 TB 患者 24h 尿沉淀物抗酸染色检查结果阳性，这是诊断的重要依据，但需排除包皮垢杆菌、枯草杆菌等抗酸杆菌，可对阳性培养物进行菌种鉴定；MTB 培养准确可靠，阳性率为80%～90%，但需 4～8 周才能获得结果，有条件应用 MGIT960 快速培养系统可以明显缩短检出时间；培养结果阳性，同时可做药物敏感性试验，早期发现DR-TB；尿液分子生物学检测 Xpert MTB/RIF，具敏感性和特异性高及快速等优点，是诊断泌尿系统结核病及 RR-TB 的重要方法。

2. 免疫学检查

血结核抗体测定为体液免疫学检查方法，临床应用价值有限；结核菌素试验为细胞免疫学检查方法，目前国内最常用的方法是 PPD 皮肤试验，是判断机体是否受到 MTB 感染的重要手段，呈强阳性反应时，具有诊断意义；IGRA 为另一种细胞免疫学检查方法，阳性结果具有辅助诊断价值。

3. 影像学表现

（1）X 线检查

腹部 X 线检查对肾结核的诊断价值有限。静脉尿路造影对肾结核的诊断价值较大，可了解分侧肾功能、病变的程度和范围。

（2）CT 和磁共振检查

这两种方法对早期肾结核诊断无实用价值，对于中晚期肾结核可清楚地显示扩大的肾盏、肾盂、皮质空洞及钙化灶。三维成像可以显示输尿管病变。尿路

MRI 对诊断肾结核对侧肾积水有重要作用。当双肾结核或结核对侧肾积水且静脉尿路造影显影欠佳时，这两种方法有助于确定诊断。若发现肾盂腔壁及输尿管壁的纤维化增厚，此为泌尿系统结核的征象之一。增强扫描评估肾功能情况、肾实质厚度、肾结构破坏程度，为手术方案制订提供依据。MRI 能区别组织内的血流丰富程度，在肾结核和肾肿瘤鉴别方面具有一定的优势。

（3）超声检查

根据肾结核病理变化，超声影像分为囊肿型、积水型、积脓型、重度钙化型和混合型。研究显示超声造影诊断符合率可达 88.7%（吴俊等，2017）。超声检查在肾结核患者治疗评价、指导制订治疗方案等方面，具有重要价值。

4. 其他检查

（1）膀胱镜检查

膀胱镜检查是确诊膀胱结核最主要的方法。镜下可见膀胱黏膜充血水肿、结节、溃疡、肉芽肿形成，获取脓性分泌物可行 MTB 检查，病变可行活检病理检查。

（2）输尿管镜检查

输尿管镜检查是诊断不典型泌尿系统结核的有效方法，可提高临床诊断率（方钟进等，2016）。

（3）肾穿刺活检

在 B 超或 CT 引导下肾穿刺活检行病理学检查和 MTB 检查可确定诊断。但应做好肾周脓肿和继发感染发生的评估与应对。

（六）诊断

早期泌尿系统结核容易发生临床诊断延迟。既往肺结核或肺外结核病史能为泌尿系统结核的诊断提供至关重要的线索（黄海超等，2013）。下列情况提示泌尿系统结核可能，需要进一步检查：慢性膀胱炎病史，经抗感染治疗久治不愈；尿液呈酸性，有大量脓细胞但普通培养无阳性结果；有肺结核或肺外结核病史，尿检异常；附睾、输精管或前列腺发现硬结，阴囊有慢性瘘管等。中晚期泌尿系统结核诊断经细菌学、影像学、内镜等检查不难做出。

（七）鉴别诊断

1. 肾积水

肾结核所致肾积水，肾盂、肾盏分界不清，肾盂壁增厚、粗糙，回声增强，无回声区内透声差，可见点状中等回声漂浮，CT 值高于水，伴有肾盂输尿管壁增厚。而其他原因导致的肾积水，可以此组影像学特征加以鉴别。

2. 黄色肉芽肿性肾盂肾炎

黄色肉芽肿性肾盂肾炎通常由肾结石引起肾盏颈部或肾盂输尿管连接部狭窄积水，继发非特异性感染。黄色肉芽肿性肾盂肾炎肾实质内钙化少见，而肾结核钙化多在肾实质内。

3. 慢性肾盂肾炎

肾结核与慢性肾盂肾炎的影像学相仿，但肾结核多有脓肿、钙化及输尿管壁增厚等特征性表现。其临床尚需与多囊肾、慢性非特异性膀胱炎、泌尿系统肿瘤、泌尿系统结石相鉴别。

（八）治疗

1. 一般治疗

注意休息，增加营养，提高机体免疫力。

2. 药物治疗

全身规范抗结核治疗，2HREZ/10HRE。若病灶广泛，强化期可延长至 3 个月及以上。个别重症患者疗程可延长至 24 个月。

3. 外科治疗

手术治疗目的：去除不可修复的破坏病灶，解除梗阻，恢复泌尿系统功能。肾结核手术适应证：一侧肾功能已被广泛破坏或已无功能，对侧肾功能正常；伴肾盂输尿管梗阻或继发感染，形成结核性脓肾；并发大出血；并发难以控制的高血压，且可证实高血压与患肾结核有关；已钙化的无功能肾；耐药 MTB 感染，内科治疗效果差；伴发肾癌。术式包括肾脏切除术、肾脏部分切除术等。尿路狭窄整形术适应证：输尿管膀胱连接部狭窄、肾盂输尿管连接部狭窄、较短的中段输尿管狭窄。膀胱挛缩手术适应证：经充分内科治疗后膀胱容量不能恢复，术式包括肠膀胱扩大术及尿流改道术、膀胱造瘘术等。必须指出的是泌尿系统结核是全身 TB 的局部表现，全程规范抗结核治疗是不可替代的，无论手术与否；术前化疗是手术成功的基石，非急诊情况下，术前规范治疗不应少于两周；双肾结核并不是手术的绝对禁忌，一侧肾破坏无功能，另一侧病变较轻，仍应考虑将破坏严重的一侧肾切除（唐神结和高文，2019）。

4. 免疫治疗

适当地使用免疫制剂辅助治疗，可以提高机体细胞免疫功能，促使疾病康复。

（九）预后

早期未累及膀胱的泌尿系统结核，经过规范抗结核治疗和手术治疗，治愈率可达 90%～95%，预后较好。严重膀胱结核导致肾积水或两侧肾结核致使肾衰竭时，患者可死于尿毒症（唐神结和高文，2019）。

（李红杰　许　楠　秦思雨　李智越）

参 考 文 献

陈效友. 2017. 结核病诊断新进展. 北京: 北京科学技术出版社: 266.

崔海燕, 胡媛媛, 马俊, 等. 轻型脊柱结核药物治疗 149 例临床分析. 脊柱外科杂志, (4): 218-221.

杜明南, 张秀忠, 张易. 2020. 腹腔镜探查对结核性腹膜炎诊断价值的 Meta 分析. 中国循证医学杂志, 20(1): 40-46.

段鸿飞. 2019. 重视结核性脑膜炎的诊断和治疗. 中国防痨杂志, 41(1): 14-17.

方钟进, 陈早庆, 郁兆存, 等. 2016. 输尿管镜活检术在不典型泌尿系结核诊断中的价值. 临床和实验医学杂志, 15(19): 1951-1953.

韩喜琴, 高微微, 黄学锐, 等. 2009. 成人血行播散性肺结核 202 例临床及影像分析. 中国防痨杂志, 31(7): 425-429.

郝飞. 2009. 皮肤结核的诊断和治疗. 中华皮肤科杂志, 42(6): 660-662.

何德华, 詹镕洲. 1997. 肝脏病理学. 上海: 上海第二军医大学出版社: 233-234.

何俊瑛, 李美杰, 张楠, 等. 2011. 结核性脑膜炎的实验室诊断. 中国现代神经疾病杂志, 11: 495-498.

何玲, 常明, 吕晓民, 等. 2011. 脑脊液 ESAT-6 和干扰素-γ 检测对结核性脑膜炎的诊断价值. 中国现代神经疾病杂志, 11: 543-547.

何宁, 杨高怡, 于秀蕾, 等. 2016. 胸壁结核的超声造影表现. 中国超声医学杂志, 32(3): 271-273.

何占平, 陈晶, 徐海霞, 等. 2019. 肝脏结核的 CT 诊断及其鉴别诊断. 新发传染病电子杂志, 4(4): 212-216.

候代伦, 柳澄. 2019. 结核病影像学. 北京: 人民卫生出版社: 215.

黄海超, 李昕, 金杰. 2013. 239 例肾结核的发病情况及临床症状. 北京大学学报(医学版), 45(4): 600-604.

黄麦玲, 马艳, 陈红梅, 等. 2017. 44 例老年结核性脑膜炎的临床特征分析. 中国防痨杂志, 39(8): 883-889.

金雪华. 2013. 结核性脑膜炎脑脊液腺苷脱氢酶检测的临床意义及应用价值. 中华医学感染学杂志, 23(10): 2513-2514.

李芳芳. 2014. 36 例皮肤结核临床分析. 公共卫生与预防医学, 25(2): 108-109.

李海宏, 孔胜兵, 石向阳, 等. 2016. 肝结核合并胸椎结核误诊一例. 肝胆胰外科杂志, 28(4): 340-341.

李竞. 1998. 疮疡外治法. 北京: 中国医药科技出版社.

李锐成, 刘昕样, 阎琳, 等. 2014. 实时荧光定量聚合酶链反应技术在结核性脑膜炎中的诊断价值. 临床荟萃, 29(1): 31-34.

刘甫庚, 潘纪成, 唐代荣, 等. 2006. 胸部 X 线摄影术与 CT 诊断胸壁结核的对照研究. 中华放射学杂志, 40(2): 181-185.

刘航, 李为民, 郑方, 等. 2015. 肝结核的临床特点及治疗方法(附 88 例分析). 山东医药, 55(35): 67-68.

刘思源, 窦吉辰, 饶涛, 等. 2019. 术前穿刺置管冲洗引流联合手术治疗复发性脊柱结核的效果分析. 中国防痨杂志, (4): 457-462.

刘彤华. 2013. 诊断病理学. 3 版. 北京: 人民卫生出版社: 1081-1114.

刘卫华, 左涛, 倪正义. 2015. 胸腔镜在治疗胸壁结核中的应用价值. 临床肺科杂志, 20(10): 1916-1918.

马晓丽, 吕海东, 秦东香, 等. 2013. 结核性脑膜炎的临床表现和脑脊液特征. 中国医疗前沿, 8(24): 11-12.

马玙, 朱莉贞, 潘毓萱. 2006. 结核病. 北京: 人民卫生出版社.

马元征, 王自力, 金大地, 等. 2013. 脊柱结核. 北京: 人民卫生出版社.

孟丽娜, 张广宇, 张玉想. 2013. ICU 重症结核性脑膜炎患者的营养评估与支持. 中华临床医师杂志(电子版), 7(6): 2657-2659.

缪飞, 赵雪松. 2017. 肠结核的影像学诊断进展. 中华消化杂志, 37(5): 300-301.

努尔保拉提·阿曼, 阿合提别克·塔布斯, 李剑辉, 等. 2016. 溃疡性皮肤结核八例误诊分析. 临床误诊误治, 29(2): 16-19.

齐凤荣, 陈柳, 李晓南, 等. 2017. 超声微波透入抗结核药物及激素在治疗粘连包裹型结核性腹膜炎中的疗效观察. 当代医学, 23(32): 11-13.

秦灵芝, 李玮, 黄月, 等. 2013. 糖皮质激素在结核性脑膜炎治疗中的应用. 中国实用神经疾病杂志, 16(23): 91-92.

秦英, 梁胜根, 陈忠羡, 等. 2019. 一期前路、后路、前后路联合病灶清除治疗脊柱结核的临床效果. 中国医学创新, 16(16): 131-134.

全国科学技术名词审定委员会. 2019. 结核病学名词. 北京: 科学出版社: 35-36.

唐神结, 高文. 2011. 临床结核病学. 北京: 人民卫生出版社.

唐神结, 高文. 2019. 临床结核病学. 2 版. 北京: 人民卫生出版社.

田生盛. 2017. 腹腔内注入尿激酶治疗结核性腹膜炎的疗效观察. 医学理论与实践, 30(15): 2246-2247.

王丹, 何玲, 初凤娜, 等. 2013. 脑脊液 CFP-10 和 Ag85 检测对结核性脑膜炎的诊断价值. 中国现代神经疾病杂志, 13: 121-125.

王全永. 2016. 肝结核的 CT 表现及诊断要点. 肝脏, 21(9): 746-748.

王业学, 王元龙. 2018. 脊柱结核 CT 与 MRI 影像诊断临床价值探讨. 影像研究与医学应用, 2(10): 144-145.

王茵, 肖和平. 2018. 结核病超声诊断的现状与思考. 第二军医大学学报, 39(10): 1065-1070.

王志军, 丛英珍, 许祖闪. 2011. 多层螺旋 CT 及 MRI 对肝脏结核性肉芽肿的诊断价值. 放射学实践, 26(3): 329-332.

王宗江, 于志勇. 2014. 颈部淋巴结结核的手术治疗. 中西医结合心血管病杂志(电子版), 2(4):

111-112.

吴阶平. 2004. 吴阶平泌尿外科学. 济南: 山东科学技术出版社: 597-609.

吴俊, 高枫, 黄国庆, 等. 2017. 超声造影与 CT 在肾结核诊断中的对比研究. 中国超声医学杂志, 33(9): 796-799.

徐定远, 刘世喜, 沈强. 2008. 超声 L/S 比值诊断头颈部恶性肿瘤颈部淋巴结转移的价值. 南方医科大学学报, 28(1): 84-85.

徐慧, 李玥, 钱家鸣. 2016. γ-干扰素释放分析在亚洲地区肠结核与克罗恩病鉴别诊断中准确性评价的 Meta 分析. 中华内科杂志, 55(7): 535.

徐鹭, 王红岩. 2018. 109 例结核性腹膜炎患者的临床特征分析. 中国医药指南, 16(35): 114-115.

严碧涯, 端木宏谨. 2003. 结核病学. 北京: 北京出版社: 817-842.

杨洁, 杨亚英. 2008. 颈部淋巴结病变的影像学诊断进展. 实用放射学杂志, 24(10): 1421-1425.

杨笑, 吴芬, 孔繁元, 等. 2012. 结核性脑膜炎临床及脑脊液细胞学分析. 中国现代神经疾病杂志, 12: 198-202.

于天琢, 杨高贻, 张莹, 等. 2015. 肠结核常规超声及超声造影表现分析. 中国超声医学杂志, 31(7): 667.

袁海胜, 瞿东滨, 吴新萍, 等. 2006. 脊柱结核组织病理 100 例分析. 中国误诊学杂志, 6(23): 4633-4634.

袁凯, 张顺聪, 周腾鹏, 等. 2019. 酶联免疫斑点试验在脊柱结核辅助诊断应用中的影响因素探讨. 国际检验医学杂志, 40(12): 1448-1452.

张瑞雪, 龙铟, 冯国栋, 等. 2016. Xpert MTB/RIF 对结核性脑膜炎诊断的临床评价. 中华检验医学杂志, 39(6): 442-447.

张帅杰, 王满侠, 李晓玲, 等. 2016. 细胞因子对结核性脑膜炎诊断价值的若干进展. 卒中与神经疾病, 23(6): 456-459.

张晓彤, 李龙芸, 张力, 等. 2004. 27 例血行播散型结核病临床分析. 中华内科杂志, 43(1): 41-44.

张在鹏, 刘国兵, 曾俊杰, 等. 2013. 胸壁结核的影像学评价. 放射学实践, 28(7): 767-769.

章玉坤, 张齐龙. 2015. 结核性脑膜炎实验室技术研究进展. 实用心脑肺血管病杂志, (1): 9-12.

郑方, 赵洪强, 李为民. 2017. 24 例肝结核手术治疗分析. 临床消化病杂志, 29(1): 36-38.

中华人民共和国国家卫生和计划生育委员会. 2018. 肺结核诊断标准(WS 288—2017). 新发传染病电子杂志, 3(1): 59-61.

中华人民共和国国家卫生和计划生育委员会. 2018. 结核病分类(WS 196—2017). 新发传染病电子杂志, 3(3): 191-192.

中华医学会. 2005. 临床诊疗指南: 结核病分册. 北京: 人民卫生出版社.

中华医学会结核病学分会. 2012. 气管支气管结核诊断和治疗指南(试行). 中华结核和呼吸杂志, 35(8): 230-238.

钟慧, 高青. 2018. 85 例结核性腹膜炎的临床表现及随访分析. 胃肠病学和肝病学杂志, 27(10): 1158-1161.

周伟东, 魏光喜, 王军, 等. 2014. 颈部淋巴结核 96 例诊断分析. 中国防痨杂志, 36(10): 888-892.

周伟东. 2015. 颈部淋巴结结核的诊断与治疗进展. 中国医药, 10(6): 914-917.

周小花, 陈文颖, 许功军, 等. 2015. 皮肤结核 86 例临床观察及病理分析. 中国中西医结合皮肤性病学杂志, 14(1): 49-50.

朱惠琼, 王双锦, 沈凌筠. 2018. 203 例肠结核患者营养状况的调查. 昆明医科大学学报, 39(9):

69-72.

Afsar I, Afsar F S. 2016. Evaluation of laboratory diagnosis for cutaneous tuberculosis. Indian J Pathol Microbiol, 59(3): 274-278.

Agarwal P, Singh E N, Agarwal U S, et al. 2017. The role of DNA polymerase chain reaction, culture and histopathology in the diagnosis of cutaneous tuberculosis. Int J Dermatol, 56(11): 1119-1124.

Azevedo T P, Oliveira M L. 2016. Analysis of cutaneous tuberculosis cases reported from 2000 to 2013 at a university hospital in Rio de Janeiro. Rev Soc Bras Med Trop, 49(3): 373-375.

Bergmann J S, Keating W E, Woods G L. 2000. Clinical evaluation of the BD Probe Tec ET system for rapid detection of *Mycobacterium tuberculosis*. J Clin Microbiol, 38: 463-465.

Carrara E, Brunetti E, Di Matteo A, et al. 2015. Tubercular liver abscess: an uncommon presentation of disseminated tuberculosis. Infection, 43: 237-240.

Cecchini D, Ambrosioni J, Brezzo C, et al. 2009. Tuberculous meningitis in HIV-infected and non-infected patients: comparison of cerebrospinal fluid findings. Int J Tuberc Lung Dis Off J Int Union Tuberc Lung Dis, 13(2): 269-271.

Chakrabortty R, Rahman M A, Ferdousi K R, et al. 2016. Cutaneous tuberculosis: an update. Mymensingh Med J, 25(2): 385-391.

Chandra S R, Advani S, Kumar R, et al. 2019. Factors determining the clinical spectrum, course and response to treatment, and complications in seronegative patients with central nervous system tuberculosis. Journal of Neurosciences in Rural Practice, 8(2): 241-248.

Chen T C, Chou L T, Huang C C, et al. 2016. Isolated tuberculous liver abscess in an immunocompetent adult patient: a case report and literature review. J Microbiol Immunol Infect, 49: 455-458.

Chung H C, Kim B K, Hong H, et al. 2016. Interferon-γ release assay and rev erse blot hybridization assay: diagnostic role in cutaneous tuberculosis. Acta Derm Venereol, 96(1): 126-127.

Dai L Y, Jiang L S, Wang Y R, et al. 2010. Chemotherapy in anterior instrumentation for spinal tuberculosis: highlighting a 9-month three-drug regimen. World Neurosurg, 73(5): 560-564.

Dias M F, Bernardes Filho F, Quaresma M V, et al. 2014. Update on cutaneous tuberculosis. An Bras Dermatol, 89(6): 925-938.

Diop A, Ndiaye M T, Ndiaye M, et al. 2017. Rare cutaneous tuberculosis in Sub-Saharan Africa developed on discoid lupus erythematous lesion. Bull Soc Pathol Exot, 110(4): 230-233.

Fader T, Parks J, Khan N U, et al. 2010. Extrapulmonary tuberculosis in Kabul, Afghanistan: a hospital-based retrospective review. Int J Infect Dis, 14(2): 102-110.

Gupta V, Agarwal V K, Mathur S, et al. 1994. Modified levinsons test in rapid diagnosis of tuberculous meningitis. India Pediatr, 31(3): 301-304.

Heaton N D, Hogan B, Michell M, et al. 1989. Tuberculous epididymo-orchitis: clinical and ultrasound observations. Br J Urol, 64(3): 305-309.

Hillemann D, Rusch-Gerdes S, Boehme C, et al. 2011. Rapid molecular detection of extrapulmonary tuberculosis by the automated Gene Xpert MTB/RIF system. J Clin Microbiol, 49: 1202-1205.

Iguchi H, Wada T, Matsushira N, et al. 2013. Clinical analysis of 21 cases of cervical tuberculous lymphadenitis without active pulmonary lesion. Acta Otolaryngol, 133: 977-983.

Karaosmanoglu A D, Onur M R, Sahani D V, et al. 2016. Hepatobiliary tuberculosis: imaging findings. AJR Am J Roentgenol, 207: 694-704.

Kivanc-Al-tunay I, Baysal Z, Ekmekci T R, et al. 2003. Incidence of cutaneous tuberculosis in patients with organ tuberculosis. Int J Dermatol, 42(3): 197-200.

Luo M, Wang W, Zeng Q, et al. 2018. Tuberculous meningitis diagnosis and treatment in adults: a series of 189 suspected cases. Experimental and Therapeutic Medicine, 16(3): 2770-2776.

Mai N T, Thwaites G E. 2017. Recent advances in the diagnosis and management of tuberculous meningitis. Curr Opin Infect Dis, 30(1): 123-128.

Mechai F, Bouchaud O. 2019. Tuberculous meningitis: challenges in diagnosis and management. Rev Neurol(Paris), 175(7-8): 451-457.

Philip N, William T, John D V. 2015. Diagnosis of tuberculous meningitis: challenges and promises. Malaysian J Pathol, 37(1): 1-9.

Prasad K, Singh M B, Ryan H. 2016. Corticosteroids for managing tuberculous meningitis. Cochrane Database Syst Rev, 4: CD002244.

Purohit M R , Mustafa T , Wiker H G , et al. 2007. Immunohistochemical diagnosis of abdominal and lymph node tuberculosis by detecting *Mycobacterium tuberculosis* complex specific antigen MPT64. Diagnostic Pathology, 2: 36-44.

Ramesh V, Sen M K, Sethuraman G, et al. 2015. Cutaneous tuberculosis due to multidrug-resistant tubercle bacilli and difficulties in clinical diagnosis. Indian J Dermatol Venereol Leprol, 81(4): 380-384.

Seth J, Saha A, Gorai S, et al. 2016. Coexistence of two different morphological forms of cutaneous tuberculosis: a report of two cases. Indian J Dermatol, 61(6): 689-691.

Sharma M, Nand N. 2006. Evlauation of enzymes in pyogenic and tuberculous meningitis. Assoc Physicians India, 54(2): 118-121.

Tanaka S, Aoki M, Nakanishi T, et al. 2012. Retrospective case series, analysing the clinical data and treatment options of patients with a tubercular abscess of the chest wall. Interact Cardiovasc Thorac Surg, 14(3): 249-252.

Thwaites G E, Chau T T, Stepniewska K, et al. 2002. Diagnosis of adults tuberculous meningitis by use of clinical and laboratory features. Lancet, 360: 1287-1292.

Thwaites G E, Van Toorn R, Schoeman J. 2013. Tuberculous meningitis: more questions, still too few answers. Lancet Neurol, 12(10): 999-1010.

van Zyl L, du Plessis J, Viljoen J. 2015. Cutaneous tuberculosis overview and current treatment regimens. Tuberculosis (Edinb), 95(6): 629-638.

Vinnard C, Winston C A, Wileyto E P, et al. 2010. Isoniazid resistance and death in patients with tuberculous meningitis: retrospective cohort study. British Medical Journal, 341(12): c4451.

Vorster M, Sathekge M M, Bomanji J. 2014. Advances in imaging of tuberculosis: the role of ^{18}F-FDG PET and PET/CT. Curr Opin Pulm Med, 20: 287-293.

Wang J T, Hung C C, Sheng W H, et al. 2002. Prognosis of tuberculous meningitis in adult in the era of modern antituberculous chemotherapy. J Microbiol Immunol Infect, 35(4): 215-222.

Wang S Y, Luo D L, Ghen G, et al. 2016. 18F-FDG PET/CT images in a patient with primary chest wall tuberculosis mimicking malignant tumor. Clin Nucl Med, 41(4): 323-325.

Warren D, Johnson J R, Johnson C W, et al. 2002. Lowe: genitourinary tuberculosis campbell's urology. Philadelphia: Saunders: 743-763.

WHO. 2017. Guidelines for treatment of drug-susceptible tuberculosis and patient care. WHO/HTM/TB/2017.05. Geneva: World Health Organization.

Wilkinson R J, Rohlwink U, Misra U K, et al. 2017. Tuberculous meningitis. Nature Reviews Neurology, 13(10): 581-598.

Yu J, Wang Z J, Chen L H, et al. 2016. Diagnostic accuracy of interferon-gamma release assays for tuberculous meningitis: a meta-analysis. Int J Tuberc Lung Dis, 20(4): 494-499.

第五章 结核病的临床治疗

第一节 结核病治疗概述

TB 是一种古老的传染病。千百年来，无数人被结核分枝杆菌夺去了生命，这种疾病被人们称为白色瘟疫，直到 1944 年，链霉素的发现开启了 TB 化学治疗（化疗）时代。TB 的治疗从早期被动且单一的休息、营养和日光疗法，发展到目前多种化学药物联合治疗，已经走过漫长的 70 余年。时至今日，抗结核化学药物治疗已成为 TB 治疗最重要且关键的方式，化疗方案的不断完善、发展，在提高 TB 患者治愈率的同时，为降低疫情发挥了巨大作用。

一、主要抗结核药物在我国的研发与使用

（一）链霉素

1943 年，加利福尼亚大学的塞尔曼·瓦克斯曼（Selman Waksman）教授及其学生 Albert Schatz 提取出链霉素，次年证明其能够抑制 MTB 的生长。1944 年 11 月 20 日，链霉素被用于治疗 TB 患者并取得了良好的效果。链霉素的发现和使用标志着 TB 化疗时代的开始。我国 TB 专家高度关注链霉素，1947 年国内即有关于链霉素的报道，如 1947 年张昌绍主编的《青霉素与链霉素及其他抗生性物质》，1949 年郑文思主编的《链霉素临床之应用》，1948 年麟生在《化学世界》刊文介绍了链霉素。1951 年阚冠卿在《防痨通讯》刊文介绍了 1951 年 1 月召开的美国第十次链霉素委员会会议情况，建议链霉素与对氨基水杨酸合用。新中国成立初期，链霉素主要靠国外进口，价格昂贵，我国不能自主生产，1952 年 1 支链霉素的采购价是 4 万元。直到 20 世纪 60 年代后，我国能自行生产后，链霉素的价格才逐渐回落。链霉素最初使用的剂量是 1g/次。为了在保持疗效的同时减轻不良反应，明安宇教授经多年研究，将剂量减少到 0.75g/次。目前，由于其耳毒性和肾毒性等不良反应，链霉素主要用于复治结核病的治疗，其使用范围较之前明显缩小。

（二）对氨基水杨酸

1943 年，瑞典 Rosdahl 合成了对氨基水杨酸。1955 年 10 月，我国卫生部要

求当时的中央结核病研究所从日本进口对氨基水杨酸钠以验证疗效，当时对氨基水杨酸钠 1kg 的价格高达 32 万元，此后该药在我国逐渐开始广泛应用。1966 年第 2 期《中国防痨杂志》刊登了多篇关于对氨基水杨酸治疗 TB 的文章，证实我国于 20 世纪 50 年代末开始使用该药（刘朝觐等，1966；穆庆祥，1966）。中华医学会北京分会结核病科学会召开座谈会，讨论对氨基水杨酸的临床使用。目前，对氨基水杨酸被列为二线抗结核药物，主要用于 DR-TB 的治疗。国产剂型包括针剂和片剂，国外已经出现胶囊剂型，较片剂更易吸收，不良反应相对较少。

（三）氨硫脲

1941 年 11 月，德国 Bayer 实验室的 Gerhardt Domagk 发现了氨硫脲，但由于战争等因素，直到 1946 年才发现其具有抗结核作用。在 1950 年 7 月，由上海的制药厂制成了第一批国产氨硫脲，同年 8 月初在上海防痨协会第一医院临床试用。1951 年有文章详细介绍了该药（张昌邵，1951）。1953 年，中国防痨协会发布了 16 个单位 203 例的初步治疗结果，确认了其治疗效果。1953 年，卫生部发布使用氨硫脲暂行常规（卫药字第 838 号）。但是临床应用氨硫脲出现的不良反应较重，20 世纪 80 年代后该药在我国逐渐被摒弃。

（四）异烟肼

1912 年，奥地利的 Hans Meyer 和 Joseph Mally 合成了异烟肼。1951 年，美国 Roche、Squibb 公司以及德国 Bayer 公司几乎同时发现了异烟肼抗 MTB 的作用。1953 年 5 月，我国军事医学科学院成功研制出异烟肼。上海吴绍青教授在同年 8 月，组织上海第一医学院内科学院等单位进行异烟肼的临床试验研究，并于 1953 年发表《异烟肼对于肺结核病临床试用研究之初步报告》，对 90 例患者治疗 3 个月的效果进行分析，发现好转率近 50%，吴绍青教授被称为国内"异烟肼研究及推广第一人"。此后，异烟肼在我国抗结核治疗领域获得大规模使用。在短程化疗时代，异烟肼和利福平更是成为最主要的两种抗结核杀菌药物。时至今日，异烟肼在各类 TB 治疗过程中仍然具有不可撼动的地位。

（五）吡嗪酰胺

1952 年，美国 Kushner 等发现吡嗪酰胺具有抗 MTB 的作用，并用于治疗 TB。1953 年，Schwartz 和 Moyer 将吡嗪酰胺与异烟肼联用治疗 TB 获得满意结果。我国上海信谊药厂在 1957 年宣布研制成功吡嗪酰胺（徐开堃等，1957），但直至 20 世纪 70 年代后期，经过不断地研究，吡嗪酰胺才大规模使用。目前，吡嗪酰胺是 TB 治疗的一线药物，在 TB 短程化疗方案中具有重要地位。

（六）环丝氨酸

1955 年，美国的 Kuehl、Hidy 与 Pohland 3 人几乎同时报道发现环丝氨酸。1957 年，瑞士 Roche 研究所成功合成了环丝氨酸，我国东北制药总厂于 1958 年研制成功（佚名，1958；林恩尧，1958）。环丝氨酸由于不良反应较多等问题，在我国没有得到大规模使用，仅有少量文献报道。近年来，随着 DR-TB 的研究不断深入，环丝氨酸在 DR-TB 治疗中的作用被重新评估，现已成为 WHO 2019 年 DR-TB 指南中推荐的治疗 DR-TB 的核心药物之一。

（七）利福平及利福霉素类

1957 年，意大利 Lepetit 公司研发了利福霉素 B，发现其对革兰氏阳性菌及 MTB 具有较强的杀灭作用。1963 年，又发现了其高效的衍生物——利福平，这是继异烟肼后的另一个高效杀菌药物。1993 年，由意大利研制的利福布汀上市。我国于 1971 年获得 S-190，经鉴定与利福霉素 S 相同。1971 年，四川抗生素研究所与四川医学院协作进行利福霉素衍生物的开发。1973 年 4 月，北京结核病研究所细菌免疫研究室首次研制成功了国产利福平。1974 年，从利福平中提取样品 1.4kg，经鉴定达到了规定的水平。1975 年 7 月，其通过鉴定并正式投产。1976 年，四川抗生素研究所与四川长征制药厂、江苏无锡第一制药厂等合作，研制成功了利福定，其在 1977 年应用于临床，1981 年 5 月通过国家鉴定（李雪冰等，1981；曾纪霖，1982）。但其在临床未能广泛使用，20 世纪 90 年代后逐渐退出历史舞台。利福平及利福霉素的出现，开创了抗结核短程化疗时代。

（八）乙胺丁醇

1961 年，美国 Lederle 实验室的 Wilkinson 和 Coworkers 合成了乙胺丁醇。1973 年 1 月，北京制药厂率先研发出国产的乙胺丁醇，北京结核病研究所承担基础实验和临床治疗验证工作。1975 年，北京结核病研究所药品研究室试制乙二胺丁醇成功，其后也有其他企业研制成功（上海第五制药厂，1976）。20 世纪 80 年代后，乙胺丁醇在我国临床广泛使用。目前，乙胺丁醇在抗结核病短程化疗时代中发挥了重要的作用。

（九）卷曲霉素

乙胺丁醇问世的同年，美国 Elilily 公司的 Herr 等成功提取出卷曲霉素。20 世纪 70 年代初，我国由中国科学院微生物研究所从国外引进卷曲霉菌种，1975 年，四川抗生素研究所、四川长征制药厂、南通生物化学制药厂和北京市结核病研究所完成了卷曲霉素的研制工作，并于 1977 年 2 月召开了产品鉴定会（四川抗菌素研究所情报组，1977）。1976 年，北京结核病研究所细菌免疫研究室试制卷曲霉素成功，并提取出 40kg 样品在全国 15 个临床单位试用。从 1976 年开始，北京结核病研究所组织全国多家医院开展国产卷曲霉素的临床试验，取得了较好的效果（北京结核病研究所，1977；成都市结核病防治所等，1977）。目前卷曲霉素主要用于 DR-TB 的治疗。

（十）氟喹诺酮类

1962 年，第一代氟喹诺酮类药品——萘啶酸由美国 Sterting Winthrop 研究所的 Lesher 等发现。1982 年，日本第一制药株式会社和群马大学成功研制了氧氟沙星。1993 年，日本第一制药公司成功研发了左氧氟沙星。我国于 1992 年成功研制了氧氟沙星，20 世纪 90 年代中期成功研制了左氧氟沙星。左氧氟沙星作为一种广谱抗生素，在 20 世纪 90 年代末期，其在我国开始用于 TB 的治疗（肖芃等，2006），莫西沙星于 2003 年左右开始用于 DR-TB 的治疗（WHO，2019）。经过多年的深入研究，左氧氟沙星和莫西沙星已被 WHO 推荐为治疗 MDR-TB 的核心药物。

（十一）贝达喹啉

贝达喹啉是美国杨森公司研发的近 50 年来第一个新的抗结核药物。2019 年，世界卫生组织制定的《耐药结核病治疗指南整合版》中已经将该药推荐为最有效的药物之一（中华医学会结核病学分会，2018）。2017 年，我国批准富马酸贝达喹啉为新药，2018 年 2 月开始在我国多家结核病治疗机构临床使用，目前已用于近千例 MDR-TB 患者的治疗，其有效性、安全性令人满意，在敏感结核病及 DR-TB 的治疗方面发挥着越来越重要的作用。

二、我国化疗方案的演变

抗结核药物的发现为 TB 的治疗带来了飞速的发展。我国化疗方案的发展大体经历了 3 个阶段。

（一）"老三化"方案

早在 1946 年，MRC 就进行了全球首个抗结核药品——链霉素的随机对照试验，为 TB 的化疗研究奠定了基础。20 世纪 50 年代初期，MRC 组织了一系列的研究，证明多种抗结核药物组合不仅可以提高治愈率，还可以预防耐药的发生。作为 TB 疫情的大国，我国党和政府高度重视 TB 化疗方案的研究。1953 年，卫生部委托中国防痨协会组织全国 12 家单位首次开展了新药异烟肼、氨硫脲治疗肺结核的临床研究，该研究有力地促进了我国 TB 联合化疗的理念。同年，卫生部发布关于链霉素等 4 种治疗 TB 药品使用时应注意事项的说明，并附使用链霉素、对氨基水杨酸钠治疗 TB 的治疗规范 [（函）（53）卫医字第二二六九号]，规范抗结核药物链霉素、对氨基水杨酸钠、氨硫脲及异烟肼等药物的使用。在 1963 年召开的全国结核病学术会议上，推荐的主要抗结核治疗方案为异烟肼、对氨基水杨酸钠或链霉素的组合。20 世纪 60 年代，多地进行了链霉素、异烟肼、对氨基水杨酸钠与单用异烟肼的临床对比研究，除证明联合用药的优势外，还证明了联合用药可预防耐药的发生，于是出现了链霉素、异烟肼、对氨基水杨酸钠组成的"标准化疗"方案（俗称"老三化"方案），疗程为 12~24 个月。标准化疗方案在全国广泛推行并一直持续到 20 世纪 70 年代后期。1978 年，在柳州召开的全国结核病防治工作会议上，推荐的治疗方案依然是这 3 种药物的不同组合。"老三化"方案的研究过程基本与国际研究同步。

（二）短程化疗方案的研究和推广

"老三化"治疗方案尽管取得了较好的效果，但疗程过长（18~24 个月），不良反应较多，患者难以坚持到疗程结束，故复发率高达 50%。于是，人们开始研究如何制订更为有效的肺结核治疗方案并缩短疗程。1965 年，时任 MRC 结核部主任的 Wallace Fox 受命进行结核病短程化疗的研究。他在东非、中国香港、新加坡、捷克布拉格、马德拉斯（现印度金奈）及阿尔及利亚组建了研究网络，1970 年，在上述地区进行了短程化疗方案研究的多中心随机对照试验。结果发现，含有利福平和吡嗪酰胺方案的复发率明显下降，证实了短程化疗方案的有效性和可行性，成为现代短程化疗方案的雏形。1978 年 8 月，严碧涯教授受卫生部的委托，成立了以北京结核病研究所为组长单位、全国 20 多个省市参加的"全国结核病短程化疗协作组"，共进行了 9 项研究，每项包括不同的研究专题，主要内容包括创建新短程化疗方案、验证包括新药的短程化疗方案、新用药方法和扩大治疗对象的研究等，该项研究持续了 20 余年。1985~1989 年，推出了全程间歇短程化疗方案（2S3H3R3Z3E3/4S3H3R3E3）。由于在我国结核病短程化疗研究方面的巨大贡献，严碧涯教授被称为我国 TB"短程化疗之母"。20 世纪 90 年代初期，"世界银行贷款结核病控制项目（卫-V 项目）"及"卫生部加强与促进结核病控制项目"相继在我国开始实施，这 2 个项目推荐的治疗方案就是在"全国结核病短程化疗协作组"研究的基础上推出的全程间歇化疗方案 [2H3R3Z3E3（S3）/4H3R3]。由于这 2 个项目几乎覆盖了全国所有地区，项目结束后，这个方案得以在全国推行，成为使用至今的全国标准化短程治疗方案。1999 年版的《全国结核病防治工作手册》中推荐的即是 6~8 个月的初治及复治结核病短程治疗方案。

（三）DR-TB 的治疗方案

随着 TB 疫情在全球的"复燃"，DR-TB 受到更多的重视。研究统计调查，我国是全球最主要的 TB 及 DR-TB 高负担国家之一。因既往我国 DR-TB 的治疗方案多为建立在医生诊疗经验基础上的"个体化治疗"，故治疗效果缺乏循证证据的支持。2005 年，我国成功申请到了第 5 轮全球基金 DR-TB 项目，并于 2007 年正式在全国实施。当时，WHO 刚刚发布了《耐药结核病规划管理指南（2006 年版）》。DR-TB 治疗方案采用了该指南的选药原则，包含氟喹诺酮类、二线注射剂等至少 5 种药物，总疗程为 18 个月，治疗效果得到了广泛认可，并逐渐成为全国 DR-TB 的治疗方案。在过去十年中，随着贝达喹啉等新药的问世，WHO 已经制定并发布了一系列针对 DR-TB 患者治疗和关怀的询证指南性文献。世界卫生组织（WHO）于 2020 年 6 月 15 日发布了最新的"结核病整合指南之模块 4：耐药结核病治疗"。该指南基于循证医学证据，对新的全口服方案、抗结核新药的扩展适应证使用（如 BDQ 和 DLM 联合使用、延长 BDQ 疗程、在特殊人群中 BDQ 使用评估等）提出建议。指南推荐短程治疗方案，即 6 个月 BDQ 与 4-6LFX/MFX-CFZ-PZA-EMB-Hh-ETO/5LFX/MFX-CFZ-PZA-EMB 组成的方案为标准方案。同时推荐在实施性研究的条件下，对 Flq 耐药的 MDR/RR-TB 患者有条件地使用疗程 6-9 个月的 BDQ+PA-824+LZD(BPaL)方案。我国也颁布了《中国耐多药和对利福平耐药结核病治疗的专家共识》、《耐药肺结核全口服化学治疗方案中国专家共识（2021 年版）》等，推动了耐药结核治疗理念的发展。

三、对结核病化疗的展望

1944～1963 年的 20 年是抗 TB 药物研发的"黄金时代"。几乎目前所有的抗结核药物都是那个时期研发的。从 1963 年至 20 世纪 80 年代，药物的研发进入了停滞期，化疗时代进入治疗方案研究期。治疗方案中的药物调整到 4 种药物的组合，治疗疗程从 1～2 年缩短至 6 个月。自 20 世纪 90 年代以来，化疗方案一直停留在前期研究成果的基础上，没有更大的突破。过去的 70 余年，我国 TB 的化疗从零起步，始终在研究、追踪、借鉴国际先进的技术和经验。在极其困难的情况下，对发现的肺结核患者进行了治疗和管理，保证了治愈率，减少了传染源，为降低我国 TB 疫情发挥了不可替代的作用。今天，我们对 TB 化疗方案提出了新的要求，即希望未来的化疗方案要更短期、更有效、更安全、更方便，这需要具有新药及更佳药物组合的研究基础。贝达喹啉和德拉马尼等新药的出现，给未来的化疗方案的研究带来新的希望。为了尽早实现终止 TB 的全球目标，我们需要在以下方面进一步努力。①夯实基础，加强我国 TB 临床试验能力。我国有数百家

TB 专科医院，有大批高水平的临床医生，TB 患者较多，具备开展 TB 临床试验的理想条件，但当务之急是打好基础，提高 TB 临床试验能力，包括人员培训、建立流程、规范研究等。2013 年成立的全国结核病临床试验合作中心（CTCTC）为提高临床试验能力开展了大量工作，建立了很好的平台。相信今后一定会有更多的研究成果。②与国际接轨，开展缩短 TB 疗程的研究，进一步缩短 TB 的治疗时间是全球的共识。国际上已经开展了大量缩短 TB 疗程的研究，并取得了令人满意的初步结果。我们必须后起直追，在方案的设计、实施及质量上有所创新，争取实现临床试验的"弯道超车"。2019 年开展的含贝达喹啉的 MDR-TB 9 个月疗程的研究就是一项有益的尝试。③坚定信心，开展国产新药的研究。到目前为止，所有正在使用的抗结核药物均由国外研发，我国抗结核药物的研发还很薄弱。但可喜的是，近年来，我国已经有科学家和企业开展了抗结核新药的研究，并取得了不错的结果。2020 年初，有数个国产抗结核新药进入临床研究，希望国产抗结核新药早日应用于临床。

（陈 禹）

第二节 药物敏感结核病的治疗

一、药物敏感结核病的化学治疗

TB 的治疗目的在于杀灭 MTB，促进病灶愈合，消除症状和防止复发。化学治疗是控制 TB 的最重要的方法，合理化疗能够迅速控制传染源，切断传播途径。为了提高抗结核药的疗效，在 20 世纪 70 年代我国提出 TB 化疗的早期、联合、适量、规律、全程的治疗原则。

早诊断、早用药：早期结核病灶内 MTB 生长旺盛，对抗结核药物敏感；而且结核早期病灶内血液供应良好，有利于药物的渗透、分布。因此应尽可能早诊断、早治疗。

联用用药：在结核病灶中，存在不同的代谢菌群，这些菌群对不同的药物敏感性不同，一般采用三四种抗结核药联合应用，可增强疗效并防止和延缓 MTB 产生耐药性。

适量用药：根据患者的年龄、体重，给予适量的药物剂量，使血液和病灶中有较高的血药浓度，才能既发挥最大的杀菌和抑菌作用又减少不良反应的出现。

坚持全程、规律用药：不规律用药会导致杀灭 MTB 的作用下降，还会诱发 MTB 产生耐药性。坚持全程规律用药，可保证抗 TB 的化疗效果。在化疗后 2~3

周，大部分敏感的细菌已被杀灭，但此时非敏感细胞内的细菌仍存活，坚持完成全程治疗才能提高治愈率、减少复发。

（一）药物敏感结核病的抗结核药物

1. 异烟肼

通过阻碍 MTB 细胞壁的合成，干扰代谢和降低干扰酶的活性而发挥杀菌作用。对生长旺盛的 MTB 呈杀菌作用，对静止期 MTB 仅有抑菌作用，易渗透吞噬细胞，对细胞内外的 MTB 均有杀菌作用。其较易通过血脑屏障。用法：每日用药，口服或静脉滴注，成人 300mg/日，儿童 10~15mg/(kg·d)。

不良反应：①胃肠道不良反应：如食欲不振、恶心、呕吐、腹痛、便秘等；②骨髓抑制：贫血、白细胞减少、血小板减少；③肝毒性：表现为食欲不振、恶心、呕吐、乏力、肝区不适甚至疼痛，肝酶水平增高，黄疸，严重者可出现肝坏死；④过敏反应：药物热、皮肤痒、皮疹，严重者剥脱性皮炎；⑤中枢神经系统障碍：表现为欣快感、记忆力减退、注意力不集中，也可出现兴奋、抑郁、头晕、头痛、失眠甚至精神失常，有癫痫或精神病史者可诱发其发作；⑥内分泌失调：男子乳房发育、妇女月经不调等；⑦末梢神经炎：初期表现为皮肤感觉异常，多为两侧对称性改变，进而指、趾末端麻木、疼痛。

2. 利福平

该药与依赖于 DNA 的 RNA 多聚酶的 B 亚单位结合，抑制细菌 RNA 合成，对细胞内外的 MTB 均有杀菌作用。用法：每日用药，空腹口服或静脉滴注，成人体重≤50kg，450mg/日，体重≥50kg，600mg/日，儿童 10~20mg/(kg·d)。

不良反应：①肝毒性：多表现为食欲不振、恶心，肝区不适，继而出现转氨酶升高，肝大，严重时伴有黄疸；②过敏反应：药物热、皮肤瘙痒、皮疹，严重者导致剥脱性皮炎、过敏性休克；嗜酸性粒细胞增多，血小板减少，粒细胞减少；急性肾功能衰竭；③类流感样综合征：寒战、高热、头痛、哮喘、呼吸困难、全身酸痛、关节痛；④胃肠道症状：恶心、呕吐、腹胀、腹泻。

3. 吡嗪酰胺

该药渗入含结核分枝杆菌的巨噬细胞内，转化为吡嗪酸发挥抗菌作用；为烟酰胺的衍生物，具有抑菌或杀菌作用，为细胞内杀菌药。用法：每日用药，口服，成人 20~30mg/(kg·d)，每日最大剂量不超过 2000mg，儿童 30~40mg/(kg·d)，每日最大剂量不超过 2000mg。

不良反应：①肝脏损害：常与用药剂量和用药时间相关，长期大剂量应用时可发生中毒性肝炎，轻者引起转氨酶水平升高，重者可发生肝大，进而肝细胞坏死、黄疸；②胃肠道反应：食欲不振、恶心、呕吐；③痛风样关节炎：关节酸痛、肿胀、强直、活动受限、血尿酸增加；④过敏反应：药物热、皮疹、光敏性反应。

4. 乙胺丁醇

该药阻碍 MTB 细胞壁的合成，仅对生长旺盛的 MTB 呈抑菌作用。用法：每日用药，口服，成人 15～20mg/(kg·d)，每日最大剂量不超过 1500mg，儿童 10～25mg/(kg·d)，每日最大剂量不超过 600mg。

不良反应：①视神经损害：视力减退、视野缩小、视神经炎；②末梢神经炎：四肢麻木、蚁行感、触觉减退、疼痛、关节酸软；③过敏反应：药物热、皮疹、剥脱性皮炎、血小板减少性紫癜，以及过敏性休克；④胃肠道反应：食欲不振、恶心、呕吐；⑤其他：肝功能障碍、高尿酸血症，精神障碍，粒细胞减少、低血钙。

5. 链霉素

链霉素作用于 MTB 的核糖体，抑制信使 RNA 转录，抑制蛋白质合成。其呈强抑菌作用，高浓度链霉素有杀菌作用。用法：每日用药，肌内注射，成人 750mg/日，儿童 20～30mg/(kg·d)，最大剂量不超过 750mg/日。

不良反应：①对第八对脑神经的毒性作用：眩晕、头痛、恶心，严重时平衡失衡；②耳毒性：耳鸣、听力减退、耳聋；③肾毒性：蛋白尿、管型尿，严重时发生氮质血症、急性肾功能衰竭；④神经肌肉传导阻滞：面部、口唇、四肢麻木，不同程度的抽搐；⑤过敏反应：皮疹、药物热、嗜酸性粒细胞增多症。

（二）药物敏感结核病的化疗方案

1. 原发性肺结核

2HRZE（S）/4HR，强化期异烟肼、利福平、吡嗪酰胺、乙胺丁醇（链霉素）每日用药。巩固期异烟肼、利福平每日用药，治疗第二个月末痰菌检测仍为阳性，则延长 1 个月强化期治疗，认知及表达能力有限的儿童患者，不宜用链霉素及乙胺丁醇。胸内淋巴结较大的原发性肺结核疗程可延长至 9～12 个月。

2. 血行播散性肺结核

急性和亚急性血行播散性肺结核：3HRZE(S)/9HRE，强化期异烟肼、利福平、吡嗪酰胺、乙胺丁醇（链霉素）每日用药，巩固期异烟肼、利福平、乙胺丁醇每日用药；慢性血行播散性肺结核：2HRZE(S)/4HR，强化期异烟肼、利福平、吡嗪酰胺、乙胺丁醇（链霉素）每日用药，巩固期异烟肼、利福平每日用药，若病灶广泛则建议强化期 3 个月，巩固期用异烟肼、利福平、乙胺丁醇，总疗程适当延长。

3. 继发性肺结核

初治继发性肺结核（未曾用过抗结核药物或不规律治疗未满一个月的 TB）：2HREZ/4HR，强化期异烟肼、利福平、乙胺丁醇、吡嗪酰胺每日用药，巩固期异烟肼、利福平每日用药，治疗第二个月末痰菌检测仍为阳性，则延长 1 个月强化期治疗。复治继发性肺结核（初治化疗失败和疗程结束后痰涂片复阳者）：2HREZS/6HRE，强化期异烟肼、利福平、乙胺丁醇、吡嗪酰胺、链霉素每日用药，巩固期异烟肼、利福平、乙胺丁醇每日用药。因故不能用链霉素的则采用3HREZ/6HRE 方案，治疗第二个月末痰菌检测仍为阳性，则延长 1 个月强化期治疗，同时进行药物敏感性试验。但是，复治肺结核必须先排除是否有耐药结核病的可能，因此 WHO 在 2017 年发布的《药物敏感结核病治疗和患者关怀指南（2017更新版）》中指出，对于复治结核病的治疗，不建议常规使用复治化疗方案，应根据药物敏感性试验结果，在排除耐药结核病之后才能给予标准复治方案治疗，或谨慎选择复治治疗方案。

4. 结核性胸膜炎

2HREZ/10HRE，强化期异烟肼、利福平、乙胺丁醇、吡嗪酰胺每日用药，巩固期异烟肼、利福平、乙胺丁醇每日用药。

5. 支气管结核

2HREZ/10HRE，强化期异烟肼、利福平、乙胺丁醇、吡嗪酰胺每日用药，巩固期异烟肼、利福平、乙胺丁醇每日用药。

6. 肺外结核病

2HREZ/10HRE 或 3HREZ/9HRE，强化期异烟肼、利福平、乙胺丁醇、吡嗪酰胺每日用药，巩固期异烟肼、利福平、乙胺丁醇每日用药，总疗程 1～2 年。

（三）发生药品不良反应后抗结核药品使用原则

1）头痛、周围神经炎及精神异常多由异烟肼引起。症状轻微时可对症治疗，症状较重时应停用异烟肼，服药过程中出现癫痫时应停用异烟肼。

2）听力逐渐下降或出现耳鸣、眩晕症状应停用链霉素。

3）肝功能异常：1 倍 ULN<ALT≤2 倍 ULN，患者无相关症状和体征，继续抗结核治疗，密切观察肝功能变化；2 倍 ULN<ALT≤3 倍 ULN 或 2 倍 ULN<TBiL≤3 倍 ULN，停用利福平、吡嗪酰胺，积极保肝治疗，密切观察肝功能变化；3 倍 ULN<ALT 或 3 倍 ULN<TBiL，停止抗结核药物治疗，积极保肝治疗，密切观察肝功能变化。

4）轻微过敏反应可同时抗过敏治疗并观察病情，严重过敏反应应停用抗结核治疗药物进行抗过敏治疗。

5）较重胃肠道反应，可停用引起反应的药品。

6）视神经炎停用乙胺丁醇。

7）关节疼痛可对症治疗，严重时停用吡嗪酰胺、乙胺丁醇。

8）白细胞<$4×10^9$/L、血小板（PLT）<$80×10^9$/L 停用异烟肼、利福平，并升白细胞及血小板治疗。

9）肾功能损害：出现蛋白尿、血尿、管型尿，或者肾功能出现异常，停用链霉素。

二、药物敏感结核病的介入治疗

随着电子支气管镜及其相关治疗技术设备的发展和普及，支气管镜介导下的腔内治疗在气管结核、支气管结核的治疗中发挥着重要的作用，在全身抗结核药物化疗的基础上，配合支气管镜介导下的腔内治疗，提高肺结核和支气管结核治疗的疗效，减少各种并发症，改善患者的肺功能。目前，支气管镜介导下的腔内治疗的方法主要包括：局部给药术、冷冻术、热消融术（激光、高频电刀）、球囊扩张术、支架植入术。在介入治疗的同时，给予异烟肼雾化吸入治疗（唐神结和高文，2019）。

（1）局部给药术

通过气管镜局部注入异烟肼及阿米卡星注射液，主要是用于炎症浸润型、溃疡坏死型、肉芽增殖型及淋巴结瘘型支气管结核。

（2）热消融术

利用发热效应引起组织细胞凝固与坏死而达到消减结核肉芽肿、疤痕组织的目的。其包括激光、高频电凝或电刀、氩等离子体凝固、微波等。适用于肉芽增殖型（较大的肉芽肿阻塞气道者）、淋巴结瘘型（较大的淋巴结瘘阻塞气道者）、疤痕狭窄型（局部膜状疤痕者）。

（3）冷冻术

通过制冷物质和冷冻器械产生的超低温，导致局部组织细胞迅速结冰，通过产生局部微血栓导致局部坏死，主要用于含水较多的肉芽组织。适用于肉芽增殖型、淋巴结瘘型、支架置入后再生肉芽肿。

（4）球囊扩张术

通过球囊扩张，使狭窄的支气管产生小裂伤，裂伤处被纤维组织充填，使狭窄部位得以改善。适用于疤痕狭窄型支气管结核，中心气道疤痕性狭窄，且远端肺无毁损，支架置入术后腔内再狭窄。

（5）支架植入术

通过支架重建气道壁的支撑结构，主要用于气管、主支气管等中心气道严重狭窄导致的呼吸困难，严重影响患者生活质量；气管、主支气管等中心气道管壁软化型，合并呼吸道反复严重感染；中心气道疤痕狭窄经球囊扩张成形术治疗无效，并呼吸困难者。

气管、支气管结核根据气管镜下表现，临床分为 6 个类型，不同类型采取多种方法相结合治疗。①炎症浸润型：局部给予抗结核药物。②溃疡坏死型：给予钳夹清除坏死物，给予抗结核药物，冷冻治疗。③肉芽增殖型：局部钳夹清除肉芽组织，使用冷冻术消除肉芽组织，热消融术用于消除较大的肉芽组织；给予抗结核药物。④淋巴结瘘型：给予钳夹清除淋巴结瘘，冷冻治疗；给予抗结核药物。⑤疤痕狭窄型中心气道等较大气道疤痕狭窄：给予球囊扩张术；中心气道完全闭塞时间较短，远端肺不张但无肺毁损，可试用热消融术及冷冻术打开闭锁，再联合球囊扩张术治疗；给予抗结核药物。⑥管壁软化型：对于中心气道管壁软化可考虑全覆膜金属支架或硅酮支架置入术。

三、药物敏感结核病的外科治疗

目前外科手术仍然是解决肺结核合并严重并发症和特殊类型 TB 的有效手段。但单靠外科手术不能去除所有 MTB，因此手术前后应积极抗结核药物治疗，提高手术成功率，防止和减少手术并发症的发生（肖东楼等，2010）。

（一）肺结核的外科治疗

有以下情况可行肺段及肺叶切除术：①已局限、持久的空洞型肺结核：伴发感染、反复咯血，治疗无效者；②结核球：直径>3cm；③气管、支气管结核：支气管疤痕样狭窄超过官腔周径 2/3，合并远端肺组织反复感染，或支气管扩张；④合并大咯血：在内科治疗及介入止血无效，出血部位明确。

（二）结核性脓胸的外科治疗

经内科抗结核治疗疗效不佳者，经反复胸穿不能消除脓腔，或因脓液稠厚不易抽出，可行胸腔闭式引流术，胸腔镜清理胸腔内积脓，胸膜腔清洗，剪除粘连带，辅助治疗结核性脓胸，适合早、中期结核性脓胸患者。胸膜纤维板剥脱术适用于慢性脓胸，胸膜增厚，内科治疗无效，预计术后肺能重新复张者。胸廓改形术适用于肺不能复张者。

（三）胸壁结核的外科治疗

对于胸壁脓肿较大，或经过抗结核治疗脓肿无好转，移动性脓肿，或者相应部位肋骨有破坏者，脓肿破溃有窦道形成者，考虑手术治疗。根据具体情况行胸壁软组织结核病灶清除术、肋骨切除加肌瓣填塞术或局部胸廓成形术、胸壁结核病灶清除加胸膜纤维板剥脱术等。

（四）骨结核、关节结核的外科治疗

尽管化学药物治疗在骨结核、关节结核治疗上取得了满意的疗效，但外科手术仍然是骨结核、关节结核治疗的重要手段。随着内固定术引入骨结核、关节结核的治疗，在脊柱结核的治疗中，不只限于传统的病灶清除术，内固定术对于关节功能的重建及预防和矫正脊柱后凸畸形，提高了脊柱稳定性，促进了截瘫的恢复和病变愈合，提高了脊柱结核的疗效和治愈率。

四肢关节结核在保守治疗效果不满意，或病灶内有明显的骨质破坏、死骨、较大的脓肿和窦道时，根据具体情况行病灶清除术或关节融合术。

（五）浅表淋巴结结核的外科治疗

以全身抗结核治疗为主，肿大的淋巴结坏死形成脓肿可行脓肿切开术，并清除坏死组织，术中、术后充分引流脓液，局部应用抗结核药物。淋巴结摘除一般只限于摘除单个肿大且与周围组织无粘连的淋巴结。

（李　红）

第三节　耐药结核病的治疗

一、概述

DR-TB 治疗难度远高于药物敏感结核病，2019 年全球估算新发结核病患者996 万例，新发 MDR-TB/RR-TB 患者约 46.5 万例，报告 MDR-TB/RR-TB 患者206 030 例，占估算发病总数的 44%。目前 MDR-TB/RR-TB 患者的治疗成功率为57%，丢失率为 29%。耐药结核病存在诊断率低、诊断延迟、费用高、疗程长、不良反应多、患者依从性及疗效差等诸多棘手的临床难题。近 5 年来，结核病治疗新药的研制及分子诊断技术的发展，在结核病耐药领域呈现出令人振奋的情形。WHO 及时更新全球 DR-TB 诊治指南，为 DR-TB 诊断治疗提供指导。

二、DR-TB 分类

DR-TB 是指 TB 患者感染的 MTB 体外药敏试验证实对抗结核药物耐药者。
DR-TB 主要包括以下类型。

1）单耐药结核病(mono-resistant tuberculosis，MR-TB)：对 1 种一线抗结核药物耐药；

2）多耐药结核病(poly-resistant tuberculosis，PR-TB)：对 1 种以上的一线抗结核药物耐药，但不包括异烟肼和利福平同时耐药；

3）利福平耐药结核病（rifampicin resistant tuberculosis，RR-TB)：对利福平耐药，不论对其他抗结核药物是否耐药；

4）异烟肼耐药结核病(isoniazid-resistant tuberculosis，Hr-TB)：对异烟肼耐药但对利福平敏感；

5）耐多药结核病（multidrug-resistant tuberculosis，MDR-TB)：对包括异烟肼和利福平同时耐药在内的至少 2 种以上一线抗结核药物耐药；

6）准广泛耐药结核病(pre-extensively drug-resistant tuberculosis，Pre-XDR-TB)：符合 MDR-TB/RR-TB 定义，同时对任意一种氟喹诺酮类药物耐药；

7）广泛耐药结核病(extensively drug-resistant tuberculosis，XDR-TB)：符合 MDR-TB/RR-TB 定义，同时对任意一种氟喹诺酮类药物和至少 1 种其他 A 组药物(贝达喹啉或利奈唑胺)耐药。

以上分类适合于所有结核病患者。

三、DR-TB 检测方法

传统结核分枝杆菌药物敏感性测定试验（药敏试验）是在含一定浓度药物的固体/液体培养基上接种一定数量的结核分枝杆菌，当结核分枝杆菌能在培养基上生长时被界定为耐药菌株，反之则定为敏感菌株。此类方法可统称为表型药敏试验，国内结核病实验室常用的有固体药敏试验、液体药敏试验。

近年来，以 Xpert MTB/RIF 检测方法为代表的分子生物学方法在诊断 DR-TB 中的价值日益提高，并与线性探针一起被 WHO 推荐，作为 DR-TB 诊断的分子生物学方法。国内有自主知识产权的诊断技术，如实时荧光 PCR 熔解曲线法和基因芯片法，其亦日益普遍地应用于国内结核病实验室耐多药患者的筛查中。

（一）DR-TB 表型检测方法

药敏试验仅用于体外检测，为临床医生调整化疗方案提供依据，或作为流行病学调查的关键指标，主要方法有以下几个。

1. MTB 固体药敏试验

MTB 固体药敏试验分为比例法和绝对浓度法，分别由法国的 G. Canetti、J. Grossete 和德国科学家 G. Meissner 于 20 世纪 60 年代首先提出，从实验室操作角度看，两种方法并无大的区别，由于比例法对试验重要变异因素接种量进行了一定程度的校正，因此比绝对浓度法更为稳定。此试验可开展药物种类较多，4 周可得到试验结果，比例法以耐药百分比大于 1%为判定标准；绝对浓度法以含药培养基上的菌落数多于 20 个定为耐药，但操作较为复杂、影响因素较多。

2. MTB 液体药敏试验

MTB 液体药敏试验主要有美国 BACTEC MGIT960 和法国 BacT/ALERT 3D 检测系统，是基于液体培养基的比例法间接药敏试验。液体培养基能够使细菌在营养供应充分的条件下良好地生长，同时结合特殊的检测系统，使液体检测系统的药敏试验结果报告时间由固体药敏试验的 4 周缩短至 4~13 天，且结果与固体药敏试验的一致性好。另外，国内近年出现微孔板液体药敏试验，半自动化操作，可在 5~8 天报告 16 种抗结核药物的药敏结果及最低抑菌浓度（MIC）值。

（二）DR-TB 基因型检测方法

1. 实时荧光定量 PCR 技术

MTB/利福平耐药实时荧光定量核酸扩增检测（Xpert MTB/RIF）技术是一种半巢式实时荧光 PCR 体外诊断技术，可对 MTB 及利福平耐药性进行检测。该技术针对 rpoB 基因 81bp 利福平耐药核心区间设计引物、探针，检测其是否发生突变，进而判断该患者是否患有结核及是否对利福平耐药（rpoB 序列是否存在突变）。该方法完全整合了基于定量 PCR 分子检测所需要的三个步骤（样品准备、扩增、检测）。将 1mL 痰标本加入 2mL 标本处理液中静置 15min 后，吸取 2mL 处理后样品放入到 Xpert 的反应盒中，系统会按程序自动运行 90min 后报告结果。现该方法已被 WHO 推荐用于成人 TB、儿童 TB、肺外结核病和 RR-TB 的诊断。另外，新一代的 Xpert MTB/RIF Ultra 试剂盒进一步提高了检测敏感度。

2. 线性探针检测技术

该技术基于多重 PCR 原理，将 PCR 扩增、反向杂交、膜显色技术合为一体，可接受涂片阳性痰标本或培养物标本。该方法现有两代试剂盒，第一代为 GenoType® MTBDRplus，旨在检测异烟肼和利福平的相关耐药基因 katG、inhA 及

rpoB。第二代为 GenoType® MTBDRsl，用于检测氟喹诺酮类和二线注射类药物的耐药。

3. 实时荧光 PCR 熔解曲线法

该方法建立在野生型 DNA 分子和突变型 DNA 分子 GC 含量不同的基础上，在核酸扩增完成后增加熔解曲线分析过程，可获得探针与扩增序列杂交产物的曲线，得到熔点（Tm 值），推得突变信息。该方法现可检测利福平、异烟肼、氟喹诺酮类、二线注射类药物和乙胺丁醇的基因突变。

4. 基因芯片技术

基因芯片也称为 DNA 芯片、DNA 微阵列，其检测原理与线性探针相同，不同之处在于探针固定的介质不同及检测方法不同，基因芯片多采用荧光信号进行检测。现可对利福平和异烟肼的 3 个耐药基因 *rpoB*、*katG* 及 *inhA* 启动子的突变情况进行检测。

5. DNA 测序技术

DNA 测序技术经历了从复杂的手工操作到高通量自动化设备的发展过程，目前国际上已有多家商业化设备被广泛使用。传统的 DNA 测序技术包括 Sanger 法和焦磷酸测序技术，而二代测序技术不仅通量高，而且解决了传统测序技术的许多不足，能更科学、更安全、更准确地协助结核病患者诊断。全基因组测序技术（WGS）可以获取所有的遗传信息，可以进行系统发育、谱系传播、菌株差异、毒力和耐药等研究，为结核病分子流行病学研究提供重要依据。

四、DR-TB 化学治疗

（一）DR-TB 化学治疗的方式

DR-TB 化学治疗分为个体化治疗、标准化治疗和经验性治疗三种方式。

1. 个体化治疗

个体化治疗是依据患者 DST 结果、既往用药史及患者对药物耐受性等因素综合考虑后设计的治疗方案。

2. 标准化治疗

标准化治疗是依据国家或本地区耐药流行资料，由权威专家针对不同耐药类型群体统一设计的治疗方案。该治疗方案可以适用于大多数 DR-TB 患者。

3. 经验性治疗

经验性治疗是高度怀疑但未确诊 MDR-TB 之前，缺乏准确耐药流行病学资料，依据患者既往用药史、DR-TB 接触史及对药物的耐受性，结合临床经验实施的治疗方法。原则上不推荐经验性 DR-TB 化学治疗。一旦获得可靠的 DST 结果后，应及时对原方案进行调整。

（二）DR-TB 化疗方案设计原则

DR-TB 化疗方案设计原则有如下几个方面。

1）化疗方案需经过专家组集体制定。

2）方案设计要依据患者药敏试验结果、既往用药史以及患者对药物的耐受性制定。

3）应考虑到药物的可及性、经济负担能力。

4）分为强化期和巩固期，强化期结束时应痰结核分枝杆菌培养阴性，否则需延长强化期治疗。

5）药物剂量应根据体重、年龄及基础疾病等因素制定，尽可能足量、顿服。

6）强化期方案中应含至少 4 种有效的抗结核药，巩固期含至少 3 种有效抗结核药。

7）方案要向患者充分告知，并征得同意。

8）积极主动开展抗结核药物安全性监测，及时发现和处理不良反应。

9）应采取全程直接督导治疗（directly observed treatment，DOT），确保患者服药依从性。

（三）DR-TB 抗结核药的分类

表 5-1 为抗结核药物的分类，利福平敏感的 DR-TB 治疗药品可分为一线药品及二线药品。2018 年 WHO 公布的指南中将药物分为 A、B、C 组（表 5-2）。

表 5-1　利福平敏感的 DR-TB 治疗药品分类

药物类别	药品名称（英文缩略词）
一线药品	异烟肼（INH，H）；利福平（RFP，R）；乙胺丁醇（EMB，E）；吡嗪酰胺（PZA，Z）；利福布汀（Rfb）；利福喷丁（Rft）；帕司烟肼（Pa）；大剂量异烟肼（Hh）
二线药品	左氧氟沙星（Lfx）；莫西沙星（Mfx）；链霉素（Sm，S）；阿米卡星（Am）；卷曲霉素（Cm）；环丝氨酸（Cs）；丙硫异烟胺（Pto）/乙硫异烟胺（Eto）；特立齐酮（Trd）；对氨基水杨酸钠（PAS）；氯法齐明（Cfz）；利奈唑胺（Lzd）；普瑞玛尼（Pretomanid）；贝达喹啉（Bdq）；德拉马尼（Dlm）

注：参考 WHO（2014）绘制

表 5-2　长程 MDR-TB 治疗方案推荐药物分组

组别	药物	缩写
A 组 首选三种（除非不能使用）	左氧氟沙星或莫西沙星	Lfx or Mfx
	贝达喹啉	Bdq
	利奈唑胺	Lzd
B 组 次选至少一种（除非不能使用）	氯法齐明	Cfz
	环丝氨酸或特立齐酮	Cs or Trd
C 组 当 A 组和 B 组药物不能组成有效治疗方案时添加本组药物	乙胺丁醇	E
	德拉马尼	Dlm
	吡嗪酰胺	Z
	亚胺培南-西司他丁或美罗培南	lpm-Cl or Mpn
	阿米卡星或	Am
	链霉素	Sm
	乙硫异烟胺或丙硫异烟胺	Eto or Pto
	对氨基水杨酸钠	PAS

注：参考 WHO（2018b）绘制

（四）DR-TB 的化学治疗方案推荐

1. Hr-TB 化疗方案

对 R 敏感、H 耐药者，给予 6REZ+Lfx 方案治疗。若因不能耐受 Lfx 或出现对 Lfx 耐药时，可给予 6REZ 替代方案。病灶广泛伴空洞性病变或痰结核分枝杆菌阴转缓慢的患者，可延长疗程。对 HIV 阳性患者、老年、儿童及肺外结核病患者仍然可以使用 6REZ+Lfx 方案。

应对 HIV 阳性患者积极开展抗病毒治疗，对老年及儿童患者需要密切监测药物副作用，对肺外结核患者应与相关专业医生共同管理。

2. MDR/RR-TB 化疗方案

（1）长程 MDR/RR-TB 治疗方案

长程 MDR/RR-TB 治疗方案是指依据患者 DST 结果及既往用药史，包含 4 种以上有效二线药，疗程在 18 个月以上的标准化或个体化方案。

长程治疗方案的选药原则：①方案中应尽可能包括所有 3 种 A 组药品和至少 1 种 B 组药品。如果不能使用 3 种 A 组药品，应包括 2 种 B 组药品。如果方案不能单纯由 A 组和 B 组的药品组成，需添加 C 组药品组成方案；②口服药品优先于注射剂使用；③在使用碳青霉烯类药品需要添加克拉维酸时可以使用阿莫西林克拉维酸，后者不能独立认为是 1 种有效药品，也不能单独使用；④只有药敏试验结果证实敏感时才能考虑使用 Am，期间要进行严格的听力监测，如果不能使用 Am 且药敏试验证实对 Sm 敏感时才考虑使用该药品；⑤贝达喹啉和德拉马尼使用疗程为 6 个月，二者目前不用于 6 岁以下儿童（WHO，2017）。

方案推荐：①全口服方案：6Lfx（Mfx）Bdq Lzd Cfz Cs/12 -14Lfx（Mfx）Lzd Cfz Cs；②含注射剂方案：6 Lfx（Mfx）Bdq（Lzd）Cs（Cfz）Pto Z（E）Am/12-14Lfx（Mfx）Cs（Cfz）Pto Z（E）。方案说明：强化期 6 个月，巩固期12～14个月，总疗程18～20个月。

（2）短程 MDR-TB 治疗方案

短程 MDR-TB 治疗方案是指应用 9～12 个月的标准方案代替长程方案进行治疗。

既往未接受过二线药物且无氟喹诺酮类药物耐药、非多发结核病变或重度肺外结核的 MDR-TB/RR-TB 患者，首选含贝达喹啉的全口服短疗程化疗方案。建议使用 9～12 个月含贝达喹啉的全口服方案 4-6Bdq(6m)-Lfx(Mfx)-Cfz-Z-E-Hh-Eto/5Lfx(Mfx)-Cfz-Z-E。方案中，4-6 为 4～6 个月的强化期，Bdq(6m)为 6 个月的贝达喹啉，Lfx 为左氧氟沙星，Mfx 为莫西沙星，Cfz 为氯法齐明，Z 为吡嗪酰胺，E 为乙胺丁醇，Hh 为高剂量异烟肼，Eto 为乙硫异烟胺（国内以 Pto 代替 Eto），5 为 5 个月的巩固期。但是就我国目前的具体情况而言，放弃使用注射剂还存在诸多困难。当前我国有关耐药结核病治疗的最新指南是 2019 年中国防痨协会制定的"耐药结核病化学治疗指南"，其中推荐含注射剂的 9～12 个月（4-6Am-Mfx-Pto-Cfz-Z-Hh-E/5Mfx-Cfz- Z-E）短程方案，但仍优先推荐全口服方案。

限制应用短程治疗方案的因素：①对方案中的药品耐药或可能耐药的患者（异烟肼耐药除外）；②不能耐受方案中药品，或产生毒副作用者；药敏试验结果提示对短程方案中的药物耐药，或者使用二线药物时间超过 1 个月者；③孕妇；④血行播散性结核病、脑膜炎或中枢神经系统结核病；⑤ HIV 感染的肺外结核病。

3. XDR-TB 化疗方案

广泛耐药肺结核的治疗要以个体化方案为主，原则上需要包含 5 种有效或者可能有效的抗结核药物，治疗疗程至少 24 个月。

为缩短广泛耐药肺结核疗程，提高治疗依从性，有国外学者利用新药在南非开展了 6～9 个月的 BPaL 方案（贝达喹啉+普托马尼+利奈唑胺）临床研究，结果证实该方案疗效与长疗程方案相同。方案适用于 XDR-TB 或治疗不耐受和治疗效果差的 MDR-TB 患者。

（五）MDR-TB 化疗效果转归及方案调整

1. 转归

根据 WHO 规定，MDR-TB 预后转归包括以下几种。

（1）治愈

完成规定疗程，没有治疗失败的证据，且强化期后至少连续 3 次痰结核分枝杆菌培养阴性，间隔至少 30 天。

（2）完成治疗

完成规定疗程，没有治疗失败的证据，但强化期后未能获得连续 3 次、每次间隔 30 天的痰结核分枝杆菌培养阴性结果。

（3）失败

由于下列任一原因终止治疗或者需要永久性更改治疗方案中至少 2 种抗结核药品：①强化期结束时没有出现阴转；②巩固期发生细菌学复阳；③对氟喹诺酮类药品或二线注射剂产生获得性耐药；④症状或影像学恶化或出现药品不良反应。

（4）失访

由任何原因导致治疗中断连续 2 个月或以上。

（5）死亡

治疗过程中由任何原因所致的死亡。

（6）不能评价

患者转诊到其他医疗机构，没有治疗转归。

（7）成功治疗

成功治疗包括治愈和完成治疗。

2. 方案调整指征与时机

对方案中药品不耐受；发生药品严重不良反应；按方案治疗失败；强化期转向巩固期方案调整；药品供应中断；新的耐药证据出现等，均需要由专家组集体进行方案调整。

3. 监测与管理

耐多药结核病具有治疗疗程长、效果差、经济负担重、药品副作用多等特点，与敏感结核病相比管理难度更大。要求采用全程督导管理，即每顿服药都要有人监督。可以采用住院和门诊相结合方式。

（1）住院管理要点

确诊或怀疑有 MDR-TB 患者采取住院治疗，目的是完善用药前血尿常规、肝肾功能、痰结核分枝杆菌及心电图等相关检查；由专家组制定合理可行的治疗方案；控制并发症和合并症；对患者开展健康教育；监测药品不良反应；做好隔离防护，避免耐药结核病的传播；做好出院后督导管理、对接工作等。

（2）门诊管理要点

监督每顿服药；及时观察药品不良反应，一旦发生要及时联系专科医生处理；督促每月复查痰结核分枝杆菌涂片、培养；每月复查血常规、肝肾功能、电解质及心电图等安全性指标；传染期患者做好家庭隔离（戴口罩、通风）。

临床典型病例介绍

病例：患者，女，31 岁

主诉：反复咳嗽、咳痰 10 年，气短 5 年

现病史：10 年前因咳嗽、咳痰，诊断"肺结核"，间断应用一线抗结核药品治疗。5 年前发现左侧支气管结核，左肺不张（图 5-1）。3 年前痰结核分枝杆菌培养 DST 提示广泛耐药结核病，耐：H、R、S、E、Am，调整抗结核治疗方案为 Mfx Lzd Cfz Cs Pza，4 个月后痰结核分枝杆菌阴转，1 年后空洞闭合（图 5-2），继续巩固抗结核治疗 1 年，判定治愈停药，观察没有复发。

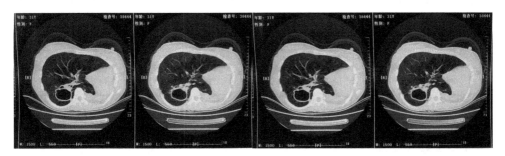

图 5-1　广泛耐药结核病治疗前 CT

右肺空洞，左全肺不张

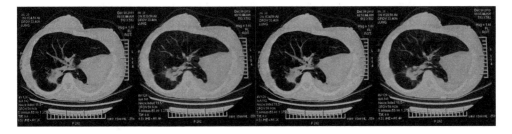

图 5-2　广泛耐药结核病治疗后 CT

空洞闭合

五、外科治疗

目前国内外专家较为一致的观点是对于痰 MTB 持续阳性和不可逆病变的耐药肺结核患者，外科干预可以及时地为患者提供治愈的最大可能性，保证患者获得最高的治愈率及最低的播散率，缩短抗结核治疗疗程（赵攀等，2014）。

（一）手术适应证

1）患者经内科药物治疗后痰 MTB 持续阳性。

2）主要病变局限于单侧肺、单肺叶或者单肺段，余肺组织无结核病变或者仅有轻微的稳定病变。

3）肺结核球、空洞、干酪样病变，考虑用药无法吸收。

4）合并咯血、曲霉菌病、支气管扩张或者狭窄、肺不张等。

5）肺内病变不能排除肺癌可能。

6）患者心肺功能等能耐受手术。

（二）手术时机的选择

1）在手术前至少给予 2 个月规范、有效的抗结核治疗，术前胸部 CT 显示病变局限且无明显变化，考虑用药无法吸收。

2）术前至少有两种以上敏感抗结核药物，这是保证患者术后能够有敏感的抗结核药进行巩固治疗，预防病变的恶化及复发。

3）患者营养状态可以耐受手术，无明显结核中毒症状，应早期行手术干预，减少结核播散风险。

4）术后应继续给予 12～18 个月的敏感药物治疗。

（三）手术禁忌证

1）患者一般状态差，特别是心肺功能及肝肾功能无法耐受手术。

2）肺内病变广泛，手术切除的范围无法包括所有的活动性病灶。

3）术前用药时间短，按 DR-TB 治疗方案连续治疗未满 2 个月。

4）无敏感的抗结核药。患者对所有的抗结核药均耐药，手术后没有有效的抗结核药物进行巩固治疗。

5）患者对手术期望值过高，无法接受可能出现手术失败或并发症。

（四）手术方式的选择

1. 肺叶切除术

肺叶切除术是耐多药肺结核患者最常采用的手术方式，由于患者病史一般较长，病情较重，胸腔粘连重，手术难度较大。术中应注意避免血管损伤造成致命性大出血。术中应避免挤压病变部位造成人为的余肺播散。

2. 肺段切除术

与肺叶切除术相比，肺段切除术技术难度大，但可以最大限度地保留有功能的肺组织，但术前应评估切除范围，避免遗留结核病变造成手术失败。

3. 肺楔形切除术

肺楔形切除术相对较简单，多适用病变较局限的、小于 3cm 的外周病变，病灶周围无播散病灶（图 5-3、图 5-4）。手术切除范围确保无残留病变，以免发生手术后残端瘘。

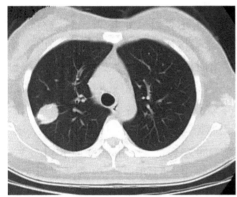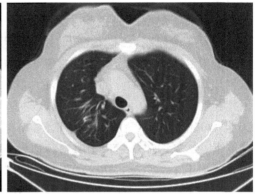

图 5-3　某女性患者抗结核治疗效果

患者女性，43 岁，抗结核治疗 1 年无好转，行右肺上叶楔形切除，术后 3 个月复查，恢复良好

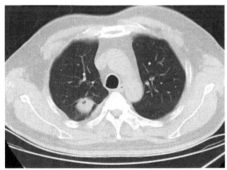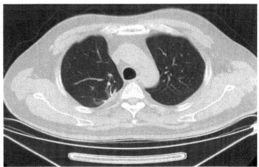

图 5-4　某男性患者抗结核治疗效果

患者男性，45 岁，抗结核治疗半年后行病变局部切除，术后 4 个月复查胸 CT 恢复良好

4. 单侧全肺切除术

单侧全肺切除术因为手术损伤大，并发症发生率较高，应严格掌握适应证及手术时机。特别是胸膜全肺切除术，出血多，胸腔污染概率大，术后易并发支气管胸膜瘘，手术需谨慎，术前应充分评估患者营养状态及肺功能是否可以耐受手术（Mordant et al.，2014）。

六、介入治疗

20 世纪 80 年代，耐药肺结核的介入治疗迅猛发展，涌现出多种治疗方法，但最常用的治疗方法有经气道介入治疗耐药肺结核和经皮肺穿刺注药治疗耐药肺结核。

目前，经气道介入治疗耐药肺结核正逐渐成为耐药肺结核尤其是 MDR-TB 可供选择的主要辅助治疗方法，对于肺部纤维空洞及干酪洞的缩小与闭合有显著效果（陈伟生等，2005）。经气道介入治疗耐药肺结核主要适用于肺部合并纤维空洞或者干酪空洞的患者，空洞个数不限，可耐受纤支镜检查，也没有严格的性别及年龄限制，对于合并糖尿病的患者，需将血糖控制在正常范围内。由于空洞内给药的剂型为凝胶状，在空洞内存留时间较长，每隔 2～3 周行 1 次介入治疗即可。介入治疗的介质为液体状，在病灶空洞内停留的时间较短，加之治疗药物仍为 1～2 种水溶性抗结核药物，疗效有限，而且易于造成支气管播散。20 世纪 90 年代末，国内报道采用抗结核凝胶经支气管镜介入治疗耐多药肺结核，并取得了较好的疗效。由于所用药物仍为异烟肼、利福平、吡嗪酰胺和链霉素，而且利福平不溶于水，在空洞病灶中不易发挥作用，MDR-TB 患者多已对上述药物产生耐药性，因此有一部分 DR-TB 患者疗效不佳。提高抗结核药物浓度，可有效控制耐药结核分枝杆菌的生长，提示即使 MTB 药物敏感试验已确定耐药的抗结核药物，通过间歇空洞灌注，使高浓度药物直接与细菌接触，仍可有效控制耐药结核分枝杆菌的生长（徐培水，2016）。

经皮肺穿刺注药治疗的适应证较气管镜介入治疗略显局限，需选择胸片或胸部 CT 证实为空洞肺结核、空洞壁与胸膜粘连者，当然前提是患者可以耐受经皮肺穿刺（徐培水，2016）。

综上所述，DR-TB 的介入治疗虽然可以加快空洞闭合，增加治愈率，但目前，国外基本没有介入治疗的研究报道。国内的报道基本上都是各个医院自己的临床应用体会或各自的经验。没有统一的标准、规范、指南等，还需进一步研究达成共识。国内针对合并空洞的耐药肺结核患者，尤其是 MDR-TB 患者给予气管镜下给药治疗，都收到了良好的效果。

典型病例介绍

病例 1：患者，男，50 岁

主诉：间断咳嗽，咳痰带血 8 个月

现病史：患者 2019 年 7 月 19 日到医院就诊，诊断肺结核，2019 年 8 月 16 日回报：S、R、H 耐药，LFX、MFX、E 敏感，治疗方案：6Am Pza Pto Lzd Cs Mfx/12Pza Pto Lzd Cs Mfx，期间行介入给药治疗 3 次（图 5-5、图 5-6）。

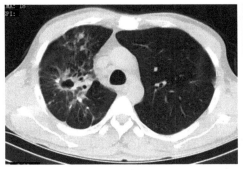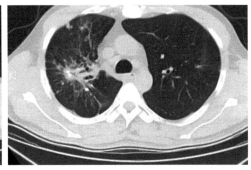

图 5-5　患者气管镜空洞给药治疗前 CT　　　图 5-6　患者 3 次气管镜空洞给药后 CT
（2019-8-27）　　　　　　　　　　　　　（2019-12-19）

病例 2：患者，女，17 岁

主诉：间断咳嗽，乏力 10 个月

现病史：患者于 2018 年 5 月 10 日诊断"肺结核"，给予抗结核治疗（异烟肼、乙胺丁醇、利福平、吡嗪酰胺），至 2018 年 8 月复查肺 CT 发现左肺病灶明显扩大，收入院治疗。2018 年 9 月 25 日药敏试验结果提示：H、R、Lfx、Sm 耐药，Am、E、Cm、Km 敏感。治疗方案为：6Am Lzd Lfx E Pza/12 Lzd Lfx E Pza，间断给予气管镜空洞介入给药治疗（图 5-7、图 5-8）。

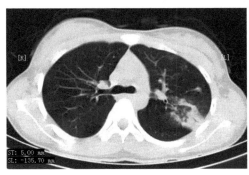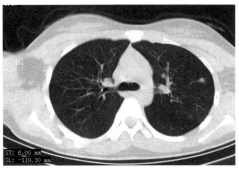

图 5-7　患者气管镜空洞介入给药前 CT　　　图 5-8　患者 5 次给予气管镜空洞介入给药后
（2018-8-30）　　　　　　　　　　　　　CT（2019-2-18）

（陈　巍　宗　石　孙炳奇　王爱迪）

第四节　结核病的免疫治疗

一、概述

　　TB 的免疫治疗是提高宿主的免疫保护效应,有效的免疫治疗及治疗性疫苗可提高抗结核化疗的疗效,包括提高宿主对 MTB 的清除率、缩短痰菌阴转时间、增加空洞关闭率、缩短化疗的疗程。从 TB 发病的角度分析,MTB 感染人体后,一部分宿主可依靠免疫细胞清除细菌,一部分宿主可处于潜伏感染状态,其中仅有 10%左右宿主可发展成为 ATB,HIV 感染、糖尿病、口服免疫抑制剂、合并恶性肿瘤等因素是宿主感染 MTB 及 ATB 发病的高危因素。宿主与 MTB 之间的相互作用决定 MTB 在体内的命运。HIV^+ 的人群对 MTB 感染的敏感性明显增加,随着外周血 CD4 T 淋巴细胞数量的下降,ATB 的发病率显著上升,两者呈反比关系(Kwan and Ernst,2011),从而证明 CD4 T 淋巴细胞对宿主免疫防御起十分重要的作用。MTB 是胞内寄生菌,可通过免疫逃逸等机制长期寄生在胞内,如何通过增强机体的免疫机制清除体内的细菌是目前免疫研究的重点,也是免疫治疗及治疗性疫苗研发的目的所在。TB 的免疫治疗制剂有已在临床广泛使用的制剂,也有正在研发的产品,更有处于前期研究的候选治疗性疫苗。宿主导向的免疫治疗是目前免疫治疗研发的方向,主要指以提高宿主的免疫保护机制、提高宿主抗 MTB 的免疫保护及免疫杀伤效应、减少病理损伤作为治疗方法。

二、免疫治疗的理论基础

　　TB 是一个古老的传染病,虽然 MTB 直到 19 世纪才被人类发现,但该致病菌与人类已经斗争长达几千年,因为早在 6000 前的木乃伊即发现有骨结核的遗迹。人体感染 MTB 后发展成 ATB 的过程受诸多因素的控制及影响,这个复杂的免疫调控的机制及过程目前尚未阐明。但涉及的宿主与细菌之间的相互作用、宿主免疫效应、免疫逃逸等研究可作为 TB 的免疫治疗的理论基础。从免疫学角度看,宿主参与免疫效应的免疫器官包括胸腺、骨髓、淋巴结、脾脏,免疫细胞分为固有免疫应答细胞及适应性免疫应答细胞,前者包括单核细胞、巨噬细胞、NK 细胞、中性粒细胞、树突状细胞、NKT 细胞、B1 细胞、γδT 细胞,后者包括 T 淋巴细胞及 B 淋巴细胞。固有免疫应答发生于感染后的 0~96h、MTB 感染机体之后的早期阶段,MTB 通过 PAMP 即细菌表面某些高度保守的分子结构被固有免疫效应细胞的 PRR 识别,识别后可产生诸多生物学效应,如细胞因子的分泌,巨噬细胞被募集到炎症部位产生促炎细胞因子、产生炎症介质等发挥巨噬细胞的抗感染作用，NK 细胞的杀伤作用与中性粒细胞的免疫吞噬作用及组织损伤等免疫效应。适应性免疫应答一般在 MTB 感染后 3 周左右方能建立，活化的巨噬细胞及树突状细胞作为 APC 将 MTB 的外源性抗原或内源性抗原加工、处理，以抗原肽-MHC 的 I/II 类分子复合物的形式表达于 T 细胞表面，同时表面协同刺激分子表达上调，供 CD4/CD8 T 淋巴细胞识别，初始 T 细胞与 APC 之间在第一信号系统、第二信号系统（协同刺激信号）的作用下发生活化、增殖、分化，发挥各自不同的免疫效应，并产生免疫记忆。与固有免疫效应比较，适应性免疫效应的发挥持久且强大。适应性免疫效应包括 T 细胞及 B 细胞免疫效应，前者主要介导细胞免疫，后者主要介导体液免疫。

（一）固有免疫应答

固有免疫应答始于机体对 PAMP 等的识别，通过炎症反应等机制，发挥清除病原体与衰变及死亡的自身成分。固有免疫具有以抗原非特异性方式识别和清除病原体、产生于免疫应答的早期等特征。固有免疫对抗原的识别是以 PAMP 的方式，包括 MTB 以糖类、脂类为主的胞壁成分，如糖脂及脂多糖、细胞核成分，还以体液中的模式识别分子（pattern-recognition molecule，PRM）来识别抗原、发挥免疫效应，如五聚体蛋白、甘露糖结合凝集素、脂多糖识别蛋白等。固有免疫细胞表面的 PRR 包括甘露糖受体、清道夫受体、N-甲酰甲硫氨酰肽受体、Toll样受体（TLR）、NOD 样受体家族等。发挥的免疫效应包括防御性屏障，释放炎症介质，激发炎症反应，释放 IL-1、IL-6、TNF-α 等炎症细胞因子，激活补体系统，产生防御素及溶菌酶促进细菌的溶解破坏。巨噬细胞的积累和激活所释放的细胞因子刺激肉芽肿的形成，巨噬细胞在吞噬和杀伤 MTB 的同时也可作为 APC 启动抗原加工及提呈的过程，以抗原肽-MHC 复合物的形式表达于细胞表面，供 T 细胞识别，从而促进适应性免疫应答的发生。

（二）适应性免疫应答

MTB 感染机体后形成的特异性抗原经过 APC 的抗原加工、提呈及表达 MHC I 类/II 类分子被 T 细胞识别，形成 MHC-抗原肽-TCR 三分子复合物，由于 CD4 或 CD8 分子的不同，因此有两类 TCR-MHC-抗原肽复合物，其结构及功能均有不同，I 类分子提呈内源性抗原被 CD8 CTL 细胞识别，II 类分子提呈外源性抗原供 CD4 Th 细胞识别。初始 T 细胞的完全活化依靠 T 细胞与 APC 细胞之间的两种活化信号的协同作用，TCR 识别抗原产生第一信号，经 CD3 分子将信号转导到胞内，第二信号有 APC 或靶细胞表面的协同刺激分子包括 CD40、细胞间黏附分子-1（ICAM-1）、淋巴细胞功能相关抗原-1（LFA-1）、CD72、B7 分子等，与 T 细胞表面的分子受体相互作用下，已活化的抗原特异性 T 细胞经过增殖并分化为效应 T

细胞，后者根据是否表达 CD4 或 CD8 分子分为 CD4 T 细胞及 CD8 T 细胞。在 T 细胞表面还有 CTL4-4、PD1 发挥 T 细胞活化的负调控作用。CD4 T 细胞在经历了活化后可分化为 Th1、Th2、Th17、抑制性 T 细胞，Th1 细胞主要分泌 IL-2、IFN-γ、TNF-α 等细胞因子，促进细胞免疫效应的发挥，Th2 细胞主要分泌 IL-4、IL-5、IL-6、IL-9、IL-13，主要促进体液免疫效应，Th17 细胞主要分泌 IL-17，有免疫保护效应。Th1 细胞的主要效应是通过分泌 IFN-γ 活化巨噬细胞增强其杀伤已被吞噬的 MTB 的功能，抑制性 T 细胞主要分泌 IL-10，发挥免疫抑制效应。CD8 T 细胞为 CD8⁺ CTL 细胞、杀伤性 T 细胞，主要功能是特异性直接杀伤靶细胞，通过穿孔素、颗粒酶、颗粒溶素及淋巴毒素等物质直接杀伤靶细胞，或者通过 Fas/FasL 途径诱导靶细胞凋亡。调节性 T 细胞的主要功能是抑制性调节 CD4 和 CD8 T 细胞的活化与增殖，起免疫负调控的作用。

B 细胞表面依靠 B 细胞抗原受体（BCR）复合物与抗原结合，BCR 有识别抗原的胞膜免疫球蛋白（mIg）和传递抗原刺激信号的 CD79a/CD79b 异源二聚体，结合后所产生的信号由 CD79a/CD79b 转导到胞内，形成 B 细胞活化的第一信号，同时还需要 CD40、CD27、CD70、CD80/CD86 及一些黏附分子与 Th 细胞之间相互作用共同完成 B 细胞的激活、增殖、分化，并产生抗体、提呈抗原、通过分泌细胞因子完成免疫效应及免疫调节的作用。

TB 的免疫治疗作用即为提高宿主免疫细胞发挥免疫保护的作用，通过提高结核抗原特异性的 Th1、巨噬细胞及 B 细胞的免疫保护效应，从而减少体内的 MTB 负荷、协同免疫细胞的杀菌作用、协同化学治疗的抗结核作用，达到提高抗结核化学治疗的目的。

三、常用的免疫治疗制剂

TB 的免疫治疗制剂包括已在国内外上市、临床已经使用的制剂以及尚处于研究阶段、尚未上市、尚未使用于临床的制剂。常用的已经在临床广泛使用的免疫制剂有母牛分枝杆菌菌苗、IL-2、IFN-γ、胸腺肽、胸腺五肽、乌体林斯等，下面分别将上述常用的免疫制剂的免疫治疗作用作一阐述。

（一）母牛分枝杆菌菌苗

注射用母牛分枝杆菌（*Mycobacterium vaccae* for injection，微卡）具有双向免疫调节作用，是目前用于 TB 临床最广泛的免疫制剂，国内外发表的研究提示其疗效比较可靠，可辅助治疗 ATB，包括初治、复治、耐多药肺结核及肺外结核。对于微卡的疗效研究，国内发表的文献较多，Yang（2011）进行了一项纳入 54 项研究的 Meta 分析，结果提示微卡辅助治疗初治肺结核患者，其疗效对较严重及复杂的患者较明显。微卡则对 Th1 型细胞因子（IL-2 与 TNF-α）及 Th2 型细胞因子（IL-6）的变化无明显差异。从研究结果看，微卡可提高患者的痰涂片阴转率、加速结核病灶的吸收及结核空洞的关闭。中国台湾学者进行了一项最新的荟萃分析（Huang and Hsieh，2017），显示微卡可提高肺结核患者 1 月或 2 月末的痰培养阴转率，而对其他临床观察指标诸如血沉、体重、淋巴细胞、病死率、X 线病灶吸收率无明显影响，但微卡的使用剂量仍未统一，更多的研究趋向于使用多次而不是单用一次。因此，设计合理的临床研究尚有待深入进行，为临床合理使用该药物提供客观、科学的证据。

微卡对于 MDR-TB 的治疗也具有独特的疗效。同样微卡的研究仍然聚集在中国，张晓光等（2015）对 85 例耐多药肺结核使用化疗方案加微卡注射，对照组单纯化疗，微卡每周使用一次，共 6 个月，结果显示微卡治疗组在呼吸道症状的改善、早期痰涂片的阴转、影像学吸收方面均优于对照组。国内另有学者进行了微卡联合化疗辅助治疗老年 MDR-TB 患者的疗效分析（洪茵等，2017），发现治疗组与对照组的 6 个月末痰菌阴转率分别为 57.7% 和 44.2%，12 个月末痰菌阴转率分别为 78.8% 和 51.9%，疗程结束时阴转率分别为 88.5% 和 53.8%，空洞闭合率分别为 86.5% 及 57.7%，治疗组显著高于对照组，因此微卡可作为老年 MDR-TB 患者的免疫治疗方法。荷兰的学者对微卡治疗 TB 疗效进行了 Meta 分析，提出微卡在免疫辅助治疗 MDR-TB 及 HIV/MTB 患者方面已经完成了 III 期临床试验（Gröschel et al.，2014），结论一致认为微卡对初治及复治肺结核具有肯定的治疗作用，但这些数据大部分来自中国，在用药途径的选择及剂量上尚需要深入研究与明确。国内发表了一项研究（毕占友等，2018），探讨微卡联合化学药物治疗耐多药结核病的临床疗效，选取收治的耐多药结核病患者 80 例，每组各 40 例，结果发现免疫辅助治疗组的痰菌阴转率和空洞闭合率优于化学组，免疫辅助治疗组血清 CD4、CD8 及 CD4/CD8 均高于化学组，该研究认为微卡联合化学药物治疗对耐多药结核病的疗效确切，可有效改善患者的痰菌阴转、促进病灶愈合、提高患者的免疫功能。

（二）IFN-γ、IL-2 等细胞因子

细胞因子辅助治疗 TB 已在临床使用，理论上补充 IFN-γ 及 IL-2 等细胞因子可提高机体的 Th1 保护性免疫应答，促进巨噬细胞对 MTB 的吞噬效应，提高 TB 的疗效。但其临床使用尚不广泛，且疗效不确切，只有少数研究结论支持使用 IFN-γ 及 IL-2 等细胞因子。一项 Meta 分析（Gao et al.，2011）对 IFN-γ 辅助治疗肺结核的疗效及安全性进行了综合评价，结论为无论 IFN-γ 给予雾化、皮下或肌内注射均可加速痰涂片的阴转率及肺部病灶的吸收、减轻结核中毒症状，但荟萃分析缺乏高质量的文献，因此，总体上 IFN-γ 应用于 TB 仍然需要高质量的研究给予证实。

重组 IL-2 也已在国内用于临床，但仍然缺乏大数据，也缺乏使用经验，临床实际疗效并不十分确切。国内外有发表的研究评价 IL-2 治疗初治肺结核的临床疗效。国外早年发表过一项研究（Johnson et al.，2003），使用重组 IL-2 辅助治疗 HIV 阴性的初治涂阳肺结核患者，观察期为强化阶段 2 个月，结果发现 IL-2 辅助化疗 2 个月并未对细菌的清除、症状的缓解具有积极的作用。该研究认为 IL-2 对初治肺结核的辅助治疗无明显疗效。Barnes（2003）对该项研究结果进行了评论，认为 IL-2 辅助化疗的疗效主要体现在胞内菌上，而初治肺结核的强化阶段主要集中在细胞外生长、代谢旺盛的细菌；因此，IL-2 的疗效在强大的化疗作用下显得微不足道，短期观察主要是观察胞外菌的影响，不能充分反映 IL-2 对胞内已形成抗溶酶体膜的持留菌的作用及影响。因此，在初治敏感肺结核的治疗强化阶段，补充单一的 IL-2 显得并非重要，IL-2 对 TB 的辅助治疗的作用应该体现在耐药肺结核的治疗上。近年一项关于 MDR-TB 的研究（Shen et al.，2015），但样本量偏少，仅纳入 50 例 MDR-TB 患者，重组 IL-2 注射剂量为 50 万 IU，每日一次，在疗程的第 1、3、5、7 个月使用 IL-2 同时加标准耐药化疗方案作为治疗组，设空白对照组，结果显示 IL-2 治疗组的痰菌阴转率及 X 线病灶吸收率显著高于对照组，疗程结束时上述指标的改善更为明显，该研究认为 MDR-TB 化疗方案中补充重组 IL-2 可稳定患者的免疫状态，改善抗结核治疗效果，有希望成为耐多药肺结核上有使用前景的免疫治疗方法。国内的林志来等（2019）纳入 70 例 MDR-TB 患者，分成治疗组及对照组，观察 IL-2 对 MDR-TB 的辅助疗效，结果显示 IL-2 治疗组的有效率为 97.1%，空洞闭合率为 66.7%，对照组则分别为 94.3% 及 61.5%，两组差别无统计学意义，但免疫功能指标及 3 月末的痰菌阴转率有显著差异，因此仅能证明 IL-2 可部分改善 MDR-TB 患者的免疫功能，具有一定的疗效。目前 IL-2 辅助治疗 TB 依然需要大样本、多中心、前瞻性随机对照临床试验来证实 IL-2 对肺结核免疫辅助治疗的疗效及安全性，目前尚缺乏该制剂使用的最佳剂量及疗程。

（三）胸腺肽、胸腺五肽等

国内已经上市一些非结核特异性的免疫制剂，如胸腺肽、胸腺五肽、乌体林斯、卡介苗多糖核酸等，该类制剂理论上能刺激淋巴细胞增殖、激活 T 细胞活性及相应免疫效应。但是该类研究仅限于国内小样本、非随机对照的临床研究。例如，耿书军等（2015）评价胸腺五肽联合化疗对复治菌阳肺结核的治疗影响，有 118 例患者入选，治疗组在化疗的基础上使用胸腺五肽 80mg 静脉滴注，每日一次，连续使用 2 个月发现观察组治疗后的 $CD3^+$、$CD4^+$ 和 $CD4^+/CD8^+$ 水平高于对照组患者，且肺功能指标第 1 秒用力呼气容积（FEV1）、用力肺活量（FVC）、FEV1/ FVC 水平均明显升高，提示胸腺五肽对改善复治肺结核的肺功能及提高免疫功能具有较明显的效果；国内还有使用 BALB/c 小鼠的实验室研究（Yuan et al.，2016）证实胸腺五肽对 MDR-TB 的辅助疗效，实验设计为胸腺五肽辅助莫西沙星治疗感染 MDR-TB 的小鼠，结果发现治疗组的小鼠 $CD3^+CD4^+$ 的数量上升、$CD3^+CD8^+$ 数量下降，感染之后的 4 周末、8 周末、16 周末的肺及脾脏的细菌负荷减少、Th1 及 Th17 表达升高、Treg 表达下降，从而证实了胸腺五肽辅助治疗 MDR-TB 的免疫调节疗效。

除了胸腺肽、胸腺五肽在国内零星使用，乌体林斯也曾经应用于临床，一项使用乌体林斯（草分枝杆菌 F.U.36 注射液）辅助治疗 T2DM 合并初治肺结核的研究（刘立虎和吴军，2015），结果显示乌体林斯治疗糖尿病合并肺结核的总有效率为 96.88%，对照组为 81.25%，疗效差别具有统计学意义，证明乌体林斯也具有一定的辅助治疗价值，但发表的研究较少，因此疗效尚不确定。国内一项研究（洪茵等，2018）观察了不同生物免疫制剂在 MDR-TB 上的临床疗效，将 204 例 MDR-TB 患者随机分为母牛分枝杆菌、草分枝杆菌、卡介苗多糖核酸 3 个治疗组和对照组，每组各 51 例，治疗组以阿米卡星、丙硫异烟胺、乙胺丁醇、左氧氟沙星、帕司烟肼分别联合母牛分枝杆菌、草分枝杆菌和卡介苗多糖核酸治疗；对照组仅以上述化疗方案治疗，疗程均为 18 个月，结果发现 204 例患者均完成化疗疗程，治疗组 3 个月末的痰菌转阴率、18 个月的痰菌转阴率、空洞闭合率均高于对照组，因此免疫制剂可作为治疗 MDR-TB 的有效辅助手段。

（四）处于研究开发阶段的结核病免疫制剂

由于 TB 特别是 DR-TB 化学治疗选择的困难，加之免疫调节机制贯穿于 TB 发病的始末，免疫治疗将会成为 TB 治疗的重要方向之一。上述已经应用于临床的免疫制剂大多为结核非特异性免疫调节制剂，对 TB 免疫辅助治疗的作用有限，且缺少大样本及高质量的临床研究数据，目前国内外诸多新型的免疫治疗制剂正处于不同阶段的研发状态。以下为比较瞩目的处于研究开发阶段的免疫制剂。

1. V5 及 V7 的免疫治疗研究

V5 的研究始于乌克兰，将 V5 作为免疫辅助治疗用于新发 TB、复发 TB、MDR-TB（Butov et al.，2011），其过去是慢性乙肝及丙肝的疫苗，是从乙肝及丙肝病毒阳性者的血中分离，经过化学加工、加热灭活，具有专利的口服制剂。由于 V5 含有天然的 MTB 的抗原成分，在进行利用 V5 治疗丙型肝炎的临床试验中竟发现其对 TB 的治疗具有积极的作用，从而开始了其对 TB 的疗效研究。此项研究为安慰剂对照、随机、II 期临床试验，34 例成人入选研究，V5 口服每日一次，连续 30 天，餐前或餐后 30min，在 DOT 管理下进行，连同抗结核化疗随访观察，研究发现 V5 治疗组在体重增长、痰涂片阴转方面都显著高于安慰剂对照组，无不良反应，从而证实 V5 是一项安全的免疫辅助治疗手段，可缩短疗程。随后在

2012 年发表了随机、双盲、安慰剂对照 IIb 期临床研究（Butov et al.，2011），纳入 123 例结核患者，发现 V5 治疗组在治疗 1 个月的痰菌阴转率高达 88.7%，安慰剂仅为 14.8%，证明 V5 辅助治疗对于初治 TB、复发 TB、初治治疗失败 TB、MDR-TB 及 TB 合并 HIV 感染均有确切的疗效。

V7 的成分为 *M. vaccae*，被国外公司制成口服剂型，而其针剂的剂型就是国内使用的微卡。一项乌克兰及加拿大联合 II 期临床研究（Efremenko et al.，2013）将 43 例涂阳肺结核患者随机分配入 V7 辅助化疗组（22 例）及安慰剂辅助化疗组（21 例），评价口服免疫制剂的安全性和有效性。该研究使用的 V7 每片含有 $10\mu g$ 的 Longcom 公司生产的加热灭活母牛分枝杆菌菌苗。结果发现 V7 组体重增长明显，对照组体重反而减少 0.1kg，V7 组在控制体温、增加淋巴细胞比例上较安慰剂组明显，其他如血沉、HB 含量等并无明显影响，一个月的观察结果显示 V7 组的痰菌清除率为 31.8%，安慰剂组则为 9.5%，然而两组在一个月的治疗转归的总的评价上差异无统计学意义。因此，Longcom 公司的 V7 联合化疗辅助治疗肺结核的疗效评价方面有待于大规模、长时间的随访来证实。另一项类似研究同样来自乌克兰（Butov et al.，2013），其使用的 V7 为英国伦敦的 Immodulon 公司生产。41 例肺结核患者随机分配入 V7 辅助治疗组（20 例）及安慰剂对照组（21 例），观察期一个月，结果两组的痰菌阴转率分别为 72.2% 和 19%，V7 组平均体重增长为 2.6kg（$P=0.002$）和对照组平均体重增长为 0.2kg（$P=0.69$），与上述研究结果相似，V7 辅助治疗组对控制体温及增加淋巴细胞计数有一定的优势。此临床试验证明口服 *M. vaccae* 安全，其可作为潜在、有效的免疫辅助治疗，可提高结核患者对化疗的有效性及缩短疗程。因此，从两项短期临床研究观察结果看，V7 具有一定的应用前景。

2. MIP 的免疫治疗研究

MIP（*Mycobacterium indicus pranii*）是一种分枝杆菌，由于含有数种 MTB 的抗原，印度的 Faujdar 等（2011）使用 MTB 气溶胶感染小鼠进行 MIP 辅助化学治疗 TB 的研究，发现 MIP 可显著减少受感染小鼠肺及脾脏的细菌负载量。

2012 年来自印度的两项研究热点也集中于 *Mycobacterium indicus pranii*（Gupta et al.，2012a，2012b）。在过去的研究中 MIP 作为预防性疫苗，而如今 MIP 通过皮下注射或者气道雾化给药在豚鼠的 TB 感染模型中作为化疗的免疫辅助治疗，该研究发现 MIP 辅助疗法可有效加速机体杀菌、改善结核病变程度、有助于活化 APC 及肺内淋巴细胞、增强 Th1 保护性免疫及免疫抑制反应、减轻局部炎症及病理改变，且活的 MIP 可显示更强的免疫保护效应。MIP 在许多文献中被认为是具有较好治疗前景的免疫制剂，它能刺激 Toll 样受体途径，诱导炎症性细胞因子产生，注射 MIP 可刺激 T 细胞免疫反应，有研究已证实 MIP 皮下注射对结核性心包炎具有积极的免疫辅助治疗作用，对 MDR-TB 的治疗同样具有较好的应用前景（Desai and Khamar，2014）。

一项 Meta 分析评估 MIP 作为肺结核的辅助治疗的疗效，研究共有 3 项临床试验（4 篇论文）、368 个受试者进入分析，其中包括 173 例 MIP 治疗组、168 例对照组，结果显示 MIP 能缩短痰菌阴转 15 天的 RR 值为 2.31（95%CI：1.75～3.06），缩短痰菌阴转 30 天的 RR 值为 1.83（95%CI：1.12～2.98），治疗时间超过 30 天后，治疗获益的患者仅为复治结核病患者。作者认为 MIP 免疫治疗受益主要体现在痰菌阴转方面，然而入选的研究均存在方法学上的瑕疵，因此建议评估 MIP 的疗效还有待于将设计良好、随机对照的更好的研究纳入再评估（Pandie et al.，2014）。

3. 其他新型的免疫制剂研究

（1）纳米技术

纳米技术是另一种比较瞩目的研究技术，使用纳米技术为先导的药物转运方法与传统方法相比具有更多的优势，能够提高药物的转运，使药物分子均匀分散到靶部位、维持并控制药物分子的释放、减少毒副作用，主要目的是形成新型的药物转运系统、减少给药次数、提高患者对化疗的依从性、缩短治疗时间，不同类型的纳米载体在药物输送系统上具有广泛的前景。纳米颗粒是一类固态胶体颗粒，粒径小于 1μm，用作药物运载工具。为了达到治疗的目的，药物可以共价嵌合到纳米颗粒的表面或内部。纳米颗粒由可降解的聚合物组成，包括人工合成物（聚乳酸等）、天然聚合物（明胶、白蛋白等）及固体脂质。新型药物输送系统包括使用脂质体、类脂质体、脂微球、乳化剂为基础的药物输送系统及一些其他新型药物输送系统，可有效治疗 TB，因此使用纳米技术研发的药物包括口服类纳米载体类药物、气道给药的吸入式的纳米颗粒、纳米药物的静脉制剂、脂质体载体、微乳载体、固体脂质纳米粒、类脂质体、海藻酸盐载体等（Nasiruddin et al.，2017）。

（2）使用 MTB 特异性抗原作为免疫治疗基础的新型制剂

有研究（Larsen et al.，2018）使用融合表达 MTB 的 Rv2608、Rv3619、Rv3620 及 Rv1813 的新一代的 TB 候选疫苗 ID93 与合成的 TLR4 激活剂，以稳定的乳化剂形式制成的吡喃葡萄糖酯的佐剂——GLA-SE（glucopyranosyl lipid adjuvant in a stable emulsion），与利福平、异烟肼、吡嗪酰胺联合用药，在 SWR/J 小鼠模型中感染 MTB 7～22 周后，评价免疫治疗小鼠肺部的病理改变、免疫应答、细菌数量的改变，研究发现该新型的免疫制剂辅助化疗可有效提高宿主 Th1 型细胞因子的分泌、改善小鼠的生存、降低细菌负荷。

Ag85B 分子量为 30kDa，是一种分枝杆菌属主要的分泌蛋白，属于 Ag85 家族。Ag85B 具有较高的免疫原性，容易被特异性识别，可介导潜伏感染及 ATB 患者的细胞免疫反应。Sheikh 等（2011）将 Ag85B 辅助抗结核药物治疗感染 MTB

后的小鼠,发现 Ag85B 免疫治疗联合 4 周短程化疗的疗效显著优于单独化疗或单独免疫治疗,且化疗剂量减少至每日一次仍然可呈现较明显的免疫保护效应,证明 Ag85B 联合化疗可能缩短传统化疗的疗程。

还有利用结核特异保护性抗原合成的免疫制剂,国内的 Wang 等(2014)利用重组耻垢分枝杆菌构建表达 MTB 保护性抗原 Ag85B 和 ESAT-6 融合蛋白(AE-γMS),C57BL/6 小鼠给予 AE-γMS 免疫后可使小鼠产生 Th1 型免疫反应,刺激 IFN-γ 及 IL-2 的产生,增强抗原特异性细胞毒性 T 淋巴细胞的活性。为了检测该免疫治疗效果,给 C57BL/6 小鼠尾静脉注射 $1×10^4$ CFU 的 H37Rv 以建立持留菌感染小鼠模型,同时给予小鼠异烟肼和吡嗪酰胺治疗,经过 AE-γMS 免疫治疗的小鼠脾脏产生了高水平的 IFN-γ,肺内细菌含量降低,而单独给予化疗的小鼠肺内细菌降低水平有限,Th1 免疫反应减弱,AE-γMS 免疫加化疗还可减轻肺内结核病灶的组织损伤,因此,在结核动物模型中 AE-γMS 免疫治疗可诱导产生 Th1 保护性免疫反应,辅助化学治疗有望达到积极有效的疗效。

(3)其他新型的免疫治疗

有研究(Larsen et al.,2018)将前期研究较为成熟的治疗性疫苗 ID93 加佐剂 TLR4 激动剂稳定乳剂中的 GLA-SE 作为免疫治疗方法,并联合利福平、异烟肼和吡嗪酰胺(RHZ)化疗,评估该免疫治疗的保护性及安全性。使用感染 7~22 周的小鼠为研究对象,结果发现,与未经治疗组相比,单用药物治疗或联合免疫治疗均可减轻小鼠支气管肺泡灌洗液和血浆中测量的炎症反应,而免疫辅助治疗组随着治疗时间的延长可显著增强肺中 Th1 型细胞因子免疫应答,减轻肺部病变和破坏性肺部炎症。因此,利用 ID93/GLA-SE 进行的免疫性治疗有助于诱导实验动物的 T 细胞免疫应答,为未来的免疫治疗临床研究提供强有力的依据。

MVA85A 作为治疗性疫苗在非洲的一项临床试验宣告失败之后,国际上对其的研究热点有所下降。国外一项研究(Leung et al.,2018)将 MVA85A 作为免疫辅助化疗制剂,旨在提高宿主的抗结核疗效,该项研究对象为小鼠,研究设计了一个多抗原和多阶段疫苗,基于改良的痘苗安卡拉(MVA)病毒,命名为 MVATG18598,其表达 10 种抗原,分别代表 MTB 感染的每个不同阶段。体外分析和多传代评价表明,该疫苗是遗传稳定的,即适合于生产。使用不同的小鼠模型,研究显示 MVATG18598 疫苗接种导致 Th1 相关 T 细胞反应和细胞溶解活性,靶向 10 种疫苗表达的 MTB 抗原。在慢性暴露后小鼠模型中,与单纯化疗相比,MVATG18598 疫苗联合抗生素方案可以降低感染小鼠肺部的细菌负荷,并且与长效抗原特异性 Th1 型细胞和抗体应答相关。在一个模型中,化疗与 MVATG18598 联合治疗可防止抗结核治疗后的复发,研究结果表明治疗性 MVATG18598 疫苗能提高 TB 化疗的疗效。这些数据支持这种新型免疫疗法可作为抗结核免疫辅助治疗方法之一。

TB 的免疫辅助治疗可有效地提高化疗疗效甚至缩短疗程。BCG 为人类与 TB

的斗争史中唯一被广泛使用的疫苗,近几十年来 TB 疫情的上升证明 BCG 的预防效果十分有限。但是,最近的一项豚鼠研究使用 BCG 联合化疗方案却可有效降低疾病的进展速度、减轻结核性坏死的程度、减少 TB 的复发及延长豚鼠的生存时间,证明了改变 BCG 的使用方法将可能作为有效免疫治疗的方法之一。另一项研究使用 ID93,其包含结核毒力相关抗原家族 RV2608、RV3619、RV3620 及潜伏感染相关抗原 RV1813,ID93 被纳米乳剂 GLA-SE 作为佐剂合成 ID93/GLA-SE 与一线抗结核药物异烟肼及利福平合用治疗 TB,小鼠及猴的研究均表明该免疫治疗可诱发强烈而持久的 Th1 细胞免疫反应,减少脏器的含菌量及结核病理损伤,可有助于增强化疗效果。

对于新型的免疫方法,来自苏州的个例报道(Ping et al.,2015)将自体同源细胞因子介导的杀伤细胞的免疫治疗(CIK)联合抗结核化疗治疗一例 23 岁播散性肺结核女性患者,干咳、发热、胸闷 1 个月,经过 CIK 免疫治疗后该病例症状及病灶得到快速改善,作者认为 CIK 免疫治疗可为治疗播散性 TB 提供一种行之有效的方法。该方法在肿瘤的免疫治疗中曾经有研究证明其有一定疗效,但是不肯定,故未普遍使用于临床,其对 TB 免疫治疗的疗效仅见上述个例报道,因此在 TB 治疗中的疗效及安全性究竟如何尚未肯定。

四、免疫治疗制剂的选择

如何充分有效地发挥免疫治疗在 TB 中的重要作用,首先需要明确免疫治疗的使用指征。由于免疫治疗是把"双刃剑",既有正向或双向免疫调控的积极的免疫保护作用,也可能有负向的免疫破坏的作用。因此,临床需要严格地把握 TB 免疫治疗的适应证人群。其次,明确需要免疫治疗的适应证人群之后,需要选择合适的免疫制剂用来辅助治疗 TB。由于 TB 的免疫机制非常复杂,免疫制剂大部分尚处于研发中,仍然缺乏能反映患者的免疫效应及治疗转归的灵敏、准确的生物标志物,因此目前临床上比较公认的免疫治疗的适应证标准尚比较粗浅,包括如下几个方面。①患者外周血 CD4 比例下降,CD4/CD8≤1。②肺部病灶广泛或伴巨大、多发空洞者,或合并多部位的肺外结核病灶;重症结核病。③MDR-TB、XDR-TB者,需要传统长疗程方案才有可能治疗成功的患者。④TB 伴免疫缺陷性疾病。

其他人群,如 TB 伴随糖尿病、合并矽肺、合并肺部恶性肿瘤、合并免疫功能紊乱性疾病或结缔组织性疾病者,是否需要免疫治疗、需要何种免疫制剂尚未通过研究证实。因为上述患者的免疫调控机制尚未阐明,尚缺乏大样本的临床研究及基础研究给予理论证实。有些临床免疫的研究已经发现重症肺结核患者的结核抗原特异性 Th1 分泌的 IFN-γ 降低,能为上述适应证提供部分的理论依据。

在免疫制剂的选择方面,需要根据各种免疫制剂的使用原理对适应证人群进行筛选，一般来说双向免疫调节制剂如微卡，对 TB 免疫治疗人群的适应证比较广泛，符合上述适应证条件即可以使用。细胞因子类免疫制剂一般也应用于 Th1 免疫应答下降的患者。胸腺肽、胸腺五肽等结核非特异性免疫制剂，对具有免疫缺陷或长期服用激素、合并全身免疫性疾病的患者使用时需要谨慎，防止发生免疫病理损伤。TB 的免疫制剂在使用时还需要全面进行患者的受益及风险评估，最终目的是使患者受益。

五、宿主导向治疗

宿主导向治疗（host directed therapy，HDT）的概念最近几年由国外提出，其可能是未来 TB 免疫治疗的方向，定义为通过多种机制及途径提高宿主对 MTB 的免疫保护反应，包括通过活化或提高宿主的固有免疫及适应性免疫保护效应或提高免疫记忆功能等的辅助治疗以提高 TB 的化疗效果。宿主导向治疗方法包括一系列已经广泛使用的药物（其他用途）、生物制剂、营养制剂，以及使用患者的免疫细胞及间充质干细胞，这些制剂在应用于其他疾病的同时，目前研究发现可能被认为是结核病 HDT 的有效的候选药物之一时需要临床的再评价，还有一些全新的 HDT 的治疗靶点的探索。

CD4$^+$、CD8$^+$ T 细胞介导的抗原特异性细胞免疫反应在临床治疗肿瘤、同种异体移植后的感染上被证明是安全、有效的，目前国际一致认为 HDT 理念的 T 细胞治疗在传统抗结核治疗失败后耐多药肺结核的管理及治疗中具有潜在的应用前景。目前有一系列的 HDT 治疗方法进行临床研究，全球有数个较大的基金支持该课题的进行，如德国科教部建立 5 个研究团队与非洲合作、美国国立卫生研究院（NIH）与 TB 高负担国家合作进行前瞻性观察性研究；欧洲及发展中国家组成临床试验合作组织在 2014 年 12 月于南非开普敦成立；还有其他如惠康基金会、英国医学研究所等，这些候选 HDT 药物辅助治疗 TB 的研究目的在于：缩短敏感结核病、MDR-TB、XDR-TB 的疗程；提高 MDR-TB/XDR-TB 的治疗转归，降低发病率及死亡率，改善 HIV/MTB 双重感染患者、血行播散性结核病患者、TBM 患者体内的病理破坏，阻止 TB 的复发，改善 HIV/MTB 双重感染患者或合并恶性肿瘤、糖尿病患者的治疗转归。通过 HDT 系列药物的研发，从总体上提高 TB 的治疗能力（Maeurer et al.，2015）。

目前有 14 种用于药物敏感、耐药和潜伏结核的候选药物处于临床阶段，其中 9 种处在第一和第二阶段试验，3 种新药处于耐多药结核发展的后期阶段，候选 HDT 药物可有助于缩短 TB 治疗持续时间、改善 MDR-TB 治疗结果及预防结核潜伏感染。最近的研究表明 miRNA 可调节宿主抗结核的固有免疫应答，microRNA 是一种小的非编码 RNA，在转录后水平具有重要功能，通过调节免疫细胞中表达的基因参与调控免疫,而将 microRNA 作为生物标志物的开发及 HDT 的研究还处于初级阶段,目前使用模拟人类感染的动物模型来评估 microRNA 作为生物标志物和治疗靶标的作用。因此,发挥 microRNA 在 TB 中的免疫调节作用,其最终可能作为抗结核治疗的 HDT 靶点(Sabir et al.,2018)。

(一)左旋咪唑

印度一项研究(Saurabh et al.,2017)使用左旋咪唑辅助抗结核治疗疗效欠佳的骨结核患者,研究给予骨结核患者肌内注射 BCG 0.1mL 后,给予左旋咪唑 2mg/(kg·d)连续使用 3 天、停用 7 天,以 10 天为一个循环,连续 6 个循环,在 BCG 首次接种 30 天后再重复 BCG 接种一次,同时再配合使用其他国家规定的传染病疫苗,最后评估免疫治疗的效果,共 109 例患者入组,经过抗结核疗效的评估及记录,研究发现左旋咪唑组免疫治疗 1 个月结束后,血液指标 CD4 T 细胞和 CD8 T 细胞计数明显升高,其中 CD4 T 细胞计数升高尤为明显,CD8 T 细胞计数也显示一定程度的增量,研究结果提示使用左旋咪唑及 BCG 可显示出良好的辅助治疗效果,尤其适合在抗结核疗效较差的患者中进行应用。左旋咪唑原来是广谱驱虫剂,能选择性地抑制虫体肌肉内琥珀酸脱氢酶的活性,使虫体所需的能量减少。来自印度的一项研究(Shamkuwar et al.,2017)将左旋咪唑用于新诊断肺结核的短程标准化疗的辅助治疗,在初治涂阳肺结核患者中进行为期 21 个月的随机、双盲、安慰剂对照的临床试验,50 例患者随机分为两组,一组口服左旋咪唑 100mg/日,另一组安慰剂对照,每日顿服,每周使用 3 次,观察 2 个月。结果发现抗结核化疗 1 周后,在左旋咪唑组有 11 例患者的痰涂片阴转,安慰剂组仅 3 例阴转;3 周后,治疗组所有患者痰涂片阴转,安慰剂组仅 14 例阴转;2 个月后,治疗组 24 例患者放射学检查改善,对照组 11 例改善,同时观察到治疗组肺结核患者空洞好转速度加快。因此,左旋咪唑可作为免疫调节剂,具有缩短疗程之功效,也可作为 HDT 方法之一,值得未来更多的临床试验给予证实其疗效。

2016 年,印度的 Gupta 等提出针对临床上对抗结核治疗无反应的脊柱结核患者,给予患者使用 HDT 类药物包括维生素 D 肌内注射(600 000IU)、阿苯达唑口服三天(200mg/日)、沙门氏菌疫苗(0.5mL 肌内注射)、流感疫苗(0.5mL 肌内注射)同时给予抗结核治疗,患者给予免疫治疗结束后继续给予抗结核治疗随访,平均 22.4 个月。最后结果发现给予免疫治疗的患者的自主活动能力大大提高,且具有良好的临床反应,作者指出该免疫疗法能调节患者的 Th1 及 Th2 功能失调,特别是临床治疗无反应及功能失调的免疫细胞。

(二)维生素 D₃ 的辅助治疗

2018 年,国际上仍然进行了维生素 D_3 对 TB 的辅助治疗研究。巴基斯坦的

Afzal 等（2018）进行了以补充维生素 D 对涂阳肺结核患者早期痰菌阴转为目的的临床研究，120 例涂阳肺结核患者入组，分为 A 组（单纯抗结核治疗）和 B 组（补充维生素 D 组）。在强化期每 14 天肌内注射 4 次剂量 10 万 IU 的维生素 D，在第 2、4、6、8、10 和 12 周重复查痰，研发发现在补充维生素 D 的第 12 周时，A 组有 7 例患者的痰菌阳性率为 11.7%，而 B 组仅 1.7%，差异有统计学意义。因此，在强化抗结核期间每 14 天给予 4 次剂量的维生素 D，可提高肺结核患者痰涂片阴转率。严格意义上维生素 D_3 辅助治疗 TB 应当属于 HDT 治疗策略之一。体外研究表明 1,25 双羟维生素 D_3 通过提高体内抗菌肽的活性、诱导被感染细胞的自噬来限制被感染的巨噬细胞内 MTB 的生长，从而提高宿主的固有免疫效应，但需要确定补充维生素 D_3 的最佳剂量。最近有研究（Buonsenso et al., 2018）发现结核潜伏感染、ATB 的儿童体内的维生素 D 的水平均低于非 TB 患者，提示补充维生素 D 辅助治疗 TB 可能有效。国际上还进行了多项使用维生素 D_3 辅助治疗肺结核的临床研究，由于维生素 D_3 的常规剂量不足、参与者的维生素 D 高基线状态使得其疗效受到限制。

来自蒙古的研究（Ganmaa et al., 2017）报道了一项维生素 D_3 辅助治疗肺结核的随机对照临床试验，共纳入 390 名肺结核患者，随机分为 2 组：维生素 D_3 干预组（199 例）及安慰剂组（200 例）。结果表明，对整体人群的统计结果显示，给予额外补充维生素 D_3 并不能显著缩短痰培养阴转时间，但在具有维生素 D 受体（rs4334089、rs11568820）及 25-羟维生素 D-1α 羟化酶（rs4646536）的单核苷酸多态性特征的人群中补充维生素 D_3 则可加速痰培养阴转。另一项研究进行了维生素 D_3 辅助治疗 TB 的动物实验，采用异烟肼、利福平、吡嗪酰胺单独作用 13 周或联合免疫制剂 [全反式视黄酸、1,25(OH)$_2$ 维生素 D_3 和 α-半乳糖]，结果显示免疫治疗剂的添加与治疗 5 周后细菌负荷降低有关，且明显减少了停止治疗后疾病的复发。该小鼠肺结核模型中证明了三种经临床批准的药物组成的免疫疗法可以改善抗结核的疗效。

近期巴基斯坦发表了一项研究（Afzal et al., 2018），使用补充维生素 D 辅助治疗初治涂阳肺结核，观察其疗效。该试验为随机分组、空白对照临床研究，共 120 例初治涂阳肺结核患者纳入，治疗组给予补充维生素 D 100 000IU，肌内注射，每隔 14 天重复一次，共 4 个剂量给药，研究发现给予补充 4 个剂量的维生素 D 后可显著提高涂阳肺结核患者的痰涂片阴转率。

目前各项研究均表明，结核潜伏感染者及 ATB 患者维生素 D 的水平普遍较低，维生素 D 水平下降者其患 ATB 的风险提高，随着维生素 D_3 的实验室及临床研究的完善，其有效使用的剂量、剂型、适应证人群等明确后将有望成为 HDT 策略中有效的治疗方法之一。

（三）二甲双胍的 HDT 临床研究

二甲双胍是用来治疗糖尿病的，能有效控制血糖水平，抑制宿主细胞线粒体甘油磷酸脱氢酶的活性。由于该药能通过提高吞噬溶酶体的融合而增强巨噬细胞的自噬、增加线粒体 ROS 生成从而抑制 MTB 在宿主体内的生长，在感染 MTB 的小鼠动物实验中二甲双胍能改善小鼠肺部结核病理破坏、降低细菌负荷。由于上述药理作用机制的存在，二甲双胍可能成为合并或不合并 T2DM 的结核病的辅助治疗方法之一，二甲双胍与一线化疗药物合用可能减少病变的严重程度、帮助机体清除 MTB（Restrepo，2016；Vashisht and Brahmachari，2015）。

二甲双胍用于 TB 的临床可表现在多个方面，印度一项观察性研究旨在观察二甲双胍是否对糖尿病罹患 TB 患者具有保护作用，研究结果发现二甲双胍可以有助于糖尿病患者控制血糖，可有效地预防糖尿病人群罹患 TB（Marupuru et al.，2017）。一项回顾性、大样本、横断面的样本量为 2416 例患者的临床研究（Degner et al.，2018）表明，糖尿病合并 TB 患者在抗结核治疗中比无合并糖尿病的患者比较，发生死亡的风险增高了 1.91 倍，治疗 2 月末时痰培养仍然阳性的比率增高了 1.72 倍，而糖尿病患者抗结核治疗的同时服用二甲双胍则将死亡的发生风险降低到与对照组同等水平。由此可看出二甲双胍可作为 TB 的 HDT 的有希望、有效的辅助药物之一。

（四）间充质干细胞的 HDT 研究

最近有研究报道，间充质干细胞（mesenchymal stem cell，MSC）可用于 TB 的免疫治疗。间充质干细胞是具有多种分化潜能的干细胞，占骨髓细胞的 0.01%，MSC 不表达 MHC-II 类分子和协同刺激分子（CD80/CD86/CD40），可调节 T 细胞的增殖与功能，与 T 细胞共培养的 MSC 细胞可提高 PGE2 的水平，可调节 B 细胞及 NK 细胞的功能。最近研究认为，MSC 通过细胞与细胞之间的作用释放可溶性分子（TGF-β、PGE2），可发挥免疫调控作用，其存在于各种不同组织、器官（包括肺）中，参与组织修复及免疫过程，具有很强的修复及再生功能。一项发表的研究（Yudintceva et al.，2018）应用异源间充质干细胞治疗膀胱 TB，该研究在实验兔子中进行，给予单剂量 MSC 于膀胱黏膜上皮细胞，可减少膀胱壁的变形、阻止纤维化、减轻局部的炎症反应，提示着 MSC 在膀胱上皮细胞的再生中发挥重要的作用。

在 2014 年发表的一项 I 期、开放临床试验（Skrahin et al.，2014）中，入选对象为 30 例 MDR/XDR-TB 患者，治疗组给予单次剂量的自体骨髓来源的间充质干细胞，剂量为 1×10^6 细胞 /kg 体重，在抗结核治疗的最初 4 周内给予注射，结果发现最常见的轻度（1 级或 2 级）不良反应为高胆固醇、恶心、淋巴细胞减少或腹泻，研究报道了两例 3 级不良反应是一过性的血钾水平升高、短暂性 γ-谷氨酰转肽酶水平升高。研究表明 MSC 辅助治疗 MDR/XDR-TB 患者是安全的。研究表明 MSC 辅助治疗 TB，在疗程的最初 4 周即可发现影像学病灶的改善及安全性。因此 MSC 可能会成为 MDR/XDR-TB 有效的免疫治疗的方法。在白俄罗斯完成的 MSC 辅助治疗 MDR/XDR-TB 的 72 例纳入患者的临床研究表明（Skrahin et al.，2016），MSC 治疗组的治疗成功率高达 81%，而另两个对照组仅分别为 39% 及 42%，证明 MSC 能极大地提高 MDR/XDR-TB 的治疗成功率，可能成为一种革命性的治疗 DR-TB 的方法，因此，对 MSC 辅助免疫治疗 TB 的评价非常之高。但是，对 MSC 应用于临床中关于输注细胞的数量、输注方法、最佳使用时机的选择等问题尚需要考虑并讨论，而且输注 MSC 后宿主的免疫反应、环境因素、表观遗传等因素均可能使 MSC 的应用变得复杂化及多样化，临床应用需要更多的实验研究及理论依据给予支持，故而应谨慎对待。

由于 HDT 是通过多种途径提高宿主的免疫效应，除了国内外评价比较多的候选药物，还有一些潜在的可能作为未来 HDT 治疗 TB 的辅助治疗制剂，如粒-巨核粒集落刺激因子、IFN-α、IL-12、乙酰水杨酸、布洛芬、伊马替尼、磷酸二酯酶抑制剂（如西洛他唑）、丙戊酸、白三烯抑制剂及前列腺素 E2 等，期待国内外在动物实验筛选平台的基础上进行高质量的临床研究，以证实这些从机制上可行的结核病 HDT 候选药物的疗效（Vilaplana et al.，2013；Kaufmann et al.，2014）。

总　　结

TB 的免疫治疗目的在于辅助化疗提高患者的治疗有效率、缩短疗程、加速病灶的吸收、增强机体的免疫保护效应。TB 的免疫调控机制贯穿于 TB 从潜伏感染到发病、病变进展的全过程，因此，有效的免疫制剂能达到上述治疗目的，临床使用需要严格把握适应证，防止免疫制剂的滥用或不用。由于机体的免疫调控机制尚未完全阐明，除了临床广泛使用的免疫制剂如母牛分枝杆菌菌苗、IL-2、胸腺肽等，尚有许多正处于研发阶段的新型的免疫制剂，如 V5、V7、RUTI，还有纳米技术、DNA 疫苗应用于免疫治疗、HDT，未来的研究将可能开发出多种对结核特异性免疫的治疗方法，能使难治性结核病、MDR/XDR-TB 最先受益。

（范　琳）

第五节 结核病的中药治疗与食疗

一、中医对结核病治疗的发展历程和认识

痨病是中医学对 TB 的俗称，认为它是"痨虫"感染和过劳导致的一种慢性传染性疾病。

中医学对肺痨的认识始于《黄帝内经·素问·玉机真藏论》，其描述的临床表现与肺痨相似，如"大骨枯槁，大肉陷下，胸中气满，喘息不便，内痛引肩项，身热脱肉破"。

汉代张仲景《金匮要略·卷上·血痹虚劳病脉证并治六》有"若肠鸣、马刀、侠瘿者，皆为劳得之"的记录。

晋·葛洪《肘后备急方》曰"死后复传之旁人，乃至灭门"，描述了肺痨在当时流行猖獗，以及人们对其无能为力的情况。

隋唐时期，肺痨在当时依然猖獗。《诸病源候论·卷之二十三·尸病诸候（凡十二论）》再次有"死后复易傍人，乃至灭门"之说，指出了该病较严重的传染性。孙思邈《备急千金要方·九虫》提出"劳热生虫在肺"，明确认定病位在肺。与此同时，王焘《外台秘要方·卷十六》也指出"肺劳热，损肺生虫"，提出"肺虫"之说，这在认识上是一个很大的进步。《外台秘要·传尸》对肺痨临床表现的描述也很详细，认为肺痨"莫问老少男女，皆有斯病"，并描述其症状是"有时盗汗，食无滋味，口内生疮，心常烦热，唯欲眠卧，朝轻夕重，两频口唇悉红赤如傅烟（脚）脂，又时手足五心皆热"。

宋元时期，诸多医家对本病的研究亦大有发展，并强调治肺痨当用"杀虫"的治法。元代朱丹溪《丹溪心法》提到的"盖劳之由，因人之壮年，气血完聚，精液充满之际，不能保养性命"，强调了劳瘵形成的内在因素，并认为肺痨的病机是"火盛金衰"，说"劳瘵主乎阴虚"，治疗上切忌大寒大热，为治疗肺痨指明了用药方向。我国第一部治疗肺痨的专书《十药神书》于元代所著，该书提出"夫人之生也，禀三地氤氲之气，在乎保养真元，固守根本，则万病不生，四体轻健；若不养真元，不固根本，疾病由是生"之说，阐明了保养真元是预防肺痨的基础，只有真元通畅，不被痨虫感染，才能保持人即安和，万病不生。在治疗上该书首先提出了止血为先，补气在后，体现了"气能生血"的观念。明清时期，李梴《医学入门》指出了肺痨必具潮热、盗汗、咳嗽、咯血等六大主症，以及某些常见的兼症，为临床诊断提供了依据。李中梓《医宗必读·虚痨·传尸劳瘵》进一步提出"补虚以补其元，杀虫以绝其根"的治疗大法，其中特别强调杀虫一法，说"能杀其虫，虽病者不生，亦可绝其传痊耳"，认为杀虫不仅有治疗意义，还有预防意

义。至清代，中西医汇通派代表医家张锡纯指出"肺病系杆形之毒菌传染，故治肺病以清除毒菌为要务"，施以清金解毒、消除毒菌之法，提倡"衷中参西"，联合运用中药犀黄丸、朱砂等和西药阿司匹林、薄荷冰等治疗肺痨病，丰富了肺痨祛邪之法与临证用药。至此，肺痨的理法方药已日趋完善。

几千年的中国医学发展史，为中医防治 TB 积累了丰富的经验，古代医家对痨病的认识，从病名、病因、临床表现到疾病的治疗原则与方法都有较为深刻的认识和实践，无论是晋代以前的慢性虚损性疾病的治疗，还是后世"补虚杀虫"原则的确立，都为我们提供了思路与方法。

二、中医药在结核病治疗中的地位与作用

中医药在治疗 TB 的过程中，不但可以治疗病灶，还可减轻西药抗结核药所带来的毒副作用，并且可以扶助人体正气，提高机体的免疫力，以达到治疗目的。中医药在缓解抗结核药的毒副作用上，对 TB 出血的止血、改善肺结核症状、提高临床疗效等方面有明显成效。

（一）辨证施治

痨病主要病因有两个方面，一为感染痨虫，一为正气虚弱。杀虫主要是针对病因的治疗，如《医学正传·劳极》中提出"一则杀其虫，以绝其根本，一则补其虚，以复其真元"的两大治则。

肺痨的病理病机主要以阴虚为主，并可导致气阴两虚，甚则阴损及阳，因肺为喜润恶燥之脏，肺体受病，阴分先伤，故见阴虚肺燥之候，表现为"阴虚者，十常八九，阳虚者，十之一二"。由于病情有轻重之分，病变发展阶段不同，涉及脏器不一，因此病理也有转化演变。

对于本病的辨证，一般多按病理属性，结合脏腑病机进行分证。区别阴虚、阴虚火旺、气虚的不同，掌握肺、脾与肾的关系。临床总以肺阴亏损为多见，如进一步演变发展，则表现为阴虚火旺、气阴耗伤，甚至阴阳两虚。病位主要在肺。肺阴虚为主的，常易及肾，并可涉及心肝，而致阴虚火旺；肺气亦虚的，常易及脾，而致气阴耗伤，久延症重由气虚而致阳虚，则可病损及肾，表现阴阳两虚之候。同时还当注意四大主症的主次轻重及其病理特点，结合其他兼症，辨其证候所属。

1. 肺阴亏虚

[症状]干咳，咳声短促，痰中有时带血，午后手足心热，少量盗汗，口干咽燥，胸部隐隐闷痛，苔薄，边尖质红，脉细或兼数。

[治法]滋阴润肺。

[方药]月华丸加减。

2. 阴虚火旺

[症状]咳呛气急，痰少质黏，或吐稠黄多量之痰，时时咯血，血色鲜红，午后潮热、骨蒸，五心烦热，颧红，盗汗量多，口渴，心烦，失眠，舌质红绛而干，苔薄黄或剥，脉细数。

[治法]滋阴降火。

[方药]百合固金丸加减。

3. 气阴耗伤

[症状]咳嗽无力，气短声低，痰中偶或夹血，血色淡红，午后潮热，热势一般不剧，面色白，颧红，舌质嫩红，边有齿印，苔薄，脉细弱而数。

[治法]益气养阴。

[方药]保真汤加减。

4. 阴阳两虚

[症状]咳逆喘息少气，痰中或见夹血，血色暗淡，潮热、形寒、自汗、盗汗，声嘶失音，面浮肢肿，心慌，唇紫，肢冷，五更腹泻，口舌生糜，大肉尽脱，男子滑精、阳痿，女子经少、经闭，舌光质红少津，或舌淡体胖边有齿痕，脉微细而数，或虚大无力。

[治法]滋阴补阳。

[方药]补天大造丸加减。

（二）结核主要症状治疗

TB 主要症状即盗汗、咯血、发热。在治疗和缓解临床症状方面，中医也有较好的疗效。

1. 盗汗

在 TB 患者中，盗汗症状最为常见。中医药常应用麦味地黄汤加味、益肺合剂合牡蛎散及中医外治五倍子膏巴布剂治疗肺痨盗汗。

2. 咯血

临床上有肺结核患者常合并咯血。大量咯血需紧急处理，中医在中、小量咯血方面有其特有的优越性。临床中常应用中药百合固金汤、养阴固肺汤等与西药合用治疗咯血，研究表明，其疗效好于单纯西药治疗组，且复发率低，既可以缩短咯血时间及住院时间，又可以减轻西药引起的不良反应。

3. 发热

临床部分患者长期发热，西药效果往往不佳，而采用中西医结合的方法，有更好的效果。中医常应用补中益气汤合清骨散、青蒿鳖甲汤及中医外治贴敷疗法（青蒿、荆芥、防风等）治疗顽固性结核发热。

（三）结核药物引起的毒副作用的治疗

1. 药物性肝损害

抗结核药所致药物性肝损害属于中医的"胁痛""黄疸"等范畴，其病机是由感染湿热邪毒所致，病变部位虽在肝，但与脾、肾有一定的关系。

疏肝健脾法：选方柴胡疏肝散加减治疗，中医外治耳穴压豆肝、神门以疏肝理气。

清热利湿法：选方茵陈五苓散加减治疗，中医外治耳穴压肝、脾以温阳化饮。

养阴柔肝法：选方一贯煎加减治疗，中医外治耳穴压肝、神门以滋养肝阴。

2. 白细胞减少症

白细胞减少症则归于"虚劳"范畴，病因病机主要为临床长时间抗结核治疗，药物久伤脾胃，脾胃虚弱则气血生化不足，导致气血两虚；加之肺痨患者先天禀赋不足，后天痨虫侵蚀，致使患者元气大伤，精气夺则虚，肾精亏虚，则骨髓不充，精血同源，肾气不足，气血生化乏源。中医治疗以八珍汤加减益气健脾补肾，中医外治贴敷疗法（干姜、肉桂、附子等）治疗。

3. 胃肠道反应

由于抗结核药物损伤胃肠道黏膜，扰乱气机，常使脾胃虚弱、运纳失常而出现恶心、呕吐等症，结合肺痨患者阴虚证本质，临床辨证常见肺胃阴虚证，临床辨证常以肺胃阴虚证为本，夹痰、夹湿、夹瘀或胃肠气机不畅为标。中药治疗常予参苓白术散、一贯煎等养阴健脾治疗，中医外治贴敷疗法（吴茱萸、生姜、党参等）治疗。

三、食疗在结核病治疗中的作用

（一）结核患者的饮食起居

中医认为，TB 患者根本在于正气不足，外邪侵袭。在日常生活中可同时利用饮食调养的方法来改善自身症状。遵循医食同源的原则,如《千金要方》中指出"凡欲治疗,先以食疗。既食疗不愈,后乃药尔"。因病程长久,更应重视在治疗进程中的食疗、食养及食补。

所谓"病家三分靠治七分靠养",痨病病家多日久体虚,阳气、正气不足,加之久服药物必有余毒伤正,食养可以达到重病缓治的目的,对于五脏的实质性病变,临床治疗常用峻药猛攻等伤阴、伤正之物,易伤正气,以药粥、煲汤等食疗法缓治,既可祛邪,解除部分药物毒副作用,又不伤正。正如《素问·六节藏象论》讲述的"天食人以五气,地食人以五味,五味人口""藏于肠胃,味有所藏,以养五气,气和而生,津液相成,神乃自生"。

（二）结核患者的饮食调养原则

《素问·藏气法时论》指出"五谷为养,五果为助,五畜为益,五菜为充,气味合而服之,以补益精气",五味调和、平衡膳食的科学饮食观,能够达到防治疾病、保障身体健康的目的。

肺结核患者宜进食具有杀痨虫作用的食品,如大蒜、白果、百部等;患者大多形体消瘦,所以膳食要加强营养,辅助正气,宜进食具有补益作用的食品,如鳖肉、龟肉、老鸭、猪肺、羊肺、鸡蛋、牛奶等;肺痨患者本质是阴虚,膳食首重滋阴,宜选择润肺生津之品,如鲜藕、梨、百合、银耳、蜂蜜、豆制品、山药、罗汉果等。忌食烟酒、辛辣香燥、助火生痰之品,忌食肥甘厚腻之品;同时忌食苦寒、寒凉之品,以杜绝其损伤中气之虞;肺痨患者常可见食欲不振,所以食物的调配要注意色、香、味、形,以增加食欲;荤素搭配,多食应季食物,饮食宜清淡易消化。

（三）肺结核的辨证施养

长期以来,中医对肺结核的辨证施治辅以辨证施养,继而达到扶正祛邪的目的。痨病病理主在阴虚,进而阴虚火旺,致阴伤及阳,食养可以达到重病缓治的目的,以药粥、入药高汤等缓治,既可祛邪,又可厚胃肠、助中气,促进运化,长期服用,还可扶助正气。施治以《医宗必读·积聚》中"初者疾病初起,正气尚强,邪气尚浅,则任受攻;中者受病渐久,邪气较深,正气较弱,任受且攻且补;末者病魔经久,邪气侵凌,正气削残,则任受补"为法。

痨病初者"肺阴亏虚":食当滋阴润肺,如海参鸭肉羹(鸭脯肉250g,海参250g,鸭肉切小块,海参泡发后切小块,放入锅中,加水、黄酒、盐,小火煮作羹,2次/天,10天一个疗程)。痨病中者"阴虚火旺":食当滋阴降火,补益肺肾,如天地粥(生地、天门冬各30g,洗净煎汤取汁,米仁100g,煮成稀粥,1日内分顿服用)。进而演变为"气阴耗伤":食宜益气养阴,如白果参鸡汤(老母鸡肉 200g，白果仁 50g，海参 20g。将海参泡发，白果仁先汆去白膜，将老母鸡肉切块，入姜、葱下锅先炖至六成熟，加入海参、白果仁用文火再炖半小时，入盐等调味即可，益气养阴，培土生金，佐餐食用）。痨病末者"阴阳两虚"：食当补益精血，滋阴扶阳，如枸杞大枣鸡蛋汤（枸杞子 25～50g，大枣 6～8 个，鸡蛋 2 个，先将鸡蛋煮熟后剥去壳再与枸杞子、大枣同煮 20min 即成，趁热吃蛋喝汤，每日或隔日 1 剂，分早晚服用，连用 1 个月）。烹调方法应以蒸、煮、炖、汆为主；应忌烟酒和咖啡；对辛辣生痰助火的食物如葱、姜、辣椒，以及狗肉、羊肉等不吃或少吃。

芋头能健脾益胃、消疬散结；慈姑有行血作用，促进生长，增加抵抗力；海带软坚散结，行水化湿；牡蛎具有健脾益胃、补虚损、益气血作用，适用于淋巴结结核患者服用。

食谱推介如下。

1. 杏仁薏苡仁鸡蛋汤

杏仁 30g，薏苡仁 60g，鲜鸡蛋 3 个，鱼腥草 50g，红枣、蜂蜜各适量。薏苡仁、杏仁（打烂）、红枣（去核）洗净放入砂锅中，加水 1000mL，用猛火煮沸后，再用小火煮 1h；鱼腥草放入另一砂锅中煮 30min，取汁冲入鸡蛋和蜂蜜，与薏苡仁、杏仁、红枣汤混合，搅匀备用。佐餐食用，每天 1～3 次，每次 150～200mL。可清肺热、养肺阴。适用于肺燥所致的肺痈（症见咳吐脓血、久咳不停、胸部隐痛、心烦口渴、咽喉干燥、盗汗、消瘦等）。临床上多用于肺结核、肺脓肿、肺气肿、支气管扩张、慢性支气管炎等属于燥热痰盛、肺津已伤者的食疗。

2. 甲鱼滋阴汤

甲鱼肉 250g，百部 9g，地骨皮 9g，知母 9g，生地黄 24g，食盐适量。甲鱼肉先洗净切块，与洗净的百部、地骨皮、知母、生地黄一同放入砂锅内，加水适量，用急火煮沸 20min 后转用文火炖 2h，加食盐调味即可。3 天服 1 次。可滋阴清热、抗衰老。适用于阴虚及肺结核出现潮热、盗汗、手足心热等阴虚证者的食疗。

3. 白果银耳汤

白果 30g，银耳 50g，杏仁、荸荠各 300g，荸荠粉 30g，冰糖适量。先将荸荠粉、冰糖用水湿化，荸荠去皮洗净，切成小粒；银耳、杏仁、白果用水浸泡 2h 后洗净，放入砂锅，加清水 500mL，先用猛火煮沸，再用小火炖 4h，再依次放入荸荠粒、湿化的冰糖和荸荠粉即可。佐餐食用，每天 1～3 次，每次 150～200mL。可清肺润燥、敛肺止咳。适用于肺结核患者（症见咳嗽少痰、痰中带血、气短乏力、软弱无力或伴有低热）的食疗。

4. 燕窝雪梨汤

雪梨 2 个，燕窝 6g。将雪梨洗净，去皮、核，切片，燕窝挑去绒毛，清水浸软，洗净。将全部用料一起放入炖盅内，加开水适量，炖盅加盖，文火隔水炖 3h，调味即可。随量饮用。可补肺养阴、润燥止咳。用于肺结核属阴亏肺燥者（症见咳气喘、咳吐痰血、形瘦颧红、口渴咽干、手足心热、潮热盗汗）的食疗。

5. 黑豆红枣粥

黄芪 30g，黑大豆 30g，红枣 10 枚，同入砂锅内煮至水将完好。早晚分服，适用于肺结核患者盗汗的食疗。

临床治疗疾病除了识别各种辨证方法，还必须因时、因地、因人制宜，强调身心同治，运用中医药整体调节免疫机能，降低长期用药的毒副作用。中医重视摄生之法，强调戒酒色、节起居、禁恼怒、息妄想、慎温暖。膳食应具有丰富的无机盐和维生素，有利于病灶的钙化、病体的康复。慢性疾病治疗更要遵循自然界生、长、收、藏的规律，"法于四时，和于阴阳"，只有"阴平阳秘"才能达到体内平衡，提高临床疗效。

（孔晓华　胡　欣　刘伶俐　赵　丽）

参 考 文 献

北京结核病研究所. 1977. 卷曲霉素治疗肺结核的临床观察报告. 抗菌素, (2): 27-36.

毕占友, 郝军, 陈忠建, 等. 2018. 微卡联合化学药物治疗多耐药结核病临床疗效分析. 陕西医学杂志, 47(4): 509-511.

陈伟生, 郑衍平, 信丽红. 2005. 耐多药空洞肺结核的介入治疗. 中国防痨杂志, 27(1): 30-32.

成都市结核病防治所, 成都铁路局结核病防治所, 四川医学院附院内科结核病室. 1977. 国产卷曲霉素治疗肺结核 32 例 6 个月的近期效果. 成都医药通讯, (5): 59-64.

初乃惠, 周文强. 2021. 耐药结核病的诊治进展. 中华传染病杂志, 39(7) : 385-391.

付亮, 高静韬, 邓国防, 等. 2018. 异烟肼耐药结核病治疗指南——WHO 耐药结核病治疗补充指南. 国际呼吸杂志, 38(24): 1841-1845.

耿书军, 刘建玲, 冯玉英, 等. 2015. 胸腺五肽联合常规抗结核方案治疗复治菌阳肺结核的疗效及对患者免疫功能的影响. 中国现代医学, 25(7): 51-53.

洪茵, 林宪和, 陈晓晶. 2017. 母牛分枝杆菌菌苗联合抗结核药治疗老年 MDR-TB 疗效分析. 海峡药学, 20(9): 89-90.

洪茵, 林宪和, 陈晓晶. 2018. 抗结核药联合不同生物免疫制剂治疗 MDR-TB 疗效分析. 海峡预防医学杂志, 24(1): 96-98.

姜友定, 谭守勇, 徐宁, 等. 2017. 耐多药肺结核手术治疗时机选择的初步探讨. 中国防痨杂志, 39(7): 751-756.

阚冠卿. 1951. 抗链霉素肺结核病药物治疗临床试验初步报告. 防痨通讯, (Z2): 6.

李雪冰, 吴继楼, 杨玉, 等. 1981. 抗结核、抗麻风新药——利福定. 新医学, 12(12): 621.

梁建琴, 王巍, 王金河, 等. 2009. 纤维支气管镜介入治疗耐多药空洞型肺结核. 传染病信息, 22(1): 42-45.

林恩尧. 1958. 环丝氨酸治疗结核病的实验研究及临床应用. 中华结核病科杂志, 6(4): 341-343.

林志来, 翁丽珍, 王新航, 等. 2019. IL-2 辅助治疗 MDR-TB 患者的免疫与临床研究. 中外医疗, 38(10): 74-76.

麟生. 1948. 魏克斯曼与链霉素. 化学世界, (Z1): 15.

刘朝觐, 彭超, 刘君. 1966. 对氨基水杨酸钠静脉滴注复治 100 例重度肺结核的疗效观察. 中国防痨杂志, 7(2): 103.

刘立虎. 吴军. 2015. 2 型糖尿病并肺结核患者应用乌体林斯治疗的临床效果. 中国热带医学, 15(1): 127-128.

刘晓东, 吴琦, 梁春宝. 2007. 抗痨凝胶介入治疗耐多药肺结核空洞的临床研究. 临床肺科杂志, 12(6): 558-559.

穆庆祥. 1966. 对氨基水杨酸钠静脉滴注复治 60 例重度肺结核的疗效报告. 中国防痨杂志, 7(2): 104.

上海第五制药厂. 1976. 抗结核药乙胺丁醇研制成功. 医药工业, (9): 32-35.

四川抗菌素研究所情报组. 1977. 抗结核病新药——卷曲霉素鉴定会在四川乐山召开. 医药工业, (6): 52.

唐神结, 高文. 2019. 临床结核病学. 北京: 人民卫生出版社: 272-273, 308-333, 380-343.

唐神结, 李亮, 高文等. 2019. 中国结核病年鉴 2018. 北京: 人民卫生出版社: 96.

唐神结, 李亮. 2019. 努力贡献耐药结核病临床研究的中国智慧和方案. 中华结核和呼吸杂志, 42(10): 727-729.

唐神结. 2019. 耐药结核病. 北京: 人民卫生出版社: 810.

吴绍青. 1953. 异菸肼对于肺结核病在临床试用研究之初步报告. 防痨通讯, (2): 22-25.

肖东楼, 马玙, 朱莉贞. 2010. 抗结核药品不良反应诊疗手册. 北京: 人民卫生出版社: 49-50.

肖芃, 马志明, 付红梅, 等. 2006. 莫西沙星治疗耐多药肺结核近期疗效观察. 中国实用内科杂志, 26(Suppl 1): S133-135.

徐开堃, 王翠亨, 霍(女贞)(女贞). 1957. 抗结核药吡嗪酰胺(Pyrazinamide)的试制. 化学世界, (4): 148-150.

徐培水. 2016. 介入治疗耐多药肺结核的疗效分析. 临床研究, 24(12): 52-53.

佚名. 1958. 环丝氨酸. 中国防痨杂志, (3): 40-41.

曾纪霖. 1982. 抗结核病新药利福定. 中级医刊, (11): 55-57.

张昌邵. 1951. 又一新型抗痨药——氨硫脲. 良师益友, (2): 89-93.

张晓光, 刘会, 付洪义, 等. 2015. 母牛分枝杆菌联合化疗方案治疗耐多药肺结核疗效观察. 国际呼吸杂志, 35(2): 106-108.

赵攀, 蒋明英, 谢渝中, 等. 2014. 外科治疗耐多药肺结核的手术时机. 中华胸心外科杂志, 30(3): 141-144.

赵雁林, 欧喜超. 2019. 结核病实验室检测技术标准化操作示意图集. 北京: 人民卫生出版社: 76.

赵雁林, 逄宇. 2015. 结核病实验室检验规程. 北京: 人民卫生出版社: 196.

中国防痨协会. 1953. 氨硫脲临床试用初步总结. 防痨通讯, (4): 24-25.

中华医学会结核病分会. 2004. 临床技术操作规范: 结核病分册. 北京: 人民军医出版社.

中华医学会结核病学分会. 2018. 抗结核新药贝达喹啉临床应用专家共识. 中华结核和呼吸杂志, 41(6): 461-466.

Afzal A, Rathore R, Butt N F, et al. 2018. Efficacy of vitamin D supplementation in achieving an early sputum conversion in smear positive pulmonary tuberculosis. Park J Med Sci, 34(4): 849-854.

Barnes P F. 2003. Immunotherapy for tuberculosis: wave of the future or tilting at windmills? Am J Respir Crit Care Med, 168(2): 142-143.

Butov D A, Efremenko Y V, Prihoda N D, et al. 2012. Adjunct immune therapy for first-diagnosed TB, relapsed TB, treatment-failed TB, multidrug-resistant TB and TB/HIV. Immunotherapy, 4(7): 687-695.

Butov D A, Efremenko Y V, Prihoda N D, et al. 2013. Randomized, placebo-controlled phase II trial of heat-killed *Mycobacterium vaccae* (Immodulon batch) formulated as an oral pill (V7). Immunotherapy, 5(10): 1047-1054.

Butov D A, Pashkov Y N, Stepanenko A L, et al. 2011. Phase IIb randomized trial of adjunct immunotherapy in patients with first-diagnosed tuberculosis, relapsed and multi-drug-resistant (MDR) TB. J Immune Based Ther Vaccines, 9: 3.

Conradie F, Diacon AH, Ngubane N, et al. Treatment of highly drug resistant pulmonary tuberculosis[J]. N Engl J Med,2020,382(10):893-902. DOI:10. 1056 / NEJMoa1901814.

Dara M, Sotgiu G, Zaleskis R, et al. 2015. Untreatable tuberculosis: is surgery the answer? Eur Respir J, 45(3): 577-582.

Degner N R, Wang J Y, Golub J E, et al. 2018. Metformin use reverses the increased mortality associated with diabetes mellitus during tuberculosis treatment. Clin Infect Dis, 66(2): 198-205.

Desai N M, Khamar B M. 2014. Immunotherapy for tuberculous pericarditis. N Engl J Med, 371(26): 2533-2534.

Efremenko Y V, Butov D A, Prihoda N D, et al. 2013. Randomized, placebo-controlled phase II trial of heat-killed *Mycobacterium vaccae* (Longcom batch) formulated as an oral pill (V7). Hum Vaccin Immunother, 9(9): 1852-1856.

Faujdar J, Gupta P, Natrajan M, et al. 2011. *Mycobacterium indicus pranii* as stand-alone or adjunct immunotherapeutic in treatment of experimental animal tuberculosis. Indian J Med Res, 134: 696-703.

Ganmaa D, Munkhzul B, Fawzi W, et al. 2017. High-dose vitamin D3 during tuberculosis treatment in Mongolia. A randomized controlled trial. Am J Respir Crit Care Med, 196(5): 628-637.

Gao X F, Yang Z W, Li J. 2011. Adjunctive therapy with interferon-gamma for the treatment of pulmonary tuberculosis: a systematic review. Int J Infect Dis, 15: e594-600.

Gröschel M I, Prabowo S A, Cardona P J, et al. 2014. Therapeutic vaccines for tuberculosis—a systematic review. Vaccine, 32(26): 3162-3168.

Gupta A, Ahmad F J, Ahmad F, et al. 2012a. Efficacy of *Mycobacterium indicus pranii* immunotherapy as an adjunct to chemotherapy for tuberculosis and underlying immune responses in the lung. PLoS One, 7(7): e39215.

Gupta A, Ahmad F J, Ahmad F, et al. 2012b. Protective efficacy of *Mycobacterium indicus pranii* against tuberculosis and underlying local lung immune responses in guinea pig model. Vaccine, 30(43): 6198-6209.

Gupta A, Gupta A, Kumar A, et al. 2016. Immunotherapy for non-responders among patients of spinal tuberculosis. Indian J Tuberc, 63(2): 79-85.

Huang C Y, Hsieh W Y. 2017. Efficacy of *Mycobacterium vaccae* immunotherapy for patients with tuberculosis: a systematic review and meta-analysis. Hum Vaccin Immunother, 13(9): 1960-1971.

Jhun B W, Koh W J. 2020. Treatment of isoniazid-resistant pulmonary tuberculosis. Tuberc Respir Dis(Seoul), 83(1): 20-30.

Johnson J L, Ssekasanvu E, Okwera A, et al. 2013. Randomized trial of adjunctive interleukin-2 in adults with pulmonary tuberculosis. Am J Respir Crit Care Med, 168(2): 185-191.

Kaufmann S H, Lange C, Rao M, et al. 2014. Progress in tuberculosis vaccine development and host-directed therapies——a state of the art review. Lancet Respir Med, 2(4): 301-320.

Kwan C K, Ernst J D. 2011. HIV and tuberculosis: a deadly human syndemic. Clin Microbiol Rev, 24: 351-357.

Larsen S E, Baldwin S L, Orr M T, et al. 2018. Enhanced anti-*Mycobacterium tuberculosis* immunity over time with combined drug and immunotherapy treatment. Vaccines (Basel), 6(2): E30.

Leung-Theung-Long S, Coupet C A, Gouanvic M , et al. 2018. A multi-antigenic MVA vaccine increases efficacy of combination chemotherapy against *Mycobacterium tuberculosis*. PLoS One, 13(5): e0196815.

Maeurer, Markus, Zumla, et al. 2015. Host-directed therapies for tackling multi-drug resistant tuberculosis: learning from the pasteur-bechamp debates. Clin Infect Dis, 61(9): 1432-2438.

Marupuru S, Senapati P, Pathadka S, et al. 2017. Protective effect of metformin against tuberculosis infections in diabetic patients: an observational study of south Indian tertiary healthcare facility. Braz J Infect Dis, 21(3): 312-316.

Moodley R, Godec T R, Team S T. 2016. Short-course treatment for multidrug-resistant tuberculosis: the STREAM trials. Eur Respir Rev, 25(139): 29-35.

Mordant P, Henry B, Morel S, et al. 2014. Adjuvant surgical resection for multidrug-resistant tuberculosis: a review. Rev Mal Respir, 31(6): 511-524.

Nasiruddin M, Neyaz M K, Das S. 2017. Nanotechnology-based approach in tuberculosis treatment. Tuberc Res Treat, 2017: 4920209.

Pandie S, Engel M E, Kerbelker Z S, et al. 2014. Mycobacterium w immunotherapy for treating pulmonary tuberculosis——a systematic review. Curr Pharm Des, 20(39): 6207-6214.

Ping X, Junchi X, Xinnian C, et al. 2015. Autologous cytokine-induced killer (CIK) immunotherapy in a case of disseminated tuberculosis. Sarcoidosis Vasc Diffuse Lung Dis, 32(1): 836-838.

Restrepo B. 2016. Metformin: candidate host-directed therapy for tuberculosis in diabetes and non-diabetes patients. Tuberculosis (Edinb), 101S: S69-S72.

Sabir N, Hussain T, Shah S Z A, et al. 2018. miRNAs in tuberculosis: new avenues for diagnosis and host-directed therapy. Front Microbiol, 9: 602.

Saurabh, Sharma B P, Kumar A, et al. 2017. Prospective study of immunomodulation in osteoarticular tuberculosis non responsive to anti tubercular therapy. J Clin Orthop Trauma, 9(Suppl 1): S1-S9.

Shamkuwar C A, Meshram S H, Mahakalkar S M. 2017. Levamisole as an adjuvant to short-course therapy in newly diagnosed pulmonary tuberculosis patients. Adv Biomed Res, 6(1): 37.

Sheikh J A, Khuller G K, Verma I. 2011. Immunotherapeutic role of Ag85B as an adjunct to antituberculous chemotherapy. J Immune Based Ther Vaccines, 9: 4.

Shen H, Min R, Tan Q, et al. 2015. The beneficial effects of adjunctive recombinant human interleukin-2 for multidrug resistant tuberculosis. Arch Med Sci, 11(3): 584-590.

Skrahin A, Ahmed R K, Ferrara G, et al. 2014. Autologous mesenchymal stromal cell infusion as adjunct treatment in patients with multidrug and extensively drug-resistant tuberculosis: an open-label phase 1 safety trial. Lancet Respir Med, 2(2): 108-122.

Skrahin A, Jenkins H E, Hurevich H, et al. 2016. Effectiveness of a novel cellular therapy to treat multidrug-resistant tuberculosis. J Clin Tuberc Other Mycobact Dis, 4: 21-27.

Vashisht R, Brahmachari S K. 2015. Metformin as a potential combination therapy with existing front-line antibiotics for Tuberculosis. J Transl Med, 13: 83.

Vilaplana C, Marzo E, Tapia G, et al. 2013. Ibuprofen therapy resulted in significantly decreased tissue bacillary loads and increased survival in a new murine experimental model of active tuberculosis. J Infect Dis, 208: 199-202.

Wang P, Wang L, Zhang W, et al. 2014. Immunotherapeutic efficacy of recombinant *Mycobacterium smegmatis* expressing Ag85B-ESAT6 fusion protein against persistent tuberculosis infection in mice. Hum Vaccin Immunother, 10(1): 150-158.

WHO. 2013. The use of bedaquiline in the treatment of multidrug-resistant tuberculosis: interim policy guidance (WHO/HTM/TB/2013.6). Geneva: World Health Organization.

WHO. 2014. Companion handbook to the WHO guidelines for the programmatic management of drug-resistant tuberculosis. Geneva: World Health Organization.

WHO. 2015. Active tuberculosis drug-safety monitoring and management (aDSM). Framework for implementation. Geneva: World Health Organization (WHO/HTM/ TB/2015.28; accessed 15 February 2019).

WHO. 2016. WHO treatment guidelines for drug-resistant tuberculosis, 2016 update. Geneva: World Health Organization (WHO/HTM/TB/2016.4; accessed 15 February 2019).

WHO. 2017. Report of the Guideline Development Group Meeting on the use of bedaquiline in the treatment of multidrug-resistant tuberculosis, 2016 revision (WHO/HTM/ TB/2017.01). Geneva: World Health Organization.

WHO. 2018a. WHO position statement on the use of delamanid for multidrug- resistant tuberculosis. WHO/HTM/TB/2018.1. Geneva: World Health Organization.

WHO. 2018b. WHO position statement on the use of the shorter MDR-TB regimen. Geneva: World Health Organization (WHO/CDS/TB/2018.2).

WHO. 2019. WHO consolidated guidelines on drug-resistant tuberculosis treatment. WHO/HTM/ TB/2019.3. Geneva: World Health Organization.

WHO. 2020. WHO consolidated guidelines on tuberculosis Module 4: Treatment, Drug-resistant tuberculosis treatment. Geneva: World Health Organization.

Yang X Y, Chen Q F, Li Y P, et al. 2011. Mycobacterium vaccae as adjuvant therapy to anti-tuberculosis chemotherapy in never-treated tuberculosis patients: a meta-analysis. PLoS One, 6: e23826.

Yuan X L, Wen Q, Ni M D, et al. 2016. Immune formulation-assisted conventional therapy on anti-infective effectiveness of multidrug-resistant *Mycobacterium tuberculosis* infection mice. Asian Pac J Trop Med, 9(3): 293-297.

Yudintceva N M, Bogolyubova I O, Muraviov A N, et al. 2018. Application of the allogenic mesenchymal stem cells in the therapy of the bladder tuberculosis. J Tissue Eng Regen Med, 12(3): e1580-e1593.

第六章 抗结核治疗相关肝损伤的诊治和预防

第一节 概　　述

在抗结核治疗过程中可能会出现各种不同类型的药物不良反应，其中以抗结核药物性肝损伤（anti-tuberculosis drug-induced liver injury，ATB-DILI）最为多见，危害性最大，也是我国 DILI 的常见原因之一。ATB-DILI 是在抗结核过程中药物或其代谢产物引起的肝细胞毒性损伤或肝脏对药物或其代谢产物的变态反应所致的病理过程，是 TB 治疗中常见且严重的不良反应，轻者表现为一过性转氨酶升高，重者可致肝衰竭，甚至危及生命，部分患者因此不得不中止抗结核治疗，从而影响 TB 的治疗效果（中华医学会结核病学分会，2019）。为提高广大临床医生对 ATB-DILI 的认识及处理水平，本章结合近年来国内外有关研究进展及临床经验和证据，对抗结核治疗相关肝损伤的诊治和预防进行详述，以期为 ATB-DILI 临床实践提供参考。

一、ATB-DILI 的定义

ATB-DILI 是指在使用抗结核药物的过程中，由于药物或其代谢产物引起的肝细胞毒性损伤或肝脏对药物及其代谢产物的变态反应所致的病理过程。其可以表现为无症状丙氨酸氨基转移酶（alanine aminotransferase，ALT）升高（中华医学会结核病学分会和《中华结核和呼吸杂志》编辑委员会，2013），也可呈急性肝炎表现，甚至发生暴发性肝细胞坏死，少数患者可表现为慢性肝炎。血清生化检测结果：ALT≥3 倍正常值上限（ULN）和/或总胆红素≥2 倍 ULN；或天冬氨酸氨基转移酶（aspartate aminotransferase，AST）、碱性磷酸酶（alkaline phosphatase，ALP）和总胆红素同时升高，且至少 1 项≥2 倍 ULN。

二、ATB-DILI 的发生率

文献报道，ATB-DILI 的发生率为 2.0%～28%（唐神结和高文，2011）。各国报道的数据不同，这种差别可能与种族、社会经济状况、地理位置及研究者对 DILI 的诊断标准、病毒性肝炎的流行情况、研究设计和研究对象不同等因素有关。总体上看，亚洲国家较高，我国为 9.5%～10.6%（2016），印度为 3.8%～10.0%（Gaude et al.，2015），格鲁吉亚为 19%（Nico et al.，2013）；西方国家较低，美国<1%，英国为 4%，西班牙为 3.3%，土耳其为 3.2%（Kayaalp et al.，2014）。近年来西方国家部分地区的非大样本研究结果显示，ATB-DILI 的发生率较之前明显升高，可达 6%（Cusack et al.，2017）。

三、ATB-DILI 的相关危险因素

明确危险因素可以预防和早期发现 DILI。世界不同地区 ATB-DILI 的危险因素不同，但老年人、酗酒、肝炎病毒感染或合并其他急慢性肝病、营养不良和人免疫缺陷病毒（human immunodeficiency virus，HIV）感染等是其共同的危险因素。ATB-DILI 的危险因素可分为宿主因素、药物因素和环境因素。

（一）宿主因素

1. 遗传学因素

药物代谢酶、药物转运体、抗氧化反应和免疫反应在 DILI 的发生与发展过程中均起重要作用，体内炎症-抗炎反应的失衡方向，决定肝细胞是发生损伤反应还是修复反应，参与这些代谢过程的相关基因的多态性与 DILI 易感性密切相关。许多抗结核药物代谢酶基因多态性与 DILI 有关，如 N-乙酰转移酶-2（N-acetyltransferase-2，NAT2）、细胞色素 P4502E1、谷胱甘肽 S-转移酶（glutathione S-transferase，GST）、SOD、醌氧化还原酶、羧酸酯酶基因 1、尿苷葡萄糖醛酸转移酶、TNF、诱导型一氧化氮合酶（inducible NOS synthase，iNOS）、信号转导和转录激活子及人类白细胞抗原等。但由于地域、人种、抗结核治疗方案、研究设计及基因多态性分析方法等因素的不同，难以获得一致的结论。在汉族人中，ATB-DILI 与 NAT2 和 GSTM1 基因变异有较高的相关性（安慧茹等，2014），NAT2 慢乙酰化基因型和 GSTM1 基因变异者发生 DILI 的风险增高（张俊仙和吴雪琼，2014）。

2. 非遗传性因素

（1）年龄
普遍认为，高龄是 ATB-DILI 的重要危险因素之一。我国的一项回顾性调查研究结果显示，2011 年 8 月至 2015 年 9 月我国东北地区的 4272 例抗结核治疗患者中 DILI 的发生率为 9.5%，其中老年患者占 20.8%，可能与老年人营养不良、药物代谢功能减退及总体细胞色素活性下降有关（李凌未等，2016）。
（2）病毒性肝炎
HBV 和丙型肝炎病毒是我国慢性肝病最常见的病因，在抗结核治疗过程中，

病毒性肝炎患者发生 DILI 的危险性是非病毒性肝炎患者的 3～5 倍（Chang et al.，2017）。研究结果表明，TB 合并或不合并 HBV 感染，两组患者 DILI 的发生模式相似，但抗结核治疗前未给予抗病毒治疗的 HBV 患者更容易发生严重的 DILI、肝功能衰竭甚至死亡（Chert et al.，2018）。

（3）合并其他急慢性肝病

与合并病毒性肝炎类似，当患者合并酒精性肝病或脂肪肝等基础肝病时，ATB-DILI 的风险也相应增高（沈镫等，2015）。

（4）HIV 感染

HIV 感染者极易合并 TB 且抗结核治疗后转氨酶升高的发生率为 4%～27%，黄疸的发生率为 0%～7%；抗逆转录病毒治疗（anti-retroviral therapy，ART）药物本身造成的肝损伤是影响患者发病和死亡的重要因素。DILI 发生率升高与 ART 药物及抗结核药物的使用有关（Araújo-Mariz et al.，2016）。HIV 感染后体质下降和免疫功能异常可能是导致 DILI 发生率高的重要原因（吴念宁等，2014）。

（5）营养不良

营养不良或低蛋白血症（特别是白蛋白≤25g/L）是 ATB-DILI 的独立危险因素（Sun et al.，2016）。

（6）TB 病情严重

TB 患者病情严重、病程长也是发生 ATB-DILI 的危险因素之一，可能与长病程及结核病情严重患者的营养不良、低蛋白血症及免疫功能异常等有关（贾忠等，2013）。

（二）药物因素

在抗结核药物中，异烟肼、利福平、吡嗪酰胺、丙硫异烟胺、对氨基水杨酸、利福布汀和利福喷丁等发生 DILI 的频率较高，氟喹诺酮类药物、乙胺丁醇、氯法齐明、贝达喹啉、德拉马尼、克拉霉素、亚胺培南-西司他丁、美罗培南和阿莫西林/克拉维酸钾等发生 DILI 的频率较低，氨基糖苷类、卷曲霉素、环丝氨酸和利奈唑胺等发生频率极低。药物相互作用是临床上 DILI 风险增加中不容忽视的因素，抗结核药物与唑类抗真菌药、甲氨蝶呤、抗痉挛药、氟烷或对乙酰氨基酚等药物同时应用时，DILI 的发生率将增加。另外，抗结核药物与其他对肝脏有损伤的药物合并使用时，DILI 的发生率也增加。膳食补充剂和中草药的固有成分及其代谢产物均可诱发 DILI，因此抗结核治疗时应避免盲目应用。

（三）其他因素

过量饮酒可能增加 ATB-DILI 的风险，饮酒量越大，发生 DILI 的风险越高，其发生频率可增高 2～4 倍。

（侯 维 孟庆华）

第二节 抗结核药物性肝损伤的机制

ATB-DILI 的确切发生机制尚不清楚，总体来看，其机制与其他 DILI 无明显差别，主要与药物代谢异常、线粒体损伤、免疫功能损伤及遗传因素有关，通常可概括为药物的直接肝毒性和特异质性肝毒性作用。①直接肝毒性作用：往往呈剂量依赖性，通常可预测，也称固有型 DILI，指摄入人体内的药物和/或其代谢产物对肝脏产生的直接损伤，可进一步引起免疫和炎症应答等其他肝损伤机制。②特异质性肝毒性作用：无剂量依赖性，不可预见，也称特异质型 DILI，是 DILI 发生的主要机制，属于超敏反应，一般均有长短不一的潜伏期，再次用药后潜伏期缩短至数日甚至更短。药物及其活性代谢产物诱导的肝细胞线粒体受损和氧化应激可通过多种分子机制引起，活化多种死亡信号通路，促进细胞凋亡、坏死和自噬性死亡的发生，最终导致肝细胞损伤和死亡。首先，细胞损伤和死亡所产生的危险信号可活化抗原呈递细胞，诱导适应性免疫反应；其次，许多药物代谢产物可能作为半抗原与宿主蛋白结合形成新抗原。若适应性免疫应答针对新抗原中的宿主蛋白时将导致自身免疫应答；若针对新抗原中药物代谢产物时将导致抗药物的免疫应答。此外，适应性免疫应答不仅可以介导 DILI，还可能引起肝外免疫损伤，引起发热和皮疹等全身性表现。需要指出，药物在启动肝损伤的同时也将激发恢复性组织修复（restorative tissue repair，RTR）。肝损伤启动后，若 RTR 缺乏则损伤迅速进展，若 RTR 及时而充分则能限制和逆转肝损伤，因此，RTR 是肝损伤进展或消退的内在决定性因素。

（一）药物及其代谢产物的直接作用

吡嗪酰胺肝毒性比异烟肼或利福平严重，联用时肝毒性更大，多见于女性，如发现不及时可致严重肝毒性或死亡。吡嗪酰胺在体内被酰胺酶和黄嘌呤氧化酶催化为毒性更大的吡嗪酸与 5-羟吡嗪酰胺，其肝毒性与剂量有关（Mushiroda et al.，2016）。普遍认为异烟肼肝毒性与异烟肼及其代谢产物的直接毒性有关。常规剂量的异烟肼也会出现肝毒性，在 N-乙酰基转移酶 2（N-acetyltransferase 2，NAT2）作用下，转变为乙酰异烟肼，然后水解成乙酰肼和异烟酸，乙酰肼在 NAT2 乙酰化下转变为二乙酰肼，或在酰胺酶作用下水解成异烟酸和肼，肼在动物模型中是公认的肝毒性物质，可以直接与肝细胞发生过氧化反应引起肝毒性。目前认为异烟肼可能有两种肝毒性机制，多数学者接受异烟肼及其代谢产物的直接肝毒性与肝损伤明显相关的观点，也有学者认为机体对药物及其代谢产物产生了过敏反应，但尚缺乏直接的证据（乔慧捷等，2017）。

利福平导致肝损伤的发生机制还不明确，其主要代谢途径为经去乙酰化反应变为去乙酰基利福平。利福平有过敏反应的可能性，但只占全部病例的 1%～3%。利福平为细胞色素 P450 的诱导剂，可增加自身和其他药物的代谢，当利福平与异烟肼合用时（特别是慢乙酰化者），可诱导异烟肼水解酶的活性，增加肝产物生成；利福平可以诱导微粒体中酶的产生，理论上可以增加毒性代谢产物的生成。尽管如此，异烟肼和利福平合用导致的肝毒性是叠加作用还是协同作用仍不明确（赵红等，2015）。

有关吡嗪酰胺单药治疗导致肝毒性发生率的数据非常有限，其通过微粒体脱氨酶和黄嘌呤氧化酶途径代谢导致肝毒性，其引起的 DILI 缺少高敏性的依据和症状，不支持过敏表现；DILI 可能为药物的直接毒性作用，因为延长治疗时间和增加剂量可以增加肝毒性发生的危险性（Pasipanodya and Gumbo，2010）。

需要注意的是，抗结核治疗往往需要多药联合，患者的肝毒性发生率比接受单药治疗时明显增加，但目前很难精确评估是某一种单药的毒性，抑或是不同药物毒性反应的叠加或是协同作用。

（二）炎症、氧化应激和线粒体氧化还原功能失衡

氧化应激、氧化还原作用动态平衡的紊乱和线粒体功能障碍可导致 ATB-DILI。硫氧还蛋白氧化还原酶 1（thioredoxin reductase 1，TrxR1）是参与抗氧化的一种重要酶，在调节细胞生长、转化及保护细胞抗氧化中发挥关键作用，TrxR1 基因易使女性和非吸烟者发生 ATB-DILI（Ji et al.，2016）。异烟肼和细菌脂多糖可加重大鼠肝损伤，炎症、氧化应激、细胞色素 P450 2El（cytochrome P-4502E1，CYP2E1）和胆汁酸合成及转运功能紊乱与发病有关（Marjani et al.，2016）。ATB-DILI 与炎症和氧化应激有关（Zhang et al.，2017）。梭形螺旋藻及其活性成分维生素 B_{12} 和 β-胡萝卜素可通过抗氧化与免疫调节减轻异烟肼及利福平诱导的肝损伤，提示 IL-6、增殖细胞核抗原、一氧化氮合酶和核因子-κB 在炎症中发挥关键作用（Joseph et al.，2017）。

（三）α1-抗胰蛋白酶缺乏

α1-抗胰蛋白酶（alpha-1 antitrypsin，AAT）是一种急性期分泌性糖蛋白，抑制嗜中性粒细胞蛋白酶，是丝氨酸蛋白酶抑制蛋白家族的典型代表。血清 AAT 主要源于肝脏，组织损伤和炎症时可升高 3～5 倍。对 2 例临床病例回顾性分析发现，AAT 缺乏可导致抗结核药物诱导的 ALF，最后发展为多功能脏器衰竭和死亡，AAT

血清浓度下降或生物活性降低可致肝疾病发生风险增高，其发病机制为滞留于内质网的突变 AAT 获得毒性并激发一系列病理过程而致肝损伤，最后引起肝硬化和肝癌（Hazari et al.，2017）。

（四）基因多态性与 ATB-DILI

药物基因组学研究主要集中于异烟肼生物转化和代谢的候选基因，包括 *NAT2*、*CYP2E1* 和 *GST*。Sharma 等（2018）将 Wistar 大鼠分为对照组（生理盐水处理）和研究组（异烟肼、利福平及吡嗪酰胺），抗结核治疗 28 天后肝毒性增加，提示 *CYP2E1*、*NR1I2*、*NAT2* 和 *CYP7A1* 基因在 DILI 中发挥重要作用。甘草酸单铵预服可使大鼠耐多药相关蛋白 2 表达明显下降，可能与调节肝胆膜转运体的表达、抑制有关（Zhou et al.，2016）。异烟肼或利福平可诱导小鼠内源性肝毒素原卟啉 IX 积累，姜黄素通过减少原卟啉 IX 而对异烟肼或利福平诱导的肝损伤发挥保护作用（He et al.，2017）。吡嗪酰胺诱导的胆汁淤积型肝损伤与胆汁酸受体的抑制可导致胆酸合成和转移功能障碍（Guo et al.，2016）。不同疾病时微小 RNA 表达水平存在差异，其中微小 RNA-122 占成人肝脏总微小 RNA 的 70%，与肝生物学和疾病有关，微小 RNA-122/155 可作为 ATB-DILI 的生物标志物用于其早期诊断（Song et al.，2016）。

异烟肼在肝脏通过 NAT2 代谢为 *N*-乙酰化异烟肼，NAT2 也可将肼代谢为乙酰化肼，肼是致肝毒性病因。Zhang 等（2018）对 37 项、1527 例 ATB-DILI 和 7184 例对照的荟萃分析结果显示，慢乙酰化表型与 DILI 的比值比（odds ratio，OR）为 3.15，不同种族存在差异，西亚人为 6.42，欧洲人为 2.32。*NAT2* 基因型中，*NAT2*6/*7* 与 DILI 相关性较高。Chamorro 等（2016）对玻利维亚和阿根廷 331 例患者 *NAT2* 基因分型，结果提示，单核苷酸多态性（single-nucleotide polymorphism，SNP）（C282T、T341C）和 tagSNP 预测乙酰化表型的敏感度（>97%）与特异度（>98.0%）较高，tagSNP rsl495741 可作为预测 ATB-DILI 的标志物。

文献报道 54.6% 的 ATB-DILI 患者为慢乙酰化表型，提示巴西人具有独特的乙酰化特征，药物基因分型对个体化方案制定和预后有重要作用（Heinrich et al.，2016）。异烟肼对不同患者的毒性存在差异的原因与 *NAT2* 基因变异有关，Guaoua 等（2016）对 42 例摩洛哥 ATB-DILI 患者和 163 例非结核患者的基因变异株进行测序与实时定量 PCR 分析，结果显示，异烟肼诱导肝损伤组患者未发现快速乙酰化基因型，而对照组慢速、中速和快速乙酰化基因型比例分别为 72.39%、21.48% 和 6.13%，作者认为，慢乙酰化基因型可能与 TB 患者使用异烟肼治疗导致肝毒性有关。Wattanapokayakit 等（2016）分别对 53 例 ATB-DILI 和 85 例对抗结核药物耐受的泰国肺结核患者的 *NAT2* 基因表型进行分析，结果显示，*NAT2* 慢代谢型与 ATB-DILI 显著相关。近来 18 项涉及 822 例 ATB-DILI 病例和 4630 例对照的荟萃分析发现，超慢代谢型 *NAT2* 基因是 ATB-DILI 的高危因素，且表达高于慢代谢型，体外异烟肼诱导的肝损伤与超慢代谢型 *NAT2* 基因的存在有关（Suvichapanich et al.，2018）。

rsl041983 和 rsl495741 两个 *NAT2* 基因 SNP 位点及慢代谢型与异烟肼性肝损伤显著相关（OR 分别为 13.86 和 9.98），慢代谢型 *NAT2* 的敏感度、特异度、阳性预测值和阴性预测值分别为 75%、78%、28% 和 97%，具有预测异烟肼性肝损伤的临床意义（He et al.，2017）。有研究结果显示，印度结核患者 *NAT2* 基因型与 ATB-DILI 无关（Sharma et al.，2016）。

已证实药物转移酶和药物代谢酶与 DILI 有关。*GTlAl* 基因 *rs4148323 A/A* 基因型可显著降低 ATB-DILI 风险，尿苷二磷酸葡萄糖醛酸转移酶 1A1（UDP glucuronosyl transferase 1A1，UGT1A1）基因多态性与 ATB-DILI 易感性有关，可预测 ATB-DILI 和 TB 的疗效，但 *UGT287* 与我国汉族患者 ATB-DILI 无关（Sun et al.，2017）。

快代谢型 *CYP2E1* 患者摄入利福平后 6h，其血药浓度高于慢代谢型患者的 17.6%，肝细胞溶解（丙氨酸氨基转移酶和天冬氨酸氨基转移酶）与胆汁淤积（谷氨酰转肽酶）指标高于慢代谢型。*CYP2E1* 多态性和慢代谢型在 DILI 发展中可能发挥一定作用。166 例 ATB-DILI 患者和 177 例无 ATB-DILI 的结核患者的 *CYP2B6* 基因型无明显差异，但 *CYP2B6*6/*6* 基因型的男性 ATB-DILI 患者发病风险显著下降（Cao et al.，2018）。

GST 基因编码参与 II 相药物代谢的超家族酶，通过分解毒物代谢产物的共轭反应和刺激毒物消除降低 DILI 的风险。有报道认为 *GSTP1* 的 *rs4147581 AA* 基因型与 ATB-DILI 易感性有关。*GSTM1* 可能是 ATB-DILI 和精神分裂症的共同致病基因（Huang et al.，2016）。

在抗结核治疗和抗逆转录治疗后导致肝损伤且合并 HIV 感染的结核患者中，人类白细胞抗原 B（human leukocyte antigen-B，HLA-B）的基因中 *HLA-B-57* 等位基因占 37%，易发生胆汁淤积型肝损伤（44.8%）（Petros et al.，2017）。*HLA-DQB1*02：01* 和 *DQBl*05* 基因与 ATB-DILI 发生有关（Chen et al.，2015）。

胆盐输出泵是一种由腺苷三磷酸结合盒式转运蛋白 B11（ATP-binding cassette transporter B11，ABC-B11）基因编码的腺苷三磷酸结合盒式转运蛋白，在胆盐输出中发挥重要作用，虽然我国发生 ATB-DILI 的肺结核患者和未发生 ATB-DILI 的肺结核患者的 *ABC-B11* 基因频率无显著差异，但亚组分析发现，*ABC-B11* 基因的 *rs2287616* 多态性与胆汁淤积型或混合型肝损伤有关，提示 ATB-DILI 可能与胆汁淤积有关（Chen et al.，2015）。

（五）ATB-DILI 发生的蛋白质组学研究

目前 DILI 的诊断仍缺乏敏感和特异的生物标志物。通过液相二级质谱法对口服利福平（10%和25%致死剂量分别为177mg/kg与443mg/kg）14天后的小鼠进行蛋白质组学分析，分别鉴定出2种剂量作用下的1101种和1038种蛋白质，其中29种和40种蛋白质表达上调，27种和118种蛋白质表达下调，谷胱甘肽转移酶活性表达上调，花生四烯酸代谢相关蛋白表达下降（Kim et al.，2017）。Eun等（2015）对大鼠蛋白质组学的研究发现，不同药物可引起不同类型DILI，某种药物导致的DILI的特异性分子标志物有助于鉴别DILI是肝细胞型、胆汁淤积型或混合型，用蛋白质组学筛选DILI相关的生物学标志物具有较好前景。Mikus等（2017）采用亲和蛋白质组学方法筛查ATB-DILI相关生物学标志物，结果显示DILI患者血清钙黏蛋白和脂肪酸结合蛋白1水平升高，提示血清钙黏蛋白可能是DILI敏感的分子标志物，因脂肪酸结合蛋白1在组织中分布较多，故在预测DILI作用方面可能优于丙氨酸氨基转移酶。

（六）ATB-DILI的代谢组学研究

代谢组学是继基因组学、转录组学和蛋白质组学后的新组学技术，近年来发展迅速。目前，DILI、酒精性肝病、非酒精性脂肪肝和自身免疫性肝病仅靠病史、影像学与相关评分进行诊断，仍无明确的诊断标志物，因此利用代谢组学开发特异和敏感的肝病有关生物标志物具有广泛前景。通过人肝L-02细胞代谢组学研究发现，维生素C、橄榄叶提取物、枸杞提取物和鱼卵肽均有预防乙胺丁醇诱导的肝损伤的作用（Zhang et al.，2018），不同肝毒性物质可通过不同机制（如氧化应激、脂肪变性、磷脂沉积等）发挥作用。三羧酸循环、Arg和Pro、嘌呤代谢通路受抗结核药物的影响，超氧化物可加重结核治疗方案的肝毒性作用，具有预测药物肝毒性的能力。

（侯　维　孟庆华）

第三节　抗结核药物性肝损伤的病理

DILI损伤的靶细胞主要是肝细胞、胆管上皮细胞及肝窦和肝内静脉系统的血管内皮细胞，损伤模式复杂多样，与基础肝病的组织学改变也有许多重叠，故其病理变化几乎涵盖了肝脏病理改变的全部范畴（Kleiner et al.，2013）。Popper等（1965）提出DILI最常见的类型是急性病毒性肝炎样损伤，约占39%；肝炎伴胆汁淤积样损伤约占32%。而Kleine（2017）对249例DILI病例的研究发现，DILI主要的病理损伤类型包括急性或慢性肝炎、急性或慢性胆汁淤积及胆汁淤积性肝炎，约占83%。急性肝炎型损伤以小叶炎症性坏死（点灶状、融合、桥接或多小叶坏死）为特点，可伴有细胞凋亡，病变主要累及小叶中心 3 带。慢性肝炎型的炎症主要集中于汇管区，与慢性病毒性肝炎类似，通常伴有汇管区扩大和轻度的纤维化。另外，急性或慢性肝炎在损伤程度较轻时不易区分，也可能造成的结果不同。急性胆汁淤积主要表现为毛细胆管胆栓和肝细胞胆汁淤积，特别是在小叶中心 3 带。而炎症反应较轻，主要是胆汁淤积区域的巨噬细胞聚集。慢性胆汁淤积主要累及胆管，胆管损伤、胆管消失较为常见，同时可能伴有胆汁淤滞（假黄色瘤改变）和门静脉区域铜沉积。CK7、网织染色、Masson 等特殊染色中可发现汇管区周围细胆管反应增生、界面炎及汇管区纤维化明显，病情较重时，汇管区纤维化扩大相连，形成胆汁性肝纤维化。最后一种类型胆汁淤积型肝炎是在美国 DILI 研究网络队列中观察到的最为常见的损伤模式（29%），表现为广泛的炎症和胆汁淤积，但其炎症程度比急、慢性肝炎时更轻，且主要以中性粒细胞浸润为主，大量浆细胞浸润较为少见。

微泡性脂肪变性是损伤模式中的一种特殊类型，它与线粒体损伤相关，几乎存在于所有的损伤模式中，但在美国 DILI 研究网络队列中只有 1 例是微泡性脂肪变性模式，其余均单独或与大泡性脂肪变性同时存在于其他损伤模式中。虽然这些病理特点与 DILI 有一定的相关性，但这些病理特点并不是 DILI 的特异性表现，胆汁淤积和铜沉积也可见于原发性胆汁性肝炎或原发性硬化性胆管炎等疾病。

病理学检查应结合患者临床表现和用药史对组织学改变进行评估，同时描述肝损伤的类型和程度，这对于明确诊断至关重要。组织病理学损伤类型有助于判定相关药物的诊断方向，如利福平常表现为急性肝炎、带状坏死及胆汁淤积型肝炎；异烟肼为急性或慢性肝炎或急性重型肝炎；吡嗪酰胺为急性或慢性肝炎或肝细胞坏死等。

虽然肝活组织检查并不是 DILI 的必要检查。然而，肝活组织检查在评估 DILI 中发挥重要作用。可以通过排除（或确认）其他肝损伤病因及与已知 DILI 模式的相关性来帮助诊断。同时临床上根据 R 值区分的损伤类型与组织学分型有明显的相关性，可帮助判断 DILI 的严重程度。以肝细胞损伤型患者为例，其组织表现多为肝细胞的炎症、坏死及凋亡。用 Ishak 评分系统（界面炎、小叶炎症、汇管区炎症和融合性坏死）评估炎症程度，肝细胞型 DILI 患者的评分偏高，且汇管区浆细胞及嗜酸性粒细胞浸润较多。若镜下见到桥接或多小叶坏死、玫瑰花结形成、小叶结构紊乱和出血，一般提示肝细胞损伤程度较重。另外一些研究表明较大程度的坏死、微泡性脂肪变性和胆管损伤等与肝衰竭存在明显相关性，提示预后较差。而存在肝内嗜酸性粒细胞和/或肉芽肿的预后更好。

（侯　维　孟庆华）

第四节　抗结核药物性肝损伤的诊断

结核病患者抗结核药物治疗时间长、使用药物种类较多，易引起多种不良反应，其中 ATB-DILI 的发生率最高。ATB-DILI 会降低患者的治疗依从性和结核病治疗效果，导致抗结核治疗不规范、DR-TB 产生、肝功能持续恶化等一系列问题，成为近年来 TB 治疗中的焦点问题。

一、诊断依据

由于目前仍缺乏特异性的生物学诊断标志物，潜伏期个体差异显著，临床表现与用药的关系常不明确，因此 DILI 的确诊十分困难。ATB-DILI 的诊断主要是排除性诊断，主要思路为排除其他引起的肝脏损伤的因素，然后进行用药因果关系的评估。

（一）既往史

了解所使用的抗结核药物、既往用药肝损伤史、药物过敏史、抗结核药物相关危险因素（高龄、酗酒、营养不良等）；还需全面细致地追溯可疑药物应用史。

（二）肝脏血清学指标改变的时序特征

通常 DILI 出现的高峰期为用药 2 周至 2 个月，停药后反映肝损伤的生化指标较快恢复正常；再次服用该药后上述生化指标又明显异常（称为再用药反应阳性），这是评价 DILI 相关性的诊断依据，但应注意的是，再用可疑肝毒性药物是有害的，应谨慎。

（三）基础肝脏疾病

应了解患者既往有无肝脏或胆道疾病史及嗜酒史。通过多种检查手段，了解肝炎病毒（包括各型肝炎病毒）感染、巨细胞病毒和 EB 病毒感染、胆道疾病、酒精性肝损伤、低血压、休克、心力衰竭、自身免疫性疾病、遗传或代谢性肝脏疾病、职业或环境化学物质暴露等，这些基础疾病及接触史可导致肝损伤，也可能增加 ATB-DILI 的概率或加重肝损伤，而叠加的 DILI 易被误认为仅是原有肝病的发作或加重。也需注意可能因基础肝病而忽视了 ATB-DILI 的发生，有时甚至可能难以区分。

（四）辅助检查指标

1. 肝脏生化指标检查

血清 ALT、ALP、GGT 和总胆红素（TBil）等改变是目前判断是否有肝损伤与诊断 DILI 的主要实验室指标。ALT 升高较 AST 升高对诊断肝损伤更具特异性，因此其是诊断 DILI 的主要指标；ALP 和总胆红素是诊断胆汁淤积的指标，也是肝功能损害的重要指标；γ-谷氨酰转肽酶在急性 DILI 时轻度增高，如其长期增高不降则有慢性肝损伤的可能；血清 TBil 水平升高、白蛋白水平持续下降和凝血酶原时间延长，表明肝脏储备功能减退，均提示肝功能损伤较严重，说明预后欠佳。

2. 影像学检查

影像学检查包括超声检查和放射学检查，以除外肝脏肿瘤、肝硬化、脂肪肝和胆道结石等疾病。如果有胆汁淤积的证据，需要影像学检查以排除胆道梗阻。

3. 病毒学检查

病毒学检查包括各型病毒性肝炎血清标志物，或病毒基因检测等。

4. 自身抗体

自身抗体阳性不仅表示自身免疫功能异常，还能提示自身免疫性肝病。

5. 其他实验室检查

嗜酸性粒细胞增高是诊断超敏反应性 DILI 的辅助指标，淋巴细胞刺激试验可以判定是否为药物过敏反应相关性肝损伤。

（五）肝活检

肝活检是肝损伤的诊断金标准，以明确评估药物对肝脏的损害类型（纤维化、脂肪变性、坏死、肉芽肿、脂褐素和胆汁淤积），经临床和实验室检查仍不能确诊 DILI 或需进行鉴别诊断时，肝活检病理组织学检查有助于进一步明确诊断并评估肝损伤程度。

1）经临床和实验室检查仍不能确诊 DILI，尤其是自身免疫性肝炎（AIH）仍不能排除时。

2）停用可疑药物后，肝脏生化指标仍持续上升或出现肝功能恶化的其他迹象。

3）停用可疑药物 1~3 个月，肝脏生化指标未降至峰值的 50% 或更低。

4）怀疑慢性 DILI 或伴有其他慢性肝病时。

5）长期使用某些可能导致肝纤维化的药物。

二、诊断标准

（一）确诊病例

1. 符合以下条件者为 DILI 的确诊病例

有使用可能引起肝损伤的抗结核药物史，且发生时间与 DILI 发病规律相一致，多数肝损伤发生在抗结核药物使用后 5 天至 2 个月，有特异质反应者可发生在 5 天以内。

2. 临床过程

停药后异常肝脏生化指标迅速恢复，肝细胞损伤型患者血清 ALT 峰值水平在 8 天内下降>50%为高度提示，在 30 天内下降≥50%为重要提示；胆汁淤积型患者血清 ALP 或 TBil 峰值水平在 180 天内下降≥50%为重要提示。

3. 排除其他病因

必须排除其他病因或疾病所致的肝损伤。

4. 再次用药反应阳性

再次用药后出现肝功能损伤。符合上述诊断标准中第 1、2 和 3 项，或前 3 项中有 2 项符合，加上第 4 项，均可确诊为 ATB-DILI。

（二）疑似病例

1）用药与肝损伤之间存在合理的时序关系，但同时存在可能导致肝损伤的其他病因或疾病状态。

2）用药与发生肝损伤的时序关系未达到相关性评价的提示水平，但也缺少导致肝损伤的其他病因或疾病的临床证据。对于这种疑似病例，建议采用 1993 年修订的、具有国际共识意见的 RUCAM（Roussel uclaf causality assessment method）评分表进行量化评估：>8 分为极可能（highly probable），6～8 分为很可能（probable），3～5 分为可能（possible），1～2 分为不太可能（unlikely），≤0 分为可排除（excluded）（表 6-1）。

三、DILI 的严重程度分级

目前国际上通常将急性 DILI 的严重程度分为 1～5 级，我国《抗结核药物性肝损伤诊治指南（2019 年版）》将抗结核药物所致 DILI 分级如下。

0 级（无肝损伤）：患者对暴露药物可耐受，无肝毒性反应。

表 6-1　RUCAM 因果关系评分量表

药物：_____　初始 ALT：_____　初始 ALP：_____　R 值=[ALT/ULN]÷[ALP/ULN]=_____

肝损伤类型：肝细胞型(R≥5.0)，胆汁淤积型(R≤2.0)，混合型(2.0<R<5.0)

	肝细胞性		胆汁淤积或混合型		评价
1.服药至发病时间					
不相关	反应发生在开始服药前或停药后超过 15d		反应发生在开始服药前或停药后超过 30d		无相关性
未知	无法获得服药至发病时间		无法获得服药至发病时间		无法评价
	初次治疗	再次用药	初次治疗	再次用药	计分
从用药开始					
提示	5～90d	1～15d	5～90d	1～90d	+2
可疑	<5d 或>90d	>15d	<5d 或>90d	>90d	+1
从停药开始					
可疑	≤15d	≤15d	≤30d	≤30d	+1
2.病程	ALT 峰值与正常上限值之间的差值		ALP 或 TBil 峰值与正常上限值之间的差值		
停药后					
高度提示	8d 内降低>50%		不适用		+3
提示	30d 内降低≥50%		180d 内降低≥50%		+2
可疑	在 30d 后不适用		180d 内降低<50%		+1
无结论	没有相关资料或在 30d 后下降≥50%		不变、上升或没有资料		0
与药物作用相反	30d 后下降>50%或再升高		不适用		−2
若继续用药					
无结论	所有情况		所有情况		0
3.危险因子	酒精		酒精或怀孕		
有					+1
无					0
年龄≥55 岁					+1
年龄<55 岁					0
4.伴随用药					
无或伴随药使用时间与发病时间不符合					0
伴随用药使用时间与发病时间相符合					−1
已知伴随药有肝毒性且使用时间与发病时间相符合					−2
有证据表明伴随药致肝损伤 (再用药反应阳性或有价值的检测)					−3
5.除外其他原因					
（1）急性甲型肝炎（抗 HAV-IgM+）；或 HBV 感染（HBsAg 和／或抗 HBc-IgM+）；或 HCV 感染(抗-HCV+和／或 HCV RNA+，伴有相应的临床病史)；胆道梗阻(影像检查证实)；酒精中毒（过量饮酒史且 AST/ALT≥2）；近 2 周内有急性低血压、休酶酒克或者肝脏缺血史			所有原因，包括（1）和（2）完全排除		+2
			（1）中所有原因排除		+1
			（1）中 4～5 个原因排除		0
（2）合并自身免疫性肝炎、脓毒症、慢性乙型或丙型肝炎、原发性胆汁性胆管炎(PBC)*或原发性硬化性硬化性胆管炎(PSC)等基础疾病；或临床和（或）实验室提示 CMV、EBV 或 HSV 感染			（1）中少于 4 个原因被排除		−2
			非药物因素高度可能性		−3

续表

药物：_____　初始 ALT：_____　初始 ALP：_____　R 值=[ALT/ULN]÷[ALP/ULN]= _____	
肝损伤类型：肝细胞型(R≥5.0)，胆汁淤积型(R≤2.0)，混合型(2.0<R<5.0)	
6.药物既往肝损伤的信息	
产品说明中有肝毒性报告	+2
有文献报道但产品说明中无相关信息	+1
尚无肝毒性报道	0

7.再用药反应			
阳性	再次单用该药 ALT 升高≥2ULN	再次单用该药 ALP 或 TBil 升高≥2ULN	+3
可疑	再次联用该药 ALT 升高≥2ULN	再用联用该药 ALP 或 TBil 升高≥2ULN	+1
阴性	再次单用该药 ALT 仍在正常范围	再次单用该药 ALP 或 TBil 升仍在正常范围	−2
未做或不可判断	其他情况	其他情况	0

a. 旧称原发性胆汁性肝硬化（PBC）

注：ALP. 碱性磷酸酶；ALT. 丙氨酸氨基转移酶；CMV. 巨细胞病毒；EBV. EB 病毒；HSV. 单纯疱疹病毒；TBil. 总胆红素；ULN. 正常值上限。在我国也应特别注意排除急性戊型肝炎，因此本项计分标准尚待今后完善。也应注意排除 IgG4 胆管炎

1 级（轻度肝损伤）：血清 ALT 和/或 ALP 水平呈可恢复性升高，TBil<2.5×ULN（2.5mg/dL 或 42.75μmol/L），且 INR<1.5。多数患者可适应。可有或无乏力、虚弱、恶心、厌食、右上腹痛、黄疸、瘙痒、皮疹或体质量减轻等症状。

2 级（中度肝损伤）：血清 ALT 和/或 ALP 水平升高，TBil≥2.5×ULN，或虽无 TBil 升高但 INR≥1.5。上述症状可有加重。

3 级（重度肝损伤）：血清 ALT 和/或 ALP 水平升高，TBil≥5×ULN（5mg/dL 或 85.5μmol/L），伴或不伴 INR≥1.5。患者症状进一步加重，需要住院治疗，或住院时间延长。

4 级（AHF）：血清 ALT 和/或 ALP 水平升高，TBil≥10×ULN（10mg/dL 或 171μmol/L）或每日上升≥1.0mg/dL（17.1μmol/L），INR≥2.0 或凝血酶原活动度（prothrombin time activity，PTA）<40%，可同时出现：①腹腔积液或肝性脑病；②与 DILI 相关的其他器官功能衰竭。

5 级（致命）：因 DILI 死亡，或需接受肝移植才能存活。

四、ATB-DILI 的规范诊断格式

完整的 ATB-DILI 诊断应包括诊断命名、临床类型、病程、RUCAM 评分结果、严重程度分级。诊断举例：DILI，肝细胞损伤型，急性，RUCAM9 分（极可能），严重程度 3 级。

（顾　瑾）

第五节　药物性肝损伤的治疗

ATB-DILI 是抗结核治疗过程中出现的严重不良反应，可表现为转氨酶、胆红素水平的升高，严重者甚至可能发展为重度肝损伤、肝衰竭。有研究发现，在肝损伤症状出现后，如果继续进行抗结核治疗，重度肝损伤会造成 6%～12% 的病死率（Kimerling et al.，1998）。因此，ATB-DILI 会影响抗结核药物的治疗（更改用药方案或中断治疗），影响患者的依从性，延长住院时间，增加经济负担。所以，在抗结核治疗过程中出现肝损伤，需要给予正确的保肝治疗，纠正肝功能异常，防止肝功能损伤加重，同时及时调整抗结核方案，保证患者顺利完成抗结核治疗，防止耐药结核的发生。

一、治疗原则

治疗 DILI 首先是停用引起肝损伤的药物，但为了保障抗结核治疗的效果，对固有型 DILI，在原发疾病必须治疗而无其他替代治疗手段时可酌情减少剂量（中华医学会结核病学分会，2019；中华医学会肝病学分会药物性肝病学组，2017）。

1）治疗前充分评估，包括患者的 TB 病情、肝损伤程度、全身状况、相关危险因素等。

2）ALT<3×ULN，无明显症状及黄疸者，可在密切观察下保肝治疗，并酌情停用肝损伤发生频率高的抗结核药物。

3）ALT≥3×ULN，或总胆红素≥2×ULN，应停用肝损伤相关的抗结核药物，保肝治疗，密切观察。

4）ALT≥5×ULN，或 ALT≥3×ULN 伴有黄疸、恶心、呕吐、乏力、右上腹疼痛或压痛、发热、皮疹等症状，或总胆红素≥3×ULN，应立即停用所有与肝损伤相关的抗结核药物，密切监测 PTA 水平，积极保肝治疗；严重肝损伤患者采取综合治疗措施；肝衰竭患者需立即采取抢救措施，并与肝移植中心联系，紧急肝移植可挽救约 40% 的 DILI 相关急性肝衰竭（acute liver failure，ALF）患者（孙小溪等，2019）。

二、药物治疗

（一）保肝药物

1. 甘草酸制剂

甘草酸制剂包括甘草酸二铵、异甘草酸镁等。该类药物具有较强的抗炎、稳定肝细胞膜、清除氧自由基减少氧化应激损伤、促进肝细胞再生、改善肝功能等作用。目前，异甘草酸镁使用范围较广，主要用于肿瘤药物和结核药物所造成的肝损伤，对 ATB-DILI 有较好的治疗效果，不良反应少，预后效果好。我国国家食品药品监督管理总局已批准增加急性 DILI 为异甘草酸镁的治疗适应证，可用于治疗 ALT 明显升高的急性肝细胞型或混合型 DILI（MAGIC-临床研究协作组，2017）。

2. 还原型谷胱甘肽

还原型谷胱甘肽主要在肝脏合成，通过结合过氧化物、自由基等发挥抗氧化作用，保护细胞中含巯基的蛋白质和酶。因此，还原型谷胱甘肽能够阻止抗结核药物代谢产物对肝细胞的氧化应激损伤，并减少抗结核药物对其他脏器的损伤。

3. 双环醇

双环醇又名百赛诺，是临床常用的保肝药，具有抗炎、抗氧化、保护肝细胞膜及细胞器等作用，可用于肝细胞损伤型和混合型 DILI。其作用机制包括：抑制炎症因子表达、清除氧自由基、增强机体抗氧化能力、维持肝细胞膜稳定性，从而阻止氧化应激对肝细胞线粒体和细胞核的损害；增强肝细胞线粒体膜的流动性，阻止线粒体肿胀，维护肝细胞线粒体结构和功能的完整性，从而改善线粒体，减少肝细胞凋亡；影响细胞因子分泌，促进肝脏蛋白质合成，促进肝细胞再生，增强机体免疫功能等（Liu et al.，2017）。

4. 水飞蓟素制剂

水飞蓟素制剂是一种具有生理活性的黄酮化合物，具有防止脂质过氧化，清除肝细胞内的 ROS 自由基，维持肝细胞膜的稳定性，保护肝细胞内的酶系统，促进肝细胞再生，增强肝脏解毒能力等作用，从而保护肝脏功能（Watanabe et al.，2001；李英等，2004）。

5. 硫普罗宁

硫普罗宁是一种来源于硫普罗宁甘氨酸（glycine，Gly）的衍生物，化学结构中含有活性巯基，可以通过结合自由基产生二硫化物，而二硫化物可以活化超氧化物歧化酶，消除氧自由基，保护肝细胞免受氧化应激损伤（陈明，2010）。硫普罗宁作为一种新型代谢改善解毒剂，对四氯化碳、乙醇及氨基半乳糖所致的急性肝损伤具有较强的防治作用，对 ATB-DILI 具有较好的治疗效果（马俊和冯端浩，2011）。但需注意，硫普罗宁可能导致患者发生过敏反应，严重者甚至能够引起休克，用药期间需密切观察。

6. 多烯磷脂酰胆碱

多烯磷脂酰胆碱是一种膜稳定剂，能够通过修复、改善生物膜的功能结构，增强生物膜的流动性和稳定性，保护肝细胞膜和细胞器膜免受抗结核药物及其代谢产物的损伤；还能够通过改善脂类代谢，促进人体脂肪分解，减少脂肪堆积，保护肝脏免受脂肪变性和炎性纤维化的损伤，对 ATB-DILI 具有较好的治疗效果。

7. 必需磷脂类保肝药

必需磷脂类保肝药为复方制剂，主要成分包括必需磷脂（天然胆碱磷酸二甘油酯、亚麻酸、亚油酸和油酸）、B 族维生素（维生素 B_1、维生素 B_2、维生素 B_6 和维生素 B_{12}）、烟酰胺等。其具有促进肝细胞膜再生、降低脂肪浸润、协调磷脂和细胞膜功能等作用。

8. 葡醛内酯

葡醛内酯具有保护肝脏和解毒作用。葡醛内酯进入人体后，转变为葡萄糖醛酸，能够与体内含有酚基、羟基、羧基和氨基的代谢产物、毒物或药物结合，形成低毒或无毒的葡萄糖醛酸结合物，随尿液排出体外。

（二）降胆红素药物

1. 腺苷蛋氨酸

腺苷蛋氨酸是存在于人体组织的一种生理活性分子，具有抗氧化、促进解毒过程中硫化产物合成、改善肝细胞膜流动性、促进肝细胞再生、抗肝纤维化、改善脂质代谢等作用（Amagon et al.，2017）。

2. 熊去氧胆酸

熊去氧胆酸具有稳定肝细胞膜、保护肝细胞线粒体、免疫调节等作用，同时具有明显的利胆作用，增加胆汁引流。

3. 茴三硫

茴三硫为胆汁成分分泌促进剂，具有促进胆汁、胆酸、胆色素分泌，活化肝细胞，增强肝脏解毒功能的作用（中华医学会结核病学分会和《中华结核和呼吸杂志》编辑委员会，2013）。

4. 茵栀黄

茵栀黄具有清热解毒、利湿退黄的作用，可用于治疗急性、迁延性、慢性肝炎。

5. 门冬氨酸钾镁

门冬氨酸钾镁是体内草酸乙酰的前体，在三羧酸循环中起重要作用，可用于治疗急性、慢性肝炎伴有高胆红素血症者。

（三）降酶药物

降酶药物代表药物为联苯双酯，是合成五味子丙素的一种中间体，具有增强肝脏解毒功能、减轻肝脏病理损伤、促进肝细胞再生、保护肝细胞等作用。其近期降低转氨酶的作用较为肯定，但远期疗效较差，停药后容易反弹，且部分患者在用药过程中会出现黄疸现象，甚至病情恶化，需引起重视（中华医学会结核病学分会和《中华结核和呼吸杂志》编辑委员会，2013）。因此，对于转氨酶水平较高且有因转氨酶水平升高而出现乏力、食欲不振、恶心、呕吐等胃肠道症状者，可在保肝治疗基础上适当和短期使用降酶药物。

（四）改善能量代谢药物

改善能量代谢药物如腺苷三磷酸、辅酶 A、肌苷、维生素类等，可通过改善肝细胞能量代谢，在一定程度上发挥保护肝细胞的作用。但需注意，脂溶性维生素剂量较大时可能加重肝脏负担，一般不建议使用，可以适当使用维生素 B（中华医学会结核病学分会和《中华结核和呼吸杂志》编辑委员会，2013）。

（五）糖皮质激素

糖皮质激素具有抗炎、抗毒、抗过敏、抗休克、非特异性抑制免疫等多种作用，可以用于超敏或自身免疫征象明显且停用肝损伤药物后生物化学指标改善不明显甚至继续恶化的患者。但糖皮质激素对 ATB-DILI 的疗效尚缺乏随机对照研究，应严格掌握适应证，充分评估治疗收益和可能的不良反应，以免加重 TB 病情（中华医学会肝病学分会药物性肝病学组，2017）。

三、重度肝损伤及肝衰竭的治疗

（一）N-乙酰半胱氨酸

重度肝损伤及肝衰竭患者在上述治疗基础上，可使用 N-乙酰半胱氨酸（NAC）。NAC 是 L-半胱氨酸的前体药物，可以提高机体内谷胱甘肽的含量，清除多种自由基、抗过氧化损伤等，临床应用越早，效果越好，并能提高早期无肝移植患者的生存率（Reuben et al.，2010；Bateman et al.，2014）。成人一般用法：50～150mg/(kg·d)，不少于 3 天。早在 2004 年，NAC 就被美国 FDA 批准为用来治疗对乙酰氨基酚（APAP）引起的固有型 DILI 的唯一解毒药物。2011 年，美国肝脏病研究协会

（AASLD）ALF 指南推荐 NAC 用于药物及毒蕈引起的 ALF 治疗（Lee et al.，2012）。2014 年，美国胃肠病学会（ACG）特异质型 DILI 的临床诊治指南推荐应用 NAC 治疗早期 ALF 患者。因在儿童非 APAP 引起的 ALF 随机对照治疗研究中结果不一致，不建议 NAC 用于儿童非 APAP 所致药物性 ALF 的治疗（Chalasani et al.，2014）。

（二）促肝细胞生长素

促肝细胞生长素可以通过促进正常肝细胞 DNA 的合成，促进肝细胞再生；还可以增强肝细胞膜的稳定性，降低转氨酶水平，发挥保护肝脏的作用。可用于亚急性重型肝炎的辅助治疗。

（三）人工肝或人工肾支持疗法

人工肝或人工肾支持疗法包括血浆置换、血液透析、血液滤过、血液/血浆灌流、分子吸附循环系统、连续性血液净化治疗等多种方法，单用或联合应用，能够有效清除肝脏内胆红素和毒素，补充肝脏自身合成的凝血因子和蛋白质，大大降低了肝衰竭导致的死亡率。

（四）肝移植

对出现严重并发症的 ALF/SALF（如肝性脑病、严重凝血功能障碍），以及代偿性肝硬化患者，可考虑肝移植（Reuben et al.，2010）。

四、预防性使用保肝药物

TB 患者是否需要预防性使用保肝药物，目前尚无统一观点。现阶段比较一致的建议是：同时伴有肝损伤危险因素的患者可以使用保肝药物。但目前保肝药物却被无选择性地用于大部分 TB 患者，甚至滥用，利未必大于弊。因此，有部分学者提出，为使一小部分 TB 患者避免发生 ATB-DILI，而让大部分患者一同预防性使用保肝药物是不合理的。他们认为：①ATB-DILI 的产生机制复杂，目前仍未完全了解，使用保肝药物预防性保肝的效果可能不大；②保肝药物自身也需要在肝脏代谢，可能会加重肝脏负担；③抗结核治疗时间往往比较长，而部分保肝药物价格较为昂贵，无选择性使用保肝药物可能大大增加了 TB 患者的经济负担（肖和平，2013）。

因此，美国胸科协会和英国胸科协会建议通过健康教育、临床监测等方法预防 ATB-DILI 的发生。

五、健康教育

入院时采取一对一指导，住院期间定期举行健康教育大讲堂，发放简单易懂的 TB 宣传手册等方式，可以使 TB 患者对 TB 有更深刻、更科学的认识，具体可包括以下几个方面。

（一）心理护理

通过交流沟通了解 TB 患者的心理情况，评估他们的心理健康状况，对心理严重不健康者制定心理疏导计划，最终使患者树立健康的心理状态，遵循医嘱坚持治疗，坚定 TB 是能够治愈的信念，增强患者对抗结核治疗的依从性，保证治疗顺利完成。

（二）行为干预

督促 TB 患者建立良好的作息习惯，保持睡眠充足，避免熬夜。戒烟戒酒，因为吸烟不利于肺部病灶的恢复，饮酒是造成肝损伤的重要危险因素，均不利于抗结核治疗的顺利进行。MTB 能够通过飞沫进行传播，排菌者的痰中带有 MTB，可通过飞沫传播感染健康人群，TB 患者需改掉随地吐痰的不良习惯。使患者充分了解按时服药和坚持服药的重要性，避免少服和漏服，住院期间医护人员要负责监督，出院后，需让患者家属进行监督。定期检查肝功能和肺部病变。

TB 是一种慢性消耗性疾病，因此 TB 患者容易出现营养缺乏、体重下降，医护人员需要指导患者的饮食。建议患者增加高蛋白质食物的摄入，如瘦肉、牛奶、鸡蛋、豆类等，并监测自己的体重变化。告知患者食物和药物的一些禁忌，如牛奶可在药物表面和胃黏膜形成一层薄膜，影响抗结核药物的吸收，降低血药浓度，影响杀菌效果，因此抗结核药不能与牛奶一起饮用。由于 TB 患者需长期卧床休息，容易引起便秘，因此需建议患者多食富含膳食纤维的食物。

（三）认知干预

使 TB 患者了解抗结核治疗期间可能发生的一些不良反应，如肝损伤、过敏、胃肠道症状、关节疼痛、视觉模糊等，产生这些症状时不必恐慌，也不要忽视，要尽早告知医务人员，使不良反应得到更快更好的控制，促进治疗顺利进行。由于 TB 患者可能排菌阳性，因此家属在医院陪床时尽量戴口罩，回家后，勤开窗通风，勤晒、洗衣服、被褥。出院后，患者仍然不宜做剧烈的体力活动，也不宜及早上班，避免繁重的脑力劳动。

总之，健康教育有利于消除 TB 患者的心理焦虑等负面情绪，减轻患者的精神压力；健康教育过程中，医护人员能够加强与患者的交流，有利于建立良好的医患关系；健康教育也能够增强医护人员的业务水平，提高服务质量，减少医患矛盾的发生。

六、临床监测

定期对 TB 患者进行临床检查有助于提高患者对治疗的依从性，提高短程直接督导治疗（directly observed treatment short-course，DOTS）的疗效。

1）监测患者的治疗药物，对无特殊要求的患者尽量使用标准短程化疗方案（如 $2H_3R_3Z_3E_3/4H_3R_3$ 或 2HRZE/4HR），以减少药物滥用的发生。

2）监测患者的各项检查。新发 TB 患者入院时需检查肝功能、肾功能、痰菌，还需要检查是否携带艾滋、梅毒、肝炎等病毒，因为这些是 TB 患者产生 ATB-DILI 的重要危险因素。在抗结核治疗开始的 2 个月内，需要至少每 2 周检查一次肝肾功能，当肝功能指标达到肝损伤水平，医生可能酌情调整方案或暂停抗结核治疗。

（张国好　陈延平）

第六节　预后与预防

一、预后

以前将 DILI 分为特异质性肝损伤和直接肝损伤两种类型，但最近间接肝损伤成为第三种类型（Hoofnagle and Bjornsson，2019）。特异质性肝损伤主要表现为急性肝细胞性损伤、胆汁淤积性损伤或两者兼有（混合性）及慢性肝损伤（Hoofnagle and Bjornsson，2019）；异烟肼所致者多属于此类，多发生于用药后数天至数年，是特异质性的代谢或免疫反应所致（Hoofnagle and Bjornsson，2019）。直接肝损伤是药物固有的肝脏毒性所致，它常见、与剂量相关、可预测、动物试验可重复、潜伏期短，发生于药物大剂量使用后 1～5 天；间接肝损伤为药物通过影响肝脏或免疫系统导致肝损伤加重所致，而与药物毒性及机体特异质性无关（Hoofnagle and Bjornsson，2019）。ATB-DILI 多属于特异质性肝损伤，急性肝细胞性肝炎是其最常见的表现，特异质性肝损伤是 ALF 的主要原因，欧美报道占 10%～15%（Bjornsson and Hoofnagle，2016；Stolz et al.，2019）。伴有黄疸的 DILI 死亡率高达 10%～50%，这是由 Hyman J. Zimmerman 于 1999 年所发现（Zimmerman，1999；Temple，2006）。需要注意的是 Hy's 法则中黄疸是由肝细胞损伤所致而非胆汁淤积造成。

ATB-DILI 的预后与其种类、严重程度、病情进展、合并症和并发症，以及治疗措施等有关。轻者表现为一过性转氨酶水平升高（称为肝脏的适应性反应），重者可致肝衰竭，甚至危及生命，部分患者因此不得不终止抗结核治疗，从而影响 TB 的治疗效果。大多数 ATB-DILI 患者表现为轻中度肝损伤，预后良好，在停用抗结核药物和/或经过正确、及时的治疗后多可改善甚至痊愈（Hoofnagle and Bjornsson，2019）；少数表现为重度肝损伤，仅极少数出现肝衰竭或致命性肝损伤，预后较差。急性 ATB-DILI 患者，大多数预后良好，但急性重症 ATB-DILI 患者预后较差，病死率可达 10%～50%；少数发展为慢性，极少数进展为肝衰竭。若 ALT 水平持续性升高，或发病后 2 个月仍有持续性总胆红素（TBil）>2.8 倍正常值上限（ULN）和碱性磷酸酶（ALP）>1.1 倍 ULN，则高度预示 ATB-DILI 具有慢性化趋势（Medina-Caliz et al.，2016）。

ATB-DILI 的预后与患者的合并症及并发症有关，结核合并慢性乙肝（HBV）感染及或丙肝感染者抗结核治疗更容易发展为肝功能衰竭，预后较差。一项研究表明年龄>50 岁（48.1% vs. 22.6%，$P=0.049$）、肝硬化（50.0% vs. 15.4%，$P=0.046$）和 TBil>20mg/dL（51.6% vs. 14.8%，$P=0.005$）是 TB-HBV 组死亡的独立危险因素（Chen et al.，2018）。另一项研究显示，抗结核治疗时间、肝性脑病和腹水、血清胆红素水平、ALB 水平、血肌酐水平、凝血酶原时间国际标准化比值及白细胞计数等均与 DILI 预后有关，伴有黄疸、肝性脑病和腹水的患者病死率较高（Devarbhavi et al.，2013）。然而，在该研究中，年龄、性别、ALT 升高水平、HIV 或 HBV 感染并不影响 ATB-DILI 的预后，这可能与两个研究设计不同及观察结局指标不一致等有关系。Chalasani 等（2015）对 1257 例疑似 DILI 的受试者进行了 6 个月以上随访，其中 899 例经过因果关系评估后被认为有明确的、极有可能的和可能的 DILI，研究发现存在肝脏基础疾病（丙型肝炎、非酒精性脂肪肝、肝生化值不明原因的升高）的患者相比于无肝脏基础疾病的患者肝损害更严重（差异不具有统计学意义），死亡率更高（6.7% vs. 1.5%，$P=0.006$）。

DILI 的预后与引起 DILI 的药物种类及对 DILI 的治疗措施有明显关系，如对乙酰氨基酚引起的严重肝衰竭，不进行肝移植，存活率高达 60%～80%；而异质性的 ATB-DILI 引起的严重肝衰竭，不进行肝移植，存活率仅 20%～50%（Bjornsson，2016）。Huh 等（2017）总结了 19 例 ATB-DILI 的 ALF 患者，6 例因适应证及经济原因不能行肝移植，13 例有移植指征者，7 例因无合适活体供者未移植。结果发现，肝衰竭发生后中位时间 4.3 天进行了肝移植治疗的 6 例患者，全部治愈，随访中位数 8.2 年，健康状况良好。未行肝移植的 13 例，10 例死亡，其死亡中位数是发生肝衰竭后 15.6 天（死亡率高达 76.9%）；3 例未行肝移植者保守治疗后随访 24.5 月，预后良好。该研究表明，对于 ATB-DILI，尽早进行肝移植，预后良好。据估计，我国 DILI 患者中 87%的患者表现为急性 DILI，13%的患者会发展为慢性 DILI，并有持续的肝损伤迹象（Shen et al.，2019）。值得注意的是，仅有很少的病例会进展为危及生命的结局，有 1.08%的患者出现肝衰竭，0.39%的患者发生死亡，在死亡患者中，70.59%的患者主要归因于 DILI（Shen et al.，2019）。

二、预防

ATB-DILI 是抗结核治疗过程中最常见的药物不良反应之一。与其他肝脏疾病一样，只有在已经发生严重肝损伤的情况下，才可能出现 ATB-DILI 相关的临床症状。在大多数情况下，ATB-DILI 的第一个征象表现为肝酶水平升高（Clinical，2009）。同时，可以降低患者发生 ATB-DILI 的风险和避免早期肝损伤后进一步损害的措施是减少药物剂量，或停止使用可疑肝损害药物（Clinical，2009）。诸多危险因素与 ATB-DILI 的发生相关，如高龄、女性、营养不良、酗酒、HIV、乙肝病毒或丙肝病毒感染及遗传因素（Tostmann et al.，2008；Bouazzi et al.，2016）。ATB-DILI 是影响抗结核治疗结局的重要因素之一。因此，有效预防 ATB-DILI 的发生，有助于 TB 患者的治疗，提高患者依从性。根据患者原发基础疾病及个体情况进行个体化抗结核治疗。ATB-DILI 的预防应贯穿整个抗结核治疗过程，包括抗结核治疗前、治疗中及发生 ATB-DILI 后再用抗结核药。

抗结核治疗前：①应详细询问患者的既往疾病史、用药史及饮酒史，尤其关注基础肝脏疾病史（包括病毒性肝炎、酒精性肝炎等）。同时进行肝炎病毒血清免疫标志物及肝脏生化指标检查，必要时进行肝脏、胆囊影像学等检查发现潜在的肝脏疾病。②对存在高危因素（如存在肝病史、长期饮酒史、肝炎标志物阳性、老年等）的患者应谨慎选择抗结核治疗方案，优先选择肝损伤发生率较低的抗结核药物。③在遵循抗结核治疗原则的基础上，强调治疗前评估肝功能情况，避免联合应用多种易致肝损伤药物，以降低发生严重肝损伤的风险。④应尽可能避免同时使用其他损害肝脏的药物，如抗感染药、非甾体类抗炎药、他汀类药、抗痉挛药、抗病毒药、激酶抑制剂、TNF-α 拮抗剂及免疫检查点抑制剂等特定组类药物的肝毒性风险高于其他组类的药物（Andrade et al.，2019）。⑤强调患者在抗结核治疗期间应避免饮酒。⑥对合并慢性乙型病毒性肝炎的患者，如具有抗病毒治疗指征，则应尽快采用核苷类药物抗病毒治疗，同时或稍后进行抗结核治疗；对合并丙型病毒性肝炎的患者，可根据其肝功能状况、HCV RNA 定量水平和 TB 病情，决定抗病毒和抗结核治疗的时序。⑦MTB/HIV 双重感染患者 ATB-DILI 发生率高于单纯 TB 患者，当患者无法耐受标准抗结核治疗方案时需适当调整抗结核治疗方案。⑧对存在高危因素的患者给予预防性保肝治疗，保肝药物主要有抗炎保肝药如甘草酸制剂；非抗炎保肝药有肝细胞膜剂如磷脂酰胆碱；解毒剂如还原型谷胱甘肽、水飞蓟素、硫普罗宁；抗氧化剂如水飞蓟素类、双环醇（中华医学会结核病学分会，2019；Xu et al.，2017）。上海市肺科医院肖和平教授团队将 240 例 HBV 携带或脂肪肝初次接受治疗的 TB 患者随机分为两组。两组均接受口服葡萄糖醛酸内酯片 600mg/d（200mg，每天 3 次）作为基本的肝脏保护。试验组加用口服双环醇片剂 75mg/d（25mg，每天 3 次），而对照组则不加双环醇。结果显示，试验组肝损伤发生率、严重程度和抗结核治疗终止率均低于对照组（$P<0.05$）。两组之间发生肝损伤的时间显著不同（$P<0.05$）（Chu et al.，2015）。但对于没有肝损伤高危因素者是否使用保肝药物，目前仍存在一定争议。北京大学詹思延教授将 4304 例结核患者，分为预防性服用保肝剂组（2752 例）及未用保肝剂的对照组，观察患者 ATB-DILI 的发生率，结果发现预防用保肝剂组 2.4%的患者和对照组 2.5%的患者分别发生了 ATB-DILI。使用保肝剂的风险比（HR = 0.99，95%CI：$0.65\sim1.52$），在整个过程中的倾向评分分析未发现统计学意义（HR = 0.94，95%CI：$0.60\sim1.48$）（Wu et al.，2015）；肖和平教授团队对 568 名接受肺结核初治的无肝损伤高危因素的一般患者进行了一项前瞻性、多中心、随机、开放性对照试验（Gu et al.，2015）。该研究包括试验组的 277 例和对照组的 291 例患者。两组患者均接受常规 2HREZ（S）/4HR 治疗肺结核，试验组加用水飞蓟宾胶囊（口服 70mg/次，每天 3 次，治疗 8 周）。结果显示，两组在每个治疗期的 ATB-DILI 发生率均无显著差异（$P>0.05$）；试验组厌食和恶心症状的发生率低于对照组，在第 4 周和第 8 周差异显著（$P<0.05$）。治疗 8 周后，试验组痰培养阴性率为 98.30%，明显高于对照组的 92.98%（$P<0.01$）。该研究的结论是一般结核人群的预防性保肝治疗可以降低抗结核药物停药率，提高患者的依从性和抗结核治疗的效果。然而，尚无研究重复该试验结果，保肝药物对结核治疗的远期疗效值得探索。

抗结核治疗期间：①应根据原发基础疾病（包括基础肝病）和具体用药情况，确定个体化的肝生化试验监测时间。如果患者有潜在的乙型或丙型肝炎和/或艾滋病病毒感染，应每月监测血清 ALT 水平。密切关注抗结核治疗患者肝功能情况，力求早发现、早干预。如果无症状的 ALT>3ULN，建议每周进行一次 ALT 监测，直到肝功恢复正常或因肝损伤停止治疗（Verma and Kaplowitz，2013）。对于接受耐多药抗结核治疗方案的患者，在没有潜在肝脏疾病或危险因素的情况下，建议在前 8 周每 2 周进行一次肝功能检查，随后每 4 周进行一次，直到治疗结束（Verma and Kaplowitz，2013）。发生 ATB-DILI 后，根据肝功能损伤程度每周监测肝功能相关指标 1～2 次。②美国胸科学会指南指出，如果 ALT > 3ULN，并出现恶心、腹痛、黄疸和/或意外的疲乏等症状，或 ALT > 5ULN 不伴相关症状，患者应停止使用异烟肼（Saukkonen et al.，2006）。此外若血清总胆红素 > 1.5ULN 伴 ALT > 3ULN，或凝血酶原时间 > 1.5ULN，则不论是否有症状，都应终止抗结核治疗

（Verma and Kaplowitz，2013）。③营养不良是发生 ATB-DILI 的危险因素，在抗结核治疗期间加强营养支持有助于预防 ATB-DILI 的发生。

　　一般情况下应避免药物再刺激，以防更快发生更严重的肝损伤。在肝功能恢复后再次使用抗结核药物，应根据患者肝损伤严重程度、有无肝损伤高危因素及 TB 严重程度综合判断。国内专家共识提出以下建议（中华医学会结核病分会和《中华结核和呼吸杂志》编辑委员会，2013）：①对于单纯 ALT 升高的患者，待 ALT 降至<3ULN 时，可加用链霉素或阿米卡星、异烟肼和乙胺丁醇。每周复查肝功能，若肝功能进一步恢复则可加用利福平或利福喷丁，肝功能恢复正常后，视其基础肝脏疾病情况等考虑是否加用吡嗪酰胺。②对于 ALT 升高伴有总胆红素升高或黄疸等症状的患者，待 ALT 降至<3ULN 及总胆红素<2ULN 时，可加用链霉素或阿米卡星、乙胺丁醇和氟喹诺酮类药物，若肝功能进一步恢复则加用异烟肼，待肝功能恢复正常后，视其 TB 严重程度及基础肝脏疾病情况等考虑是否加用利福喷丁或吡嗪酰胺。③对于肝损伤合并过敏反应（同时有发热、皮疹等）的患者，待机体过敏反应全部消退后再逐个试用抗结核药物，试药原则为可先试用未曾用过的药物，此后按照药物致敏可能性由小到大逐步试药。如考虑为利福平引起的超敏反应，不建议再次试用。

　　遗传因素在 ATB-DILI 发生过程中也发挥重要作用（Suvichapanich et al.，2018；Azuma et al.，2013）。研究显示，*NAT2* 变异和乙酰化状态与 ATB-DILI 的发生相关，*NAT2* 慢乙酰化是 ATB-DILI 的一种危险因素（Suvichapanich et al.，2018）。贺建清教授组的研究与其他研究者的结果一致，即发现 *NAT2* rs1495741 与 TB 患者 ATB-DILI 相关，*NAT2* 慢乙酰化患者在抗结核后出现 ATB-DILI 的风险为快乙酰化患者的 2.73 倍（王明桂等，2018）。日本学者 Azuma 等（2013）将患者随机分配到经验性标准化疗组和根据 *NAT2* 基因型指导治疗组（PGx 组）（图 6-1），发现在经验性标准化疗组中 78%的患者发生 DILI，而 PGx 组没有出现 DILI 或早期治疗失败。根据 *NAT2* 基因型调整异烟肼用药，对慢乙酰化患者减少异烟肼用量，而对快乙酰化患者增加异烟肼用量，这种策略不仅不会增加 ATB-DILI 发生率，还能有效减少早期抗结核治疗的失败率。在临床实践中，药物遗传学检测越来越多地应用于鉴别和排除具有一定遗传特性的个体治疗。因此，在开始使用抗结核药物治疗之前，*NAT2* 基因分型是必要的，这将最终帮助临床医生个性化和优化治疗方案，使其在治疗上更有效，同时将与使用这些药物相关的副作用降至最低。对于有条件的医疗中心，可推荐患者进行 *NAT2* 基因检测，根据 *NAT2* 基因多态性指导异烟肼的剂量，慢代谢患者减少剂量，中间代谢患者和正常代谢患者用常规剂量（Suvichapanich et al.，2018）。这在《抗结核药物性肝损伤诊治指南（2019 年版）》中已经得到了推荐（中华医学会结核病学分会，2019）。

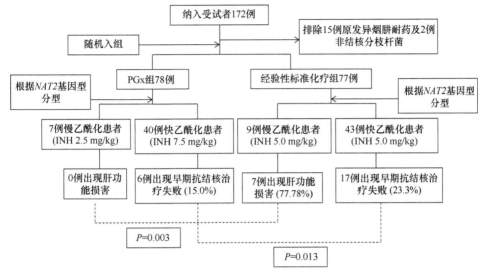

图 6-1　基于 *NAT2* 基因型调整异烟肼用量的临床试验

（王明桂　贺建清）

第七节　营养因素在预防抗结核治疗肝损伤中的作用

TB 是一种与营养不良有关的慢性传染性疾病，TB 患者大多数伴有营养不良。营养不良与 TB 发生及预后相关。印度的一项研究表明，TB 感染患者的 BMI 低于 18.5 的可能性是未感染患者的 7～11 倍（Shetty et al.，2006）。Kim 等（2008）在韩国的三家医院进行了一项研究，以评估粟粒性 TB 的预后与营养状况之间的关系。他们使用 4 分营养风险评分，包括低体重指数、低蛋白血症、低胆固醇血症和严重淋巴细胞减少症。营养风险评分高是 TB 患者预后差的一个预测指标。Hoyt 等（2019）进行的一项前瞻性队列研究结果表明，营养不良与 TB 患者肺部病变严重程度及空洞化程度增加有关，提示营养不良的 TB 患者病情可能更严重。Zachariah 等（2002）在马拉维农村地区进行的一项研究显示，TB 患者早期死亡（前 4 周）的重要危险因素为营养不良程度增加、年龄>35 岁及 HIV 感染，中轻度营养不良患者中有 6.5%死亡，而中重度营养不良患者有 10.9%死亡。同时营养不良也是 TB 患者发生 ATB-DILI 的主要危险因素之一，在合并营养不良的肺结核患者中，更容易出现 ATB-DILI（Pande et al.，1996；Singla et al.，2010）。蛋白质能量-营养不良会改变肝脏中的药物代谢过程，包括乙酰化或谷胱甘肽（GSH）解毒，研究发现异烟肼代谢在蛋白质-能量营养不良患者体内显著下降（Buchanan et al.，

1979）。Warmelink 等（2011）对 192 例活动性肺结核患者进行回顾性观察，发现在抗结核治疗 4 周内发生体重下降（2kg 或更多）是 ATB-DILI 导致抗结核药物治疗中断的最重要危险因素（OR：211）。因此对 TB 患者进行营养评估，并予以适当的营养支持治疗是很重要的。

一、营养不良对肝合成功能的影响

肝脏的主要功能是解毒各种代谢物，合成蛋白质，产生消化所需要的酶。肝脏是合成白蛋白的唯一场所，因此患任何肝脏疾病，ALB 水平都会出现下降，反映肝脏合成功能下降，且与肝损伤严重程度成正比。由于 ALB 半衰期较长，为 17~23 天，可用于评价慢性疾病患者（如结核病）的营养变化情况。但其敏感度不高，反映肝功能损伤具有一定的滞后性。

营养不良患者在消耗性疾病过程中常出现能量不足的情况，机体需要通过消耗脂肪供能，大量的脂肪通过肝脏进行代谢，增加肝脏负担。由于蛋白质摄入不足，使得体内蛋白质代谢处于负氮平衡；导致低蛋白血症，胶体渗透压下降，发生低蛋白性水肿，出现失水、低血压、低体温等；使得肝脏血流灌注不足，肝脏缺血缺氧，产生炎性介质，引起肝细胞损伤。此外，TB 是一种消耗性疾病，会进一步加重营养不良，使得 ALB 进一步减少。国内一项研究显示，营养不良患者在抗结核治疗过程发生 ATB-DILI 的危险性是对照组的 1.5 倍，在经过有效抗结核治疗后，73.5% 的患者营养状况得到明显改善（冯经华等，2007）。75% 的患者在抗结核治疗两个月后 BMI 都升高了（Dodor，2008）。营养不良除了会损害肝脏代谢功能，还会导致脂肪肝。营养不良可引起脂肪肝，出现肝细胞损伤，转氨酶升高。在营养状况得到改善后肝功能可恢复正常。

二、营养不良与 ATB-DILI

抗结核药物主要通过肝脏进行代谢，且在代谢过程中可产生具有肝毒性的中间产物。伴有营养不良的 TB 患者肝脏代谢功能受损，更容易发生 ATB-DILI。

营养不良的突出表现是蛋白质的减少。血浆白蛋白含量下降会改变药物结合部位的性质，从而降低药物与血浆白蛋白的结合，减慢药物消除，延长药物半衰期，使得游离药物浓度增加。进而药物在血浆中的清除率下降，从而增加了药效和毒性。药物代谢的酶活性降低，肝脏固有清除率下降，加上肝脏血流灌注障碍导致肝脏血流量减少，使药物清除率下降。长期营养不良会使肝脏抗氧化能力降低，氧化应激作用会使肝细胞更易出现损伤。营养不良患者异烟肼及利福平代谢水平显著下降，同时异烟肼及利福平相关肝毒性发生率增高。研究显示，合并蛋白质营养不良的肺结核患者在抗结核治疗期间发生 DILI 的比率明显高于对照组。早期研究对 80 例 ATB-DILI 患者与 406 例的对照组进行对比，发现虽然肝损害组与对照组之间体重指数（body mass index，BMI）无明显差异，但肝损害组 ALB 水平低于对照组（37.9g/L vs. 42.0g/L）（Pande et al.，1996）。Singla 等（2010）进行了一项前瞻性病例对照研究，将 175 例 ATB-DILI 患者与 428 例服用抗结核药物后无肝炎临床表现或生化证据的对照组进行比较，发现营养不良（低白蛋白）是发生 ATB-DILI 的独立危险因素（$P < 0.01$）。

　　TB 是一种慢性感染性疾病，容易加重营养不良。大多数 TB 患者处于分解代谢状态，出现明显的体重下降，在诊断 TB 时常常可以发现很多 TB 患者有维生素和矿物质缺乏的表现（Zachariah et al.，2012；Dodor，2008）。营养不良会使患者免疫力下降，降低细胞介导的免疫反应，增加结核潜伏感染进展为活动性结核病的可能（Cegielski and McMurray，2004）。淋巴细胞计数是反映机体免疫能力的重要指标。长期的营养不良、蛋白质摄入不足可引起胸腺等免疫器官结构和功能受损，从而减少成熟 T 淋巴细胞产生，减少抗体产生，降低机体免疫能力。严重的营养不良或饥饿通过影响 T 细胞存活和增殖而改变了 T 细胞数量。禁食 48h 后的小鼠与正常喂养的小鼠对比，胸腺细胞数明显下降（Procaccini et al.，2012）。营养不良儿童 $CD4^+$ 和 $CD8^+$ T 细胞计数也明显低于正常体重对照组（$P < 0.05$）（Najera et al.，2004）。长期营养不良引起淋巴细胞计数减少后，TB 得不到有效控制，又会加重营养不良，进而增加了抗结核治疗期间发生 ATB-DILI 的风险。

　　营养不良的主要原因包括摄入不足、代谢紊乱、吸收不良和肝脏储存营养物质能力下降。TB 患者出现体重下降主要由以下几个因素引起，包括因食欲减退、恶心和腹痛而减少的食物摄入量；呕吐和腹泻造成的营养素损失及疾病引起的代谢改变（Metcalfe，2005；Podewils et al.，2011）。对于合并营养不良的 TB 患者，应在抗结核治疗的同时加强营养支持治疗，可以减轻肝脏负担，促进肝组织和肝细胞修复，纠正 TB 患者的营养不良状态。有学者为探讨营养支持治疗对 ATB-DILI 发生的影响进行了干预性研究，发现抗结核治疗的同时进行营养支持治疗组在抗结核治疗 2 个月后无一例发生肝损害，提示对抗结核治疗患者预防性使用营养支持可显著性降低抗结核治疗 2 个月后肝功能异常的发生率（程宇红等，2010）。抗结核治疗的同时予以营养支持治疗可预防 ATB-DILI 的发生，保障抗结核治疗得以顺利进行。

（王明桂　贺建清）

参 考 文 献

安慧茹, 吴雪琼, 王仲元. 2014. N-乙酰基转移酶2及谷胱甘肽s转移酶M1基因多态性与抗结核药物性肝损伤的关系研究. 中国防痨杂志, 36(1): 64-66.

陈明. 2010. 硫普罗宁对抗结核药物肝损伤的保护作用. 临床肺科杂志, 15(1): 122-123.

程宇红, 梁冰, 杨团结, 等. 2010. 探讨营养素防治及纠正抗结核药物所致肝损害的作用及意义. 现代生物医学进展, 13: 2487-2489.

冯经华, 尹凤鸣, 严振球. 2007. 营养不良对抗结核药物肝损害的影响. 临床军医杂志, 35(2): 239-241.

贾忠, 吴晶, 马建军, 等. 2013. 一线抗结核药物肝损害的研究现状. 中国防痨杂志, 35(6): 468-471.

李凌未, 马凌飞, 李胜前. 2016. 412例抗结核药物导致肝损害的临床评价分析U1. 药物流行病学杂志, (12): 773-776.

李英, 梁志勇, 胡阳君. 2004. 水飞蓟宾葡甲胺片对治疗抗结核药物所致肝损害的疗效分析. 国际医药卫生导报, 10(16): 166-167.

马俊, 冯端浩. 2011. 硫普罗宁治疗抗结核药致肝损害疗效的 Meta 分析与系统性评价. 中国医院用药评价与分析, 11(5): 390-393.

乔慧捷, 周东辉, 李爽. 2017. 抗结核药物性肝损伤的危险因素及发生机制. 国际流行病学传染病学杂志, 44(2): 131-134.

沈锶, 段昭君, 庄辉. 2015. 药物性肝损伤的流行病学. 肝脏, 20(10): 819-823.

孙小溪, 吴姗姗, 梁文丽, 等. 2019. 俄罗斯联邦药物性肝损伤临床指南介绍. 肝脏, 24(9): 991-996.

唐神结, 高文. 2011. 临床结核病学. 北京: 人民卫生出版社: 191-200.

王明桂, 张耀之, 张蒙, 等. 2018. rs1495741单核苷酸多态性与抗结核药物性肝损害的相关性研究. 四川大学学报(医学版), 49(6): 910-913.

吴念宁, 陈万, 邹俊, 等. 2014. HIV/TB 病人抗结核治疗强化期发生药物性肝炎的研究. 中国艾滋病性病, 20(1): 13-16.

吴雪琼. 2014. 抗结核药物所致肝损伤的分子机制明. 中同防痨杂志, 36(1): 3-8.

肖和平. 2013. 抗结核治疗时预防性保肝用药的是与非. 中华结核和呼吸杂志, 36(10): 722-723.

于乐成, 陈成伟. 2014. ACG 特异质性药物性肝损伤临床诊治指南解读. 肝脏, (8): 570-574.

于乐成, 茅益民, 陈成伟. 2015. 药物性肝损伤诊治指南. 中华肝脏病杂志, 23(11): 1752-1769.

张俊仙, 吴雪琼. 2014. 抗结合药物所致肝损伤的分子机制. 中国防痨杂志, 36(1): 64-66.

赵红, 程澄, 谢雯. 2015. 抗结核药物致肝损伤的发病机制中国肝脏病杂志(电子版), 7(4): 11-13.

中华医学会肝病学分会药物性肝病学组. 2017. 药物性肝损伤诊治指南. 实用肝脏病杂志, 20(2): 257-274.

中华医学会结核病分会. 2019. 抗结核药物性肝损伤诊治指南(2019 年版). 中华结核和呼吸杂志, 42(5): 343-356.

中华医学会结核病学分会, 《中华结核和呼吸杂志》编辑委员会. 2013. 抗结核药所致药物性肝损伤诊断与处理专家建议. 中华结核和呼吸杂志, 36(10): 732-736.

朱薇珊, 张斌. 2015. 抗结核药物治疗所致肝损伤的危险因素及其治疗转归分析. 中国防痨杂志,

37(2): 167-172.

Amagon K I, Awodele O, Akindele A J. 2017. Methionine and vitamin B-complex ameliorate antitubercular drugs-induced toxicity in exposed patients. Pharmacol Res Perspect, 5(5): e00360.

Andrade, Raúl, Andrade (Chair), et al. 2019. EASL Clinical Practice Guidelines: drug-induced liver injury. J Hepatol, 70(6): 1222-1261.

Araújo-Mariz C, Pessoa L E, Bartolomeu A S, et al. 2016. Hepatotoxicity during treatment for tuberculosis in people living with HIV/AIDS. PLoS One, 11(6): e0157725.

Azuma J, Ohno M, Kubota R, et al. 2013. NAT2 genotype guided regimen reduces isoniazid-induced liver injury and early treatment failure in the 6-month four-drug standard treatment of tuberculosis: a randomized controlled trial for pharmacogenetics-based therapy. Eur J Clin Pharmacol, 69(5): 1091-1101.

Bateman D N, Dear J W, Thanacoody H K, et al. 2014. Reduction of adverse effects from intravenous acetylcysteine treatment for paracetamol poisoning: a randomised controlled trial. Lancet, 383(9918): 697-704.

Bjornsson E S, Hoofnagle J H. 2016. Categorization of drugs implicated in causing liver injury: critical assessment based on published case reports. Hepatology, 63(2): 590-603.

Bjornsson E S. 2016. Epidemiology, predisposing factors, and outcomes of drug-induced liver injury. Clin Liver Dis, 24(1): 1-10.

Bouazzi O E, Hammi S, Bourkadi J E, et al. 2016. First line anti-tuberculosis induced hepatotoxicity: incidence and risk factors. Pan Afr Med J, 25: 167.

Buchanan N, Eyberg C, Davis M D. 1979. Isoniazid pharmacokinetics in kwashiorkor. S Afr Med, 56: 299-300.

Cao J, Mi Y, Shi C, et al. 2018. First-line anti-tuberculosis drugs induce hepatotoxicity: a novel mechanism based on a urinary metabolomies platform. Biochem Biophys Res Commun, 497(2): 485-491.

Cegielski J P, McMurray D N. 2004. The relationship between malnutrition and tuberculosis: evidence from studies in humans and experimental animals. The international journal of tuberculosis and lung disease. International Union against Tuberculosis and Lung Disease, 8(3): 286-298.

Chalasani N P, Hayashi P H, Bonkovsky H L, et al. 2014. ACG Clinical Guideline: the diagnosis and management of idiosyncratic drug-induced liver injury. Am J Gastroenterol, 109(7): 950-966.

Chalasani N, Bonkovsky H L, Fontana R, et al. 2015. Features and outcomes of 899 patients with drug-induced liver injury: the DILIN prospective study. Gastroenterology, 148(7): 1340-1352 e1347.

Chamorro J G, Castagnino J P, Musella R M, et al. 2016. tagSNP rsl495741 as a useful molecular marker to predict antituberculosis drug-induced hepatotoxicity. Pharmacogenet Genomics, 26(7): 357-361.

Chang T E, Huang Y S, Chang C H, et al. 2017. The susceptibility of anti-tuberculosis drug. induced liver injury and chronic hepatitis C infection: a systematic review and meta-analysis. J Chin Med Assoc, 81(2): 111-118.

Chen L, Bao D, Gu L, et al. 2018. Co-infection with hepatitis B virus among tuberculosis patients is associated with poor outcomes during anti-tuberculosis treatment. BMC Infect Dis, 18(1): 295.

Chen R, Wang J, Tang S, et al. 2016. Role of polymorphic bile salt export pump(BSEP, ABCB$_{11}$)transporters in anti-tuberculosis drug-induced liver injury in a Chinese cohort. Sei Rep, 6: 27750.

Chen R, Zhang Y, Tang S, et al. 2015. The association between HLA-DQBI polymorphism and antituberculosis druginduced liver injury: a Case—Control Study. J Clin Pharm Ther, 40(1): 110-115.

Chert L, Bao D, Gu L, et al. 2018. Co-infection with hepatitis B virus among tuberculosis patients is associated with poor outcomes during antituberculosis treatment. BMC Infect Dis, 18f11: 295.

Chu N H, Li L, Zhang X, et al. 2015. Role of bicyclol in preventing drug-induced liver injury in tuberculosis patients with liver disease. The international journal of tuberculosis and lung disease : the official journal of the International Union against tuberculosis and lung disease, 19(4): 475-480.

Clinical P. 2009. Guidance for Industry Drug-Induced Liver Injury: Premarketing Clinical Evaluation. https: //www.fda.gov/media/116737/download[2020-3-20].

Cusack R, Chawke L, OConnor B, et al. 2017. Predictors of hepatotoxicity among patients treated with antituberculous medication. QJM, 110(4): 219-225.

Danan G, Benichou C. 1993. Causality assessment of adverse reactions to drugs-I, a novel method based on the conclusions of international consensus meetings: application to drug-induced liver injuries. J Clin Epidemiol, 46(11): 1323-1330.

Devarbhavi H, Singh R, Patil M, et al. 2013. Outcome and determinants of mortality in 269 patients with combination anti-tuberculosis drug-induced liver injury. J Gastroenterol Hepatol, 28(1): 161-167.

Dodor E. 2008. Evaluation of nutritional status of new tuberculosis patients at the effia-nkwanta regional hospital. Ghana Med, 42(1): 22-28.

Eun J W, Bae H J, Shen Q, et al. 2015. Characteristic molecular and proteomic signatures of drug-induced liver injury in a rat model. Appl Toxicol, 35(2): 152-164.

Gaude G S, Chaudhury A, Hattiholi J. 2015. Drug-induced hepatitis and the risk factors for liver injury in pulmonary tuberculosis patients. J Family Med Prim Care, 4(2): 238-243.

Gu J, Tang S J, Tan S Y, et al. 2015. An open-label, randomized and multi-center clinical trial to evaluate the efficacy of Silibinin in preventing drug-induced liver injury. Int J Clin Exp Med, 8(3): 4320-4327.

Guaoua S, Ratbi I, El Bouazzi O, et al. 2016. NAT2 genotypes in Moroccan patients with hepatotoxicity due to antituberculosis drugs. Genet Test Mol Biomarkers, 20(11): 680-684.

Guo H L, Hassan H M, Zhang Y, et al. 2016. Pyrazinamide induced rat cholestatic liver injury through inhibition of FXR regulatory effect on bile acid synthesis and transport. Toxicol Sci, 152(2): 417-428.

Hazari Y M, Bashir A, Habib M, et al. 2017. Alpha-l-antitrypsin deficiency: genetic variations. clinical manifestations and therapeutic interventions. Murat Res, 773: 14-25.

He L, Guo Y, Deng Y, et al. 2017. Involvement of protoporphyrin IX accumulation in the pathogenesis of isoniazid/rifampicin-induced liver injury: the prevention of curcumin. Xenobiotica, 47(2): 154-163.

Heinrich M M, Zembrzuski V M, Ota M M, et al. 2016. Factors associated with anti-TB drug-induced hepatotoxicity and genetic polymorphisms in indigenous and non-indigenous populations in Brazil. Tuberculosis(Edinb), 101: 15-24.

Hoofnagle J H, Bjornsson E S. 2019. Drug-Induced liver injury - types and phenotypes. N Engl J Med,

381(3): 264-273.

Hoyt K J, Sarkar S, White L, et al. 2009. Effect of malnutrition on radiographic findings and mycobacterial burden in pulmonary tuberculosis. PLoS One, 14(3): e0214011.

Huang T, Liu C E L, Li L L, et al. 2016. A new method for identifying causal genes of schizophrenia and anti-tuberculosis drug-induced hepatotoxicity. Sei Rep, 6: 32571.

Huh J Y, Lee D, Ahn J, et al. 2017. Impact of emergency adult living donor liver transplantation on the survival of patients with antituberculosis therapy-induced acute liver failure. Liver Transpl, 23(6): 845-846.

Ji G Y, Wang Y, Wu S Q, et al. 2016. Association between TXNRD1 polymorphisms and anti-tuberculosis drug-induced hepatotoxicity in a prospective study. Genet Mol Res, 15(3)[A1]: gmr. 15038296.

Joseph Martin S, Evan Prince S. 2017. Comparative modulation of levels of oxidative stress in the liver of anti-tuberculosis drug treated Wistar rats by vitamin B12, beta-carotene, and spirulina fusiformis: role of NF-K B, iNOS, IL-6, and IL-IO. J Cell Biochem, 118(11): 3825-3833.

Kayaalp C, Ersan V, Yllmaz S. 2014. Acute liver failure in Turkey: a systematic review. Turk J Gastroenterol, 25(1): 35-40.

Kim D K, Kim H J, Kwon S Y, et al. 2008. Nutritional deficit as a negative prognostic factor in patients with miliary tuberculosis. Eur Respir, 32(4): 1031-1036.

Kim J H, Narn W S, Kim S J, et al. 2017. Mechanism investigation of rifampicin-induced liver injury using comparative toxicoproteomics in mice. Int J Mol Sci, 18(7): 1417.

Kimerling M E, Phillips P, Patterson P, et al. 1998. Low serum antimycobacterial drug levels in non-HIV-infected tuberculosis patients. Chest, 113(5): 1178-1183.

Kleiner D E. 2013. Histopathological evaluation of drug-induced liver disease. *In*: Kaplowttz N, DeLeve L D. Drug-induced liver disease. 3rd ed. San Diego: Academic Press: 241-261.

Kleiner D E. 2017. The histopathological evaluation of drug-induced liver injury. Histopathology, 7(1): 81-93.

Lee W M, Stravitz R T, Larson A M. 2012. Introduction to the revised American association for the study of liver diseases position paper on acute liver failure 2011. Hepatology, 55(3): 965-967.

Licata A, Minissale M G, Calvaruso V, et al. 2017. A focus on epidemiology of drug-induced liver injury: analysis of a prospective cohort. Eur Rev Med Pharmacol Sci, 21(1 Suppl): 112-121.

Liu X, Zhao M, Mi J, et al. 2017. Protective effect of bicyclol on anti-tuberculosis drug induced liver injury in rats. Molecules, 22(4): E524.

Lomtadze N, Kupreishvili L, Salakaia A, et al. 2013. Hepatitis C virus co-infection increases the risk of anti-tuberculosis drug. Induced hepatotoxicity among patients with pulmonary tuberculosis. PLoS One, 8(12): e83892.

MAGIC-临床研究协作组. 2017. 异甘草酸镁注射液预防抗肿瘤化疗相关性急性肝损伤的随机对照、全国多中心临床研究. 临床肿瘤学杂志, 22(2): 97-106.

Marjani M, Baghaei P, Dizaji M K, et al. 2016. Evaluation of hepatoprotective effect of silymarin among under treatment tuberculosis patients: a randomized clinical trial. Iran J Pharm Res, 15(1): 247-252.

Medina-Caliz I, Robles-Diaz M, Garcia-Munoz B, et al. 2016. Definition and risk factors for chronicity following acute idiosyncratic drug-induced liver injury. J Hepatol, 65(3): 532-542.

Metcalfe N. 2005. A study of tuberculosis, malnutrition and gender in Sri Lanka. Trans R Soc Trop Med Hyg, 99(2): 115-119.

Mikus M, Drobin K, Gry M, et al. 2017. Elevated levels of circulating CDH5 and FABPl in association with human drug-induced liver injury. Liver Int, 37(1): 132-140.

Mushiroda T, Yanai H, Yoshiyama T, et al. 2016. Development of a prediction system for anti-tuberculosis drug-induced liver injury in Japanese patients. Human Genome Variation, 3: 16014.

Najera O, Gonzalez C, Toledo G, et al. 2004. Flow cytometry study of lymphocyte subsets in malnourished and well-nourished children with bacterial infections. Clin Diagn Lab Immunol, 11(3): 577-580.

Nico L, Lali K, Archil S, et al. 2013. Hepatitis C virus co-infection increases the risk of anti-tuberculosis drug-induced hepatotoxicity among patients with pulmonary tuberculosis. PLoS One, 8(12): e83892.

Pande J N, Singh S P, Khilnani G C, et al. 1996. Risk factors for hepatotoxicity from antituberculosis drugs: a case-control study. Thorax, 51(2): 132-136.

Pasipanodya J G, Gumbo T. 2010. Clinical and toxicodynamic evidence that high. dose pyrazinamide is not more hepatotoxie than the low doses currently used. Antimicrob Agents Chenmothe, 54(7): 2847-2854.

Petros Z, Kishikawa J, Makonnen E, et al. 2017. HLA-B*57 allele is associated with concomitant anti-tuberculosis and antiretroviral drugs induced liver toxicity in Ethiopians. Front Pharmacol, 8: 90.

Podewils L J, Holtz T, Riekstina V, et al. 2011. Impact of malnutrition on clinical presentation, clinical course, and mortality in MDR-TB patients. Epidemiol Infect, 139(1): 113-120.

Popper H, Rubin E, Cardiol D, et al. 1965. Drug induced liver disease: a penalty for progress. Arch Interu Med, 115: 128-136.

Procaccini C, De Rosa V, Galgani M, et al. 2012. Leptin-induced mTOR activation defines a specific molecular and transcriptional signature controlling CD4+ effector T cell responses. J Immunol, 189(6): 2941-2953.

Reuben A, Koch D G, Lee W M. 2010. Drug-induced acute liver failure: results of a U.S. multicenter, prospective study. Hepatology, 52(6): 2065-2076.

Saukkonen J J, Cohn D L, Jasmer R M, et al. 2006. An official ATS statement: hepatotoxicity of antituberculosis therapy. Am J Respir Crit Care Med, 174(8): 935-952.

Sharma R, Kaur R, Mukesh M, et al. 2018. Assessment of hepatotoxicity of first-line anti-tuberculosis drugs on Wistar rats. Naunyn Schmiedeburgs Arch Pharmacol, 391(I): 83-93.

Sharma S K, Jha B K, Sharma A, et al. 2016. Genetic polymorphisms of N-acetyltransferase 2 & susceptibility to antituberculosis drug-induced hepatotoxicity. Indian J Med Res, 144(6): 924-928.

Shen T, Liu Y, Shang J, et al. 2019. Incidence and etiology of drug-induced liver injury in Mainland China. Gastroenterology, 156(8): 2230-2241 e2211.

Shetty N, Shemko M, Vaz M, et al. 2006. An epidemiological evaluation of risk factors for tuberculosis in South India: a matched case control study. The international journal of tuberculosis and lung disease: the official journal of the International Union against Tuberculosis and Lung Disease, 10(1): 80-86.

Singla R, Sharma S K, Mohan A, et al. 2010. Evaluation of risk factors for antituberculosis treatment induced hepatotoxicity. Indian J Med Res, 132: 81-86.

Song L, Zhang Z R, Zhang J L. et al. 2016. Ratio of microRNA-122/155 in isoniazid-induced acute liver injury in mice. Exp Ther Med, 12(2): 889-894.

Stolz A, Navarro V, Hayashi P H, et al. 2019. Severe and protracted cholestasis in 44 young men taking bodybuilding supplements: assessment of genetic, clinical and chemical risk factors.

Aliment Pharmacol Ther, 49(9): 1195-1204.

Sun Q, Liu H P, Zheng R J, et al. 2016. Genetic polymorphisms of SlJCOlBl CYP2El and UGTlAl and susceptibility to anti-tuberculosis drug-induced hepatotoxicity: a Chinese population-based prospective case-control study. Clin Drug Investig, 37(12): 1125-1136.

Sun Q, Zhang Q, Gu J, et al. 2016. Prevalence, risk factors, management, and treatment outcomes of first-line antitubeculous drug-induced liver injury: a prospective cohort study. Pharmacoepidemiol Drug Saf, 25(8): 908-917.

Suvichapanich S, Fukunaga K, Zahroh H, et al. 2018. NAT2 ultra-slow acetylator and risk of anti-tuberculosis drug-induced liver injury: a genotype-based meta-analysis. Pharmacogenet Genomics, 28(7): 167-176.

Suvichapanich S, Fukunaga K, Zahroh H, et al. 2018. NAT2 ultra-slow acetylator and risk of anti-tuberculosis drug-induced liver injury: a genotype-based meta-analysis. Pharmacogenet Genomics, 28(7): 167-176.

Temple R. 2006. Hy's law: predicting serious hepatotoxicity. Pharmacoepidemiol Drug Saf, 15(4): 241-243.

Tostmann A, Boeree M J, Aarnoutse R E, et al. 2008. Antituberculosis drug-induced hepatotoxicity: concise up-to-date review. J Gastroenterol Hepato, 23(2): 192-202.

Verma S, Kaplowitz N. 2013. Hepatotoxicity of antitubercular drugs. In: Kaplowitz N, DeLeve L D. Drug-Induced Liver Disease. Amsterdam: Elsevier: 483-504.

Warmelink I, ten Hacken N H, van der Werf T S, et al. 2011. Weight loss during tuberculosis treatment is an important risk factor for drug-induced hepatotoxicity. Br J Nutr, 105(3): 400-408.

Watanabe N, Miura S, Zeki S, et al. 2001. Hepatocellular oxidative DNA injury induced by macrophage-derived nitric oxide. Free Radic Biol Med, 30(9): 1019-1028.

Watkins P B, Seligman P J, Pears J S, et al. 2008. Using controlled clinical trials to learn more about acute drug-induced liver injury. Hepatology, 48(5): 1680-1689.

Wattanapokayakit S, Mushiroda T, Yanai H, et al. 2016. NAT2 slow acetylator associated with anti-tuberculosis drug-induced liver injury in Thai patients. Int J Tuberc Lung Dis, 20(10): 1364-1369.

Wu S, Xia Y, Lv X, et al. 2015. Preventive use of hepatoprotectors yields limited efficacy on the liver toxicity of anti-tuberculosis agents in a large cohort of Chinese patients. J Gastroenterol Hepatol, 30(3): 540-545.

Xu L, Zhang F, Xu C, et al. 2017. Is the prophylactic use of hepatoprotectants necessary in anti-tuberculosis treatment? Chemotherapy, 62(5): 269-278.

Yamashita Y I, Imai K, Mima K, et al. 2017. Idiosyncratic drug-induced liver injury: a short review. Hepatol Commun, 1(6): 494-500.

Yu Y C, Mao Y M, Chen C W, et al. 2017. CSH guidelines for the diagnosis and treatment of drug-induced liver injury. Hepatol Int, 11(3): 221-241.

Zachariah R, Spielmann M P, Harries A D, et al. 2012. Moderate to severe malnutrition in patients with tuberculosis is a risk factor associated with early death. Trans R Soc Trop Med Hyg, 96(3): 291-294.

Zhang H, Liu Y, Wang L K, et al. 2017. Pyrrolidine dithiocarbamate alleviates the anti-tuberculosis drug-induced liver injury through JAK2/STAT3 signaling pathway: an experimental study. Asian Pac J Trop Med, 10(5): 520-523.

Zhang L, Zhang L, Hu Q, et al. 2018. Establishment and application of a method for screening the therapeutic drugs of ethanol-induced liver injury based on cellular metabonomics. Biomed

Chromatogr, 32(12): e4369.

Zhang M, Wang S, Wilffert B, et al. 2018. The association between the NAT2 genetic polymorphisms and risk of DILI during anti-TB treatment: a systematic review and meta-analysis. Br J Clin Pharmac01, 84(12): 2747-2760.

Zhang T, Du J, Yin X, et al. 2016. Adverse events in treating smear-positive tuberculosis patients in China. Int J Environ Res Public Health, 13(1): E86.

Zhou L, Song Y, Zhao J, et al. 2016. Monoammonium glycyrrhizinate protects rifampicin-and isoniazid-induced hepatotoxicity via regulating the expression of transporter Mrp2, Ntcp, and Oatpla4 in liver. Pharm Biol, 54(6): 931-937.

Zimmerman H J. 1999. Hepatotoxicity: the adverse effects of drugs and other chemicals on the liver. 2nd ed. Philadelphia: Lippincott Williams Wilkins.

第七章　结核病患者的营养代谢

第一节　结核病患者营养代谢特点概述

TB 是慢性消耗性疾病，其营养代谢主要为摄入不足或消耗增加。患者营养状况正常，病灶则可呈现出吸收、纤维化的改变，空洞也可以闭合。有研究显示，营养不良患者经抗结核治疗 2 个月后，痰菌阴转率、病灶吸收好转率和空洞闭合率均低于非营养不良 TB 患者。患者在肺结核治疗早期如果存在蛋白质营养不良则会对早期抗结核治疗效果有一定的影响。特别是耐多药 TB 患者，其营养状况较差，笔者曾对广州市第五轮全球基金耐多药结核病项目的结核患者治疗观察，发现在MDR-TB患者中有42.1% BMI低于正常值，其6个月痰菌阴转率仅为49.1%（李哲明等，2015）。因此，开展对 TB 患者营养代谢特点进行分析的研究，对营养治疗及疾病转归起重要作用。

TB 患者的营养代谢特点与患者症状、实验室生化检查及影像学改变相关，与其是否为原发性营养不良及继发性营养不良相关。因此，不同的患者其营养代谢应有不同特点。TB 患者常见症状有：①呼吸道症状：咳嗽、咳痰，或咯血；②结核中毒症状：盗汗，疲乏，间断或持续午后低热，背部酸痛，胃纳差，体重减轻，女性患者可伴有月经失调或闭经。实验室检查为贫血、ALB 水平低下。胸部影像学表现为：肺组织破坏、空洞形成，并发肺萎缩、肺气肿。所以，在结核患者中总体上有 88.6%伴有营养不良，其中以蛋白质-能量营养不良为主（58.8%）；依次为混合型营养不良（25.2%）和蛋白质营养不良（4.6%）。因此，肺结核患者仍以消瘦和体重减轻为主要特征，其营养代谢主要呈现以能量消耗增加及蛋白质代谢增加为主。

1. 能量消耗增加

结核患者常有发热、咳嗽及咳痰，当合并有肺部感染、肺组织严重破坏及慢性阻塞性肺部疾病时，患者可出现呼吸困难，加重能量消耗。MTB 菌体物质引起TB 患者机体反复发生低热、盗汗、消瘦等消耗性改变，造成机体分解代谢增加，脂肪储存减少，瘦体组织丢失。发热时体温每升高 1℃，代谢率会增加 13%，同时发热还可促使氮和氨基酸从汗液中丢失。因此，结核患者有较高的分解代谢率，能量消耗比正常人高。其基础代谢率（BMR）可增加 50%～150%。

另外，肺结核患者常伴有咳嗽及呼吸困难。患者常需要增加最大吸气压（MIP）

和最大呼气压（MEP）进行咳嗽及改善呼吸困难。MIP 反映了吸气肌的综合力量，同时是有效咳嗽的重要因素，可用于评价患者的咳嗽和排痰能力。而 MEP 反映了呼吸肌的综合力量，当 MEP 小于正常预计值的 30% 时，就容易合并呼吸衰竭。呼吸肌主要由膈肌、肋间肌和腹肌三部分组成，在吸气过程中膈肌所起的作用占整个呼吸肌的 60%～80%。在 COPD 患者中，BMI 与 MIP 及 MEP 相关（王铁军等，2002）。因此，TB 患者特别是合并慢性阻塞性肺疾病患者的能量消耗较单纯 TB 患者高，继发性营养不良较为显著。

2. 蛋白质代谢增加

结核患者常有炎症蛋白产生增加、ALB 合成减少、贫血；当合并有肺部感染、肺组织严重破坏及 COPD 或合并有肝功能损伤时，患者组织修复增加，加重蛋白质消耗。

TB 是一种慢性感染性疾病。TB 患者由胃肠功能紊乱、食欲减退导致营养物质摄入减少，造成合成代谢水平降低。在严重应激状态下，机体分解代谢明显高于合成代谢，蛋白质丧失增加，主要是肌肉组织耗损，引起骨骼肌萎缩和机体负氮平衡，从而引起低蛋白血症、机体免疫功能降低，使感染发生率、死亡率增加（唐神结和高文，2019）。

另外，当发生结核性胸膜炎和结核性腹膜炎时，胸水及腹水中大量的蛋白质丢失，而结核病灶修复也需要蛋白质，加重了蛋白质-能量营养不良。特别是在合并药物性肝损伤（DILI）时，肝脏缺血、缺氧，组织无氧代谢导致代谢性酸中毒与能量耗竭，并产生大量氧自由基，释放5-羟色胺、组织胺、TNF、IL-1、过氧化物酶等炎症介质，引起组织、器官功能和结构的损伤，肝细胞坏死，从而导致肝脏合成蛋白质减少，加重营养不良。

此外，重症 TB 患者感染应激时机体可出现糖代谢紊乱，表现为高血糖、糖氧化利用下降、胰岛素抵抗和糖异生作用增强，此时加上能量摄入减少、组织缺氧，从而引起乳酸浓度增高，以致酸中毒。同时，当患者出现疲乏或呼吸困难时，机体需要产生大量 ATP。此时，机体加快"三羧酸循环"，把糖或其他物质氧化而获得能量。因而需要大量维生素及微量元素参与代谢，从而获得能量。

（谭守勇）

第二节　结核患者的能量代谢

机体的一切生命活动都需要能量来推动，而能量主要由食物的三大营养物质

（糖、脂肪、蛋白质）氧化分解获得。理想状态下机体能量消耗恰好与从食物中获取的能量相当，即人体能量代谢达到稳态。如果机体长期能量消耗高于摄入量，就会出现体重下降和消瘦；反之，长期能量消耗低于摄入量，则表现为体重增加甚至肥胖。因此，人体能量代谢稳态是机体健康的重要基础之一，也是临床营养治疗的基本目标之一。结核病（tuberculosis，TB）是一种慢性消耗性疾病，TB患者受结核分枝杆菌（MTB）感染诱发炎症反应，内分泌紊乱以及饮食等多种因素综合影响而发生能量、糖、脂肪和蛋白质/氨基酸等代谢紊乱，且在病情发生发展由轻到重的进程中，代谢紊乱的程度也越来越严重，这将严重影响 TB 患者营养改善和治疗效果。

一、正常能量代谢概述

在物质代谢过程中所伴随着的能量释放、转移、贮存和利用等称为能量代谢（图 7-1）。哺乳动物细胞获取 ATP 的方式有两种：氧化磷酸化和底物磷酸化，前者在线粒体内发生，也是细胞主要的产能方式；后者是一些代谢途径中的某个中间代谢过程释放能量直接推动 ADP（或 GDP）磷酸化生成 ATP（或 GTP），如糖酵解途径后半阶段的二步反应伴有底物磷酸化。在正常供氧环境中，糖、脂肪、蛋白质等营养物质在活细胞内彻底氧化释放出大量能量，其中33%转化为 ATP，其余以热能形式释放以维持体温，ATP 是细胞生命活动最通用的能量货币，参与细胞内合成代谢、肌肉收缩、神经传导、分泌和转运、细胞信号转导及细胞分裂等。ATP 生成量有限，过多能量可以按磷酸肌酸（phosphocreatine，C～P）形式储存。C～P 不能直接用于供能但可以快速补充 ATP。肌肉中 C～P 浓度是 ATP 的 5 倍，可储存肌肉几分钟收缩所急需的化学能，可见磷酸肌酸的分布与组织耗能有密切关系。

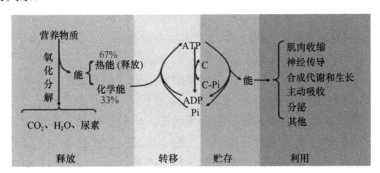

图 7-1　体内能量释放、转移、贮存和利用示意图

机体总能量消耗（total energy expenditure，TEE）主要包括基础能量消耗（basic energy expenditure，BEE）、体力活动能量消耗、食物特殊动力作用（specific dynamic action，SDA）三部分及儿童、青少年所特有的生长发育所需的能量。BEE 是人体在清醒而极端安静的状态下，不受肌肉活动、环境温度、食物或精神紧张等影响时的能量消耗。由于测定 BEE 所需的条件苛刻，临床上较难测得，因此多用静息能量消耗（resting energy expenditure，REE）替代 BEE。REE 是人体存活所需的最小能量，占 TEE 的 65%～70%，通常是在禁食 2h 以上、适宜温度下、安静平卧或静坐 30min 以上所测得的人体能量消耗。

临床上精准测定能量代谢较为困难，常用检测方法包括测定法及公式估算法两种。测定法有量热计直接测量法和代谢车间接测量法。能量估算法有多种公式，如 Harris-Benedict 公式（1919 年）、Shizgal-Rosa 公式（1984 年）及 Mifflin-St Jeor 公式（1980 年）最为常用。最经典的是 Harris-Benedict 公式，它根据身高、体重、年龄及性别来计算机体的基础能量消耗。去脂体重（fat free mass，FFM）又称瘦体重，被认为是 REE 的最大贡献者，可提供 REE 的 53%～88%。人体成分是静息能量消耗测定的主要影响因素之一，它的评估虽然理论上很简单，但实际操作却比较复杂。因此，体重评估、皮褶厚度等是较为简单的测定方法。更为准确的测量方法包括密度法、双能吸收法（DEXA）、X 线断层扫描术、人体总水量（CTW）的测量和生物电阻抗法等。生物电阻抗法是一种较为简便、无创的方法，它的使用已经普及，在成本和安全性上都可快速应用。

二、结核患者的能量代谢

结核病是由结核分枝杆菌感染引起的全身慢性炎症性疾病。由于结核类型、活动性和非活动性结核等差异，结核患者的 REE 表现不同。

活动期患者常处在炎症和内分泌紊乱状态中，这常常引发多种物质代谢（包括糖代谢、脂代谢及蛋白质/氨基酸代谢）和能量代谢严重紊乱，即患者处于高代谢和高能耗状态之中，其基础代谢率升高。Raj 等（2006）测定 6 名新诊断为 TB 患者的 24 小时能量消耗，尽管测量时 TB 患者没有发烧，但其 BMR 比 6 名健康者增加了 14%。但由于这些患者活动少，每日总能量消耗并没有明显大于对照组。一部分 TB 患者伴有食欲下降和营养物质吸收下降等使其处于能量负平衡，普遍存在蛋白质-能量营养不良，其临床表现为体重下降、机体脂肪动员、瘦组织群消耗、负氮平衡、抵抗力下降、创口愈合延迟等。而病情较轻、食欲正常的非活动性结核患者的基础代谢率无明显变化，大约 80% 成人 TB 患者的基础代谢率基本正常。儿童肺结核患者的基础代谢率也一样，在患活动性结核的儿童中，绝大多数基础代谢率都升高，随着病情趋于稳定，这些患儿的基础代谢率也恢复正常。

周宁等（2016）研究 TB 患者血清代谢组学变化，提示随 TB 进程中能量代谢增强和能量需求增加，肌酸、β-羟基丁酸、乳酸、丙酮酸等代谢物在 TB 各组的含量普遍高于对照组，并在疾病进展过程（TB1、TB2、TB3、TB4）中呈逐渐增加的趋势，而三羧酸（tricarboxylic acid，TCA）循环的中间产物——柠檬酸则呈逐渐降低的趋势。肌酸含量的升高与能量代谢水平的增加有关。柠檬酸可能是因能量被大量消耗，导致 TCA 循环中间体被大量消耗而含量降低。2011 年的 Shin 等和 2013 年 Chen 等的研究也发现柠檬酸、延胡索酸在结核分枝杆菌感染的动物体内含量降低。这些改变有可能提示 TCA 循环代谢某种程度受阻，即有氧代谢产生能量的比例下降和糖酵解产能增加，这可能与 TB 患者的肺功能下降相关。

结核患者高能耗代谢的原因如下。

1. 感染炎症

结核分枝杆菌（*Mycobacterium tuberculosis*，MTB）活动性感染者多数会有明显发热和盗汗，体温升高会导致代谢率增加，一般认为，体温每升高 1℃，基础代谢率会增加 13%。结核患者处于感染炎症状态中，如 2020 年韩晓群等报道结核患者血浆炎症细胞因子 IL-6 和 TNF-α 质量浓度分别为（237.64±28.64）pg/mL 和（105.33±15.87）pg/mL，明显高于对照组（208.70±17.90）pg/mL 和（67.23±5.41）pg/mL。还有研究发现与炎症有关的血浆 *N*-乙酰糖蛋白升高。

2. 内分泌紊乱

部分患者存在胰岛细胞营养不良和萎缩，胰岛周围硬化，胰腺内分泌功能减退。TB 的中毒症状发热、纳差等，对胰岛素分泌和机体对胰岛素的敏感性均有不利影响，并可引起糖代谢功能调节障碍、糖耐量异常。因此，在饥饿合并应激时有些正常活动和途径可能部分或全部停止，而另一些代谢途径被激活或占重要地位，了解这种情况下的机体代谢改变对于制定合理有效的营养支持计划是有必要的。

3. 其他

活动性肺结核特别是双肺结核患者的肺功能下降，由于肺泡破坏、炎性分泌物阻塞、呼吸肌收缩效率降低、血氧饱和度下降、气短加重等，机体为维持呼吸功能需要消耗更多的能量。重症肺结核合并肺功能障碍时为维持呼吸所消耗的能量是正常人的数十倍。

总之，TB 患者特别是活动期 TB 患者常常处于高代谢和高能量消耗状态之中，这些改变与 TB 类型和病程、炎症、内分泌及肺功能等密切相关。因此，针对 TB 患者应该在充分评估能量代谢状况的基础上实施合理的营养干预。

（缪明永 姚 颖）

第三节　结核患者的糖代谢

一、正常糖代谢概述

（一）糖类生理功能概述

糖类是指具有多羟基醛或多羟基酮及其衍生物的一类化合物，大多数糖类分子组成符合 $C_n(H_2O)_m$，故被称为碳水化合物。碳水化合物是生命活动的重要能源和碳源。食物中可被机体利用的糖类主要是淀粉，其主要来源是谷类和薯类食物。碳水化合物提供了正常人体所需能量的 50%～70%；同时糖代谢中间物可转变为其他生物大分子，如氨基酸、脂肪酸和核苷酸等；糖可通过共价键与蛋白质或脂类结合，形成糖复合物，如蛋白聚糖、糖蛋白和糖脂等，构成结缔组织、软骨、骨基质、细胞膜和细胞外基质等；参与细胞信息传递、免疫、细胞识别和分化等；膳食纤维类碳水化合物能影响肠道菌群和肠道功能。

（二）糖类消化和吸收

唾液和胰液中α-淀粉酶可水解食物淀粉的α-1,4糖苷键。由于食物在口腔中停留时间较短，因此淀粉主要在小肠消化。胰α-淀粉酶可将淀粉水解成不同长度和结构的中间产物：由α-1,4 糖苷键连接的麦芽糖（二聚葡萄糖）、麦芽三糖（三聚葡糖），含分枝（α-1,6 糖苷键）异麦芽糖，由 4～9 个葡萄糖残基构成的含有分枝的α-极限糊精（α-limit dextrin）。这些中间产物进一步在小肠黏膜刷状缘由α-葡萄糖苷酶（包括麦芽糖酶）和α-极限糊精酶（包括异麦芽糖酶）水解成葡萄糖（图 7-2）。小肠黏膜刷状缘还存在蔗糖酶和乳糖酶，可分别水解蔗糖与乳糖。有些人由于缺乏乳糖酶，在食用牛奶后发生乳糖消化吸收障碍，引起腹胀和腹泻等乳糖不耐受的症状。由于人体内无β-糖苷酶，因此不能消化食物中以β-糖苷键连接的葡萄糖聚合大分子——纤维素，但纤维素具促进肠蠕动、改善肠道微生态作用等。

淀粉被消化成单糖后才能在小肠中被吸收。吸收部位主要在小肠上段，小肠上皮细胞刷状缘侧存在 Na^+ 依赖性葡萄糖转运蛋白（Na^+-dependent glucose transporter，SGLT）。当 Na^+ 顺浓度梯度由肠腔进入上皮细胞时，将葡萄糖一起带入细胞内。细胞内过多的 Na^+ 通过钠泵（Na^+、K^+-ATP 酶）以消耗 ATP 方式从小肠上皮细胞的基底侧被泵出细胞外，葡萄糖则顺浓度梯度进入血液经门静脉进入全身组织细胞。此种葡萄糖的主动吸收过程是一种间接耗能的过程。SGLT 还存在于肾小管上皮细胞，参与葡萄糖重吸收。近年来研究表明膳食中的多酚等植物

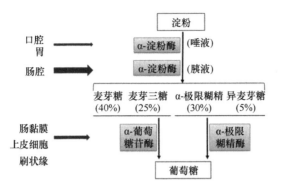

图 7-2 淀粉在胃肠道内的消化过程

化学物质如丹宁酸、槲皮素、芦丁、绿茶多酚等可抑制淀粉酶活性，其中丹宁酸效果最好，使用海藻酸钙微球包裹单宁酸口服以抑制胃肠道内碳水化合物的消化，其可以用来控制和预防糖尿病与肥胖症。

葡萄糖从血液进入全身组织细胞时依赖于葡萄糖转运蛋白（glucose transporter，GLUT），GLUT 家族成员有十几种，其分布、对葡萄糖的亲和力和转运能力等存在明显的差异。其中最主要的类型是 GLUT 1~4（表 7-1）。GLUT1 和 GLUT3 是高亲和力转运载体，分别存在于大多数组织细胞膜上；GLUT2 是低亲和力转运载体，主要存在于肝脏和胰岛β细胞，在餐后高血糖时才发挥调节作用；而骨骼肌和脂肪组织细胞膜上分布着中等亲和力的 GULT4，GULT4 定位到细胞膜是依赖胰岛素的，当胰岛素不足或胰岛素抵抗时就会严重影响机体这两个最大组织摄入葡萄糖的能力而引发高血糖。GLUT5 存在于小肠黏膜上皮细胞膜上，主要吸收果糖和葡萄糖。

表 7-1 不同葡萄糖转运载体的特点

名称	组织分布	对葡萄糖的亲和力	功能
GLUT1	大多数组织（脑和红细胞）	1mmol/L	基础水平摄入葡萄糖
GLUT2	肝脏和胰岛β细胞	15mmol/L	餐后高血糖时调节血糖
GLUT3	大多数组织	1mmol/L	基础水平摄入葡萄糖
GLUT4	骨骼肌、脂肪	4mmol/L	依赖于胰岛素发挥作用

（三）糖代谢概述

糖代谢是指葡萄糖在体内的一系列复杂化学反应，包括糖酵解、糖有氧氧化和磷酸戊糖通路等分解代谢；糖异生和糖原合成；同时糖分解代谢中间产物可以参与到核酸、脂类和蛋白质等合成代谢中，尤其是细胞增殖旺盛（如肿瘤细胞）时可以消耗大量葡萄糖用于合成生物大分子（图 7-3）。因此，葡萄糖代谢影响机体能量供应、生物合成和氧化应激等。

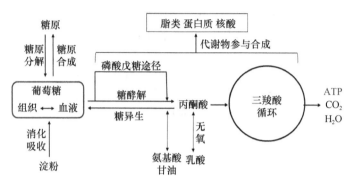

图 7-3　葡萄糖体内代谢概貌

机体整个糖代谢是紧紧围绕血糖水平和能量供应状况而发生相应改变，受到神经-体液（激素）和细胞内代谢物可及性等影响而进行严格调控。胰岛素是体内唯一的降糖激素，主要通过促进葡萄糖进入细胞氧化分解，转化为脂肪，抑制糖异生等方式降低血糖，而升糖激素包括胰高血糖素、儿茶酚胺、糖皮质激素等，主要通过促进糖异生、抑制糖氧化分解利用和转化为脂肪等方式升高血糖。当代谢调控失衡就会导致糖代谢紊乱而表现为高血糖或低血糖。

随着生活水平的提高、人口老龄化、生活方式的改变，患糖尿病的人数迅速增加。目前将糖尿病分为 1 型糖尿病、2 型糖尿病、其他特殊类型的糖尿病和妊娠期糖尿病。1 型糖尿病主要是患者胰岛β细胞破坏，引起胰岛素缺乏；2 型糖尿病患者存在胰岛素受体或受体后功能缺陷，即胰岛素抵抗，以及胰岛素相对分泌不足。糖尿病严重时，机体不能利用葡萄糖供能，此时体内脂肪分解加速，酮体生成大大增加，可引起酮症酸中毒。其他因素如进食大量糖、情绪激动、肾上腺素分泌增加等也可引起一过性的高血糖和糖尿。

成人空腹血糖浓度低于 2.8mmol/L 时被认为低血糖症（hypoglycemia），临床表现有交感神经过度兴奋症状，如出汗、颤抖、心悸（心率加快）、面色苍白和肢凉等，以及神经症状如头晕、视物不清、步态不稳，甚至出现幻觉、精神失常、昏迷、血压下降等。当胰岛素分泌过多或临床上使用胰岛素过量，升糖激素分泌不足，糖摄入不足（饥饿或节食过度），肝糖原分解减少，糖异生减少和组织耗能过多等均能导致低血糖症。

二、结核患者糖代谢

由于结核患者病情、病程、治疗及营养等方面不同，结核患者在糖代谢方面有不同的表现。

（一）高血糖和胰岛素抵抗

结核患者的长期慢性炎症状态，以及内分泌紊乱（分解激素如肾上腺素、去甲肾上腺素、胰高血糖素、糖皮质激素等升高），常导致严重糖代谢紊乱。许多研究表明长期慢性炎症（TNF-α、IL-1、IL-6 等）通过多种机制作用与肝脏、肌肉、脂肪和胰腺等组织器官引发机体糖代谢紊乱，主要表现为空腹血糖升高、空腹胰岛素水平升高和胰岛素抵抗等。Seth 等（1982）报道 15 名结核患者糖耐量变差；Bell 等（2007）报道了 63 名没有抗结核治疗的患者胰岛素-葡萄糖代谢异常，表现为糖耐量差和胰岛素水平明显升高。TB 患者的胰岛素抵抗与长期炎症密切相关。如图 7-4 所示，第一，炎症因子引发激素紊乱，升糖激素包括肾上腺素、去甲肾上腺素、胰高血糖素、糖皮质激素等水平升高，但是在胰岛素抵抗情况下空腹胰岛素水平也会明显升高。第二，炎症因子可直接干扰葡萄糖氧化分解过程，如炎症因子可抑制丙酮酸脱氢酶的活性和表达，导致丙酮酸进入线粒体后氧化代谢障碍，加速葡萄糖-乳酸循环及酸中毒，临床上出现高血糖症和高乳酸血症（图7-4）。第三，炎症因子可以直接阻断组织细胞的胰岛素信号通路而表现胰岛素抵抗。有研究表明炎症性肺病可能是引发糖代谢紊乱的一个重要原因，Cyphert 等（2015）靶向诱导肺气道上皮炎症，在没有出现低氧血症时引发了全身胰岛素抵抗。同时结核患者长期低度发烧和消耗增加可导致胰岛细胞营养不良与萎缩，从而加重糖代谢障碍。

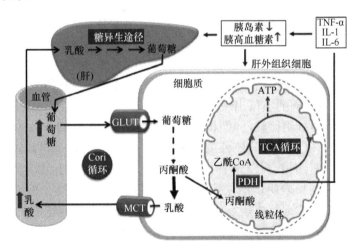

图 7-4 慢性炎症对糖代谢的影响（彩图请扫封底二维码）

MCT. 单羧酸转运蛋白（乳酸转运载体）；PDH. 丙酮酸脱氢酶

Vinhaes 等（2019）开展了不同 TB 疾病类型和阶段与炎症程度的关系的前瞻性队列研究，结果表明，与肺外结核（extrapulmonary TB，EPTB）相比，活动性肺结核（pulmonary TB，PTB）痰涂片中结核分枝杆菌载量增加与 TB 病理机制相关分子如 IL-1β、IFN-α、IL-10 和 PGF2α 的浓度升高密切相关，且严重 PTB 患者表现出明显的炎症特征，其 TNF-α、IL-1β、IL17、IL-18 和 IL-27 水平明显升高。Shvets 等（2020）发现结核患者空腹血糖的中位数高于正常（5.1mmol/L vs. 3.9mmol/L），但这些差异并不显著（$P>0.01$）。口服葡萄糖耐量试验证实餐后血糖水平的中位数则没有显著差异（4.3mmol/L vs. 4.0mmol/L）。但是肺结核患者空腹胰岛素水平明显高于健康人群的中位数（16.15mcU/mL vs. 4.8mcU/mL，$P<0.01$），结核患者胰岛素抵抗指数（HOMA-IR）显著高于健康者（5.8 vs. 0.8，$P<0.01$）。有双侧肺病变和排泄分枝杆菌结核患者比单侧肺病变与不排泄分枝杆菌患者的糖代谢改变更明显：空腹血糖水平中位数显著升高（5.4mmol/L vs. 4.2mmol/L），禁食胰岛素水平中位数也显著升高（26.2mcU/mL vs. 10.8mcU/mL，$P<0.01$），HOMA-IR 也显著升高（6.8 vs. 2.6，$P<0.01$）。总之，结核患者长期慢性炎症和内分泌紊乱是导致糖代谢紊乱的主要原因。

（二）糖尿病与结核

结核病容易引发糖代谢紊乱，同时有许多研究表明糖尿病患者或糖耐量异常患者可明显增加结核病发生风险和结核病的病情程度，同时会降低抗结核治疗的疗效等。2 型糖尿病（type 2 diabetes，T2D）是众所周知的 TB 危险因素，在 T2D 和 TB 共病期间，血糖、糖化血红蛋白 A1C、甘油三酯和脂蛋白水平升高，高密度脂蛋白（HDL）-胆固醇水平降低，以及代谢调控有关激素改变等提供了有助于细菌生存和传播的环境（Valentiner et al.，2019）。但是有关糖尿病前期和糖耐量受损患者与单纯肥胖患者对结核病的易感性是否有差异尚不清楚。最近 Sinha 等（2021）利用糖尿病前期和结核病动物模型的研究显示，喂食高脂肪食物（HFD）12 周的小鼠出现糖耐量受损和高胰岛素血症，感染结核分枝杆菌 3 周后与正常小鼠组比较，肺结核病变程度更明显，血浆 TNF-α、IFN-γ、IFN-β、IL-10 水平更低，以及结核分枝杆菌负荷更高。同时发现体重指数较高而没有糖耐量的异常小鼠对结核分枝杆菌的易感性要低于正常体重小鼠，呈现明显的保护作用。该研究结果表明，糖尿病前期增加了结核病易感性，但没有糖代谢失调的高体重指数个体则结核病易感性降低。该研究提供了独特的免疫-代谢机制来阐明肥胖而无糖代谢障碍者抵抗 TB，而糖代谢紊乱患者对 TB 易感性的潜在机制，这方面值得进一步开展研究。

（三）低血糖

一部分结核患者会出现低血糖，其原因是多方面的，包括内分泌紊乱、过度消耗、胃肠道吸收功能损害以及营养不良等。

结核分枝杆菌可以直接感染肾上腺，当腺体破坏达50%时能直接抑制肾上腺皮质功能，皮质激素分泌不足而出现低血糖。重症TB、血性播散型结核患者的肾上腺皮质功能减退尤为明显。一部分肠结核或感染严重患者，肠道消化酶缺乏和钠泵功能不足，肠黏膜吸收功能下降和部分丧失，相应的营养物质消化和吸收减少，肝糖原和肌糖原的储备均不足，容易出现低血糖。长期能量摄入不足时，TB患者动用储备能源如肝糖原，糖原消耗完后开始动员脂肪和肌肉，释放出甘油和氨基酸，当肺结核损伤呼吸功能而氧气摄入不足将加强糖酵解代谢，释放出乳酸。乳酸、甘油和氨基酸将进入肝脏进行糖异生，不断进行糖异生而消耗更多的能量。脂肪和骨骼肌蛋白质作为糖异生的原料不断地被消耗，这种代谢反应导致结核患者机体营养消耗，引起机体肌肉组织的丢失和器官功能的下降。长期处于负能量平衡状态的TB患者，丙酮酸氧化、脂肪和糖原合成减少、糖原分解、糖异生、糖酵解、脂肪氧化和酮体生成增加，容易出现高乳酸血症和酮症。周宁等（2016）招募TB患者46名（根据病情分4个亚组）和健康对照组23名进行代谢组学研究，结果发现血浆缬氨酸、丙氨酸、肌酸和3-羟基丁酸等代谢物在TB各组的含量普遍高于对照组；乳酸、丙酮酸、N-乙酰糖蛋白、亮氨酸和谷氨酸等代谢物在疾病进展过程中呈逐渐增加的趋势，而TCA中间产物——柠檬酸则呈逐渐降低的趋势，表明了代谢紊乱随疾病的逐渐变化过程。这些差异代谢物变化表明TB患者体内能量代谢和糖酵解增强、脂肪酸生酮作用增强、TCA循环受阻等代谢紊乱。

除了TB本身代谢变化，一些TB患者的治疗药物也会导致糖代谢异常：INH可干扰正常的糖代谢，使尿糖增加，血糖增高，并加重末梢神经炎。PAS在尿中的代谢产物可使尿糖定性试验呈阳性反应。RF可促进肝微粒体酶对甲磺丁脲等磺脲类药物的代谢失活，缩短其半衰期，从而影响其降糖效果。PZA可使糖尿病难以控制。此外，许多抗结核药物均可能导致肝肾功能异常，从而引起肝损害。肾上腺糖皮质激素在TB的临床治疗中较为常见。特别是以渗出为主的TB，如TBM、胸膜炎、腹膜炎、心包炎、重症TB，激素治疗发挥着重要作用，主要在于它能减轻结核的炎症和变态反应，促使症状改善。皮质激素本身也会导致胰岛素抵抗，糖原合成减少、糖异生增加和肌肉组织分解，增加血糖水平。

总之，TB与糖代谢关系非常密切，但由于TB病情、病程、炎症、内分泌、治疗以及营养等影响，TB患者糖代谢变化差异较大，部分患者表现为空腹血糖升高，胰岛素升高和抵抗，肝糖异生增强；而部分患者可表现低血糖；同时糖尿病或糖耐量异常患者可明显增加结核病发生风险，以及抗结核治疗疗效降低。

（缪明永）

第四节　结核病患者的脂类代谢

一、正常脂类代谢概述

脂类是一类不溶于水而溶于有机溶剂的有机化合物，除了能量储存和供应，还具有许多重要生理功能，如为细胞生物膜系统的主要结构组成成分，参与细胞信号转导等。脂类分为脂肪及类脂两大类。脂肪也称甘油三酯或三脂酰甘油（triacylglycerol 或 triglyceride，TG），是机体储存能量的主要形式。脂肪含量受营养状况、机体活动以及遗传因素等影响，波动很大，肥胖者脂肪可占体重的30%，过度肥胖者可高达60%左右。类脂包括磷脂（phospholipid，PL）、糖脂（glycolipid）、胆固醇（cholesterol，Ch）及胆固醇酯（cholesteryl ester，ChE）等，是生物膜及脑神经组织的重要组成成分，参与细胞识别及信号传递等功能。胆固醇及胆固醇酯虽然不能氧化供能，但能转化成为胆汁酸、类固醇激素和维生素 D_3，在调节机体物质代谢方面具有重要作用。类脂的含量恒定，不受营养状况和机体活动的影响。

（一）脂类消化和吸收

脂类必须乳化后才能被消化和吸收。在食物脂类刺激下，胆汁及胰液分泌进入十二指肠。胆汁酸盐可使三脂酰甘油和胆固醇酯等疏水脂类充分乳化并分散成细小的微团（micelle），从而增加消化酶与脂类的接触面积，有利于脂类的消化与吸收。脂类在胰脂酶（pancreatic lipase）、辅脂酶（colipase）、磷脂酶A2（phospholipase A2）及胆固醇酯酶（cholesterol esterase）等催化下生成脂肪酸、一脂酰甘油、溶血磷脂和游离胆固醇。这些产物经胆汁酸盐进一步乳化生成更小（直径约为 20nm）的混合微团（mixed micelle）。这种微团极性更大，易于穿过小肠黏膜细胞表面的水屏障被肠黏膜细胞吸收（图 7-5）。最新研究发现口腔唾液中也存在脂酶活性而对食物脂类有初步消化作用。中、短链脂肪酸和甘油被吸收后直接释放入血循环。而长链脂肪酸在肠黏膜细胞重新合成三脂酰甘油，并与载脂蛋白（apolipoprotein，Apo）B48、C、AI、AIV 等，以及磷脂和胆固醇结合形成乳糜微粒，经淋巴进入血循环（图 7-5）。

（二）血脂转运和代谢

血脂是血中脂类物质的统称，它包括甘油三酯、磷脂、胆固醇、胆固醇酯和游离脂肪酸等。血脂主要来自食物吸收与体内组织细胞（肝和脂肪组织）释放进入血浆。正常人空腹血脂总量为 400～700mg/dL（4.0～7.0mmol/L），其中甘油三酯为 10～160mg/dL（平均 100mg/dL），总胆固醇为 150～250mg/dL（平均

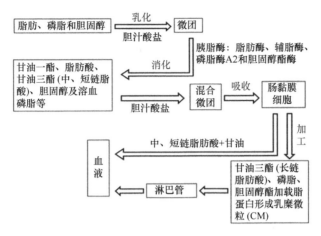

图 7-5　脂类的消化和吸收

200mg/dL），胆固醇酯占总胆固醇的 70%左右。由于脂类分子不溶于水，以血中脂类与载脂蛋白（apoliporotein，Apo）结合形成表面亲水的脂蛋白（lipoprotein）形式进行运输和代谢。不同脂蛋白特性及功能见表 7-2。

表 7-2　脂蛋白主要种类、组成和功能

	CM	VLDL	LDL	HDL	LP(a)
密度/(g/cm³)	<0.95	0.95～1.006	1.006～1.063	1.063～1.210	VLDL 与 LDL 之间
大小/nm	80～500	25～80	20～25	5～17	
脂类	TG 为主，80%～90%	TG 为主，50%～70%	Ch 和 ChE 为主，40%～50%	Ch 和 ChE 占30%，PL 占25%	
蛋白质	最少，1%	5%～10%	20%～25%	最多，约 50%	
载脂蛋白	B48、AI、AII、AIV、CI、CII、CIII、E	B100、CI、CII、CIII、E	B100、CII、E	AI、AII、CI、CII、CIII、D、E	B100、apo(a)
合成部位	小肠黏膜细胞	肝细胞	血浆	肝、肠、血浆	肝
生物功能	转运外源性甘油三酯和胆固醇	转运内源性甘油三酯和胆固醇	转运内源性胆固醇	逆向转运胆固醇	抑制纤溶酶活性

注：CM. 乳糜微粒；VLDL. 极低密度脂蛋白；LDL. 低密度脂蛋白；HDL. 高密度脂蛋白；LP(a). 脂蛋白 a

在血中运送脂类过程中，脂蛋白之间及脂蛋白与组织细胞之间不断进行着脂类代谢和交换，在组织毛细血管内皮细胞膜上的脂蛋白脂酶（lipoprotein lipase，LPL）催化下脂蛋白不断被水解释放出脂肪酸和甘油，并被组织细胞摄取和利用。血浆脂蛋白代谢概况见图 7-6。

（三）脂类代谢

当机体需要脂肪提供能量时，脂肪组织中的脂肪被脂肪酶水解成脂肪酸和甘油并释放入血液，以供全身其他组织利用，称为脂肪动员。三脂酰甘油脂肪酶是

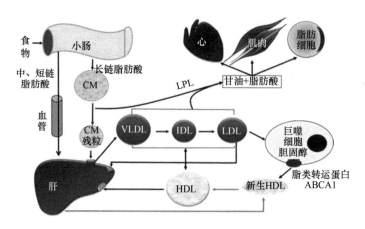

图 7-6　脂蛋白代谢概况（彩图请扫封底二维码）

脂肪动员的关键酶并受多种激素的调控。如饥饿和应激等状况下，脂解激素包括胰高血糖素、肾上腺素、促肾上腺皮质激素和促甲状腺素水平升高，促进脂肪动员。与此相反，抗脂解激素包括胰岛素和前列腺素 E2 等抑制脂肪动员。此外，长期病理性炎症（TNF-α、IL-1 和 IL-6）是促进脂肪分解的重要因素之一。脂肪酸进入组织细胞后通过脂肪酸活化、转运进入线粒体、β-氧化、TCA 循环和氧化磷酸化 5 个阶段后，彻底氧化分解和释放出大量能量（图 7-6）。其中脂肪酸转运进入线粒体是整个脂肪酸氧化分解的限速步骤，而长链脂肪酸必需通过线粒体膜上的肉毒碱转运载体才能进入线粒体，而中、短链脂肪酸不需要转运载体就可直接进入线粒体氧化代谢。所以中、短链脂肪酸产能速率要明显快于长链脂肪酸。脂肪酸经过上述 5 个阶段彻底氧化分解产生大量 ATP。大量脂肪酸进入肝细胞氧化分解后大部分转变成乙酰乙酸、β-羟丁酸和丙酮等一类水溶性小分子，称为酮体（ketobody）。肝细胞线粒体内含有高活性合成酮体的酶类，但是肝细胞缺乏利用酮体的酶，酮体必须透过肝细胞膜进入血液并运输到肝外组织（心肌、骨骼肌和脑组织）细胞被氧化分解供能。肝外许多组织具有活性很强的利用酮体的酶，可以将酮体重新转化成乙酰 CoA，再通过三羧酸循环彻底氧化分解产能。正常饮食时，脑优先利用葡萄糖，但在糖供应不足或糖利用障碍时，酮体可以替代葡萄糖，成为脑组织的主要能源，甚至 75%的能量可由酮体提供。正常血中仅含少量酮体（0.03～0.5mmol/L），但在饥饿或糖尿病及长期慢性炎症时血酮体水平可以明显增加，严重糖尿病患者血中酮体含量可高出正常人的数十倍，导致酮症酸中毒（ketoacidosis）。脂肪除了食物吸收，大部分可以在体内细胞内合成。肝、脂肪组织及小肠是合成脂肪的主要部位。合成脂肪的原料主要来自葡萄糖，其中肝脏合成脂肪能力较脂肪组织高 8～9 倍。高碳水化合物膳食和胰岛素促进脂肪合成的关键酶乙酰 CoA 羧化酶的表达与活性，增加脂肪合成；而采用高脂低碳饮食时由于胰岛素分泌减少同时胰高血糖素升高而抑制脂肪合成,同时促进体内脂肪动员,从而达到减肥目的。

胆固醇合成原料与调节类似脂肪酸合成。因此, 长期过多摄入碳水化合物不仅能增加脂肪储存, 同时也会升高体内胆固醇水平。胆固醇不能彻底分解提供能量, 但可以转变为多种重要的生理活性物质, 包括胆汁酸和类固醇激素(肾上腺皮质激素、性激素)和维生素 D_3, 参与调节物质代谢。

二、结核病患者脂类代谢

细胞内病原体, 尤其是 MBT 代谢与其宿主细胞代谢的变化是密切相关的, 而脂类是病原菌与宿主细胞之间相互作用的关键介质。脂类可同时作为 MBT 和宿主的营养素, 以及宿主免疫反应的重要调节因子。虽然 MBT 可以利用多种营养素, 但似乎优先代谢脂类营养素, 产生能量并产生致病所需的生物合成前体。这种相互作用是动态变化的, 因为 MBT 感染会刺激宿主免疫反应, 改变宿主细胞的生理代谢, 最终又会影响 MBT 代谢(Rustin et al., 2016)。这些相互作用、饮食变化以及抗结核治疗等因素会导致结核病患者脂类代谢发生显著的变化。

(一)结核患者脂类代谢变化

1. 血脂变化

结核病患者体内脂类代谢明显异常, 表现为血脂(TG 和 Ch 等)水平普遍低于正常对照组。如刘国平(2009)研究发现, 60 例肺结核患者中甘油三酯 <0.7mmol/L 者占 55%; 胆固醇<2.86mmol/L 者占 30%, 而对照组仅分别占 3.3% 和 5%。两组差异有显著性。韩晓群(2020)检测 2018 年 5 月至 2019 年 5 月确诊的 68 例肺结核病住院患者和 42 例同期健康体检者的血脂变化, 结果显示血浆 TG、Ch、HDL-C 及 LDL-C 浓度分别为(3.34±0.45)mmol/L、(0.64±0.21)mmol/L、(1.23±0.27)mmol/L、(2.39±0.34)mmol/L, 明显低于健康对照组(4.03±0.65)mmol/L、(0.89±0.26)mmol/L、(1.44±0.32)mmol/L、(2.65±0.60)mmol/L($P<0.05$)。郭金芸等(2010)报道单纯肺结核患者血甘油三酯(4.01±1.78)mmol/L, 明显高于正常值(1.24±0.51)mmol/L。2017 年, 吴家宝等对跟踪治疗活动期肺结核患者的血浆脂类进行检测, 包括低密度脂蛋白、极低密度脂蛋白以及相关代谢物(甲酸、乙酸、异丁酸、乙酰乙酸、β-羟基丁酸、丙酮), 统计分析显示乙酰乙酸和β-羟基丁酸随着治疗呈稳定下降趋势, 其中β-羟基丁酸下降显著; 而乙酰乙酸、乙酸、甘油、甲酸在整个抗结核治疗过程中相对含量均高于正常人, 说明活动期肺结核患者体内的脂代谢出现紊乱。

2. MTB 感染组织内脂类变化

MTB 感染引起慢性炎症的一个标志就是泡沫状巨噬细胞不断增加并且细胞内有大脂滴的累积。如结核病患者肺肉芽肿内脂类含量比非感染肺组织内明显增加，肉芽肿内含有大量泡沫巨噬细胞，位于干酪样坏死组织周围，干酪样坏死组织的主要成分是甘油三酯、磷脂、胆固醇和胆固醇酯，这与泡沫巨噬细胞内的成分基本一致。这说明干酪样坏死组织主要来自泡沫巨噬细胞的脂类。

宿主体内脂类积聚可能对病原菌产生多种有利的影响，除了为细菌提供生长营养素，还促进高炎症环境，细胞内脂类积聚增加导致饥饿反应而抑制自噬和溶酶体酸化，这是杀灭 MTB 的两个重要机制。同时脂类环境还有利于 MTB 传播，TB 患者痰液分析显示 MTB 存在的脂类环境由胆固醇、棕榈酸、硬脂酸和油酸等组成。因此，在感染期间携带 MTB 的泡沫巨噬细胞有利于细菌的持久性和复制，以及抵抗结核治疗。总之，TB 期间宿主脂类积聚会对 TB 患者产生多重有害影响（Rustin et al.，2016）。

（二）结核患者脂类代谢变化的机制

1. MTB 感染和炎症

在各种生理病理情况下炎症是调节物质代谢（包括脂类代谢）最主要的一种机制。结核病患者脂代谢紊乱与 MTB 感染引起的炎症密切相关。韩晓群（2020）研究结果显示，血浆 IL-6 和 TNF-α 浓度分别为（237.64±28.64）pg/mL 和（105.33±15.87）pg/mL，明显高于对照组（208.70±17.90）pg/mL 和（67.23±5.41）pg/mL；同时患者外周血单个核细胞过氧化物酶体增殖物激活受体（PPARγ）和 CD36 表达分别为 0.46±0.08 和 8.15±1.47，明显高于健康对照组 0.32±0.06 和 3.68±0.26（$P<0.05$）。同时分析提示 PPARγ 表达与肿瘤坏死因子-α（TNF-α）、白细胞介素-6（IL-6）及 CD36（低密度脂蛋白受体）均呈正相关，而与 TC、TG、HDL-C、LDL-C 均呈负相关。这表明结核病患者血脂变化与 PPARγ 和炎症因子变化密切相关。

研究表明 TNF-α 可致 LDL 进出巨噬细胞失衡而形成泡沫化，其机制包括 TNF-α 引起摄取 LDL 的清道夫受体（SR-A 和 CD36）水平升高，而逆向转运 ATP 结合盒转运体 A1（ATP-binding cassette transporter，ABC-A1）水平下降。SR-A 和 CD36 可以介导摄取大量的氧化型 LDL（OX-LDL）与乙酰化 LDL（ac-LDL），其中 CD36 是介导摄取 OX-LDL 的主要受体。MTB 和 TNF-α 还可以促进巨噬细胞表达相关脂类合成的相关蛋白质和酶，如脂肪分化相关蛋白（ADFP）、长链脂肪酰辅酶 A 合成酶 1（ACSL1）、鞘脂激活蛋白 C（SapC），这 3 个蛋白质水平升高可以促进巨噬细胞脂滴形成和泡沫化。此外，MTB 细胞壁的分枝菌酸是 TLR4

的配体,通过与 TLR4 结合介导 CD36 表达,从而促进巨噬细胞脂类积聚和泡沫化。同时,MTB 有毒株强力诱导肝脏转录受体 X 家族(liver X family of transcriptional receptor,LXR)A4 表达,后者可减少前列腺素(如 PGE2)合成,PGE2 具有修复膜的作用和避免线粒体损伤,而 PGE2 减少不能修复损伤的膜,致使巨噬细胞坏死并释出脂类,形成干酪样组织。LXR 直接影响胆固醇、脂肪酸和葡萄糖的代谢稳态,同时受胆固醇和羟胆固醇调节。因此,LXR 是 MTB 感染期间脂类代谢的主要调节因子。有研究显示 LXR 基因多态性与患者活动性肺结核密切相关,这也提示脂类代谢稳态可能是个体之间的结核病易感性差异的基础。

2. MTB 感染和宿主脂类代谢

MTB 与其宿主细胞脂类代谢紧密相连。脂类恰好是这种相互作用的关键介质,脂类化合物同时可作为病原菌的营养来源和宿主免疫反应的调节剂。研究表明 MTB 感染导致巨噬细胞外源性脂类摄入和排出,以及脂类代谢发生异常。有研究表明,MTB 在低氧条件下可将宿主体内的甘油三酯渗入感染部位。这种状况为 MTB 创造了富含脂肪酸的环境,有利于在 MTB 感染期间使用脂肪作为主要能量来源(Segura-Cer et al.,2019)。MTB 感染促进巨噬细胞内脂酰基辅酶 A 胆固醇酰基转移酶(Acyl-CoA cholesterol acyltransferase,ACAT)的表达显著升高,从而导致巨噬细胞内更多游离胆固醇酯化生成胆固醇酯,渗入巨噬细胞内的脂滴中。同时,MTB 感染导致巨噬细胞运出脂类障碍,如胆固醇运出主要通过清道夫受体 B1(scavenger receptor B1,SR-B1)与 ATP 结合盒转运体(ATP-binding cassette transporter,ABC)A1 和 G1。ABCG1 和 ABCA1 可通过协同作用促进胆固醇的外流,在胆固醇的外排过程中起重要作用(Phillips,2018)。研究表明,MTB 促进患者巨噬细胞的微小 RNA-155(microRNA-155,miR-155)表达增加,而 miR-155 可下调 ABCA1,从而减少胆固醇的外排,促进泡沫巨噬细胞的形成(Ahluwalia et al.,2017)。另外,MTB 还可促进细胞胞质内 GLUT-1 转移至细胞膜,增强巨噬细胞对葡萄糖的吸收,从而促进葡萄糖代谢转变为脂肪,胆固醇水平增加,进而导致巨噬细胞脂类堆积形成泡沫细胞(Dasgupta and Rai,2018)。

3. 其他

结核病患者由食欲不佳、营养不良或肠结核等因素致使肠功能紊乱和脂类吸收下降,肠黏膜细胞内脂类合成降低。抗结核病药肝毒性作用致肝功能损伤,脂类合成降低;同时呼吸功能损伤和肺顺应性下降等致使呼吸效率下降与能量消耗增加,促使更多脂肪分解供能。肺泡 II 型细胞可使脂类氧化、酯化,并合成脂肪酸、甘油三酯和磷脂,由于 MTB 直接损伤肺组织和毛细血管,破碎肺泡 II 型细胞,影响肺组织的脂类代谢。此外,结核病患者过多的自由基导致脂质过氧化,抗氧化酶消耗过多，血浆脂类水平下降。

总之，MTB 感染、炎症、内分泌以及饮食等因素导致 TB 患者脂类代谢发生明显紊乱，一般表现为血脂（甘油三酯和胆固醇等）水平降低，但存在个体差异和结核类型差异；同时 MTB 感染组织因巨噬细胞脂类积聚而呈现干酪样，这有利于 MTB 营养供给和持久存在以及抵抗治疗。TB 患者血脂改变与 MTB 感染、炎症、PPARγ 激活及营养状况等密切相关，而局部泡沫化巨噬细胞直接与 MTB 感染及其代谢影响密切相关。因此，MTB 和宿主脂类代谢可能是结核治疗的重要靶点，进一步阐明脂类代谢相关通路及机制将有助于开发更好的 TB 治疗方法。

（缪明永）

第五节　结核病患者的蛋白质代谢

一、正常蛋白质代谢概述

蛋白质是一切生命活动的执行者，在维持正常生命活动过程中起着极为关键的作用。蛋白质几乎参与体内各种生理功能，如催化功能、调节功能、运输功能、储存功能、信息交流、免疫功能、氧化供能、解毒功能、维持体液酸碱平衡和渗透压平衡等。因此，均衡摄入高质量蛋白质有助于维持组织生长、更新和修复功能，从而维持机体健康。蛋白质是由 20 种编码氨基酸通过肽键聚合成的生物大分子。此外，还有许多非编码氨基酸如γ氨基丁酸、鸟氨酸和瓜氨酸等也具有重要功能。除了合成蛋白质，氨基酸还具有广泛的生物学功能，包括供能及合成各种生理活性的含氮化合物（血红素、激素、神经递质、谷胱甘肽、核苷酸、辅酶和一氧化氮等）。从营养角度可将编码氨基酸分为必需氨基酸（essential amino acid，EAA）和非必需氨基酸（nonessential amino acid，NEAA），缬氨酸、异亮氨酸、亮氨酸、苏氨酸、蛋氨酸、赖氨酸、苯丙氨酸和色氨酸为 8 种 EAA，EAA 不能在体内合成，必需由食物蛋白质供给。其余 12 种 NEAA 可以在体内由其他物质如葡萄糖转变而来。NEAA 在营养和代谢上与 EAA 具有同等重要的作用。凡是蛋白质氨基酸模式与人体蛋白质氨基酸模式接近的食物，其蛋白质在体内的利用率就高，如蛋、奶、肉和鱼等动物蛋白质为优质蛋白。反之，某些食物蛋白质的一种或多种必需氨基酸含量相对较低，导致其他必需氨基酸不能被充分利用而使蛋白质营养价值降低，如谷类蛋白缺乏赖氨酸，同时异亮氨酸、苏氨酸和苯丙氨酸含量比较低，其蛋白质营养价值比较低。因此，多种食物蛋白质混合食用，可使 EAA 取长补短从而提高蛋白质的利用率，这种现象称为蛋白质互补作用。

二、食物蛋白质消化和吸收

食物蛋白质消化主要在小肠进行。食物蛋白质进入胃后经胃蛋白酶作用水解生成多肽和少量氨基酸，这些消化不完全的蛋白质进入肠道后受胰蛋白酶和肠道多种蛋白酶和肽酶的共同作用，进一步水解成短肽和氨基酸。氨基酸和短肽吸收主要在小肠进行。过去认为蛋白质消化后主要以氨基酸形式被吸收，但近年来研究表明蛋白质消化产物的60%以短肽形式被吸收。短肽吸收在小肠近端较强，故短肽吸收先于游离氨基酸。因此，水解蛋白制剂对于消化不良和老年人等具有非常明显的益处。影响膳食蛋白质消化和利用的因素很多，最近研究发现肠道菌群对蛋白质的消化吸收影响很大。例如，益生菌可以调节肠道菌群，从而影响与蛋白质水解相关的肠道细菌。益生菌还能诱导宿主消化蛋白酶和肽酶的活性，有些还能直接释放出参与蛋白质消化的蛋白酶。另外，益生菌还可以通过改善上皮细胞的吸收能力和增强转运能力来改善小肽与氨基酸的吸收。此外，益生菌可以减少有害蛋白发酵，从而降低代谢物的毒性。

三、蛋白质分解和合成

所有生命体的蛋白质都处在不断更新的状态中并保持动态平衡。人体每日更新蛋白质总量的1%～2%，其中主要是肌肉蛋白。正常膳食的人每日从尿中排出氮约12g，若摄入蛋白质增多，则随尿排出的氮也增多；若减少，则随尿排出的氮也减少。当健康个体长期不摄入蛋白质时，每天排出蛋白质可由1g/kg下降到0.4g/kg。但对于重症患者，如果完全不摄入蛋白质时每天蛋白质排出可达到1～2g/kg，导致肌肉组织蛋白质流失，这主要是疾病所造成的代谢紊乱所致。体内各种组织蛋白的更新速度很不一致，有的半寿期仅为数秒钟或几小时，如肝细胞HMGCoA还原酶等，有的半寿期在10天左右，如肝细胞和血浆的大部分蛋白质，还有一些组织蛋白质半寿期常超过数月，如结缔组织的胶原蛋白和核组蛋白等。在机体处于饥饿状态时，机体也会主动降解一部分蛋白质并释放出氨基酸，用于供应能量和稳定血糖。骨骼肌蛋白降解一般可分为三条蛋白质降解途径：溶酶体降解途径、钙激活降解途径和选择性泛素化-蛋白酶体降解途径。蛋白质合成与分解过程中不断需要消耗能量，因此在蛋白质摄入的同时增加能量摄入，有利于维持氮平衡。

四、氨基酸代谢

食物蛋白质经消化吸收，以氨基酸形式进入血液循环及全身各组织，组织蛋白质又经常降解为氨基酸，这两种来源的氨基酸混合在一起，存在于细胞内液、血液和其他体液中，称为氨基酸代谢池（metabolic pool）。这些氨基酸除了大部分参与蛋白质合成，还可以参与以下4个方面的代谢（图7-7）。通过多种脱氨基（氧化脱氨基、转氨基、联合脱氨基及其他脱氨基方式）代谢，可以氧化分解产能、转变为糖或脂类等；通过脱羧基产生多种生理活性胺类，如γ-氨基丁酸、组胺、5-羟色胺、儿茶酚胺、多胺和牛磺酸等；同时肠道和组织细胞代谢产生的氨主要以谷氨酰胺和丙氨酸两种形式运至肝脏与肾脏进行代谢及排泄；还有一些重要氨基酸可以进入重要代谢途径代谢：支链氨基酸（包括亮氨酸、异亮氨酸和缬氨酸）参加生糖和生酮代谢；谷氨酰胺是体内最丰富的游离氨基酸，它是哺乳动物不同组织器官间转运氨的主要载体，参与合成嘌呤与嘧啶核苷酸、氨基酸、氨基甲酰磷酸、胺糖和其他代谢物的氮供体，具有维持肠道屏障等作用；甘氨酸、丝氨酸、蛋氨酸、色氨酸和组氨酸参加一碳单位代谢，其主要功能包括参与嘌呤和嘧啶合成，参与蛋白质和基因组甲基化修饰，以及许多生理活性物质如胆碱、肌酸、肉碱和肾上腺素等合成；含硫氨基酸包括蛋氨酸、半胱氨酸和胱氨酸。通过蛋氨酸循环、一碳单位代谢及转硫途径等，参与到50多种生物活性分子合成、功能蛋白质（包括组蛋白）和基因组的甲基化修饰与维持氧化还原稳态等。

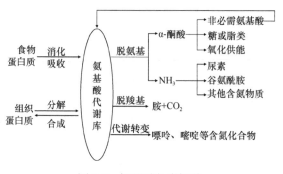

图 7-7　氨基酸代谢概貌

五、结核病患者蛋白质代谢

（一）蛋白质代谢失衡-低蛋白血症

TB是一种慢性消耗性疾病，常常导致蛋白质-能量营养不良（protein energy malnutrition，PEM），其临床表现为体重下降、机体脂肪和瘦组织群消耗、负氮平衡、抵抗力下降、创口愈合延迟等。结核病患者的营养状况研究显示，71.6%的TB患者BMI<18.5kg/m^2，近1/3的患者BMI<16kg/m^2（Kennedy et al.，1996）。除了TB活动期时全身毒血症使患者食欲减退、营养物质摄入不足外，TB患者PEM发生率高还与TB疾病发生和发展相关的炎症、发烧及内分泌等变化导致蛋白质/氨基酸-能量代谢紊乱等密切相关。

炎症因子（如 TNF-α、IL-6 和 IL-1）、发热及分解激素（儿茶酚胺、糖皮质激素、胰高血糖素和前列腺素 E 等）水平升高等会导致骨骼肌蛋白分解，尿素氮的生成增加 2~3 倍。MTB 活动性感染者多数会有明显发热和盗汗。体温升高会导致代谢率增加，一般认为，体温每升高 1℃，基础代谢率会增加13%。同时发热还可促使氮和氨基酸从汗液中丢失。发热会导致食欲减退，各种胃肠道消化酶功能下降，导致蛋白质摄入和消化吸收减少。MTB 作为应激原会导致机体出现全身应激反应。儿茶酚胺、糖皮质激素、胰高血糖素大量释放及胰岛素的分泌减少等引起的机体蛋白质分解增加，血浆中氨基酸水平升高，尿素氮排出增多，出现负氮平衡。持续应激状态会导致机体组织蛋白的消耗，而导致消瘦、贫血、免疫功能下降、结核分枝杆菌清除延迟，疾病恢复迟缓。此外 MTB 还可诱导体内产生前列腺素 E，后者导致骨骼肌蛋白分解等。除了蛋白质分解增加，同时还发现整体蛋白质合成是降低的。有研究利用 ^{13}C 标记 Leu 研究其在体内的动力学改变以揭示结核患者整体蛋白质的代谢情况，结果发现结核患者存在合成代谢障碍（Macallan，1999）。因此，除了给予足够氨基酸或蛋白质的补充，适当地调整机体应激反应，甚至有必要使用一些促进合成代谢的药物。

TB 患者多伴有低蛋白血症，当体内血浆白蛋白水平降低时，可能会导致辅助性 T 淋巴细胞数量减少，吞噬细胞以及 NK 细胞对靶细胞的杀伤功能障碍，机体的免疫应答减弱，免疫器官萎缩，从而导致肺结核患者病灶范围扩大和痰菌阳性率高，病灶修复能力下降，可使病体迁延不愈。而且低蛋白血症患者在抗结核治疗过程中更容易出现药物性肝损害，从而影响患者的疗效与预后，死亡率更高。

严重的肺结核如干酪性肺炎、纤维空洞性肺结核、大量结核性胸腔积液患者可能会出现呼吸衰竭，这类患者存在一定程度的缺氧，需要依靠鼻导管或机械通气给予不同浓度和不同时长的氧气。呼吸衰竭的患者处于高分解代谢的状态，对能量的需求增加，容易出现负氮平衡。另外，在缺氧的状态下，细胞会抑制蛋白质的合成来减少能量的消耗，以利于细胞的生存。假如给予的能量不足，机体便会消耗自身的组织蛋白储备，进而导致呼吸肌力量进一步减弱，加重病情。因此增加蛋白质的摄入有助于恢复氮平衡，但肠内途径提供的蛋白质会影响呼吸商。对呼吸衰竭患者提供的蛋白质、脂肪及碳水化合物的最佳比例一直存在争议。目前蛋白质推荐以每天每千克体重 1.5~2.0g 为宜。非蛋白能量主张由脂肪和碳水化合物各提供一半。

结核分枝杆菌侵染肠道引起的慢性特异性感染称为肠结核，根据病变特点其可分为溃疡型、增生型和溃疡增生型。一般病变部位主要发生在回盲部。因为肠上皮细胞的损伤，氨基酸的吸收功能会受到影响。另外蛋白质也会从肠道病变部位的上皮细胞紧密连接部流失，此时容易出现负氮平衡，因此需要及时补充蛋白质。

（二）氨基酸代谢紊乱

研究显示，结核患者血液游离氨基酸的含量变化显著，淘岳多等（1992）研究了 10 位结核性胸膜炎患者血浆的 13 种氨基酸,包括苏氨酸(Thr)、赖氨酸(Lys)、苯丙氨酸(Phe)、色氨酸(Trp)、亮氨酸(Leu)、异亮氨酸(Ile)、缬氨酸(Val)、脯氨酸(Pro)、丙氨酸(Ala)、甘氨酸(Gly)、酪氨酸(Tyr)、精氨酸(Arg)、天冬氨酸(Asp)水平,结果显示除 Pro 外其余 12 种氨基酸水平在结核性胸膜炎患者血浆中显著高于正常健康对照组。同时,动物结核病模型中也发现,MTB 感染小鼠的肺脏、脾脏、肝脏和血清中许多氨基酸水平显著增加(Shin et al.,2011)。TB 患者血浆氨基酸水平升高的可能原因是多方面的,最主要原因是结核性胸膜炎的高代谢使得蛋白质分解大于合成;同时脂肪分解释放的游离脂肪酸与某些氨基酸(如 Trp)竞争血浆蛋白等。还有一些研究发现结核病患者血浆某些氨基酸水平是降低的。如潘显光等(1994)检测了 27 位浸润型肺结核患者三个不同病期(进展期、好转期和稳定期)血浆 18 种氨基酸水平,结果发现进展期患者 Leu、Asp、Glu 及 Phe 水平低于稳定期和好转期患者,Ser、Glu、Asp 和 Gly 的含量下降最明显,认为进展期结核分枝杆菌大量繁殖消耗更多氨基酸,尤其是 Asp、Asn 和 Glu 等,导致氨基酸下平下降。吴明洋和朱珠(2018)研究发现 46 例肺结核患者血清 Ser、Arg、Leu 和 Thr 水平明显低于对照组 46 例健康人,且与肺结核患者病情程度相关,重症患者上述变化更明显。

结核患者的氨基酸水平变化反映了机体氨基酸产生和利用失衡,其主要的影响因素是复杂和多方面的,包括结核病类型和阶段、炎症、内分泌、抗结核治疗与营养状况等。2018 年,吴明洋和朱珠发现氨基酸水平降低的同时炎症因子 TNF-α 和可溶性 TNF 受体水平明显升高。而 TB 患者在长期炎症因子以及激素的刺激下,骨骼肌分解释放支链氨基酸,这些氨基酸被内脏组织吸收用于合成急性期蛋白,或被氧化分解以补充机体能量的消耗。这些氨基酸还可能与机体糖代谢紊乱如肝脏糖异生增强相关,能够迅速被肝脏利用于糖异生,以代偿葡萄糖代谢消耗。还有活动期结核分枝杆菌大量繁殖时可大量摄取利用宿主机体的氨基酸,从而导致患者血浆游离氨基酸水平下降。

总之,TB 常出现 PEM,其临床表现为体重下降、机体脂肪和瘦组织群消耗、负氮平衡、低蛋白血症、抵抗力下降、创口愈合延迟等。PEM 既是 TB 发生风险的主要因素,又直接影响抗 TB 治疗的效果和结局。TB 患者发生 PEM 的因素除了营养摄入不足,还与慢性炎症、发烧、内分泌紊乱等密切相关。因此,要重视 TB 患者营养状况评估,在抗结核治疗的同时,应加强能量和蛋白质补充的营养干预,以及抗炎和改善内环境稳定等方面的协调处理。

(缪明永)

第六节 结核病患者的维生素及微量元素代谢

TB 是由 MTB 感染所引起的慢性传染性疾病，TB 患者随着病情发展会出现能量代谢加快的现象，如机体对营养的需求未能得到满足，易导致患者出现营养不良现象，营养物质的缺乏会进一步引起患者免疫功能低下，从而形成结核患者感染加剧的恶性循环。维生素和微量元素是机体发挥正常功能所必需的营养物质，同时二者与机体发挥正常免疫功能相关，在 TB 的发病与治疗中具有重要作用。

一、结核病患者的维生素代谢

维生素（vitamin）是人类膳食中的重要组成部分，是维持机体正常生理功能及细胞内特异性代谢反应所必需的一类微量、低分子有机化合物（Tyagi et al.，2017）。其共同特点是：以其本身或可被机体利用的前体形式存在于天然食物中；在体内既不参与构成组织也不能提供能量，但常以辅酶或辅基形式担负特殊的代谢功能；机体需要量极少但不可缺乏，如缺乏到一定程度会引起相应疾病；除维生素 D、维生素 K 外，一般不能在体内合成或合成数量少，依赖外源性摄取。根据维生素的溶解性，可分为两大类：①脂溶性维生素，包括维生素 A（视黄醇）、维生素 D、维生素 E 和维生素 K；②水溶性维生素，包括 B 族维生素，如维生素 B_1（硫胺素）、维生素 B_2（核黄素）、维生素 B_3、维生素 B_5（泛酸）、维生素 B_6（吡哆素）、维生素 B_7（生物素）、维生素 B_9（叶酸）、维生素 B_{12}（钴胺素），维生素 C。

维生素一直被认为可提高机体免疫力。既往研究表明，维生素 D 具有抗结核分枝杆菌特性，在一项横断面研究中发现，TB 患者的维生素 C、维生素 E 和维生素 A 的浓度低于健康对照组（Madebo et al.，2003）。因此 TB 患者的维生素代谢与疾病的发生和治疗密切相关，目前 MTB 中的维生素生物合成途径也正作为抗结核治疗的药物靶点进行研究。

（一）维生素 A

维生素 A（vitamin A）又称为视黄醇或抗眼干燥症因子，包括只存在于动物性食物中的维生素 A 和存在于植物性食物中的维生素 A 原——胡萝卜素。其主要功能包括：①促进视觉细胞内感光物质的合成和再生，以维持视觉；②维持上皮细胞正常生长与分化；③促进生长发育；④抑癌作用；⑤维持机体正常免疫功能。

维生素 A 具有介导细胞免疫的功能，维生素 A 的缺乏会增加机体感染 MTB 的概率。在 TB 中，维生素 A 通过多种途径影响该病的进程（Srinivasan et al.，2013）。

MTB 是一种细胞内病原体，它持续存在于 TACO（tryptophan aspartate coat protein）包被的稳定的吞噬体内，不与溶酶体融合。因此 TACO 编码基因的表达与结核发病密切相关，而 TACO 编码基因的表达受到 VDR-RXR 异源二聚体的负性调节，维生素 D 和维生素 A 分别正向调节维生素 D 受体（VDR）与类黄醇 X 受体（RXR）的表达。补充宿主体内的维生素 A 和维生素 D 可以上调 RXR 与 VDR 的表达，从而限制 TACO 的表达，在此过程中，还将引起更多的结核分枝杆菌抗原呈递，从而产生保护性免疫反应（Syal et al.，2015）。

除了与维生素 D 一起抑制 TACO 的表达，维生素 A 及其代谢物还影响 TLR-II 信号，并增加巨噬细胞的吞噬活性（Harding and Boom，2010）。

结核肉芽肿中泡沫巨噬细胞和宿主高胆固醇血症都与 TB 进展相关。维生素 A 的活性形式全反式维甲酸（all-trans retinoic acid，ATRA）能降低细胞内 TC 浓度。*NPC2* 是 ATRA 诱导胆固醇调节的关键基因。基因敲除实验表明，ATRA 介导的细胞 TC 含量的降低和溶酶体酸化的增加都依赖于 *NPC2* 的表达。*NPC2* 表达缺失可抑制全反式维甲酸诱导的抗菌活性（Wheelwright et al.，2014）。

MTB 需要铁才能生存和复制，摄取体内的铁对结核分枝杆菌的生存至关重要，铁的摄入会加剧感染。维生素 A 在体外对原始单核细胞的铁受体有负性调节作用。它能下调细胞转铁蛋白（transferrin，TF）受体。因此，减少摄取体内的铁，是维生素 A 诱导抗结核分枝杆菌作用的可能机制（Wheelwright et al.，2014）。

（二）维生素 D

维生素 D（vitamin D）属于类固醇类，主要包括维生素 D_2 和维生素 D_3，在人和动物皮下组织中的 7-脱氢胆固醇，经紫外线照射形成维生素 D_3；存在于藻类植物及酵母中的麦角固醇经紫外线照射形成维生素 D_2。其主要功能为调节钙、磷代谢，促进钙、磷的吸收和利用，以构成健全的骨骼及牙齿。体内维生素 D 不足时会引起血中钙、磷水平降低，致使骨组织钙化发生障碍，在婴幼儿期出现佝偻病，成年人发生骨软化症（Selvaraj et al.，2015）。

在体内，皮肤中产生的或饮食中摄入的维生素 D 经过肝脏转化为其主要循环代谢物 25-羟基维生素 D[25(OH)D]。25(OH)D 在 25(OH)D 转换酶 CYB27B1 的催化下进一步羟基化，生成活性代谢物 1,25-二羟基维生素 D[1,25(OH)$_2$D]。25(OH)D 前体主要是在肝脏中合成的，具有生物活性的 1,25(OH)$_2$D 主要在肾脏中产生，但也在其他一些组织中产生，包括免疫细胞如巨噬细胞、淋巴细胞和树突状细胞（DC）。维生素 D 信号通过具有生物活性的 1,25(OH)$_2$D 与细胞内维生素 D 受体（vitamin D receptor，VDR）结合而触发，从而产生一种转录因子，该转录因子可以与 DNA 中维生素 D 反应元件（VDRE）的特定位点结合。1,25(OH)$_2$D/VDR 复合物可以调节不同靶基因的表达，其中包括抗菌肽 HCAP-18，它是人类能产生的唯一的抗菌多肽。LL-37 是 HCAP-18 的裂解产物，HCAP-18 是一种主要由中性粒细胞和上皮细胞产生的抗菌肽，它也表达在 MTB 所在的宿主细胞——巨噬细胞中。在体外培养的人细胞中，25(OH)D 可诱导 MTB 所在的宿主巨噬细胞和上皮细胞表达 LL-37，从而抑制了 MTB 在肺泡巨噬细胞中的生长（Rekha et al.，2015）。

维生素 D 促进的另一个重要防御机制是自噬。自噬是一种生理过程，可以促进包括 MTB 在内的细胞内病原体的吞噬酶体成熟和降解，因此可以克服 MTB 引起的吞噬小体-溶酶体融合停滞。在人类单核细胞中，结核分枝杆菌脂蛋白通过激活 TLR2/1、CD14 和 VDR 信号来触发自噬（Shin et al.，2010）。

除了影响固有免疫，维生素 D 对获得性免疫也有重要影响。当 1,25(OH)$_2$D 在体外刺激人单核细胞和巨噬细胞成熟的同时，对其他抗原呈递细胞（如树突状细胞）显示出相反的效果。VDR 激动剂包括 1,25(OH)$_2$D 及其合成类似物，可抑制单核细胞来源的树突状细胞的分化、成熟、活化和存活。这会导致成熟树突状细胞中 IL-12 的减少和 IL-10 的增加，并降低反应性 CD4$^+$T 细胞的增殖。除此之外，维生素 D 还通过抑制 T 淋巴细胞，特别是产生 IFN-γ 和 IL-2 的 Th1 型淋巴细胞，影响抗原呈递，阻止其他 T 淋巴细胞的招募和增殖。维生素 D 对局部免疫功能有抑制作用，但在 TB 感染恢复中具有特殊作用（Brighenti et al.，2018）。

（三）维生素 B$_1$

维生素 B$_1$（vitamin B$_1$）又称为硫胺素，是人类发现的最早的维生素之一。维生素 B$_1$ 构成脱羧酶的辅酶，参与氨基酸和碳水化合物的代谢，是氨基酸和碳水化合物代谢过程中所必需的一种微量营养素。维生素 B$_1$ 通过维持幼稚 B 细胞的功能和利用柠檬酸循环释放的能量，在肠道免疫调节中起多方面的作用。此外，维生素 B$_1$ 还参与免疫系统激活、神经组织修复、神经元通讯、脑发育、脑功能发挥等。大多数原核生物及真菌和植物都可以合成硫胺素，但哺乳动物缺乏这一途径，只能依赖于饮食摄取。

MTB 感染的一个特征是被感染的巨噬细胞分化成富含脂质的泡沫细胞。这些细胞积累脂滴，这是细胞内细菌生长所需的脂类储存。维生素 B$_1$ 的活性形式焦磷酸硫胺素是存在于所有生命系统中的辅助因子，对于新陈代谢是不可或缺的。在一项体内外试验中发现，维生素 B$_1$ 通过下调过氧化物酶体增殖物激活受体 γ（PPARγ）促进保护性免疫反应，限制 MTB 在巨噬细胞和活体内的存活；维生素 B$_1$ 可促进巨噬细胞极化为经典的具有很强杀菌活性的 M1 型巨噬细胞；在巨噬细胞中补充维生素可以增加线粒体呼吸和脂质代谢。因此，维生素 B$_1$ 在调节抗结核固有免疫反应中具有重要作用，影响巨噬细胞脂质代谢及极化，是发挥抗 MTB 感染的重要机制之一（Hu et al.，2018）。

（四）维生素 C

维生素 C（vitamin C）是一种具有预防坏血病功能的有机酸，故又称为抗坏血酸。因为人体缺乏合成维生素 C 所必需的 D-古洛糖酸内酯氧化酶，人类必须从饮食中摄取维生素 C。

MTB 对高浓度的维生素 C 高度敏感。在有氧的情况下，维生素 C 通过 Fenton 和 Haber-Weiss 反应将铁还原为亚铁离子，生成超氧化物、过氧化氢和羟基自由基，这些自由基通过 DNA 损伤杀伤 MTB，诱导其死亡。维生素 C 在 Fenton 反应中起促氧化剂的作用。五磷酸鸟苷[(P)ppGpp]是结核分枝杆菌应激反应中的关键调节因子，高浓度的维生素 C 还可以抑制五磷酸鸟苷[(P)ppGpp]的合成，导致结核分枝杆菌的长期存活和生物膜形成受到影响（Syal and Chatterji，2018）。

值得注意的是，单独的维生素 C 并未显示出抗结核活性，但与异烟肼和利福平联合使用时可增强杀菌活性（Khameneh et al.，2016）。

二、结核病患者的微量元素代谢

人体组织中几乎含有自然界存在的各种元素。除了碳、氢、氧、氮等主要以有机物形式存在，其余各种元素无论数量多少、存在形式如何统称为矿物质。矿物质包括 60 多种元素，其中含量高于体重 0.01% 的元素称为常量元素，如钾、钠、钙、磷、氯等；其中含量低于体重 0.01% 并具有一定生理功能的元素称为微量元素，其中必需微量元素包括：铁、碘、锌、铜、钴、钼及铬。矿物质是构成机体组织的重要材料，也是维持机体正常生理功能的必要条件，其中微量元素在体内的功能如下：①在酶系统中起催化作用；②作为激素、维生素的必需成分或辅助成分发挥作用；③形成功能蛋白；④具有免疫功能等。

（一）铜

铜（Cu）在人体内以铜蓝蛋白的形式存在，具有多种生理功能。铜是神经系统中的多巴胺 β-单加氧酶、结缔组织中赖氨酰氧化酶、细胞色素 C 氧化酶、铜/锌 SOD 的组成部分；铜与食物中的铁吸收相关；铜能促进红细胞的成熟及 HB 的成熟等（Wagner et al.，2005）。

铜对 MTB 的生长也是必不可少的（Neyrolles et al.，2015）。铜在具有还原性的 Cu^+ 和具有氧化性的 Cu^{2+} 之间发生转换，因为具有很高的氧化还原电位，其成为在氧存在的情况下用于电子转移反应酶的关键辅因子（Hoffman et al.，2013）。在 MTB 中，最典型的铜参与构成的酶包括细胞色素 C 氧化酶和 SOD。由于超氧阴离子不能穿过脂质膜，细菌使用两种 SOD 来保护周质和细胞质免受氧化应激的伤害：含铜/锌的周质 SOD 消除细胞外的超氧化物或周质中产生的超氧化物，而含 Mn/Fe 的 SOD 则使细胞质中的超氧化物脱毒（Salina et al., 2018）。

铜离子通常与其他分子形成复合物，并产生不同的生物活性。当机体内铜缺乏时会导致感染风险增加。IFN-γ 介导的巨噬细胞活化是抗结核免疫应答的重要组成部分，它与铜转运 ATP 酶 ATP7A、水解酶和杀菌肽协同工作（Crichton and Pierre, 2001）。

（二）铁

铁（Fe）是微量元素中含量最多的元素，其作为 HB 与肌红蛋白、细胞色素 A 及某些呼吸酶的成分，参与体内氧与二氧化碳的转运、交换和组织呼吸过程；Fe 与红细胞的形成和成熟有关；Fe 还可以促进胶原合成，参与许多重要功能。

铁在高浓度时是有害的，因为它介导自由基的形成，从而破坏生物大分子，如 DNA 和蛋白质。尽管铁含量丰富，但是它在有氧环境中以不溶性的氧化铁的形式存在，因此在生理 pH 下，游离铁含量低。

包括 MTB 在内的病原菌都面临着铁摄取的限制，因为哺乳动物通过营养免疫的过程来限制游离铁含量。循环血浆中的 TF 与存在于细胞外液和白细胞中的乳铁蛋白因其与铁的高亲和力，在降低病原体对铁的利用率方面起着重要作用。

铁是 MTB 生长的基本元素。膳食铁的增加与 TB 的发病率和死亡率有关。MTB 和其他分枝杆菌一样，产生两种铁载体：疏水性分枝杆菌菌素和水溶性羧基分枝杆菌菌素，可直接从环境中摄取铁。尽管由于红细胞的破坏及铁通过 TF、乳铁蛋白和 HB-珠蛋白的特定细胞表面受体的内在化，巨噬细胞内金属离子的通量很高；但是大部分铁被转移到骨髓，游离的铁会被 TF 和乳铁蛋白结合。乳铁蛋白在肺结核患者肺泡巨噬细胞内抑制 MTB 吸收铁的过程中发挥重要的作用，即使在酸性 pH 条件下，乳铁蛋白也能保持金属离子的存在，因此，乳铁蛋白对肺泡巨噬细胞内的 MTB 起重要的阻铁作用。当铁与铁螯合剂去铁胺一起使用时，可抑制病原体的生长，从而明确了铁在 TB 中的作用（Sritharan, 2016）。

（三）锌

体内的锌（Zn）主要存在于肌肉、骨骼、皮肤中。锌是体内酶的重要组成成分，体内已知含锌的酶有 200 多种。锌可以促进生长发育与组织再生，促进食欲，促进维生素 A 代谢和生理作用。锌在体内是一种抗氧化剂和消炎剂。锌在从皮肤屏障到淋巴细胞生成的免疫防御中起核心作用。它是中性粒细胞、巨噬细胞、NK 细胞、B 淋巴细胞和 T 淋巴细胞及其产物正常活动所必需的。其尤其与 Th1 细胞锌转运体的高表达和 IFN-γ 的分泌有关（Shankar and Prasad, 1998）。

最常见的具有抗菌活性的锌化合物是氧化锌和醋酸锌。虽然锌在最佳浓度范围内是细菌生长所必需的元素，但在高浓度时，锌对金黄色葡萄球菌、大肠杆菌、

MTB 等细菌均有杀菌作用。MTB 通过锌金属蛋白酶-1 来逃避宿主的免疫防御。此外，MTB 中的铜/锌 SOD 可以保护该细菌免受宿主巨噬细胞的氧化还原反应产物的毒性作用（Lucarelli et al.，2007）。

（四）硒

硒（selenium，Se）在人体中的总量为 14～20mg，广泛分布于所有组织器官中，肝、胰、肾、心、脾、牙釉质及指甲中硒浓度较高，脂肪组织中最低。进入人体内的硒绝大部分与蛋白质结合，称为硒蛋白。硒蛋白如谷胱甘肽过氧化物酶等参与抗氧化应激和炎症调节反应。此外，硒蛋白作为一种抗氧化剂可减少活性氧种类。它还影响血清抗体效价、B 淋巴细胞和 T 淋巴细胞的增殖（Sargazi et al.，2017）。

（江　昌　缪明永）

第七节　结核病患者营养代谢异常对疾病转归的影响

TB 作为一种慢性消耗性疾病，患者因疾病会出现食欲减退、胃肠功能紊乱等，导致营养物质摄入不足、合成代谢减少，患者长期低热会使机体分解代谢增加、合成代谢减少，故 TB 患者多数伴有营养不良，尤其是在发展中国家相当严重。营养不良不仅是 TB 的发生原因，同时也是其发生的结果。严重营养不良导致机体负氮平衡、骨骼肌肉萎缩等，最终机体出现低蛋白血症、机体免疫力低下，临床治愈难度大，患者预后较差；而大量研究表明，采取积极有效的营养支持有利于疾病的良好转归。目前营养不良对 TB 转归的影响已经为大量研究所证实，但营养代谢异常对临床结局的影响的研究还较少。本章对决定 TB 转归方向的免疫功能改变与营养代谢异常的关系进行回顾，并对少量现有 TB 营养代谢异常对疾病转归影响的文献进行综述。

一、MTB 代谢改变与疾病转归

MTB 是引起 TB 的病原菌，具有较强的致病性，并且可进入休眠状态潜伏感染，是 TB 发生及转归的决定性因素。已有大量研究报道，代谢的改变是结核急性和慢性感染的关键。目前很多抗结核药物的研发均把这些特异性的代谢途径或关键节点作为重要靶标。从宿主细胞获取及利用营养物质是结核分枝杆菌长期存活的重要途径，如宿主细胞中胆固醇可促进结核分枝杆菌存活及感染，其利用胆固醇分解代谢作为碳源供能。van Wyk 等（2019）研究发现在 93 种结核分枝杆菌中，有 51 种能利用胆固醇作为碳源供能，包括这项研究在内的多项研究均已表明在 MTB 中存在大量胆固醇分解代谢相关基因的表达变化。此外氨基酸的生物合成是 MTB 存活所必需的。已证实蛋氨酸、异亮氨酸、苏氨酸和赖氨酸组成了通过 Asp 代谢途径合成的必需氨基酸家族，Hasenoehrl 等（2019）利用遗传学、转录组学和代谢组学等研究发现，丝氨酸和苏氨酸营养缺陷可以导致 MTB 的死亡，在 Asp 代谢途径的不同节点进行抑制可以使慢性、持续性感染清除。最新研究（Tiwari et al.，2018）表明，乙酰谷氨酸激酶（acetyl glutamate kinase，ArgB）和鸟氨酸氨基甲酰转移酶（ornithine carbamyl transferase，ArgF）是两个有前景的 TB 新药物靶标，这些酶催化结核分枝杆菌中的谷氨酸盐合成 L-精氨酸。*ArgB* 和 *ArgF* 基因敲除后，在缺乏左旋精氨酸外源供应的情况下可引起结核分枝杆菌生存能力的快速丧失。这是结核分枝杆菌杀菌剂异烟肼（isoniazid，INH）和维生素 C 快速杀死 MTB 的可能机制。

能量代谢对 MTB 的存活具有重要影响，氧化磷酸化途径在诱导细菌死亡中的作用已为大量研究所证实。在能量转化过程中，三磷酸腺苷（adenosine triphosphate，ATP）既是一种重要的贮能物质，又是直接供能的物质。ATP 的减少可以降低 ATP 依赖性抗生素靶点的活性导致抗生素耐受，而 ATP 增加则可以降低细菌在抗生素处理下的存活能力。临床一线抗结核药物吡嗪酰胺（PZA），主要机制就是通过破坏膜电位而调控能量代谢进而杀伤 MTB。研究表明（Lee et al.，2018），异烟肼和莫西沙星诱导的结核分枝杆菌死亡与细胞内 ATP 的短暂增加相关。目前已研发出抑制结核分枝杆菌能量代谢的新型抗生素，如贝达喹啉（bedaquiline）通过靶向 ATP 合酶抑制氧化磷酸化，而德拉马尼（Delamanid）是通过释放硝基产生一氧化氮抑制线粒体的呼吸链，最近有小样本研究（Mohr et al.，2019）表明二者联用可使高达 46% 的耐药结核患者治愈或完成治疗，且安全性良好。在负责产生 ATP 的电子传递链中，结核分枝杆菌的超级复合物的结构与人体能量代谢复合物的结构有很大的不同。2018 年，中国科学院院士饶子和及其合作团队基于结核分枝杆菌能量代谢系统呼吸链超级复合物的高分辨率冷冻电镜结构，揭示了生命体内一种新的氧化与还原相偶联的电子传递机制，并发现 SOD 直接参与呼吸链系统氧化还原酶超级复合物的组装而发挥协同作用。

二、结核病营养代谢与细胞免疫功能异常

机体的多种免疫细胞和分子参与了抗结核免疫应答，肺泡巨噬细胞和 T 细胞间的相互作用构成了免疫应答的核心环节，是疾病转归的重要决定因素。MTB 是典型的胞内细菌，巨噬细胞是最先接触 MTB 的细胞之一，也是 MTB 感染的主要靶细胞。MTB 与巨噬细胞相互作用的早期事件决定了感染的后续进展和结果（Srivastava et al.，2014）。巨噬细胞根据其主要功能的不同分为经典活化（M1 型或

促炎型）和选择性活化（M2 型或抗炎型）巨噬细胞。抗结核免疫反应的早期阶段主要以活化的 M1 型巨噬细胞为主，其分泌大量促炎因子和趋化因子，释放蛋白水解酶和抗菌肽，通过增强其吞噬能力抵抗胞内菌的感染。随着 MTB 感染的慢性化，抗炎细胞因子（IL-4、IL-13 和 IL-10）大量产生，促使巨噬细胞向杀菌作用较弱但主要发挥免疫调控作用的 M2 方向极化（Weiner et al.，2018，2012）。在 MTB 感染的不同阶段，巨噬细胞的代谢途径及表型均发生了变化。M1 型巨噬细胞主要利用有氧糖酵解的 ATP 和中间产物，相反 M2 型巨噬细胞分别主要利用线粒体氧化磷酸化和 Gln 代谢作为主要的碳源与氮源（Ganeshan and Chawla，2014）。已为研究所证实（Shi et al.，2015），结核分枝杆菌感染时巨噬细胞出现以 Warburg 效应为特征的代谢重编程改变，如 TB 患者中 Warburg 效应相关的酶基因如调控 HIF-1a、H$^+$-ATP 酶和单羧酸转运蛋白，编码葡萄糖转运蛋白（glucose transporter，GLUT）的基因及与糖酵解代谢相关的酶基因表达增高，可以改变其 M1 或 M2 极化状态，影响其清除 MTB 的功能，进而影响疾病的进展。最近英国的学者（Pajuelo et al.，2018）研究发现，结核坏死毒素（tuberculosis necrotizing toxin，TNT）可以导致对细胞存活非常关键的 NAD$^+$的水解而引起细胞死亡，NAD$^+$的丢失会引起巨噬细胞死亡，使其将已吞入的结核分枝杆菌释放，这是决定结核感染结局的重要机制之一。

如前所述 MTB 是胞内病原菌，其所激发的 T 细胞反应是 TB 最重要的免疫反应。CD4$^+$T 细胞与 CD8$^+$T 细胞两个亚群共同维持着机体内免疫情况的稳定，CD8$^+$T 细胞可以识别 MTB 的胞质抗原，并且通过细胞凋亡的方式破坏 MTB 的生长环境，同时亦发挥细胞毒作用和免疫调节作用。MTB 在肺泡巨噬细胞的吞噬体中降解的肽段被 MHC-II类分子识别呈递到细胞表面，可激发效应 CD4$^+$T 细胞的活化与增殖，通过细胞因子分泌及细胞间接触调节肺泡巨噬细胞、CD8$^+$T 细胞对 MTB 的杀伤。既往已有大量研究表明，MTB 诱导细胞代谢向有氧糖酵解转变，抑制这种代谢转变可使细胞因子产生减少和对结核分枝杆菌杀伤能力增强（Lachmandas et al.，2016）。其他代谢途径包括谷胱甘肽和嘧啶代谢也会影响细胞因子的产生（Lachmandas et al.，2018）。最近 Tzelepis 等（2018）研究发现，感染了 MTB 的线粒体基质蛋白亲环蛋白 D（CypD）缺陷型小鼠存活率显著降低，机制主要为 CypD 的缺失导致 T 细胞的代谢变化，包括氧代谢增加、线粒体氧化磷酸化及葡萄糖和 Gln 消耗增加，此外感染期间的 T 细胞会产生大量的线粒体 ROS，这些代谢的改变导致 T 细胞活化和增殖。

三、营养代谢异常对结核病治疗及转归的影响

结核的病理转归包括：吸收、消散、纤维化、钙化、浸润进展和液化播散。目前抗结核治疗的有效性主要通过抗结核治疗后痰结核分枝杆菌培养转阴及影像学检查等评价，随着研究的深入逐渐发现代谢改变有望成为治疗评估及转归判断的重要指标。已有报道应用基因组学、蛋白质组学技术对结核进行研究，证实在疾病进展过程的各个阶段的病理生理的变化可由代谢变化反映出来，并发现了在疾病进展过程中氨基酸、有机酸、酮体等各种差异代谢物。周宁等（2016）研究发现，随着病情的加重，乳酸、丙酮酸、N-乙酰糖蛋白、Leu、Glu 等代谢物基本呈逐渐增加的趋势，三羧酸（tricarboxylic acid，TCA）循环的中间产物——柠檬酸基本呈逐渐降低的趋势。也有研究表明，在小鼠模型中干预介导胱氨酸及 Glu 代谢而发挥抗氧化防御反应的重要分子抗转运蛋白系统 xCT，可使小鼠结核分枝杆菌感染降低，肺部病理改变明显改善（Nabeyama et al.，2010）。

与疾病转归关系最密切的是抗结核治疗，尤其是结核治疗耐药问题。Mahapatra 等（2014）的这项前瞻性观察性队列研究，对痰涂片阳性肺结核患者进行标准抗结核治疗后，在有效人群中进行代谢组学分析发现，某些特征性的代谢改变可将治疗前及抗结核治疗成功的患者区分开，且发现在抗结核治疗过程中这些代谢小分子不断大量变化。耐药 MTB 的出现已成为 TB 治疗的主要挑战，Sun 等（2018）通过对比结核耐药菌株和非耐药菌株发现，有 175 种代谢物存在差异表达，主要涉及氨基酸和核苷酸糖代谢、β-Ala 代谢、硫代谢与半乳糖代谢等。已证实靶向 MTB 的物质与能量代谢系统能够显著克服 TB 现有药物的耐药问题。如上提及的饶子和研究团队发现结核分枝杆菌中新的氧化与还原相偶联的电子传递机制，目前基于该机制的药物已在开展临床试验。

比较有意思的是，已有研究证实 UA 是活动性结核的决定性代谢物，催化色氨酸沿犬尿酸途径分解代谢的限速酶吲哚胺-2,3-双加氧酶（indoleamine 2,3-dioxygenase，IDO）浓度在结核患者中升高。Suzuki 等（2012）发现结核患者 IDO 及犬尿酸血清浓度升高，色氨酸浓度降低，更有意思的是在死亡的结核患者中 IDO 活性和犬尿酸浓度更高，多元因素分析表明 IDO 活性是 TB 死亡的独立预测因子。亦有研究（Shi et al.，2019）表明，多重耐药结核（multidrug-resistant tuberculosis，MDR）患者血浆 IDO 活性较一般结核患者明显升高，并对其耐药机制进行了深入研究，说明 IDO 可能成为 MDR 诊断的生物标志物，也提示其可成为未来 MDR 治疗的潜在靶标。

（周文丽　缪明永）

参 考 文 献

葛均波, 徐永健. 2013. 内科学. 8 版. 北京: 人民卫生出版社.

郭金芸, 叶伟生, 余永晟, 等. 2010. 2 型糖尿病合并肺结核患者血清蛋白和血脂水平分析. 中华实用诊断与治疗杂志, 24(10): 1034-1035.

韩晓群. 2020. 过氧化酶体增殖物激活受体 γ(PPARγ)在结核病发病中的作用. 细胞与分子免疫学杂志, 2: 180-184.

朗恩 E R. 1962. 结核病的化学与化学疗法. 黄绍彪译. 上海: 上海科学技术出版社.

李颖. 2000. 结核病与营养. 国外医学呼吸系统分册, 20(2): 110-112.

李玉林. 2013. 病理学. 8 版. 北京: 人民卫生出版社.

李哲明, 谭守勇, 邝浩斌, 等. 2015. 耐多药肺结核患者既往治疗情况对治疗效果的影响. 广东医学, 36(20): 3169-3173.

刘国平. 2009. 结核病与血脂水平的相关性研究临床经验, 33(11): 852-853.

刘军, 李俊明. 2018. 结核病相关泡沫巨噬细胞产生机制. Chin J Cell Mol Immunol, 34(12): 1146-1150.

潘显光, 丁继红, 陈南山. 1994. 浸润型肺结核病人血浆游离氨基酸变化. 新医学, 25(19): 466-467.

索博特卡. 2013. 临床基础营养. 4 版. 蔡威译. 上海: 上海交通大学出版社.

谭守勇, 谭耀驹. 2010. 肺结核合并低蛋白血症对细胞免疫功能的影响. 中国自然医学杂志, 12(3): 161-163.

唐神结, 高文. 2019. 临床结核病学. 2 版. 北京: 人民卫生出版社: 459-467.

淘岳多, 朱英, 王翎, 等. 1992. 结核性胸膜炎患者血浆游离氨基酸改变. 氨基酸杂志, 2: 47-48.

王建枝, 殷莲华. 2013. 病理生理学. 8 版. 北京: 人民卫生出版社.

王铁军, 罗勇, 施萍, 等. 2002. 慢性阻塞性肺疾病患者营养参数与最大呼吸肌力的相关性研究. 中国临床康复, 6(9): 1258-1259.

吴家宝. 2017. 基于宿主免疫-代谢组学特征的结核病治疗疗效评价生物标志物的筛选. 上海: 上海交通大学: 1-73.

吴明洋, 朱珠. 2018. 可溶性肿瘤坏死因子受体及游离氨基酸与肺结核的关系研究. 临床合理用药, 11(2c): 36-39.

查锡良, 药立波. 2013. 生物化学. 8 版. 北京: 人民卫生出版社.

周宁, 杜祥博, 杨莉, 等. 2016. 不同病程的结核病患者的血浆代谢组学研究. 波谱学杂志, 33(2): 224-235.

Aguilar-Ayala D A, Tilleman L, Van Nieuwerburgh F, et al. 2017. The transcriptome of *Mycobacterium tuberculosis* in a lipid-rich dormancy model through RNAseq analysis. Sci Rep, 7(1): 17665.

Ahluwalia P K, Pandey R K, Sehajpal P K, et al. 2017. Perturbed microRNA expression by *Mycobacterium tuberculosis* promotes macrophage polarization leading to pro-survival foam cell. Front Immunol, 8: 107.

Bell L, Bhat V, George G, et al. 2007. Sluggish glucose tolerance in tuberculosis patients. S Afr Med J, 97(5): 374-377.

Beste D J V, Nöh K, Niedenführ S, et al. 2013. 13C-flux spectral analysis of host-pathogen metabolism reveals a mixed diet for intracellular *Mycobacterium tuberculosis*. Chem Biol, 20(8): 1012-1021.

Brighenti S, Bergman P, Martineau A R. 2018. Vitamin D and tuberculosis: where next? J Intern Med, 284: 145-162.

Crichton R R, Pierre J L. 2001. Old iron, young copper: from Mars to Venus. Biometals, 14: 99-112.

Cumming B M, Addicott K W, Adamson J H, et al. 2018. *Mycobacterium tuberculosis* induces decelerated bioenergetic metabolism in human macrophages. Elife, 7: e39169.

Cyphert T J, Morris R T, House L M, et al. 2015. NF-κB-dependent airway inflammation triggers systemic insulin resistance. Am J Physiol Regul Integr Comp Physiol, 309(9): R1144-R1152.

Dasgupta S, Rai R C. 2018. PPAR-γ and AKT regulate GLUT1 and GLUT3 surface localization during *Mycobacterium tuberculosis* infection. Mol Cell Biochem, 440(1/2): 127-138.

Ganeshan K, Chawla A. 2014. Metabolic regulation of immune responses. Annu Rev Immunol, 32: 609-634.

Gong H, Li J, Xu A, et al. 2018. An electron transfer path connects subunits of a mycobacterial respiratory supercomplex. Science, 362(6418): eaat8923.

Harding C V, Boom W H. 2010. Regulation of antigen presentation by *Mycobacterium tuberculosis*: a role for Toll-like receptors. Nat Rev Microbiol, 8: 296-307.

Hasenoehrl E J, Rae Sajorda D, Berney-Meyer L, et al. 2019. Derailing the aspartate pathway of *Mycobacterium tuberculosis* to eradicate persistent infection. Nat Commun, 10: 4215.

Hoffman A E, DeStefano M, Shoen C, et al. 2013. Co(II) and Cu(II) pyrophosphate complexes have selectivity and potency against Mycobacteria including *Mycobacterium tuberculosis*. Eur J Med Chem, 70: 589-593.

Hu S, He W, Du X, et al. 2018. Vitamin B1 helps to limit *Mycobacterium tuberculosis* growth via regulating innate immunity in a peroxisome proliferator-activated receptor-γ-dependent manner. Front Immunol, 9: 1778.

Kant S, Gupta H, Ahluwalia S. 2015. Significance of nutrition in pulmonary tuberculosis. CRC Critical Reviews in Food Science and Nutrition, 55(7): 955-963.

Kennedy N, Ramsay A, Uiso L, et al. 1996. Nutritional status and weight gain in patients with pulmonary tuberculosis in Tanzania. Trans R Soc Trop Med Hyg, 90: 162-166.

Khameneh B, Fazly B B, Amani A, et al. 2016. Combination of anti-tuberculosis drugs with vitamin C or NAC against different *Staphylococcus aureus* and *Mycobacterium tuberculosis* strains. Microb Pathog, 93: 83-87.

Kumar R, Singh P, Kolloli A, et al. 2019. Immunometabolism of phagocytes during *Mycobacterium tuberculosis* infection. Frontiers in Molecular Biosciences, 6: 105.

Lachmandas E, Rios-Miguel A, Koeken V, et al. 2018. Tissue metabolic changes drive cytokine responses to *Mycobacterium tuberculosis*. J Infect Dis, 218: 165-170.

Lee B S, Kalia N P, Jin X E F, et al. 2018. Inhibitors of energy metabolism interfere with antibiotic-induced death in mycobacteria. J Biol Chem, 294(6): 1936-1943.

Liu Y, Li X, Liu W, et al. 2018. IL-6 release of Rv0183 antigen- stimulated whole blood is a potential biomarker for active tuberculosis patients. Infect, 76(4): 376-382.

Lucarelli D, Russo S, Garman E, et al. 2007. Crystal structure and function of the zinc uptake regulator FurB from *Mycobacterium tuberculosis*. J Biol Chem, 282: 9914-9922.

Macallan D C. 1999. Malnutrition in Tuberculosis. Elsevier Science Inc, 34: 153-157.

Madebo T, Lindtjorn B, Aukrust P, et al. 2003. Circulating antioxidants and lipid peroxidation products in untreated tuberculosis patients in Ethiopia. Am J Clin Nutr, 78: 117-122.

Mahan L K, Escott-Stump S, Raymond J L. 2016. Krause 营养诊疗学. 杜寿玢, 陈伟译. 13 版. 北京: 人民卫生出版社.

Mahapatra S, Hess A M, Johnson J L, et al. 2014. A metabolic biosignature of early response to anti-tuberculosis treatment. BMC Infect Dis, 14: 53.

Mohr E, Ferlazzo G, Hewison C, et al. 2019. Bedaquiline and delamanid in combination for treatment of drug-resistant tuberculosis. Lancet Infect Dis, 19(5): 470.

Nabeyama A, Kurita A, Asano K, et al. 2010. X-CT deficiency accelerates chemically induced tumorigenesis. PNAS, 107(14): 6436-6441.

Neyrolles O, Wolschendorf F, Mitra A, et al. 2015. Mycobacteria, metals, and the macrophage. Immunol Rev, 264: 249-263.

Pajuelo D, Gonzalez-Juarbe N, Tak U, et al. 2018. NAD depletion triggers macrophage necroptosis, a cell death pathway exploited by *Mycobacterium tuberculosis*. Cell Reports, 24(2): 429-440.

Phillips M C. 2018. Is ABCA1 a lipid transfer protein? J Lipid Res, 59(5): 749-763.

Raj T, D'Souza G, Elia M, et al. 2006. Measurement of 24 h energy expenditure in male tuberculosis patients. Indian j Med Res, 124(6): 665-676.

Rekha R S, Rao M S, Wan M, et al. 2015. Phenylbutyrate induces LL-37-dependent autophagy and intracellular killing of *Mycobacterium tuberculosis* in human macrophages. Autophagy, 11: 1688-1699.

Rustin R L, Christopher M S, Brian C V V. 2016. Chewing the fat: lipid metabolism and homeostasis during *M. tuberculosis* infection. Current Opinion in Microbiology, 29: 30-36.

Salina E G, Huszar S, Zemanova J, et al. 2018. Copper-related toxicity in replicating and dormant *Mycobacterium tuberculosis* caused by 1-hydroxy-5-R-pyridine-2(1H)-thiones. Metallomics, 10: 992-1002.

Sargazi A, Gharebagh R A, Sargazi A, et al. 2017. Role of essential trace elements in tuberculosis infection: a review article. Indian Journal of Tuberculosis, 64: 246-251.

Segura-Cerda C A, López-Romero W, Flores-Valdez M A. 2019. Changes in host response to *Mycobacterium tuberculosis* infection associated with type 2 diabetes: beyond hyperglycemia. Front Cell Infect Microbiol, 9: 342.

Selvaraj P, Harishankar M, Afsal K. 2015. Vitamin D: immuno-modulation and tuberculosis treatment. Can J Physiol Pharmacol, 93: 377-384.

Seth S C, Parmar M S, Saini A S, et al. 1982. Glucose tolerance in pulmonary tuberculosis. Hom Metab Res, 14(1): 50. doi: 10.1055/s-2007-1018917.

Shankar A H, Prasad A S. 1998. Zinc and immune function: the biological basis of altered resistance to infection. Am J Clin Nutr, 68: 447S-463S.

Shi L, Salamon H, Eugenin E A. 2015. Infection with *Mycobacterium tuberculosis* induces the Warburg effect in mouse lungs. Sci Rep, 5: 18176.

Shi W, Wu J, Tan Q, et al. 2019. Plasma indoleamine 2,3-dioxygenase activity as a potential biomarker for early diagnosis of multidrug-resistant tuberculosis in tuberculosis patients. Infect Drug Resist, 12: 1265-1276.

Shin D M, Yuk J M, Lee H M, et al. 2010. Mycobacterial lipoprotein activates autophagy via TLR2/1/CD14 and a functional vitamin D receptor signalling. Cell Microbiol, 12: 1648-1665.

Shin J H, Yang J Y, Jeon B Y, et al. 2011. ^{1}H NMR-based metabolomic profiling in mice infected with *Mycobacterium tuberculosis*. Journal of Proteome Research, 10(5): 2238-2247.

Shvets O M, Shevchenko O S, Todoriko L D, et al. 2020. Carbohydrate and lipid metabolic profiles of tuberculosis patients with bilateral pulmonary lesions and mycobacteria excretion. Wiad Lek, 73(7): 1373-1376.

Sinha R, Ngo M D, Bartlett S, et al. 2021. Pre-diabetes increases tuberculosis disease severity, while high body fat without impaired glucose tolerance is protective. Front Cell Infect Microbiol, 11: 691823.

Sobotka L. 2014. 临床营养基础. 蔡威译. 4 版. 上海: 上海交通大学出版社.

Srinivasan A, Syal K, Banerjee D, et al. 2013. Low plasma levels of cholecalciferol and

13-cis-retinoic acid in tuberculosis: implications in host-based chemotherapy. Nutrition, 29: 1245-1251.

Sritharan M. 2016. Iron homeostasis in *Mycobacterium tuberculosis*: mechanistic insights into siderophore-mediated iron uptake. J Bacteriol, 198: 2399-2409.

Srivastava S, Ernst J D, Desvignes L. 2014. Beyond macrophages: the diversity of mononuclear cells in tuberculosis. Immunol Rev, 262: 179-192.

Sun L, Zhang L, Wang T, et al. 2018. Mutations of *Mycobacterium tuberculosis* induced by anti-tuberculosis treatment result in metabolism changes and elevation of ethambutol resistance. Infection, Genetics and Evolution, 72: 151-158.

Suzuki Y, Suda T, Asada K, et al. 2012. Serum indoleamine 2,3-dioxygenase activity predicts prognosis of pulmonary tuberculosis. Clin Vaccine Immunol, 19(3): 436-442.

Syal K, Chakraborty S, Bhattacharyya R, et al. 2015. Combined inhalation and oral supplementation of vitamin A and vitamin D: a possible prevention and therapy for tuberculosis. Med Hypotheses, 84: 199-203.

Syal K, Chatterji D. 2018. Vitamin C: a natural inhibitor of cell wall functions and stress response in mycobacteria. Adv Exp Med Biol, 1112: 321-332.

Tiwari S, van Tonder A J, Vilchèze C, et al. 2018. Arginine-deprivation-induced oxidative damage sterilizes *Mycobacterium tuberculosis*. PNAS, 115: 9779-9784.

Tyagi G, Singh P, Varma-Basil M, et al. 2017. Role of vitamins B, C, and D in the fight against tuberculosis. International Journal of Mycobacteriology, 6: 328.

Tzelepis F, Blagih J, Khan N, et al. 2018. Mitochondrial cyclophilin D regulates T cell metabolic responses and disease tolerance to tuberculosis. Sci Immunol, 3(23): eaar4135.

Valentiner L S, Thorsen I K, Kongstad M B, et al. 2019. Effect of ecological momentary assessment, goal-setting and personalized phone-calls on adherence to interval walking training using the InterWalk application among patients with type 2 diabetes-a pilot randomized controlled trial. PLoS One, 14(1): e0208181.

van Wyk R, van Wyk M, Mashele S, et al. 2019. Comprehensive comparative analysis of cholesterol catabolic genes/proteins in mycobacterial species. Int J Mol Sci, 20(5): 1032.

Vinhaes C L, Oliveira-de-Souza D, Silveira-Mattos P S, et al. 2019. Changes in inflammatory protein and lipid mediator profiles persist after antitubercular treatment of pulmonary and extrapulmonary tuberculosis: a prospective cohort study. Cytokine, 123: 154759.

Wagner D, Maser J, Lai B, et al. 2005. Elemental analysis of *Mycobacterium avium-*, *Mycobacterium tuberculosis-*, and *Mycobacterium smegmatis*-containing phagosomes indicates pathogen-induced microenvironments within the host cells endosomal system. J Immunol, 174: 1491-1500.

Weiner J, Maertzdorf J, Sutherland J. et al. 2018. Metabolite changes in blood predict the onset of tuberculosis. Nat Commun, 9(1): 5208.

Weiner J, Parida S K, Maertzdorf J, et al. 2012. Biomarkers of inflammation, immunosuppression and stress with active disease are revealed by metabolomic profiling of tuberculosis patients. PLoS One, 7: e40221.

Wheelwright M, Kim E W, Inkeles M S, et al. 2014. All-trans retinoic acid-triggered antimicrobial activity against *Mycobacterium tuberculosis* is dependent on NPC2. J Immunol, 192: 2280-2290.

Yam K C, DAngelo I, Kalscheuer R, et al. 2009. Studies of a ring-cleaving dioxygenase illuminate the role of cholesterol metabolism in the pathogenesis of *Mycobacterium tuberculosis*. PLoS Pathog, 5: e1000344.

第八章　结核病患者的营养状况评价

TB 是由 MTB 引起的一种慢性消耗性疾病，以肺结核最常见，主要病变为结核结节、浸润、干酪样变和空洞形成。临床多呈慢性过程，表现为长期低热、咳痰、乏力、盗汗、咯血伴随食欲下降等症状。根据 WHO 2019 年发布的《全球结核病报告》，2018 年全球新发 TB 约 1000 万例，约 120 万例患者因该病死亡，2018 年我国 TB 患者数量位居全球第 2 位，估计 TB 新发患者为 86.6 万例，3.7 万例死于该病。自 2007 年来，结核病一直位居单一传染性疾病之首，是世界重大的公共卫生问题之一。TB 患者中营养不良的发生率及由营养不良导致的治疗效果不佳逐渐引起营养学界及医学界的关注。WHO（2013）提出，由于营养不良和活动性肺结核存在明显的双向因果关系，TB 经常伴随 HIV 感染、糖尿病、吸烟和酒精滥用的情况，并且这些情况也有其自身的营养问题，因此 WHO 提出营养状况评价是 TB 诊疗过程中的组成部分。为推动中国 TB 营养治疗的普及和规范，我国制定了《结核病营养治疗专家共识》（中华医学会结核病学分会重症专业委员会，2020），其中提出要对确诊的 TB 患者进行综合的营养状况评价。

第一节　结核病患者营养状况评价的必要性

MTB 造成的细菌传染病通常影响肺部，通过活动性结核患者的飞沫在人际传播，同时 TB 也是一种营养不良相关性疾病，其发病除了与感染结核分枝杆菌的数量有关，还与机体的免疫功能有关。机体免疫功能低下时，容易发生结核感染、结核灶恶化扩散。TB 患者中，因自身疾病与药物刺激影响胃肠功能，致营养物质摄入减少，机体合成代谢降低。结核分枝杆菌在体内利用蛋白质进行代谢，造成机体分解代谢增加，体重丢失，容易发生营养不良。

一、营养状况评价的概念

营养状况评价（assessment of nutritional status）是指通过膳食调查、体格检查、营养状况检查和生物化学检查等方法，获得有关的指标参数，与相应的正常值或参考值进行比较，并由接受过培训的临床医生、营养师、护师对患者进行全面的营养评估，基于评估结果制定营养治疗计划，并进一步评价营养治疗的效果（中华医学会结核病学分会重症专业委员会，2020）。根据单一的参数或者简单的评价模式而不考虑众多干扰因素来作出营养不良对患者结局的判断和影响是不客观的。营养状况评价主要是膳食调查，可对个人、家庭或人群在一定时间内各种食物摄入量及营养素摄入状况进行了解，计算出每天或每餐所摄入的各种营养素量。体格检查中身体形态和人体测量资料可以较好地反映营养状况，因此体格的强弱和生长速度是营养状况的灵敏指标，体格检查的数据常被用来评价某个地区人群的营养状况。营养状况检查可发现有无营养素缺乏的临床表现。生物化学检查可观察到临床症状出现前营养素缺乏的情况，发现一些营养素的亚临床缺乏情况。通过营养状况评价，可对人体营养状况进行全面综合的评价。

理想的临床营养状况评价方法应该是对缺乏营养支持情况下的个体，能预测疾病的发生率和死亡率是否增加，短期内的营养状况评价能够预示营养相关的并发症的发生和疾病的结局。结核能够引起继发性营养不良，反过来营养不良也会影响结核的发生、发展及预后。TB 患者营养状况评价的主要目的包括：①判断哪些患者存在营养风险或营养不良状态；②明确哪些患者需要立即给予营养支持，为疾病治疗提供重要依据；③确定适宜的临床营养治疗手段；④监测临床营养治疗效果。

二、结核病患者的营养状况

营养不良与 TB 之间的关系是双向的，TB 可以导致患者出现营养不良症状，营养不良可以增加 TB 的发病风险。当 MTB 感染者处于疾病状态时，结核分枝杆菌可导致患者部分组织器官功能紊乱，阻碍体内物质的合成代谢。患者食欲下降，可影响膳食摄入，结核分枝杆菌引起的低热可加速体内能量和营养物质分解代谢，使本身营养素摄入不足的患者更容易出现营养不良等症状。

1. 营养风险比例高

营养风险是指现存的或潜在的营养因素影响疾病或手术后临床结局的风险。营养风险筛查 2002（nutritional risk screening 2002，NRS 2002）是国外及国内学者推荐的住院患者营养风险筛查的首选工具。不同学者研究应用 NRS 2002 对住院 TB 患者进行营养风险筛查，不同类型的 TB 患者存在的营养风险比例不一，如表 8-1 所示。

表 8-1　不同组织器官结核病患者营养风险发生率

结核类型	营养风险比例（%）
肺结核	38.5～86.1
肠结核	89.3
骨结核	37.5
结核性脑膜炎	53.0
其他部位结核（皮肤、生殖系统等）	28.6

2. 营养不良情况严重

营养不良又称营养不足，指由摄入不足或利用障碍引起能量或营养素缺乏的状态，进而导致人体组成改变、生理功能下降和精神状态改变，有可能导致不良临床结局。营养不良通常由食物摄入不足、机体需要量增加、代谢性紊乱、疾病或以上几项因素共同引起。

营养不良与 TB 的发病关系密切相关并相互影响，其中蛋白质-能量营养不良（protein-calorie malnutrition，PCM）是 TB 的危险因素之一，也是 TB 患者最常见的一种营养不良形式，主要表现为蛋白质和/或能量摄入不足，可影响 TB 的治疗效果与结局。营养不良还可能导致获得性免疫缺陷综合征，大大增加了个体对疾病的易感性，增加了 TB 潜伏期发展为活动期的概率。PCM 在普通的 TB 患者中，活动性肺结核可导致静息代谢率提升约 14%，而在合并 HIV 感染的 TB 患者中，静息代谢率的提升可达 30%。这也意味着患者需要更多的能量与蛋白质来维持机体的需求。并且在患者进行药物治疗过程中发现，蛋白质-能量营养不良者更容易出现一些药物不良反应。结核患者存在蛋白质合成代谢障碍的现象，这可能是由体内氨基酸分解代谢和转换率提升导致的；同时，IL-6、TNF-α、其他细胞因子和先天免疫应答的受体等循环代谢水平的提升，也会加速 TB 患者的体重丢失，或者产生厌食，这往往会加重 TB 患者的蛋白质-能量营养不良。

三、营养状况影响结核病发生、发展、转归

TB 发生、发展及转归不仅取决于细菌的毒力和数量，很大程度上还与患者的营养状况有着密切的关系。营养状况会影响 TB 患者的病程和预后。用某些营养指标作营养评估，可以预测患者 MTB 痰菌转阴时间是否会延迟。能量摄入不足，体重指数（body mass index，BMI）降低，白蛋白（albumin，ALB）降低，C-反应蛋白（c-reactive protein，CRP）和糖化血红蛋白（glycosylated hemoglobin，HbAlc）升高均会延长痰菌转阴时间。其中，高 HbAlc、高 CRP 和低 BMI 会明显延迟痰菌转阴时间。处于营养不良状态的 TB 患者体内蛋白质长期处于反复丧失的状态，更易引起低蛋白血症，导致机体免疫功能降低，增加其他感染及并发症的发生率，从而严重影响患者的治疗效果与生活质量。曹仕鹏和傅满姣（2014）的研究发现，与未伴有蛋白质-能量营养不良的肺结核病患者相比，伴有蛋白质-能量营养不良的肺结核患者结核病灶范围更广，痰检阳性率更高，抗结核药物治疗效果更差，在抗结核治疗过程中更容易发生药物性肝损害，从而影响疾病的康复。PCM 合并低 BMI 的人群，感染活动性肺结核的概率要高。研究显示（Lonnroth et al.，2010），BMI 与 TB 发病率之间存在着剂量-反应关系，BMI ≥ 18.5kg/m^2 时，BMI 每增加

$1kg/m^2$，感染活动性肺结核的概率下降 13.8%，但这种关联在低 BMI 人群中并不明显。

1. 维生素与 TB

维生素与机体免疫功能关系密切，适量补充能够调节机体免疫系统，提高抗结核药物治疗的效果。有文献报道（Afzal et al.，2018），肺结核患者补充维生素 D 可提高患者痰菌阴转率。在使用抗生素治疗结核之前，患者主要是通过补充适量的鱼肝油和多晒太阳进行结核治疗。维生素具有抑制 MTB 生长的能力。Greenstein 等（2012）在 MTB 体外培养实验中发现，维生素 A 及其代谢产物如视黄酸等可直接抑制培养基中结核分枝杆菌的产生。

（1）维生素 D

维生素 D 可抑制 MTB 的生长和繁殖。有研究表明，维生素 D 的活性代谢产物 $1,25(OH)_2D_3$ 是一种重要的免疫调节剂，能够激活单核细胞，限制胞内 MTB 的生长，这些功能的实现是通过位于细胞核表面的维生素 D 受体来实现的。维生素 D 能调节体内单核细胞和巨噬细胞的活性，使人类对感染 MTB 产生先天免疫的作用。低血清维生素 D 水平与 TB 活动高风险相关。通过对维生素 D 及其受体基因多态性与 TB 发病风险的关联研究发现，TB 患者血清维生素 D 浓度及血清 25-羟基维生素 D 水平低于正常人，且维生素 D 受体基因上多个位点基因多态性与 TB 的发病有关。那么，基于低浓度血清维生素 D 或 25-羟基维生素 D 增加 TB 的易感性或发病风险，有 Meta 分析指出，补充维生素 D 对 TB 的发病风险具有预防作用，同时维生素 D 能够通过调节巨噬细胞的功能来增强机体对 MTB 的先天免疫应答，在结核病患者治疗过程中，给予补充维生素 D 能有效增加患者痰涂片和培养的阴转率，并降低治疗过程中发生治疗失败的风险。

（2）维生素 C

维生素 C 是一种很强的抗氧化剂，人体不能合成，只能从食物中补充。它可以保护宿主免受结核分枝杆菌感染过程中所产生的 ROS 等带来的负面影响，也可增强 T 细胞的免疫应答，引导白细胞向感染部位迁移。已有研究证明，维生素 C 可干扰结核分枝杆菌生长，影响其毒性作用。Vilchèze 等（2019）研究表明，维生素 C 可通过参与 DNA 损失、氧化还原失衡和脂质改变来介导 MTB 的消亡。因此，在抗结核药物治疗的同时适当补充一些维生素 C 可促进病情的康复。

（3）维生素 E

维生素 E 不仅具有抗氧化作用，还具有抗炎和抗纤维化作用，可以调节机体氧化-抗氧化平衡。在服用抗结核药物的同时补充维生素 E 的患者比单纯使用抗结核药物的患者，病变吸收得更好、痰检阴转时间更短。维生素 E 的补充可以提高机体免疫力，与抗结核药物联合使用有利于疾病恢复。Hussain 等（2019）在维生素 E 干预试验中发现，与单独常规使用抗结核药物的患者相比，联合使用维生素 E 的 TB 患者体内免疫球蛋白 IgG、IgM 和免疫细胞 CD4$^+$T 细胞、CD8$^+$T 细胞水平显著提高。

（4）维生素 B$_7$

维生素 B$_7$ 又叫生物素，与 MTB 的生长和发病有着密切的关系。MTB 缺乏生物素运载体，结核分枝杆菌的分裂、新菌体的产生需要从外界摄取足够的生物素，并且生物素和结核分枝杆菌的毒作用与致病性也有关系。Keer 等（2012）研究发现，缺乏生物素的培养基中结核分枝杆菌的生长存在缺陷。

2. 矿物质与结核的关系

矿物质参与体内新陈代谢，对维持机体健康有着重要作用。矿物质过剩或缺乏均可引起机体生理功能改变，对细胞代谢、生长发育带来损害。矿物质可维持免疫功能的稳定，适量补充一些微量元素可以提高 TB 患者的 T 淋巴细胞数，也可降低疾病感染风险。有研究发现，TB 患者血清中铁、锌、硒、铜等微量元素含量显著低于正常人群，而补充微量元素可以改善活动性 TB 患者的治疗效果。

（1）钙

钙是机体组成的基本成分，在维持机体健康与促进儿童生长发育中有着重要的作用。钙参与体内多种酶的调节，也参与神经递质的释放，可维持机体酸碱平衡。吕兰凤和徐承杰（2012）的研究表明，肺结核患者在患病期间体内钙的含量显著低于健康人群。肺结核患者体内钙水平较低的原因，可能是食欲不振导致钙的摄入量减少，也可能是病灶的钙化会消耗体内一部分的复合钙。此外，抗结核药物的使用，如异烟肼和利福平等，可降低 25-OH-D 和 1,25-(OH)$_2$-D 的水平，增加肺结核患者体内钙的消耗（Davies et al.，1985）。

（2）铁

铁在人体内以血红蛋白的形式储存于红细胞，也有一部分储存在肌肉组织和酶中，主要用于氧气的运输和组织呼吸。铁是合成血红素的基本原料，用于维持造血功能，也可参与机体的能量代谢。TB 患者中较为常见的营养问题就是缺铁性贫血。有研究表明，伴有营养不良的 TB 患者 HB、血清镁和锌的水平更低，这部分患者痰检阴转时间比其他患者长（贺晨艳等，2018）。

（3）硒

硒具有抗氧化和抗炎的作用，可通过生成抗氧化酶来减少氧化损伤。硒可参与谷胱甘肽过氧化物酶的组成，可清除氧自由基、排除内毒素，还可抑制过氧化脂质的产生，提高人体免疫力。而 TB 患者食欲减退可使硒摄入量减少，导致体内硒水平下降。Sepehri 等（2018）研究发现，治疗期间 TB 患者体内硒、铜、锌、铁的浓度显著低于健康人群。有研究指出（Wintergerst et al.，2007），补充硒可提高机体免疫力，有利于提高肺结核患者的治疗效果。在 Seyedrezazadeh 等（2008）的研究中，TB 患者药物治疗过程中补充维生素 A 与硒可改善患者抗氧化应激的状态，有助于疾病的恢复。

四、营养状况评价的临床意义

营养状况评价是临床营养支持的重要组成部分。通过正确的营养评价可及时发现营养不良或有潜在营养不良风险的患者，筛选出可能从营养支持中获益的病例，及时给予营养支持，对提高 TB 患者的免疫力，促进结核病灶钙化和修复，降低肺部感染等疾病并发症的发生率和死亡率具有重要的意义。

（一）对患者营养状况的客观反映

通过膳食调查、人体测量、临床检查及实验室检查等手段，获得相关的指标数据，之后通过这些指标数据，我们可以了解到患者的营养状况，为下一步进行营养干预提供依据。

（二）可区分营养不良的类型及原因

营养状况评价可用于判断 TB 患者营养不良的类型。PCM 的主要临床表现分型根据病因可分为以下两个方面。

原发型 PCM：主要是因为长期蛋白质和能量摄入不足。

继发型 PCM：结核或合并各种疾病导致机体食欲下降、吸收不良、消耗增加或分解代谢亢进、合成代谢障碍等，使蛋白质、能量不能满足需要。继发型 PCM 主要分为消瘦型（marasmic）、水肿型（Kwashiokor）和混合型（marasmic-Kwashiokor）。

1. 消瘦型

原因：以能量不足为主，主要表现为皮下脂肪和骨骼肌显著消耗与内脏器官萎缩。常见于慢性疾病或者长期饥饿的患者。

特征：患者通常表现为神情淡漠、嗜睡、胃纳差、低体重、显著的肌肉消耗、消瘦，但无浮肿。皮肤干燥、弹性差、无皮炎。毛发纤细、干燥、无光泽。腹壁薄，无肝肿大，可有轻度贫血。

营养评定：皮褶厚度和上臂围减少，躯体和内脏肌肉量减少。

2. 水肿型

原因：以蛋白质缺乏为主而能量供给尚能适应机体需要。

特征：患者表现为神情淡漠、嗜睡、厌食、动作缓慢。面部、四肢皮肤干燥，伴色素沉着，角化过度，呈鱼鳞状。因伴有水肿，有时体重正常，心动过缓，肝肿大，可有胸水、腹水，四肢消瘦，水肿，轻度贫血，可同时伴有维生素缺乏的表现。

营养评定：有明显的生化指标异常，主要为血浆白蛋白水平明显下降和淋巴细胞计数下降。

3. 混合型

原因：蛋白质和能量的摄入均不足所致。

特征：临床表现介于上述二型之间。患者生长迟滞、体重低于标准体重，伴有水肿。临床表现主要是皮下脂肪消失、肌肉萎缩、急躁不安或表情淡漠、有明显饥饿感或食欲不振，常伴有腹泻、腹壁变薄、腹部凹陷呈舟状、肝脾肿大，易合并感染和维生素缺乏等。

营养评定：具有消瘦型和水肿型都有的指标。

（三）可对患者发生并发症的危险性进行预测

一般来说，营养状况较差的 TB 患者免疫力低，容易合并各种并发症。TB 患者发生营养不良的概率较高，正确的营养评价至关重要，以便早期对营养状态不佳的患者进行营养干预，避免并发症的发生。

（四）为临床营养支持提供依据，评估营养治疗效果

通过营养状况评价，可以了解到患者是否存在营养不良及营养风险，根据评估指标数据给予患者个性化、合理的营养支持是提高 TB 患者自身免疫力、有效控制病情的关键。

（唐细良　白丽琼　杨坤云　张胜康　唐寒梅　颜　觅　易恒仲）

第二节　成人结核病患者营养状况评价

TB 目前仍是一个重大的公共卫生问题，每年有大量的新发病例及因 TB 死亡的病例，TB 的抗结核治疗过程中，营养不良是影响治疗效果及预后的一个重要因素。TB 本身可造成营养不良，营养不良可导致病情恶化及并发症的发生，二线抗结核药物可进一步降低患者的食欲，造成更严重的营养不良。因此，建立系统的、有效的、合理的营养状况评价使 TB 患者进行早期诊治和营养支持治疗具有重要

的意义。

营养状况评价是营养学的重要内容，是营养科研工作和临床诊疗的基础。营养状况评价可从膳食调查、营养筛查着手，选择合适的膳食调查方法及营养风险筛查工具，确定患者是否有营养风险，结合体格检查、体成分分析、生物化学检查等结果进行分析，给予有营养风险的患者营养支持，可显著改善 TB 患者的临床结局。

一、膳食调查

膳食调查是属于营养调查的一部分，其目的是通过各种不同的方法对膳食摄入量进行评估，从而了解在一定时期内人群膳食摄入状况及人们的膳食结构、饮食习惯等，借此来评定正常营养需要得到满足的程度。常见的膳食调查方法有 24 小时膳食回顾法、膳食记录法、食物频率法等。

（一）24 小时膳食回顾法

24 小时膳食回顾法（24-hour dietary recall）是通过询问调查对象过去 24 小时实际的膳食摄入情况，对其食物和营养素摄入量进行计算与评价的一种方法，简称 24 小时回顾法。24 小时一般是指从最后一餐开始向前推 24 小时，也可以是从当天午夜到前一天午夜的 24 小时。资料收集可以通过面对面询问、电话或电脑交互询问的方式进行，最常用的方式是由接受过严格培训的膳食调查员利用开放式调查表，通过面对面访谈的形式收集膳食信息（表 8-2）。

表 8-2 24 小时膳食回顾调查表

餐次	食物名称	原料名称	原料重量（两）	进餐时间	进餐地点	备注

注：1 两=50g

24 小时膳食回顾法的优点为该法的设计适用于描述一组个体的平均摄入量：①两天或多天回顾所提供的个体内和个体间的膳食摄入量数据的变异可以推测日常摄入量的分布情况；②开放式询问可提供那些摄入频率较低的食物信息；③调查时间短；④调查期明确；⑤应答者不需要较高的文化水平；⑥开放式调查表不需要特殊专业知识；⑦一般应答率非常高。该法的缺点是应答者的回顾仍然依赖于短期记忆；对份额大小难以准确估计；与其他方法相比，摄入量趋向于低报。

（二）膳食记录法

膳食记录法（diet record，DR）也称膳食日记，是由受试者记录一天或几天内摄入的所有食物的详细清单及重量或体积，对其食物和营养素摄入量进行计算与评价的一种膳食调查方法。该法的实施要求受试者在摄入食物的同时记录食物的摄入情况，最理想的状况是受试者用一台标准秤称量出餐盘中包含的所有食物的摄入量。应答者要经过培训，使之记录膳食信息的详细程度能够满足充分描述食物种类和数量的需要，包括食物名称、制作方法和食谱等。膳食调查的时间一般连续 3～4 天，以免使应答者疲倦。

DR 可以更好地了解有关食物类型、食物来源、食物加工方法和食物处理方法等细节，适用于存在文化多元性的人群调查，也适用于确定干预方式是否影响饮食习惯的营养干预研究。但该法对家庭外消费食物的报告准确性较差，膳食记录过程也可能影响或改变日常膳食模式，持续的记录过程增加受试者的负担，反过来会影响应答率；随着时间的延长，记录的准确性可能降低；在某些特殊人群（如肥胖人群）中可能会出现严重的低报现象。

（三）食物频率法

食物频率法（food frequency questionnaire，FFQ）是以问卷形式，调查个体在一定时期内食物的摄入频率，以评价膳食营养状况的膳食调查方法。该法的基本原则是测量长期膳食的平均摄入情况，如过去数周、数月或数年的平均摄入情况等，从暴露的概念来讲，它比测量具体某几天的摄入量更有意义。

FFQ 的优点是能够迅速得到平时食物摄入种类和摄入量，反映长期营养素摄入模式；可以作为研究慢性病与膳食模式关系的依据；其结果也可作为在群众中进行膳食指导、宣传教育的参考。缺点是需要对过去的食物进行回忆，应答者的负担取决于所列食物的数量、复杂性及量化过程等。与其他方法相比，对食物的份额量化可能准确性较差；而且，食物列表的编制和验证会花费相当多的时间，不能提供每日间的变异信息；对消费那些在食物列表中没有的、特殊文化背景的食物的人群，该方法的适用性较差。

二、营养筛查

营养风险是指因营养有关因素对患者临床结局（如感染相关并发症）发生不利影响的风险，不是指发生营养不良的风险。营养筛查是指应用量表化的工具初步判断患者营养状态的过程，是进行营养诊疗的第一步。其目的在于确定患者是否具有营养风险或发生营养不良的风险，以进一步进行营养不良评定或制定营养支持计划。确诊 TB 的住院患者应进行营养风险筛查，我国已于 2013 年将"临床营养风险筛查"列入国家卫生和计划生育委员会制定的行业标准中。

营养风险筛查工具是应用于肠外肠内营养支持的重要的工具，临床上常用的营养风险复合指标筛查工具主要有营养风险筛查 2002（nutritional risk screening 2002，NRS 2002）、微型营养评定法（mini nutritional assessment，MNA）、营养不良通用筛查工具（malnutrition universal screening tool，MUST）3 种，各种筛查工具均有其优点和不足之处。中华医学会肠外肠内营养学分会（Chinese Society of Parenteral and Enteral Nutrition，CSPEN）提出结合中国人群 BMI 正常值，推荐将 NRS 2002 用于中国住院患者的临床营养风险筛查，认为 NRS 2002 的优点在于有临床随机对照试验（randomized controlled trial，RCT）的基础，简便，医患有沟通，医生/营养师/护士都可以进行操作。然而，NRS 2002 关于疾病评分罗列的 13 种疾病并未包括 TB。多年来，营养学专家致力于寻找适合肺结核的营养风险筛查工具，便于指导临床营养支持治疗，但迄今为止，国内外营养学专家对 TB 患者的营养风险筛查最佳工具尚无统一意见。

（一）NRS 2002

2016 年，美国肠外肠内营养学会（American Society of Parenteral and Enteral Nutrition，ASPEN）发布的《重症患者营养支持指南》和美国胃肠病协会发布的《成人营养支持指南》均指出在众多的筛查工具中，NRS 2002（Kondrup et al.，2003）同时考虑到营养状态的改变和疾病的严重程度，是推荐的筛查工具。中华医学会肠外肠内营养学分会和欧洲肠外肠内营养学会（European Society of Parenteral and Enteral Nutrition，ESPEN）的多个指南及共识中推荐 NRS 2002 为营养风险筛查工具。NRS 2002 经过 128 篇随机对照研究并对其进行回顾性的有效验证，结果表明其具有较高的临床实用性和有效性。

有研究表明（周梦雯等，2017），用 NRS 2002 对住院 TB 患者进行营养风险筛查的效能更优于其他筛查工具，因此，该学者还建议在肺结核患者入院时即用 NRS 2002 进行营养风险筛查，以达到快速、全面发现住院肺结核患者营养风险的目的。同时在《中国耐多药和利福平耐药结核病治疗专家共识（2019 年版）》中指出，对 MDR-TB 患者或 RR-TB 患者开展营养风险筛查，应参照国家卫生和计划生育委员会颁布的卫生行业标准《临床营养风险筛查》（WS/T 427—2013）。该行业标准中建议的营养风险筛查工具即为 NRS 2002。

NRS 2002 适用于年龄 18～90 岁、住院过夜、入院次日 8 时前未进行急诊手术、神志清楚、愿意接受筛查的成年住院患者。使用 ESPEN 和 CSPEN 推荐的 NRS 2002 评分进行筛查。该量表包括三个部分：营养状况受损评分（0～3 分）、疾病严重程度评分（0～3 分）、年龄评分（0～1 分）。三项评分相加为最后总得分。

具体评分标准如下（表 8-3）。

表 8-3　NRS 2002 评分

评分内容	评分分值			
	0 分	1 分	2 分	3 分
营养状况受损评分（0～3 分）	BMI≥18.5			BMI<18.5kg/m², 伴一般临床状况差
	近 1～3 月体重无下降	近 3 月内体重下降>5%	近 2 个月内体重下降>5%	近 1 个月内体重下降>5% 或近 3 个月内体重下降>15%
	近 1 周进食量无变化 ª	近一周进食量减少 25%～50%	近 1 周进食量减少 51%～75%	近 1 周进食量减少 76% 以上
疾病严重程度评分（0～3 分）		髋骨折、慢性疾病急性发作或有并发症、慢性阻塞性肺疾病、血液透析、肝硬化、一般恶性肿瘤患者、糖尿病	腹部大手术、脑卒中、重度肺炎、血液恶性肿瘤	颅脑损伤、骨髓移植、APACE-Ⅱ评分>10 分的 ICU 患者
年龄评分（0～1 分）	18～69 岁	70 岁及以上		

a. 由经过培训的实施人员询问筛查对象后判断

注：每项评分内容的最后得分为该项最高评分分值，临床营养风险筛查总分（0～7 分）=上述三项评分相加之和。若临床营养筛查总分≥3 分，表明患者目前存在营养风险，应结合患者临床状况，制定营养支持计划；若临床营养筛查总分<3 分，表明患者目前不存在营养风险，应每周重复进行筛查

NRS 2002 对疾病严重程度的定义：

1 分：慢性疾病患者因出现并发症而住院治疗。患者虚弱但不需卧床。蛋白质需要量略有增加，但可以通过口服补充来弥补。

2 分：患者需要卧床，如腹部大手术后，蛋白质需要量相应增加，但大多数人仍可以通过肠外或肠内营养支持得到恢复。

3 分：患者在加强病房中靠机械通气支持，蛋白质需要量增加而且不能被肠外或肠内营养支持所弥补，但是通过肠外或肠内营养支持可使蛋白质丢失明显减少。

（二）微型营养评价

微型营养评价（mini nutritional assessment-short form，MNA-SF）耗时短、简便并且易于操作，可用于营养不良人群的流行病筛查，即使是针对无法测量体重的卧床老年患者，MNA-SF 也可以对其进行营养筛查，并预测临床结局。建议该方法可应用于老年的 TB 患者，评估加入了老年卧床患者小腿围的测量，肌肉含量的减少提示蛋白质严重消耗，可以预估患者能量的损耗情况，同时活动情况也可以为每日所需能量的计算提供参考依据。2013 年,中华医学会肠外肠内营养学分会发布了《老年患者肠外肠内营养支持中国专家共识》：推荐将 NRS 2002、MNA-SF 作为老年住院患者营养风险筛查工具，同时指出在实际临床应用中应注意结合患者临床资料与医生主观评价指标对患者进行综合性评估，争取对患者营养风险及早筛查、及时干预，促进患者及早康复，减少并发症发生风险，但是 MNA-SF 评价指标不够全面，故漏诊发生率较高。

具体量表见表 8-4。

表 8-4　微型营养评价量表简表

	筛查内容	分值
A	既往 3 个月内,是否因食欲下降、咀嚼或吞咽等消化问题导致食物摄入减少? 0=严重食欲减退　　1=中等程度食欲减退　　2=食欲减退	
B	最近 3 个月内体重是否减轻? 0=体重减轻超过 3kg　　1=不知道　　2=体重减轻 1～3kg　　3=无体重下降	
C	活动情况如何? 0=卧床或长期坐着　　1=能离床或椅子,但不能出门　　2=能独立外出	
D	在过去 3 个月内是否受过心理创伤或罹患急性疾病? 0=是　　1=否	
E	是否有神经心理问题? 0=严重痴呆或抑郁　　1=轻度痴呆　　2=无心理问题	
F1	BMI(kg/m²)是多少? 0=<19　　1=19～21　　2=21～23　　3=≥23	
F2	小腿围 CC(cm)是多少? 0=CC<31cm　　3=CC≥31cm	
合计	筛查分值(14 分)	

注:由于老年患者的特殊性,常存在不易测得 BMI 的情况,如卧床或昏迷患者,可用小腿围代替,具体测量方法如下:卷起裤腿,露出左侧小腿,取仰卧位,左膝弯曲90°,测量最宽的部位,记录值需精确至0.1cm,重复测量 3 次,取平均值,误差应在0.5cm内。结果判定:分值≥12 分,无营养不良风险;分值≤11 分,可能存在营养不良,需要进一步进行营养状况评价

(三)营养不良通用筛查工具

营养不良通用筛查工具(MUST)是由英国肠外与肠内营养协会多学科营养不良咨询小组开发的营养筛查工具,适用于所有住院的患者。该方法主要用于蛋白质-能量营养不良及其发生风险的筛查,TB 患者消耗明显增加,故可用于 TB 患者的营养风险筛查,判断疾病的消耗程度,同时因 TB 患者多数有食欲减退、进食差的表现,根据此表格可以大致判断患者营养消耗情况,为评估总能量的摄入及能量分配比例提供参考依据,但是有些老年患者记忆力减退导致体重方面叙述不准确,也是该项筛查的不足之处(表 8-5)。MUST 主要包括 3 方面评估内容:体重指数、体重下降程度、疾病所致近期禁食时间。以上 3 项得分相加,总分 0分,为低营养风险状态;总分 1 分为中等营养风险状态;总分 2 分及以上为高营养风险状态,建议进行营养干预(表 8-6)。

表 8-5　营养不良通用筛查工具评分表

评分项目	评分标准	得分
BMI	>20kg/m²	0 分
	18.5~20kg/m²	1 分
	<18.5kg/m²	2 分
体重下降程度	过去 3~6 个月体重下降<5%	0 分
	过去 3~6 个月体重下降 5%~10%	1 分
	过去 3~6 个月体重下降>10%	2 分
疾病原因导致近期禁食时间	≥5 天	2 分

表 8-6　营养风险管理指南

评分	管理建议	管理措施
0 分（低营养风险）	常规临床护理	重复筛查： 1. 住院患者：1 次/周 3. 社区：特殊群体 1 次/年 （如年龄>75 岁的老年人）
1 分（中等营养风险）	观察	如果患者住院或居家照护，记录其 3 天的膳食摄入量 如果摄入量改善或摄入充足，不用临床干预；如果没有改善，可进行临床干预 重复筛查： 1. 住院患者：1 次/周 2. 居家：至少 1 次/月 3. 社区：至少 1 次/2~3 个月
2 分（高营养风险）	治疗	参照营养师、营养支持团队给予的方案 改善或提升全面的营养摄入 监控并审核照护计划： 1. 住院患者：1 次/周 2. 居家：1 次/月 3. 社区：1 次/月

三、体格测量

身体形态和人体测量资料可以较好地反映营养状况，体格的大小和生长速度是营养状况的敏感指标。主要体格测量项目为身高（身长）、体重、上臂围、腰围、臀围及皮褶厚度等。其中，身高和体重是体格测量的主要内容（《中国营养科学全书》）。《美国国家健康和营养调查》（*National Health and Nutrition Examination Survey*，NHANES）中用 1971~1992 年的大量数据分析评估了发生 TB 的危险因素，结果显示低体重人群（BMI<18.5kg/m²）发生 TB 的风险比正常体重人群（18.5≤BMI<25.0kg/m²）高出 12.4 倍，而超重（25.0≤BMI<30.0kg/m²）和肥胖人群（BMI≥30.0kg/m²）发生 TB 的风险降低。在发展为 TB 的研究人群中，平均 BMI、皮褶厚度、上臂肌围和血清白蛋白均显著降低。因此建议对 TB 患者实行营养治疗前的体格检查，包括身高、体重、皮褶厚度、上臂围、腰臀比等。

（一）身高、体重、体重指数

身高（height）是指站立位足底到头部最高点的垂直距离。使用身高计测试，精度为 0.1cm。测试时，受试者赤脚、成立正姿势站在身高计的底板上（躯干挺直，上肢自然下垂，脚跟并拢，脚尖分开约 60°，脚跟、骶骨部及两肩胛间与身高计的立柱接触，头部正直，两眼平视前方，耳屏上缘与眼眶下缘最低点呈水平）。单位为 cm，保留小数点后 1 位。身高受遗传因素与环境因素的影响，处于生长发育阶段的人群，身高可反映自身营养状况。对于成年人来说，身高与体重相结合可以反映能量和蛋白质的营养状况。

体重（weight）是指人体的总重量，包括脂肪组织、瘦体重（lean body mass，LBM）和矿物质，反映了人体发育程度和营养状况。体重的测量使用体重秤，测试时，受试者自然站立在体重秤的中央，站稳后，读取数据，单位为 kg，保留小数点后 1 位。测量时注意尽量少着装。

当 TB 患者出现水肿、腹水等，可引起细胞外液相对增加，测得的体重高于实际体重。利尿剂的使用也会造成体重丢失的假象。每天体重改变大于 0.5kg 时，往往提示体内水分的丧失，而非真正意义上的体重改变。不同类型的营养不良患者体内脂肪和蛋白质消耗比例不同，因而体重减少相同者，有的可能是蛋白质特别是内脏蛋白消耗少，有的是蛋白质消耗多。

理想体重（ideal weight）一般用来衡量成人实测体重是否在适宜范围内，可用 Broca 改良公式和平田公式进行计算。

Broca 改良公式：理想体重（kg）=身高（cm）–105

平田公式：理想体重（kg）=[身高（cm）–100]×0.9

实际体重位于理想体重的±10%属于正常范围，±（10%～20%）为超重或瘦弱，±20%为肥胖或极瘦弱，+（20%～30%）为轻度肥胖，+（30%～50%）为中度肥胖，+50%以上为重度肥胖。

体重指数（body mass index，BMI）是评价 18 岁以上成人群体营养状况常用的指标。其不仅较敏感地反映体型胖瘦程度，而且与皮褶厚度、上臂围等营养状况指标的相关性也较高。BMI 计算简便、易于操作、费用低，充分考虑全身的状况。但是 BMI 的缺点是受肌肉和骨骼的影响，对肌肉比较发达的运动员、老年人等人群不太适用。BMI 的计算公式为：

$$BMI=体重（kg）/[身高（m）^2]$$

WHO 对成人 BMI 的划分：18.5～24.9 为正常范围，<18.5 为低体重，≥25.0 为超重，肥胖前状态是 25.0～29.9，一级肥胖是 30.0～34.9，二级肥胖是 35.0～39.9，三级肥胖是≥40.0。

亚洲对 BMI 的划分：18.5～22.9 为正常，23.0～24.9 为超重，≥25.0 为肥胖。

2003 年"中国肥胖问题工作组"根据我国 20 多个地区的流行病学数据与 BMI 的关系分析,提出我国成人 BMI 的标准(表 8-7)。

表 8-7 我国成人 BMI 判定标准

BMI	等级
<16.0	重度蛋白质-能量营养不良
16.0~16.9	中度蛋白质-能量营养不良
17.0~18.4	轻度蛋白质-能量营养不良
18.5~23.9	正常
24.0~27.9	超重
≥28.0	肥胖

注:18 岁以下青少年 BMI 的参考值:
11~13 岁:BMI<15.0 时存在蛋白质-能量营养不良;BMI<13.0 为重度营养不良;
14~17 岁:BMI<16.5 时存在蛋白质-能量营养不良;BMI<14.5 为重度营养不良

(二)皮褶厚度

皮褶厚度(skinfold thickness)是通过测量皮下脂肪厚度来估计体脂含量的方法。测量点常选用肩胛下角、肱三头肌和脐旁。实际测量时常采用肩胛下角和上臂肱三头肌处的皮褶厚度之和,并根据相应的年龄、性别标准来判断。WHO 推荐标准为:男性小于 10mm 为消瘦,10~40mm 为适度,大于 40mm 为肥胖;女性小于 20mm 为消瘦,20~50mm 为适度,大于 50mm 为肥胖。

(三)上臂围和上臂肌围

上臂围(mid-arm circumference,MAC)一般测量左上臂肩峰至鹰嘴连线中点的臂围长。测量上臂围需要用软尺测量,测量误差不超过 0.1cm。MAC 与体重密切相关,可反映营养状况以及肌肉的发育状况,也可反映肌蛋白贮存和消耗程度及能量代谢情况,是快速而简便的评价指标。一般数值越大说明肌肉发育状况越好,反之越小说明脂肪发育状况良好。MAC 正常参考值:男性为 24.8cm,女性为 21.0cm。实测值在正常值的 90%以上者为正常,在 80%~90%为轻度营养不良,在 60%~80%为中度营养不良,<60%为重度营养不良。

上臂肌围(mid-arm muscle circumference,MAMC)是指 MAC 减去 3.14 倍肱三头肌皮褶厚度。MAMC 是反映肌蛋白含量变化的良好指标,也反映体内蛋白质储存的情况。MAMC 和血清蛋白含量密切相关,在血清蛋白含量低于 28g/L 的患者中,87%的患者存在 MAMC 减小。MAMC 可作为患者营养状况好转或恶化的指标。判断标准:我国男性 MAMC 平均为 25.3cm,女性为 23.2cm。

(四)腰臀比

测量腰围(waist circumference,WC)时受检者应空腹直立、双臂自然下垂,双脚分开 25～30cm，测量时平稳呼吸、不要收腹或屏气，在肚脐以上 1cm，以腋中线肋弓下缘和髂嵴连线中点的水平位置为测量点。腰围是衡量脂肪在腹部蓄积程度最简单和实用的指标，腹部脂肪增加是独立的危险预测因子。

臀围（hip circumference，HC）是耻骨联合和背后臀大肌最凸处的水平周径，反映髋部骨骼和肌肉的发育情况。测量臀围时，皮尺水平环绕，精确度为 0.1cm，连续测量三次，取平均值。

腰臀比是腰围（cm）和臀围（cm）的比值。

腰臀比（waist-to-hip ratio，WHR）=腰围（cm）/臀围（cm）

对在中国进行的 13 项大规模流行病学调查数据汇总分析，我国男性腰围≥85cm，女性腰围≥80cm 者，患高血压的危险是腰围低于此值者的 3.5 倍，患糖尿病的危险约为 2.5 倍。

腰臀比可以单纯地指示脂肪的区域性分布，判断属于上半身肥胖还是下半身肥胖。WHO 推荐的腹部脂肪过多的标准为：男性 WHR>1，女性 WHR>0.8。而我国的标准为男性 WHR>0.9，女性 WHR>0.8，称为中央型肥胖。

四、血液学检查

营养状况的血液学检查指的是借助生化、生理实验等手段，通过客观的数据发现机体是否存在临床营养不良症、营养储备水平低下或者是营养过剩等情况，以便较早掌握机体营养状况及进行营养干预后的营养变化情况。TB 是一种慢性消耗性疾病，同时也是一种营养不良性疾病。TB 患者出现营养缺乏临床体征和症状，表明体内营养素缺乏已达到较严重程度。实际上，在此之前机体组织中营养素浓度可能出现降低，血和尿中营养素或代谢产物的含量也可发生变化。用生化监测的手段测定 TB 患者体内与营养相关的成分，可判断人体营养水平，对早期诊断与预防营养不良具有重要的意义。目前针对 TB 患者营养状况的血液学评价指标有很多，主要包括生化、血常规、免疫功能、矿物质、维生素、血清瘦素等指标。

（一）生化指标

脏器功能有关血液生化检验，如肝肾功能、血糖、血脂等，这一部分是住院患者经常采集的营养评定内容，也是制订营养支持疗法计划及实施计划后监测的必要内容。常见的生化指标包括以下几种。

1. 血清白蛋白

血清白蛋白（serum albumin，ALB）的代谢半衰期为 14～20 天，所以其代谢变化需要一段时间才能显现出来。血清白蛋白从血液中正常流失的速度是其合成速度的 10 倍，有研究表明（谭玲等，2005），肺结核患者有显著的血清白蛋白浓度下降，其中重症肺结核患者下降更明显。营养不良的患者，机体内脏蛋白储存丧失，血清白蛋白尤其是快速转化蛋白多有降低。血清白蛋白是评价营养状况的常用指标，血清白蛋白浓度明显降低说明蛋白质摄入量不足，合成机体蛋白质基质不足，常导致感染发生率和死亡率增高。正常 ALB：35～50g/L；轻度不足：28～34g/L；中度不足：21～27g/L；重度不足：<21g/L。

2. 血清前白蛋白

血清前白蛋白（prealbumin，PA）是肝脏合成的糖蛋白，其血清浓度可反映肝脏合成和分解蛋白的功能。血清前白蛋白浓度可以受饮食中蛋白质摄入量的影响，且代谢半衰期较其他血清蛋白短（约 2 天），血清前白蛋白比血清白蛋白能更加及时地反映营养状况和能量状况，可以作为早期抗结核治疗蛋白质-能量营养不良和反映近期膳食摄入状况的敏感指标。正常 PA：0.21～0.40g/L；轻度不足：0.16～0.20g/L；中度不足：0.10～0.15g/L；重度不足：<0.10g/L。

3. 血红蛋白和转铁蛋白

反复咯血的肺结核患者容易出现缺铁性贫血，血红蛋白（haemoglobin，Hb）和血细胞比容测定可诊断营养性缺铁性贫血。正常范围：成年女性为 110～150g/L，成年男性为 120～160g/L。转铁蛋白（transferrin，TF）浓度与总体铁储备密切相关，代谢半衰期为 7 天，临床上常用来评价营养治疗后的营养状态与免疫功能的恢复率，为患者进行血常规检查对营养状况评价很有意义。正常 TF：2.1～4.0g/L；轻度不足：1.6～2.0g/L；中度不足：1.0～1.5g/L；重度不足：<1.0g/L。

4. 血尿素氮

血尿素氮（blood urea nitrogen，BUN）是蛋白质分解代谢的终末产物，尿素氮的升高与人体肾脏功能密切相关，除了肾功能原因引起尿素氮水平升高，大量精蛋白饮食也可以引起轻度升高。正常成人空腹尿素氮水平为 2.9～7.1mmol/L。

5. 尿酸

尿酸（uric acid，UA）为人体嘌呤代谢的终产物，主要由细胞代谢分解的核酸和其他嘌呤类化合物及食物中的嘌呤经酶的作用分解而产生。肺结核患者出现 UA 高，大多数是由服用抗结核药物所导致，即服用吡嗪酰胺所表现出来的副作用。

6. 肌酐

在肾功能正常时，肌酐（creatinine，Cr）主要由肌氨酸代谢分解产生，Cr 是测定肌蛋白消耗量、估计瘦体组织的可靠指标，不受输液与体液潴留的影响，且运动和膳食的变化对尿中 Cr 含量影响极小。正常成人 Cr 标准值为 23mg/kg（男）

和 18mg/kg（女）。肌酐身高指数（creatinine height index，CHI）是测定肌蛋白消耗量的一项生化指标，为被试者 24h 尿中 Cr 排出量（mg）除以相同身高健康人 24h 尿中 Cr 排出量。CHI 在 90%～110% 为营养状况正常，80%～90% 为轻度营养不良，60%～80% 为中度营养不良，<60% 为重度营养不良。

7. 血脂

血脂是指通过特殊的检测方法能够测到的血浆中的脂质成分，主要包括甘油三酯（triglyceride，TG）、总胆固醇（total cholesterol，TC）、载脂蛋白（apolipoprotein，APO）和已经结合的脂蛋白[高密度脂蛋白（HDL）和低密度脂蛋白（LDL）]。研究发现（易树君，2007），TB 患者血脂与正常人群之间存在明显差异，主要体现在 TC 和 TG 明显降低。正常人的血脂范围为：血清 TG 0.56～1.70mmol/L、血清 TC 2.9～5.17mmol/L、高密度脂蛋白胆固醇 0.94～2.0mmol/L、低密度脂蛋白胆固醇 2.07～3.12mmol/L。

（二）免疫功能测定

细胞免疫功能在 TB 抗感染中起到重要作用。蛋白质-能量营养不良常伴有细胞免疫功能损害，同时免疫功能低下是肺结核发病的主要原因，在 TB 患者中其免疫状况与病情、病史及反复治疗明显有关，一般把免疫功能的评价作为营养状况评价的重要组成部分。

外周血总淋巴细胞计数（total peripheral blood lymphocyte count，TLC）指外周血中总淋巴细胞的数量，可反映细胞免疫功能。计数 $<1.5×10^9$/L 常提示营养不良。抗结核免疫力主要由 T 淋巴细胞及巨噬细胞介导，其中 CD3[+]T 淋巴细胞主要起信号转导作用，能够激活 T 淋巴细胞，使机体产生细胞免疫，而 CD4[+]T 淋巴细胞起主导作用，参与结核免疫的 CD4[+]T 淋巴细胞包括辅助 T 淋巴细胞、溶解 T 淋巴细胞、变态反应细胞、记忆 T 淋巴细胞等，它们有不同的表型和功能。CD8[+]T 淋巴细胞可以更好地支持保护 CD4[+]T 淋巴细胞。它们间的效应机制有助于控制结核分枝杆菌感染及在病灶清除方面有重要的作用。有研究表明（杨铭等，2017），肺结核患者在不同病情严重程度间免疫功能受损程度存在差异，外周血 CD3[+]、CD4[+]、CD8[+]T 淋巴细胞计数与临床患病情况呈负相关。

（三）微量元素

微量元素是属于矿物质的一类，矿物质是人体必需的七大类营养素之一，微量元素是指在机体的含量小于体重的 0.01%，像铁、锌、碘、硒、铜等这类称为微量元素。有研究表明（任易和马威，2000），肺结核患者血清中锌、铁含量明显低于正常人，铜含量显著高于正常人，镁含量的变化不明显。

（四）维生素

TB 患者在患病期间，分解代谢加强、能量消耗增高，各种维生素的需要量和丢失量均有增加。在长期低热中，维生素补充不足，容易引发各种缺乏症，如 B 族维生素和维生素 C 的缺乏，特别是维生素 D 的缺乏尤为严重。有病例对照研究指出活动性肺结核的发生与低水平（75nmol/L）和高水平（>140nmol/L）的维生素 D 均有关系，给血清 25(OH)D 浓度较低的人群补充维生素 D 到正常水平后会使结核的发病率降低 29%。

（五）血清瘦素

血清瘦素（serum leptin，Lep）水平与机体的营养状况有较大的相关性，特别与反映人体脂肪储备的三头肌皮褶厚度（triceps skinfold thickness，TST）相关。在肺结核、慢性阻塞性肺疾病（chronic obstructive pulmonary disease，COPD）及肺癌等慢性疾病中，血清瘦素水平较低，并与人体的体重指数呈正相关。这可能是通过血清瘦素水平的降低，促进体内环境的稳定，减少脂肪的消耗，减少能量代谢，控制体重降低造成的。有研究结果显示（滕建华，2018），肺结核患者的血清瘦素水平明显低于健康对照组（$P<0.001$）。在肺结核患者中，血清瘦素水平与 BMI、ALB 呈正相关，而在健康对照组中，血清瘦素水平却与 BMI、ALB 无关联（$P>0.05$），这显示血清瘦素可能参与肺结核的病理过程和营养不良的发生。

五、营养评估量表

营养评估的量表有很多，但目前专门针对 TB 患者营养评估的量表暂未见报道，结合 TB 患者的营养状况及临床表现，可借鉴的常用量表主要有主观整体评估（subjective global assessment，SGA）、患者主观整体评估（patient-generated subjective global assessment，PG-SGA）2 种。

（一）主观整体评估量表

该量表是美国肠外肠内营养学会推荐的临床营养状况的评估工具，由 Detsky 等于 1987 年最先提出，是建立在收集病史和身体检查基础上的一种有效的营养评估工具。SGA 对营养风险有着一定的预测，同时也受到 ASPEN 的推荐，较多地用于恶性肿瘤患者的评估。TB 患者也属于高消耗代谢人群，能量消耗明显增加，尤其以蛋白质的消耗最为突出，所以此量表同样适用于 TB 患者。此项评价内容涉及进食、胃肠道情况、皮下脂肪分布及肌肉消耗情况，故更能全面地反映 TB 患者的营养损耗情况，在评估时应以肌肉的消耗情况为主，因其能更准确地反映出机体蛋白质的情况，尤其对合并水肿的 TB 患者，其蛋白质丢失量加大，从而为计算患者每日能量需求量提供有力的参考依据。因 SGA 涉及询问患者病史环节，故患者表述存在主观性，可能有夸大病情成分或者对存在的症状有所隐瞒的现象，从而影响评价结果；评分人员判断患者病情也存在一定的主观性，故不同评价人员使用 SGA 存在差异。

SGA 主要基于病史（包括体重改变、饮食改变、持续两周以来的消化道症状、活动能力改变、患者疾病状态下的代谢需求）和身体评估（体表脂肪组织的丢失、肌肉消耗、踝部水肿、骶部水肿、腹水），每项指标分为营养良好（A），轻、中度营养不良（B），重度营养不良（C）3 个等级，总计≥5 项属于 B 或者 C 者判定为中或重度营养不良。具体量表见表 8-8。

表 8-8　主观整体评估量表的主要内容及评定标准

指标	A 级	B 级	C 级
1. 近期（2 周）体重改变	无/升高	减少<5%	减少>5%
2. 饮食改变	无	减少	不进食/低热量流食
3. 消化道症状	无/食欲不减	轻微恶心、呕吐	严重恶心、呕吐
4. 活动能力改变	无/减退	能下床走动	卧床
5. 应激反应	无/低度	中度	高度
6. 肌肉消耗	无	轻度	重度
7. 三头肌皮褶厚度	正常	轻度减少	重度减少
8. 踝部水肿	无	轻度	重度

（二）患者主观整体评估

PG-SGA 是在 SGA 基础上、专门为肿瘤患者设计的营养评估方法，是美国营养师协会（American Dietetic Association，ADA）推荐的肿瘤患者营养评估首选方法。该方法特异性较高，被美国营养与饮食学会（Academy of Nutrition and Dietetics，AND）推荐首选用于肿瘤患者的评估。TB 对患者营养方面的影响与肿瘤对机体营养方面的影响有相似性，均属于消耗性疾病，且严重时可发生恶病质，所以 PG-SGA 可用于 TB 患者的主观营养评价。此项评价不仅有患者的自我评价方面，还加入了医务人员对患者疾病状态的评价，能从两个角度出发全面掌握患者的营养情况，而且加入了应激状态，更能准确地反映 TB 患者出现常见发热等症状时的能量消耗情况，尤其对合并呼吸及心脏疾病患者的营养评价更有适用性。但是无论是医务人员还是患者应用该方法，都带有主观性，故不同评估测试人员存在评分的差异。PG-SGA 已经成为我国卫生行业标准。根据评分将患者分为无营养不良（0～1 分）、可疑营养不良（2～3 分）、中度营养不良（4～8 分）及重度营养不良（≥9 分）4 类。具体量表见表 8-9。

表 8-9　PG-SGA 量表

姓名：　　　　性别：　　　　年龄：　　　　身高：　　cm　现体重：　　kg　总分：

第一部分　患者自评表

1. 体重　　分

一个月前体重：　　kg

六个月前体重：　　kg

过去两周，体重是否减轻：□是（1）　　　　□否（0）

2. 进食情况　　分

过去一个月，进食情况与平时情况相比：

□比以往少（1）　　　　□没变化（0）　　　　□比以往多（0）

目前进食：

只能通过管饲进食或静脉管（0）　　　　正常饮食，但比正常情况少（1）

软饭　　　　（2）　　　　流食　　　　（3）

只能进食营养制剂　　（3）　　　　几乎吃不下什么　　（4）

3. 症状　　分

近两周来，有以下问题影响我摄入足够的饮食：

吃饭没有问题	□（0）	食品气味不好	□（1）
恶心	□（1）	一会就吃饱胀了	□（1）
便秘	□（1）	口干	□（1）
感觉食品没味、变味	□（1）	口腔溃疡	□（2）
吞咽困难	□（2）	没有食欲，不想吃	□（3）
腹泻	□（3）	呕吐	□（3）
疼痛			□（2）
其他（如抑郁、经济问题、牙齿问题）			□（3）

4. 活动和身体机能　　分

在过去的一个月，我的活动：

正常，无限制　　　　　　　　　　　　　　（0）

不像往常，但是还是能起床进行轻微活动　　　　（1）

多数不想起床活动，但卧床或坐椅时间不超过半天　　（2）

几乎干不了什么，一天大多数时候都卧床或在椅子上　　（3）

几乎完全卧床，无法起床　　　　　　　　　　（3）

第二部分　医务人员评估表

5. 疾病和营养关系　　分

癌症	（1）	AIDS	（1）
呼吸或心脏病恶病质	（1）	存在开放性伤口或肠瘘或压疮（1）	
创伤	（1）	年龄超过 65 岁	（1）

续表

6. 应激状态　分				
	无（0）	轻（1）	中（2）	重（3）
发热	无	37.2～38.3℃	38.3～38.8℃	>38.8℃
发热持续时间	无	<72h	72h	>72h
是否用激素	无	低剂量	中剂量	高剂量
（强的松）		每日<10mg 强的松或相当剂量的其他激素/d	每日 10～30mg 强的松或相当剂量的其他激素/d	每日<30mg 强的松或相当剂量的其他激素/d
7. 体格检查　分				
	正常（0）	轻度（1）	中度（2）	重度（3）
脂肪储备				
眼眶脂肪垫				
三头肌皮褶厚度				
下肋脂肪厚度				
肌肉状况				
颞部（颞肌）				
锁骨部位（胸部三角肌）				
肩部（三角肌）				
骨间肌肉				
肩胛部（背阔肌、斜方肌和三角肌）				
大腿（四头肌）				
小腿（腓肠肌）				
液体状况				
踝水肿				
骶部水肿				
腹水				

（三）微型营养评价

微型营养评价（mini nutritional assessment，MNA）是专门为老年患者设计的评估方法，由 18 个问题（参数）组成，主要包括 4 个方面。①人体测量：身高、体重等情况；②整体评价：包括生活类型、医疗及疾病状况；③膳食问卷：包括食欲、食物数量、餐次、营养素摄入量、是否有摄食障碍等；④主观评价：对健康及营养状况的自我检测等。结果分为 3 级：≥24 分为营养正常，17～23.5 分为潜在营养不良或存在营养不良风险，<17 分为营养不良。MNA 适用于所有老年人群，在欧美广泛应用，是欧洲肠外肠内营养学会（European Society for Parenteral and Enteral Nutrition，ESPEN）推荐的老年人营养评估工具。具体量表见表 8-10。

表 8-10　微型营养评价量表

1. 人体测量评定

（1）体重指数

BMI<19	（0 分）	19≤BMI<21	（1 分）
21≤BMI<23	（2 分）	BMI≥23	（3 分）

（2）上臂中点围（cm）

MAC<21　（0 分）	21≤MAC<22　（0.5 分）	MAC≥22　（1 分）

（3）小腿围（cm）

CC<33　（0 分）	CC≥33　（1 分）

（4）近 3 个月体重丢失

>3kg	（0 分）	不详	（1 分）
1～3kg	（2 分）	体重无丢失	（3 分）

2. 整体评定

（1）患者是否独居?　　　　　　　　　　　否（0 分）　　是（1 分）

（2）每日服用超过 3 种药物?　　　　　　　否（0 分）　　是（1 分）

（3）在过去的 3 个月内患者是否遭受心理应激和急性疾病?　否（0 分）　　是（1 分）

（4）活动能力:

卧床（0 分）　　　　　可下床但不能外出活动（1 分）　　　　可外出活动（2 分）

（5）是否有精神/心理问题?

重度痴呆（0 分）　　　　　轻度痴呆（1 分）　　　　　　无精神/心理问题（2 分）

（6）是否有压痛或皮肤溃疡?　　　　　　　否（0 分）　　是（1 分）

3. 膳食评定

（1）每日食用几餐正餐?

1 餐（0 分）　　　　　　2 餐（1 分）　　　　　　3 餐（2 分）

（2）患者情况?

每日至少 1 次: 是/否; 每周食用 2 次或更多豆类或蛋类: 是/否; 每日食用肉类、鱼类或禽类: 是/否

1 个是（0 分）　　　　　　2 个是（1 分）　　　　　3 个是（2 分）

（3）患者是否每日食用 2 次或更多水果或蔬菜?　　　否（0 分）　　是（1 分）

（4）该患者在过去的 3 个月内是否因为食欲减退、消化问题、咀嚼或吞咽等导致摄食减少?

食欲严重降低（0 分）　　　食欲中度下降（1 分）　　　没有变化（2 分）

（5）每日几杯饮料?

<3 杯（0 分）　　　　　3～5 杯（0.5 分）　　　　>5 杯（1 分）

（6）摄食方式?

完全需要他人帮助（0 分）　　可自行进食但稍有困难（1 分）　　可自行进食无任何困难（2 分）

4. 主观评定

（1）该患者是否认为自己有任何营养问题?

重度营养不良（0 分）　　中度营养不良或不清楚（1 分）　　无任何营养问题（2 分）

（2）与同龄人比较，该患者认为自己的健康状况如何?

不好（0 分）　　　　不清楚（0.5 分）　　　一样好（1 分）　　　　更好（2 分）

六、人体成分测量

随着科学技术的不断发展，人体成分分析技术被广泛应用于医学、工效学、运动学等不同的领域。人体成分分析结果主要提供水分、肌肉、脂肪、无机盐等在人体总质量中所占的比例。大量研究发现，人体成分与营养不良、肺结核、慢性阻塞性肺疾病、肥胖、肌肉衰减症等疾病的发生、发展存在紧密的联系。

肺结核患者普遍存在营养不良，主要表现为肌肉群体积减小、萎缩。营养不良可以改变人体组成，其最明显的特征是体重下降。BMI 是评价营养状况非常有价值的指标，但其也有一定的局限性和不准确性，它只考虑了身高与体重的因素，不能区分瘦组织、脂肪和水分，不能判断患者是体脂肪过少还是骨骼肌消耗。生物电阻抗法（bioelectrical impedance analysis，BIA）就可以准确测定患者的人体成分，判断其体重下降是由脂肪组织消耗还是由瘦体组织丢失引起，还可以测量人体内水分分布的情况和能量消耗，有助于客观地判断机体的营养状况和能量消耗，有助于早期诊断营养不良，并及时采取必要的营养干预措施，改善患者的预后。

目前人体成分的测量方法有多种，包括体格测量法、密度测量法、生物电阻抗法及医学影像学技术等。其中应用最广泛的是 BIA，具有简便、安全性好、多用途、非侵入性、结果准确和可重复测量等优点。BIA 是利用人体组成中脂肪含水量少，电阻率高，去脂组织含水和电解质导电性能较好的特点，在人体中通过对健康无害的微量电流测量人体的电阻值，并分析得出人体各种成分的组成情况。

（一）人体成分测定主要指标

人体成分测定主要指标包括身体总水分（total body water，TBW）、细胞内水分（intracellular water，ICW）、无机盐、肌肉、细胞外水分（extracellular water，ECW）、体脂肪量（body fat mass，BFM）、体脂率（body fat percentage，BFP）、内脏脂肪面积（visceral fat area，VFA）、去脂体重（fat free mass，FFM）、蛋白质（protein）、蛋白质体重比（percent body protein，PBP）、骨骼肌量（skeletal muscle mass，SMM）、基础代谢率等。

1. 身体总水分

TBW 分为细胞内水分和细胞外水分之和，健康人身体中细胞内水分和细胞外水分的比例一般保持在 3∶2 左右。ECW 分为血浆（约占体重 5%）和组织间液（约占体重 20%）。在水代谢的过程中血浆占有非常重要的地位。它的成分极为复杂。其一主要成分是水；其二是气体，最重要的是氧和二氧化碳；其三是各种无机离子，其中钠离子（Na^+）、氯离子（Cl^-）、钾离子（K^+）、钙离子（Ca^{2+}）、碳酸氢根（HCO_3^-）和磷酸根（PO_4^{3-}）含量较多；其四是有机化合物，包括食物消化吸收后，进入血再进入细胞外液的葡萄糖、氨基酸、脂类物质和多种维生素；其五是细胞外液中还含有多种激素；其六是有限的废物，这些废物是细胞新陈代谢活动的产物。细胞内液：小分子的水、无机离子，中等分子的脂类、氨基酸、核苷酸，大分子的蛋白质、核酸、脂蛋白、多糖。

2. 蛋白质

蛋白质由多种化学物质以环状形态构成，肌肉中含有大量的蛋白质。骨骼和脂肪里也溶入了一些蛋白质，蛋白质的缺乏意味着四肢的肌肉及形成脏器的肌肉不足。蛋白质摄入过少会造成内分泌紊乱、消化吸收不良、体重减轻、抵抗力下降、易疲劳、贫血等；蛋白质摄入过多造成蛋白质不能充分吸收、代谢负担加重。

3. 无机盐

无机盐主要是指人体内分布在体液中的无机盐和骨骼，牙齿中的无机盐。无机盐对组织和细胞的结构很重要，硬组织如骨骼和牙齿，大部分是由钙、磷和镁组成，而软组织含钾较多。体液中的无机盐离子调节细胞膜的通透性，控制水分，维持正常渗透压和酸碱平衡，帮助运输元素到全身，参与神经活动和肌肉收缩等。

4. 肌肉

肌肉分为骨骼肌、心肌和平滑肌，骨骼肌就是四肢上的肌肉，属于横纹肌，心肌也属于横纹肌。平滑肌就是内脏相关的肌肉，如气管、食道上面的肌肉就属于平滑肌。从成年起，人体肌肉体积减小速度随年龄的增长而加快，70 岁健康老人的骨骼肌体积比其 25～30 岁时减少 25%～30%，同时伴有肌肉功能明显退化，绝对力量降低 30%～40%。这种随着年龄增长，肌肉数量不断减少，肌肉力量逐渐下降，从而造成人体结构和功能衰退，引起一系列症状的综合病症称为肌肉减少症或骨骼肌减少症，当然，也有病理原因导致的肌肉功能下降。

5. 体脂率

体脂率表示身体脂肪量除以体重得出的百分比。标准体脂率：成年女性为（23±5）%；成年男性为（15±5）%。体脂率比标准低的情况称为"低体脂肪"，可分为两大类：第一类是运动量多的肌肉型体格，是十分理想的身体成分组成比率，肌肉型低体脂肪多为超体重或接近标准体重，身体脂肪含量正常或比正常低；第二类是因为营养缺乏，身体脂肪含量与非脂肪含量都未达到标准的不健康状态。

6. 基础代谢率

基础代谢率（basal metabolic rate，BMR）是指人体在清醒而又极端安静的状态下，不受肌肉活动、环境温度、食物及精神紧张等影响时的能量代谢率。一般来说，体重越大、代谢越旺盛、肌肉含量越高，基础代谢率也就越高。基础代谢率通常利用 Herris-Benedict 法进行计算，计算公式如下。男：66.47 + (13.75 × 体重 kg) + (5 × 身高 cm) – (6.76 × 年龄)；女：65.51 + (9.56 × 体重 kg) + (1.85 × 身高 cm) – (4.68 × 年龄)，也可简化直接用去脂体重计算，公式为 REE = 21.6 × FFM + 370，其中 FFM 为去脂体重（kg）。需要注意的是，因个体差异，无论采用何种基础代谢计算公式，都需根据实际情况进行适当调整。

7. 内脏脂肪

脂肪分布经常用腰臀比（WHR）表示。因为过多的内脏脂肪对人体健康的危害要比皮下脂肪增加的更为严重，腰臀比是腰围和臀围的比值，反映身体腰臀部的脂肪贮积比率。正常值是男性 0.75%～0.85%，女性 0.70%～0.80%。WHR 超过 0.85% 以上的女性和 WHR 超过 0.90% 以上的男性属于腹部肥胖。腹内脂肪含量与腹围、BMI、腰臀比、体脂率等均有相关关系，相关程度依次为腹围>BMI>腰臀比>体脂率。腹部肥胖分内脏脂肪肥胖和皮下脂肪肥胖，比值大概 6∶4 是正常的。成人的情况是整个内脏脂肪量的 10% 以下，小于总腹部脂肪的 40% 是正常的。内脏脂肪面积超过 $100cm^2$，即可诊断为内脏脂肪型肥胖。

8. 相位角

相位角（PhA）的大小主要取决于细胞膜容抗的大小。PhA 是评价患者营养状况、疾病预后的灵敏指标，若人体营养状况良好、身体健康，机体细胞结构完整、功能性较好，则细胞膜产生的容抗更大，PhA 随之增加；相反，若人体营养状况不良，细胞膜结构、功能较差，细胞膜产生的抗性降低，则 PhA 相应降低，大部分健康人的 PhA 在 5°～7°。

9. 水分比率

水分比率为细胞外水分/身体总水分，0.390 为正常，0.390～0.400 为轻度浮肿，0.400 以上为浮肿，水分比率高意味着细胞外水分含量不正常增加的状态，在临床上容易引起浮肿。营养不良性浮肿通常是人体成分测量中细胞外水分比例增加，营养评价中由蛋白质缺乏引起。

（二）人体成分检查的注意事项

1. 空腹

如果测量前曾进食，则应该至少间隔 2h，因为食物的重量会被当成身体的重量而造成计算失误。

2. 测量前应排空大小便

虽然膀胱和肠道内容物不会被计算入身体成分，但其重量会被算进去，从而影响效果。

3. 运动后不宜立即进行检测

力量运动与激烈运动都可以引起人体成分的暂时性变化。

4. 测量前静立 5min 左右

因为躺和久坐在立身之后水分会逐渐向下肢转移，需要一段时间来达到平衡。

5. 温水泡脚

为使测试时皮肤接触良好，检查前一天晚上可以温水浸泡双脚。

6. 轻装上阵

厚重衣服对测试的体重有所影响，请尽量穿轻便的衣服，或者在检查前脱去厚重衣服。

7. 不适宜人群

1）怀孕及月经期间的女性。
2）带有心脏起搏器者（电流会对其造成干扰）。
3）残疾人士（无法正常接触电极）。
4）体内有金属物（可能会造成左右不均衡）。

七、体能测量

体能（physical work capacity）是指人对体力劳动和运动的适应能力，与患者临床预后密切相关，是营养治疗疗效评价的重要参数。体能测量的方法很多，对肺结核病患者来说，肺功能检查是体能测量项目之一，其他还包括简易体能评估法（short physical performance battery，SPPB）、计时起走测试（timed get up and go test，TGUG）、爬楼试验（stair climb power test，SCPT）、6 分钟步行试验（6-minute walk test，6-MWT）、握力（grip）等。

（一）肺功能检查

肺功能检查是呼吸系统疾病的必要检查之一，主要用于检测呼吸道的通畅程度、肺容量的大小，对早期检出肺、气道病变，评估疾病的病情严重程度及预后，评定药物或其他治疗方法的疗效，鉴别呼吸困难的原因，诊断病变部位，评估肺功能对手术的耐受力或劳动强度耐受力及对危重患者的监护等方面有重要的临床价值。有研究报道，支气管结核患者在肺功能检查中发现，在肺功能容积流量曲线上显示为阻塞性、限制性、混合型、大气道阻塞性、双蝶型等表现。针对 TB 患者的检查项目主要包括以下几项。

1. 潮气容积

1）概念：一次平静呼吸进出肺内的气量为潮气容积（tidal volume，VT）。

2）临床意义：影响潮气容积的主要是呼吸肌功能。

3）参考值：成人约 500mL。

2. 补呼气容积与补吸气容积

1）概念：补呼气容积（expiratory reserve volume，ERV）为平静呼气末再用力呼气所能呼出的最大气量，补吸气容积（inspiratory reserve volume，IRV）为平静吸气末再用力吸气所能吸入的最大气量。

2）临床意义：当吸气肌与呼气肌功能减弱时补呼气容积与补吸气容积减少。

3）参考值：补呼气容积，男性（1603±492）mL，女性（1126±338）mL；补吸气容积，男性 2160mL，女性 1400mL。

3. 深吸气量

1）概念：平静呼气末尽力吸气所能吸入的最大气量为深吸气量（inspiratory capacity，IC）。

2）临床意义：影响 IC 的主要因素是吸气肌力。胸廓、肺活动度降低与肺组织弹性回缩力增高和气道阻塞等因素也可使深吸气量减少。

3）参考值：男性（2617±548）mL，女性（1970±381）mL。

4. 肺活量

1）概念：肺活量（vital capacity，VC）是最大吸气后所能呼出的最大气量。

2）临床意义：VC 降低主要见于各种限制性通气障碍的疾病，次见于呼吸肌功能障碍；气道阻塞对肺活量也有轻度影响。

3）参考值：男性（4217±690）mL，女性（3105±452）mL。实测值/预测值

<80%为异常，60%～79%为轻度降低，40%～59%为中度降低，40%为重度降低。

5. 功能残气量与残气容积

1）概念：功能残气量（functional residual capacity，FRC）是指平静呼气后残留于肺内的气量，残气容积（residual volume，RV）是指最大呼气后残留于肺内的气量。

2）临床意义：增加，提示肺内充气过度，见于阻塞性肺气肿和气道部分阻塞；减少，见于弥漫性限制性肺疾病和急性呼吸窘迫综合征。

3）参考值：FRC，男性（3112±611）mL，女性（2348±479）mL；RV，男性（1625±397）mL，女性（1245±336）mL。

6. 肺总量

1）概念：深吸气后肺内所含全部气量，是肺活量与残气容积之和，为肺总量（total lung capacity，TLC）。

2）临床意义：TLC 增加，主要见于阻塞性肺气肿；TLC 减少，见于限制性肺疾病。

3）参考值：男性（5766±782）mL，女性（4353±644）mL。

7. 肺通气量

1）概念：肺通气量包括每分钟静息通气量（VE）和最大通气量（MVV）。

2）临床意义：MVV 降低见于气道阻塞和肺组织弹性减退；呼吸肌力降低和呼吸功能不全；胸廓、胸膜、弥漫性肺间质疾病和大面积肺实质疾病。

3）参考值：男性（104±2.71）L/min；女性（82.5±2.17）L/min，低于预计的 80%为异常。

8. 用力肺活量

1）概念：用力肺活量（forced vital capacity，FVC）是指深吸气至肺总量后以最大用力、最快速度所能呼出的全部气量。临床上常用的指标是第一秒用力呼气容积（FEV_1）及第一秒用力呼气容积与用力肺活量的比值（FEV_1/FVC）。

2）临床意义：阻塞性通气障碍，FEV_1/FVC 降低；限制性通气障碍，FEV_1/FVC 增加。

3）参考值：FEV_1，男性（3197±117）mL/s，女性（2314±48）mL/s；FEV_1/FVC，>80%。

（二）简易体能评估法

简易体能评估法（short physical performance battery，SPPB）是美国国家衰老

研究院认可的老年人肌肉功能评定方法,应用较为广泛,一共有 3 项内容,分别是平衡试验、4 米定时行走试验及定时端坐起立试验。

1. 平衡试验

该试验要求受试者用 3 种姿势站立,分别为并脚站立、前脚脚后跟内侧紧贴后脚拇趾站立、双足前后并联站立。受试者可用手臂或其他方式保持平衡,但不能移动足底。当受试者移动足底、抓外物以保持平衡或者时间超过 10s 时,停止计时。评分标准:第 1、第 2 种姿势站立超过 10s 得 1 分,少于 10s 得 0 分;第 3 种姿势站立超过 10s 得 2 分,3～10s 得 1 分,3s 以内得 0 分。

2. 4 米定时行走试验

该试验要求用胶带或其他任何方法在地面标注 4m 的直线距离,测试区域前后保留 0.6m 的无障碍空间。受试者可借助拐杖等工具完成 4m 行走,要求受试者用平常步速,每人走 2 次,以快的一次为准计时。评分标准:≤4.80s 得 4 分;4.81～6.20s 得 3 分;6.21～8.70s 得 2 分;>8.71s 得 1 分;不能完成得 0 分。

3. 定时端坐起立试验

定时端坐起立试验可反映受试者的下肢力量、协调性及平衡能力。受试者坐在距地面约 40cm 的椅子上,椅子后背靠墙。要求受试者双手交叉放在胸部,以最快的速度反复起立-坐下 5 次,记录所需时间。评分标准:≤11.19s,得 4 分;11.20～13.69s,得 3 分;13.70～16.69s,得 2 分;>16.70s,得 1 分;>60s 或不能完成,得 0 分。

（三）计时起走测试

计时起走测试(timed get up and go test,TGUG)是一种快速定量评定功能性步行能力的方法,1991 年由 Podisadle 和 Richardson 在 Mathias 等"起立-行走"测试(get-up-and-go test)的基础上加以改进而形成。评定时受试者穿平常鞋,坐在有扶手的靠背椅上(椅子座高约 46cm,扶手高约 20cm),身体背靠椅背,双手平放扶手上。如果使用助行器(如手杖、助行架),则将助行具握在手中。要求受试者从高度约 46cm 的座椅起立,向前直线行走 3m,然后转身走回座椅,转身坐下,计算总时间(以 s 为单位)。正式测试前,允许患者练习 1～2 次,以确保患者理解整个测试过程。时间≤10s,活动能力正常;时间>30s,活动能力严重受损,不能独立外出,需要帮助或辅助。

（四）爬楼试验

爬楼试验(stair climb power test,SCPT)是临床用来测试老人下肢肌肉力量及移动能力的方法，受试者用自己感觉舒服的步伐不停顿地攀爬楼梯，以完成任务的时间作为评价指标。让受试者爬上一定标准的楼梯，通常为 6～15 个阶梯，楼梯高度为 15～20cm。听到开始口令之后，一步一阶尽快爬完，攀爬期间不允许使用扶手，当双脚踏上最后一个阶梯时，停止计时。测试两次，取时间较短的一次成绩。为追求评价标准的统一，楼梯攀爬功率（stair-climbing power，SCP）逐渐被应用，计算公式如下：SCP（W）=体重（kg）×重力加速度（m/s^2）×台阶高度（m）×台阶数/时间（s）。

（五）6分钟步行试验

6 分钟步行试验（6-minute walk test，6-MWT）是一项简单易行、安全、方便的运动试验，可以综合评估受试者的全身功能状态，也是生活质量评估的一项重要内容。采用徒步步行的运动方式，测量患者在 6min 内以能承受的最大速度行走的距离。这是常用的评价心肺耐力的一种测试方法，主要适用于测量中到重度心脏或肺疾病患者对医疗干预的反应，也可用于评价患者功能状态或预测发病率和死亡率。此法简单，与 TB 患者特别是肺结核患者关联性好，具有指导日常生活、训练和比较康复前后效果的意义。6min 步行距离分为 4 个等级：1 级<300m；2 级 300～374.9m；3 级 375～449.5m；4 级>450m。级别越低，心肺功能越差。

（六）握力

握力主要是测试上肢肌肉群的发达程度，测试受试者前臂和手部肌肉力量，反映人体上肢力量的一种指标。在体能测试中，它常以握力体重指数的形式体现，即把握力的大小与被测人的体重相联系，以获得最科学的体力评估。握力体重指数（m）=握力（kg）/体重（kg）×100，握力和体重的单位均是 kg，合格标准为 $m \geqslant 35$。测试方法：被测试者两脚自然分开成直立姿势，两臂下垂。一手持握力计全力握紧，记录握力计指针的刻度。用有力（利）的手握两次，取最好成绩与自身体重相比得出握力指数。

（唐细良　白丽琼　杨坤云　张胜康　唐寒梅　颜　觅　易恒仲）

第三节　儿童及青少年结核病患者的营养状况评价

肺结核是由结核分枝杆菌感染引起的一种慢性传染性肺部疾病。WHO 2020 年《全球结核病报告》估算，2019 年全球新发结核病患者约 996 万例，其中 15 岁以下儿童结核病患者约 119 万例，较 2018 年增长 7 万例，占比 12%。在 30 个结核高负担国家中，中国的新发患者数位居全球第3。

目前，国内儿童及青少年肺结核患病率逐年上升。由于肺结核具有传染性、流行性，且儿童及青少年多处于在校读书学习阶段，又由于人群密集，极易发生交叉传染；而且儿童及青少年时期的机体缺乏特殊免疫力，属于易感人群。因此，有效减少儿童及青少年肺结核新发病例，控制其发病率，也是我国肺结核预防控制工作中十分关键的环节。

结核病这种慢性消耗性传染性疾病与机体营养状况之间存在着相互影响的关系。结核病营养素消耗量大，恢复期需求殷切，若供给不足或不及时可出现不同程度的营养不良，造成组织器官、细胞免疫功能低下，进一步加重结核病的进展；若营养供给充足且及时，则可以有效地改善肺结核患者的营养状况，对结核病患者的病程和预后改善有着明确的影响。有研究表明，约 95%的儿童及青少年肺结核患者不再发展而自然痊愈，小的病灶可完全吸收或纤维化，较大病灶可纤维增生包裹和钙化。但若患儿有严重营养不良或同时患有其他传染病而导致机体抵抗力低下，会增加结核病再次活跃的风险，进而导致病变恶化（万朝敏和舒敏，2020）。因此，改善儿童及青少年肺结核患者的营养状态对疾病的转归有着极其重要的意义，可以使患儿改善临床结局（Cao et al.，2014），无论是从早期的营养支持，还是从发展至后期的营养治疗（Jones and Heyland，2008）均可体现。

儿童及青少年肺结核患者多表现为低热、食欲减退、消瘦、乏力等临床症状，极易合并营养不良。而儿童及青少年这一群体又处于生长发育期，营养是这一时期最重要的物质基础。适宜的营养能满足其健康、生长和智力发展需要，因此至关重要。目前，全球针对儿童及青少年肺结核患者营养状况评价指标的相关研究不多，尚缺乏统一评价指标；大部分研究只从单方面对其进行营养评价，不能全面地对患者营养状况作出准确有效的评价，因此存在一定的局限性。

（一）营养筛查

对于新入院的患儿应首先进行营养风险筛查，当患者存在营养不良风险时应及时进行营养支持及治疗。目前在国内外对儿童及青少年进行营养筛查的方法并没有统一的意见，编者推荐应用 STRONGkids（screening tool for risk of nutrition in growth kids）和 STAMP（screening tool for the assessment of malnutrition in pediatrics）营养风险筛查表对肺结核患儿进行营养风险筛查（Huysentruyt et al.，2013；Hulst et al.，2010；张慧文等，2016），分析其营养风险状况。STRONGkids 评分包括 4 个方面：主观整体评估、高风险疾病、膳食情况以及体重丢失和增长困难。前两项由医生进行评估，后两项为医生与患儿父母进行讨论，对于不清楚的问题答案一律视为"否"。根据上述各项指标对患者营养状况进行评分：0 分为低风险；1～3 分为中风险；4～5 分为高风险（表 8-11）。STAMP 营养风险筛查表为疾病相关因素营养风险评分表（表 8-12），包括营养不良情况、营养摄入情况以及患儿生长情况（表 8-13）。STAMP 采用 2 个年龄段的固定标准：即<5 岁患儿的生长发育评分参照 2007 年 WHO 0～5 岁儿童生长标准年龄别体重 Z 值（weight-for-age Z-score，WAZ）分值确定，–2<WAZ<+2 时营养风险评分为 0 分，–3<WAZ≤–2 或+2≤WAZ<+3 时营养风险评分为 1 分，WAZ≤–3 或 WAZ≥+3 时营养风险评分为 3 分；≥5 岁的患儿参照 2007 年 WHO 5～19 岁儿童及青少年生长标准年龄别 BMIZ 值（BMI-for-age Z-score，BAZ）分值确定，–2<BAZ<+2 时营养风险评分为 0 分，–3<BAZ≤–2 或+2≤BAZ<+3 时营养风险评分为 1 分，BAZ ≤–3 或 BAZ≥+3 时营养风险评分为 3 分。综上所得总分：0～1 分为低度风险，2～3 分为中度风险，4～5 分为高度风险。详情见表 8-13。

表 8-11　STRONGkids 营养风险筛查内容

SGA 评估 （有 1 分，无 0 分）	高风险疾病 （有 2 分，无 0 分）	膳食情况 （有 1 分，无 0 分）	体重丢失和增长困难 （有 1 分，无 0 分）
主观临床判断患儿是否营养状况不佳（通过皮下脂肪、肌肉以及脸色、脸型等）	患者是否存在潜在的能够引起营养不良的疾病，或者需要进行大手术。高风险疾病主要有神经性厌食、烧伤、支气管肺发育不良、腹腔疾病、囊性纤维化、早产、慢性心脏病、传染病、炎症性肠病、恶性肿瘤、慢性肝病、慢性肾病、胰腺炎、短肠综合征、肌肉疾病、代谢性疾病、创伤、精神障碍/迟钝、预期大手术、没有指定（由医生填写）	是否有以下症状之一，最近几天是否有过度腹泻（每天>5 次）和/或呕吐（每天>3 次）；入院前饭量是否减少（不包括为了手术或其他原因禁食）；入院前是否进行健康节食的营养干预；是否因为疼痛无法正常进食	最近几周或几个月（婴儿<1 岁）是否有体重减轻或不增现象

表 8-12　疾病相关因素营养风险评分表

分组	分值	疾病风险因素
无营养不良风险	0 分	营养咨询；营养调查；门诊小手术
可能存在营养不良风险	1 分	明显饮食行为问题；心脏病/糖尿病；脑瘫/精神病；唇裂和腭裂、腹腔疾病；住院小手术；胃食道反流；神经肌肉病；呼吸道合胞病毒感染；单一食物的过敏/不耐受
肯定存在营养不良风险	3 分	肠衰竭/顽固性腹泻；烧伤及严重创伤；克罗恩病；囊性纤维化；吞咽困难；肝脏疾病；大手术；多种食物过敏/不耐受；积极治疗中的肿瘤；肾病/肾衰竭

表 8-13　STAMP 营养风险筛查表

营养不良情况			营养摄入情况			生长情况（Z 分值）			总评分	营养不良风险
肯定存在营养风险	可能存在营养风险	无营养风险	近 3 天无营养摄入	近 3 天营养摄入减少一半以上	饮食无变化且营养摄入良好	小于–3 或大于 3	–3～–2 或 2～3	–2～2		
3	2	0	3	2	0	3	1	0		总分≥4 分提示可能存在营养不良高风险

（二）营养评估

通过营养风险筛查确定患儿存在营养风险，但同时存在代谢或功能方面的障碍，或无法确定患儿是否存在营养风险时，需要进一步对患儿实施营养评估。目前，在国际上并没有公认有效的专门针对儿童及青少年的营养评估方法，在临床上通常是将患儿的人体学测量指标、实验室生化检查指标以及膳食调查情况等相结合来进行营养评估。

（1）人体学测量指标

1）体重指数（body mass index，BMI）：体重是能够体现患儿营养状况的一个主要指标，而由身高、体重得出的 BMI 被认定为最常用的营养不良筛查方法之一（石汉平等，2020）。BMI 在初期主要用于快速判断成人消瘦或肥胖，近年来被许多学者认为是可用于评价儿童及少年营养状况的良好指标。BMI 由公式进行计算：BMI=体重（kg）/身高（m）^{2}。中国儿童及青少年营养状况的 BMI 标准详见表 8-14。

表 8-14　中国 6～18 岁儿童营养状况的 BMI 标准

年龄（岁）	男生				女生			
	消瘦	正常	超重	肥胖	消瘦	正常	超重	肥胖
6	≤13.4	13.5～16.7	16.8～18.4	≥18.5	≤13.1	13.2～16.9	17.0～19.1	≥19.2
7	≤13.9	14.0～17.3	17.4～19.1	≥19.2	≤13.4	13.5～17.1	17.2～18.8	≥18.9
8	≤14.0	14.1～18.0	18.1～20.2	≥20.3	≤13.6	13.7～18.0	18.1～19.8	≥19.9
9	≤14.1	14.2～18.8	18.9～21.3	≥21.4	≤13.8	13.9～18.9	19.0～20.9	≥21.0
10	≤14.4	14.5～19.5	19.6～22.4	≥22.5	≤14.0	14.1～19.9	20.0～22.0	≥22.1
11	≤14.9	15.0～20.2	20.3～23.5	≥23.6	≤14.3	14.4～21.0	21.1～23.2	≥23.3
12	≤15.4	15.5～20.9	21.0～24.6	≥24.7	≤14.7	14.8～21.8	21.9～24.4	≥24.5
13	≤15.9	16.0～21.8	21.9～25.6	≥25.7	≤15.3	15.4～22.5	22.6～25.5	≥25.6
14	≤16.4	16.5～22.5	22.6～26.3	≥26.4	≤16.0	16.1～22.9	23.0～26.2	≥26.3
15	≤16.9	17.0～23.0	23.1～26.8	≥26.9	≤16.6	16.7～23.3	23.4～26.8	≥26.9
16	≤17.3	17.4～23.4	23.5～27.3	≥27.4	≤17.0	17.1～23.6	23.7～27.3	≥27.4
17	≤17.7	17.8～23.7	23.8～27.7	≥27.8	≤17.2	17.3～23.7	23.8～26.6	≥27.7

数据来源：中国营养学会. 2016. 中国学龄儿童膳食指南（2016）. 北京：人民卫生出版社

2）营养不良的体格诊断标准

根据 WHO 2006（De Onis et al.，2007；WHO，2006）标准，患儿入院当天测量体重及身高/身长，体重精确至 0.1kg，身长/身高精确至 0.1cm。采用 WHO

Anthro 和 AnthroPlus 软件获取年龄别身高 Z 值（height-for-age Z-score，HAZ）、WAZ、身高别体重 Z 值（weight-for-height Z-score，WHZ）和 BAZ 判断患儿的营养状况，以上任何一 Z 值为$-2 \leqslant Z < -1$，即判定为存在营养不良风险，任一 Z 值< -2则判定为营养不良。

（2）实验室生化检查指标

临床上还借助实验室检查发现人体营养储备水平低下、营养不足等状况，为患儿的营养状况提供科学的依据。检查指标主要包括血清白蛋白（ALB）、血清前白蛋白（PA）、血清总蛋白（TB）、血红蛋白（Hb）、肌酐（Cr）、血清白蛋白与球蛋白之比（A/G）、维生素、矿物质含量等。

（3）膳食调查

膳食调查是通过了解一定时间内特定人群或个体的各种食物摄入量，进一步计算出摄入的能量和各种营养素的数量与质量，并且以此来评定正常营养需要能够满足的程度。膳食调查法通常采用称重法、记账法、询问法、食物频率法和化学分析法等多种方法进行，其中称重法和询问法多用于结核患儿。称重法是对患儿一天的三餐中各种食物的食用量进行称重，调查时间为 3～7 天；询问法是通过问答的方式回顾性地了解、调查患儿的膳食摄入情况，若患儿年纪较小无法回答全面，需在看护人的帮助下进行回忆，为后续营养量表评估和营养治疗提供更为可靠的资料。

（4）评估量表

加拿大多伦多大学 Secker 和 Jeejeebhoy（2007）首次提出了儿童主观整体营养评估（subjective global nutritional assessment，SGNA）量表。它是在主观整体评估（subjective global assessment，SGA）的基础上改进而成的，是一种经过临床验证的可以用来评估儿童及青少年营养不良程度的评估工具（Secker and Jeejeebhoy，2014；刘汉友等，2020）。由于儿童及青少年的年龄跨度比较大，不同阶段的患儿饮食、生长发育差异较大，据此，SGNA 设计了两份工作表，一份适用于婴幼儿，一份适用于较大儿童（表 8-15、表 8-16）（石汉平等，2014）。SGNA 量表内容包括了近期身高和体重变化、父母身高、膳食情况、胃肠道症状以及体格检查等。它不属于客观计数性质的量表，而主要依赖于调查者的主观评估，在评估过程中中度或重度营养不良的选项越多，表明患儿营养不良程度越严重。依据评分结果，患儿营养状况经 SGNA 整体评估后可划分为营养状况良好、中度营养不良和重度营养不良。

对有高营养不良风险的患儿进行专业指导或营养治疗干预。儿童及青少年肺结核患者的营养治疗较为复杂，不仅涉及慢性消耗性疾病的营养素大量流失，还因其处于生长发育期对营养的需求高。因此，应根据疾病的进展以及患者本身的营养状态采用个体化营养治疗方案。

表 8-15　儿童及青少年 SGNA 量表问卷

1. 1）您的小孩上次测体重和身高是什么时候？
　 2）您的小孩现在的体重是多少？
　 3）您的小孩现在的身高是多少？
　 4）小孩的父亲身高？母亲身高？
2. 您的小孩一天吃几顿饭？　　　　£3　　　　£2　　　　£1　　　　£0
　 您的小孩一天吃零食几次？　　　£3　　　　£2　　　　£1　　　　£0
3. 您的小孩每天吃什么样的食物？
　 £谷物，诸如麦片、面粉、大米
　 £蔬菜和水果
　 £猪肉、鱼肉、鸡肉或其他（鸡蛋、豆腐等）
　 £奶或奶制品（奶酪、酸奶、冰淇淋等）
4. 1）选择一个描述你的孩子胃口的词？
　 £非常好　　　£好　　　　£一般　　　　£差
　 2）与往常相比，婴儿/幼儿的食量近期有变化吗？
　 £无　　　　　£有　　　£增加了　　　£减少了
　 变化有多久了？
5. 是否有以下问题限制了您孩子的进食？

	无	有
吞咽困难、呕吐、咳嗽等		
进食时脾气烦躁		
"不想吃" "我不饿"		
"吃几口就饱了"		
食物过敏，不耐受，特殊食物：		
如果有，能否进食除过敏食物或特殊食物外的其他大量食物？ £能 £不能		

6. 请描述孩子的一日三餐和吃零食情况

早餐	午餐	晚餐
零食	零食	零食

7. 您的家中是否还有其他人喜欢特殊的食物
　 £无　　　　　£有 原因：
　 您的孩子也喜欢这种特殊食物？　　　£否　　　　£是
8. 您是否尝试改变您吃的食物和饮料？
　 £无　　　　　£有 采用何种方法：
9. 您的小孩是否现在有如下胃肠道问题限制了进食？

问题	从来没有	每2~3天	每天	婴儿/幼儿出现此问题多久？	
				<2 周	≥2 周
胃痛					
厌食					
恶心					
呕吐					
腹泻					
便秘（次数减少，大便干、硬）					

10. 请勾选下列选项
1）£我/我的小孩全天上学
　 £我/我的小孩非全天上学：£因为我/我的小孩厌倦全天在学校　£其他原因：
　 £我/我的小孩不上学　　　£因为我/我的小孩厌倦　　　　　　£其他原因：
2）£我/我的小孩有充足的精力和小伙伴们在学校玩耍与运动
　 £我/我的小孩和小伙伴们在学校玩耍与运动会感到疲倦
　 £我/我的小孩爬楼梯会感到疲倦
　 £我/我的小孩能在室内走动，但是太虚弱不能走到户外
3）£我/我的小孩睡眠时间与往常相同
　 £我/我的小孩睡眠时间比往常长
　 £我/我的小孩大部分时间躺在床上、沙发上和轮椅上
4）上述情况（1、2、3）常见吗？
　 £无　　　£是　£增加了？　£减少了？
　 增加或减少有多长时间了：＿＿＿＿＿＿＿＿（天/周/月）

表 8-16　儿童及青少年 SGNA 体格检查

1. 皮下脂肪

脂肪组织明显减少表明存在严重的能量缺乏。当脂肪减少时，上位肋骨间肌肉清晰可见。患者面颊部是否有凹陷？在肱二头肌和肱三头肌处能捏到多少皮下脂肪？低位肋骨间是否有凹陷存在？臀部是否因缺少脂肪而变得平坦？

部位	正常	中度丢失	严重丢失
面颊			
肱二头肌			
肱三头肌			
肋骨			
臀部			

2. 肌肉组织

评估肌肉含量时，主要依据锁骨、肩胛骨、肩部骨骼、膝关节骨骼的易见程度来判定。

注意：肌肉消耗有时也可由神经源性或肌源性的病变造成。

部位	正常	中度丢失	严重丢失
颞部			
锁骨			
肩部			
肩胛骨			
大腿			
小腿			

3. 水肿（营养相关）

足踝部和骶部的水肿表明有低蛋白血症；然而一些并存疾病如肾脏、心脏的疾病也会引起水肿，因此检查体重变化时需要考虑到水肿因素。

部位	无	中度	严重
骶部（活动受限患者）			
足踝部（可正常活动患者）			

4. 其他提示营养不良的征象：

（张呈敬　李晨琪　顾杨娟）

第四节　合并基础疾病结核病患者的营养状态评价

　　TB 的发病部位不同，营养素的缺乏有所差异。TB 因长期不规则低热，造成蛋白质分解代谢增加，同时因多数患者存在全身中毒症状造成食欲减退，若合并其他基础疾病时，则可能会加重患者营养状况下降，更容易出现营养摄入不足，出现负氮平衡，进而出现营养不良，因此 TB 患者在营养状态评价中应考虑其他疾病的影响。

一、结核合并糖尿病

糖尿病与肺结核关系密切，糖尿病和 TB 是临床上的常见病与多发病，两者均可引起免疫力低下，并相互影响。糖尿病血糖控制不良者，TB 发病率相比控制良好者升高；而 TB 作为感染因素又可加重糖尿病并发症风险，严重时可诱发酮症酸中毒、高渗性昏迷等。近年来，糖尿病合并肺结核发生率明显上升，达到 19.3%～24.1%，已成为临床上关注的问题。糖尿病作为老年人群常见疾病之一，肥胖是高危因素。而糖尿病患者易患肺结核，患肺结核的概率是一般人群的 2～5 倍（Park et al., 2012），同时还会增加 TB 的复发率（Yang et al., 2010）。糖尿病患者易出现营养不良，血糖与组织内含糖量增高，有利于结核分枝杆菌的繁殖；患者血清白蛋白合成减少，抗体形成减少，体液免疫和细胞免疫功能降低，这些因素使得老年糖尿病患者易合并感染结核分枝杆菌。同时，糖尿病患者因缺乏胰岛素，不能充分利用葡萄糖获得热能，只得借助于肌肉和脂肪的分解来获得热量，如果肺结核未得到及时控制，肺结核合并糖尿病患者的内脏蛋白的消耗将更为明显，免疫力也将逐渐降低。两病共同作用使得营养不良的发生率相对较高。研究表明（闫忠芳和孙凤，2005），肺结核合并糖尿病患者的营养不良发生率为45%～78.5%，肺结核患者营养不良发生率为 38.3%～75%，正常人群营养不良发生率仅为 1.8%。

对合并糖尿病的 TB 患者进行营养风险筛查与评估要充分考虑血糖控制因素。在营养及膳食评估上，要仔细评估患者的饮食习惯、降糖药物使用及身体活动情况，对此类患者加强相关健康教育，密切监测血糖异常程度，合理控制血糖对结核分枝杆菌转阴具有重要临床意义。

二、结核合并艾滋病

艾滋病是获得性免疫缺陷综合征的简称，其病原体 HIV 主要侵犯人体免疫系统，表现为 CD4$^+$T 淋巴细胞数量不断减少，最终导致人体细胞免疫功能缺陷。免疫功能缺陷使机体不但不能抵抗外来感染，而且使得很多在免疫功能正常情况下不致病的病原体也会致病。因患者免疫力低下，故合并 TB 也较为常见，且合并耐药性结核病及广泛耐药性结核病的患者逐年上升。对于免疫功能正常的个体，MTB 感染不太容易发展成为 TB，据统计，只有5%～15%的感染者会在其一生中的某一时期发生继发性 TB。然而，艾滋病患者由于免疫缺陷，内源性复发与外源性感染的概率都较普通人高，因此，患活动性结核的可能性比免疫功能正常者高

20～30 倍。TB 与艾滋病不仅在疾病的发生发展上相互促进，而且在疾病流行过程中也是相互促进的。

对合并艾滋病的 TB 患者进行营养风险筛查与评估要在保护患者隐私的前提下，充分考虑原发病、心理状况等对营养状态的影响，这类人群由于能量消耗比较高，面临更高的感染风险，因此营养风险筛查与评估对疾病控制和治疗的意义重大。

三、结核合并终末期肾病

终末期肾病（end-stage renal disease，ESRD）已成为新兴的非传染性疾病之一，近年来患病率呈现持续增长的态势。ESRD 是 MTB 感染的重要危险因素，MTB 是 ESRD 患者较常见的感染性病菌，TB 是 ESRD 患者较常见的合并疾病，且增加了 ESRD 的死亡率。关于 ESRD 住院患者的 2 项回顾性研究发现（袁发焕和赵生家，2003），ESRD 人群发生 TB 的风险为一般人群的 10～30.4 倍，发病机理主要为细胞免疫下降导致 MTB 侵入机体后机体无足够的能力去清除或抑制病原菌。糖尿病的快速增长进一步加重了慢性肾病的负担，有学者曾提出糖尿病是 ESRD 患者并发 TB 的独立危险因素。

由于内环境紊乱，替代治疗仍处在适应阶段，肾病患者透析初期发生结核的风险更高。因此对合并慢性肾病的患者进行早期的营养筛查更要仔细，关注贫血、低蛋白血症、低 BMI 等指标。同时要兼顾长期服用治疗药物所造成的脏器损伤可能带来的营养风险。

四、肺结核合并尘肺

肺尘埃沉着病（pneumoconiosis）简称尘肺，是由在职业活动中长期吸入生产性粉尘，其在肺内潴留而引起的以肺组织弥漫性纤维化为主的全身性疾病。国内最常见的尘肺主要有硅沉着病、石棉肺和煤矿工人肺尘埃沉着病。肺结核是尘肺最主要的并发症，并发率与尘肺种类或粉尘中二氧化硅含量呈正相关。尘肺并发肺结核并非简单的相加，而是二者互相促进、相互影响、共同发展，临床表现多有咳嗽、气急、胸闷、胸痛、咯血及全身中毒症状等。尘肺可逐渐出现肺纤维化，影响肺组织的功能，进而出现呼吸衰竭。

肺结核合并尘肺患者的营养状况往往比较差，在营养状况评价时，要关注患者的膳食调查情况及肺通气功能。

（唐细良　白丽琼　杨坤云　张胜康　唐寒梅　颜　觅　易恒仲）

第五节 手术治疗结核病患者营养状态的评价

活动性 TB 按病变部位分为肺结核和肺外结核，肺外结核按照病变器官和部位主要分为淋巴结、骨、关节、泌尿生殖系统、消化道系统、中枢神经系统等。部分 TB 患者需要通过一些外科治疗方式来加速疾病的康复。手术是一种创伤性治疗手段，本身风险较高，可以引起机体代谢及内分泌的变化，增加营养物质的消耗。病史较长的患者可出现贫血、营养不良及结核中毒症状，引发免疫功能低下及营养不良，术后并发症较常见，影响患者的预后和生活质量。通过营养风险筛查，可以科学地评估患者术前的营养状况，及时给予临床营养支持，改善患者的营养状况，减少住院费用和住院时长，故建议对围手术期的患者进行常规营养风险筛查和评估。

手术患者营养状况评价可同一般住院患者，对存在营养风险的手术患者可给予一段时间的营养支持，以提高手术的耐受性。对患者进行营养风险筛查时，除 NRS 2002 外，还可引用预后营养指数（prognostic nutritional index，PNI）。PNI 是对 4 种营养状态评定参数与外科患者预后的相关性分析，作为评价手术前营养状况和预测手术危险性的综合指标。PNI 的计算公式如下：

$$PNI（\%）=158–16.6×ALB–0.78×TSF–0.20×TFN–5.80×DHST$$

式中，ALB 表示血清白蛋白（单位：g%）；TSF 表示三头肌皮褶厚度（单位：mm）；TFN 表示血清转铁蛋白（单位：mg%）；DHST 表示迟发性超敏皮肤反应试验（硬结直径>5mm 者，DHST=2；硬结直径<5mm 者，DHST=1；无反应者，DHST=0）。

评价标准：PNI<30%，表示发生术后并发症及死亡的可能性均很低；30%≤PNI<40%，表示存在轻度手术风险；40%≤PNI<50%，表示存在中度手术风险；PNI≥50%，表示发生术后并发症及死亡的可能性均较高。

（颜 觅 易恒仲）

第六节 结核病患者的营养诊断

营养诊断是营养医师根据患者由膳食、疾病等引起的营养不良或潜在的营养风险而进行的诊断。做出一个正确的营养诊断，是由营养评价的每个组成部分的关键评估、关键判断及决策技巧决定的。存在营养风险的患者发生营养相关并发症的风险比其他患者高。营养相关的并发症可增加患者的经济负担，故早期的营养诊断后必须进行及时的营养干预。石汉平等（2015）提出了营养不良的三级诊断，认为营养不良的三级诊断与营养不良的治疗密切相关。一级诊断在于发现风险，是早期通过营养风险筛查方式对患者作出是否存在营养风险的一种判断，患者此时可能只需要营养教育，不需要人工营养干预；二级诊断主要是通过营养评估等方式判断患者是否存在营养不良及营养不良的程度，患者此时可能只需要营养支持（补充营养即可）；三级诊断是营养不良严重阶段，已经影响了器官功能，此时需要综合治疗，而不仅仅是营养支持与补充的问题。

美国营养与饮食学会历经 10 年努力，在 2003 年推出国际首部基于营养评估的标准营养诊疗流程（nutrition care process，NCP）。NCP 中的营养诊断包括问题、病因、体征及症状，目前已经在全球 10 余个国家推广使用。

结核是一种常见病、多发病，是高分解代谢性疾病，可以累及多脏器病变，造成免疫力低下及营养不良，通过对人体测量，如体重指数（BMI）、上臂肌围（MAMC）、三头肌皮褶厚度（TSF）等的测量，可以判断患者的营养状态，也可以借助实验室检查，如血清前白蛋白、ALB、TF 及视黄醇结合蛋白的动态变化，及时掌握营养失调的风险，及早发现存在的营养不良，并予以营养干预。TB 的营养诊断可以参考以下营养诊断标准。

一、营养诊断和代码

（一）摄入问题

摄入问题即与能量、营养素、生物活性物质经口或营养治疗摄入相关的实际问题。编码用 NI（nutrition intake）表示。

1. 能量平衡问题

实际及估算的能量变化。
1）能量消耗增加 NI-1.1。
2）能量摄入过多 NI-1.2。
3）能量摄入不足 NI-1.3。
4）能量摄入过少 NI-1.4。

2. 经口或营养治疗摄入问题

相较于患者的营养目标，经口或营养治疗实际或估算摄入的食物和饮料。
1）经口摄取食物和饮料不足 NI-2.1。
2）经口摄入过多的食物和饮料 NI-2.2。
3）肠内或肠外营养摄入不足 NI-2.3。
4）肠内或肠外营养摄入过多 NI-2.4。

5）肠内或肠外营养的输注方法不当 NI-2.5。

3. 液体摄入问题

相较于患者的营养目标，实际及估算摄入的液体量。

1）液体摄入不足 NI-3.1。

2）液体摄入过多 NI-3.2。

4. 生物活性物质摄入问题

实际存在的或可观察的生物活性物质摄入，包括单一及复合的功能食物成分、配料、食品补充剂、酒精。

1）生物活性物质摄入不足 NI-4.1。

2）生物活性物质摄入过多 NI-4.2。

3）酒精摄入过多 NI-4.3。

5. 营养素问题

相较于理想水平，实际及估算的特殊营养素或某单一营养素的摄入。

1）营养素需求增加 NI-5.1。

2）营养不良 NI-5.2。

3）蛋白质-能量摄入不足 NI-5.3。

4）营养素需求降低 NI-5.4。

5）营养素不平衡 NI-5.5。

（二）临床问题

临床问题为与病理和生理状况相关的营养问题，编码用 NC（nutrition clinical）表示。

1. 功能障碍

营养影响临床结局的生理或功能的改变。

1）吞咽困难 NC-1.1。

2）咀嚼困难 NC-1.2。

3）母乳喂养困难 NC-1.3。

4）胃肠道功能障碍 NC-1.4。

2. 生化指标

药物、手术及实验数据的改变所致的机体代谢营养物质能力的改变。

1）营养利用障碍 NC-2.1。

2）与营养相关的实验数据的改变 NC-2.2。

3）食物与药物的相互作用 NC-2.3。

3. 体重

与平常的体重或理想体重相比，慢性体重及体重的变化情况。

1）低体重 NC-3.1。

2）非故意性的体重减低 NC-3.2。

3）超重或肥胖 NC-3.3。

4）非故意性的体重增加 NC-3.4。

二、营养不良诊断的分类

（一）病因分类

1. 营养缺乏

1）原发性营养缺乏病：又称为膳食性营养缺乏病，由膳食中某种营养素量不足或结构不合理所致。一是食品种类供应不足，二是不良饮食习惯，三是食品加工过于精细，使某些营养素遭到破坏。

2）继发性营养缺乏病：又称为条件性营养缺乏病，因某种原因所致营养素摄取、吸收和利用障碍或各种应激等因素，导致某些营养素需求增加。一是食物摄取功能障碍，二是营养吸收障碍，三是营养素代谢、利用障碍，四是某些生理因素或体力活动导致所需营养素量增加。

2. 营养过剩

营养过剩指由能量摄入大于消耗所造成的肥胖、超重。

（二）临床分类

1. 营养不足

短期内营养素摄入不足，体内营养素贮备下降，但机体组织功能和形态正常；营养素持续摄入不足将发生隐性营养缺乏病，功能和形态已发生异常变化，但尚未形成明显的营养缺乏症；进一步恶化将导致临床营养缺乏症的发生，功能和形态受损。

2. 营养过剩

营养摄入过多，超过机体代谢负荷，造成机体一系列代谢改变。

3. 营养正常

营养素摄入合适，体内营养素贮备与需要量相适应，机体组织的功能和形态正常。

综上所述，对结核营养不良的诊断，我们建议依据营养风险筛查及评价、人体测量（BMI、MAMC、TSF 等）及实验室检查（血清前白蛋白、ALB、TF 及视黄醇结合蛋白）的结果进行综合判断。因 TB 是复杂的代谢、感染性疾病，在发病早期理化指标无明显改变时可能就已经存在营养不良的风险，故需要以量表形式进行营养风险筛查，且人体相应部位的测量更能直观地判断患者营养不良的程度，并根据实验室检查等理化指标相应给予患者营养素的补充及调整。对 TB 患者进行有效的营养干预，前提是做好营养筛查及评估，为后续的营养干预提供强有力的支持依据。

（唐细良　白丽琼　杨坤云　张胜康　唐寒梅　颜　觅　易恒仲）

参 考 文 献

曹仕鹏, 傅满姣. 2014. 初治肺结核合并蛋白质营养不良 100 例临床分析. 临床肺科杂志, 19(1): 103-104.

陈伟, 周春凌, 周芸, 等. 2017. 临床营养诊疗技术. 北京: 人民卫生出版社: 56.

贺晨艳, 万月强, 张天像, 等. 2018. 贫血和血清镁水平在肺结核患者痰菌转阴临床研究. 陕西医学杂志, 47(10): 1269-1271.

李栋梁. 2016. 住院肺结核患者营养风险状况和临床结局的关系. 郑州: 郑州大学硕士学位论文.

刘汉友, 朱登纳, 陈功勋, 等. 2020. 主观全民营养评估量表在脑性瘫痪住院患儿中的临床有效性验证. 中国当代儿科杂志, 22(11): 1188-1192.

吕兰凤, 徐承杰. 2012. 肺结核患者血清钙磷镁水平的临床分析. 中外健康文摘, 9(44): 67-69.

马皎洁, 贺红, 李宝月, 等. 2014. 骨结核住院患者的营养风险筛查分析. 中国防痨杂志, (8): 691-695.

任易, 马威. 2000. 肺结核患者血清微量元素的变化. 微量元素与健康研究, 3(17): 29-35.

石汉平, 丛明华, 陈伟. 2020. 再论营养不良的三级诊断. 中国医学前沿杂志(电子版), 12(1): 5-12.

石汉平, 李薇, 齐玉梅, 等. 2014. 营养筛查与评估. 北京: 人民卫生出版社.

石汉平, 赵青川, 王昆华, 等. 2015. 营养不良的三级诊断. 中国癌症防治杂志, 7(5): 7-13.

时艳丽, 袁双凤. 2014. 营养风险筛查在结核性脑膜炎患者中的应用状况. 中国实用神经疾病杂志, (15): 65-66.

谭玲, 王亚南, 徐金花, 等. 2005. 血清前白蛋白检测对肺结核病中的临床应用. 临床肺科杂志, (4): 413-414.

滕建华. 2018. 血清瘦素水平与肺结核患者营养状况的相关性研究. 中国卫生标准管理, (7): 22-24.

万朝敏, 舒敏. 2020. 儿童结核病. 北京: 科学出版社.

闫忠芳, 孙凤. 2005. 肺结核合并糖尿病患者的营养状况分析. 中国防痨杂志, 27(4): 236-238.

杨铭, 袁平, 吴怀戈, 等. 2017. 肺结核患者外周血 T 淋巴细胞亚群检测结果与病情的相关性研究. 中国防痨杂志, 39(10): 1093-1099.

易树君. 2007. 肺结核患者血脂分析的临床意义. 海南医学, 18(6): 9-10.

袁发焕, 赵生家. 2003. 1069 例慢性肾衰竭患者合并结核病的临床研究. 西部医学, 1(3): 199-201.

张慧文, 顾莺, 杨玉霞, 等. 2016. STAMP 量表筛检住院儿童营养不良风险的系统评价. 护理学杂志, 31(7): 85-90.

中国营养学会. 2016. 中国学龄儿童膳食指南(2016). 北京: 人民卫生出版社.

中华医学会结核病学分会重症专业委员会. 2020. 结核病营养治疗专家共识. 中华结核和呼吸杂志, 43(1): 17-26.

周梦雯, 谭守勇, 李春燕, 等. 2017. 四种营养风险筛查工具对肺结核患者的适用性评价. 中国防痨杂志, (6): 626-629.

朱惠琼, 王双锦, 沈凌筠. 2018. 203 例肠结核患者营养状况的调查. 昆明医科大学学报, 39(9): 75-78.

Afzal A, Rathore R, Butt N F, et al. 2018. Efficacy of vitamin D supplementation in achieving an early sputum conversion in smear positive pulmonary tuberculosis. Pakistan Journal of Medical Sciences, 34(4): 849-854.

Cao J, Peng L, Li R, et al. 2014. Nutritional risk screening and itsclinical significance in hospitalized-children. Clin Nutr, 33(3): 432-436.

Davies P D, Brown R C, Woodhead J S. 1985. Serum concentrations of vitamin D metabolites in untreated tuberculosis. Thorax, 40(3): 187-190.

De Onis M, Onyango A W, Borghi E, et al. 2007. Development of a WHO growth reference for school-aged children and adolescents. Bulletin of the World Health Organization, 85(9): 660-667.

Greenstein R J, Liya S, Brown S T, et al. 2012. Vitamins A and D inhibit the growth of mycobacteria in radiometric culture. PLoS One, 7(1): e29631.

Hulst J M, Zwart H, Hop W C, et al. 2010. Dutch national survey to test the STRONG kids nutritional risk screening tool in hospitalized children. Clin Nutr, 29(1): 106-111.

Hussain M I, Ahmed W, Nasir M, et al. 2019. Immune boosting role of vitamin E against pulmonary tuberculosis. Pakistan Journal of Pharmaceutical Sciences, 32(1): 269-276.

Huysentruyt K, Alliet P, Muyshont L, et al. 2013. The STRONGkids nutritional screening tool inhospitalized children: a validation study. Nutrition, 29(11-12): 1356-1361.

Jones N E, Heyland D K. 2008. Implementing nutrition guidelines in the critical care setting: a worthwhile and achievable goal. JAMA, 300(23): 2798-2799.

Keer J, Smeulders M J, Gray K M, et al. 2000. Mutants of *Mycobacterium smegmatis* impaired in stationary-phase survival. Microbiology, 146(9): 2209-2217.

Kondrup J, Allison S P, Elia M, et al. 2003. ESPEN guidelines for nutrition screening 2002. Clinical Nutrition, 22(4): 415-421.

Laurence Z, Rubenstein L Z, Harker J O, Salvà A, et al. 2001. Screening for undernutrition in geriatric practice: developing the short-form mini-nutritional assessment(MNA-SF). The Journals of Gerontology Series A: Biological Sciences and Medical Sciences, 15: 2394-2396.

Lonnroth K, Williams B G, Cegielski P, et al. 2010. A consistent log-linear relationship between tuberculosis incidence and body mass index. International Journal of Epidemiology, 39(1): 149-155.

Park S W, Shin J W, Kim J Y, et al. 2012. The effect of diabetic control status on the clinical features of pulmonary tuberculosis. European Journal of Clinical Microbiology and Infectious Diseases, 31(7): 1305-1310.

Secker D J, Jeejeebhoy K N. 2012. How to perform subjective global nutritional assessment in children. J Acad Nutr Diet, 112(3): 424-431.e6.

Secker D J, Jeejeebhoy K N. 2017. Subjective Global Nutritional Assessment for children. Am J Clin Nutr, 85(4): 1083-1089.

Sepehri Z, Arefi D, Mirzaei N, et al. 2018. Changes in serum level of trace elements in pulmonary tuberculosis patients during anti-tuberculosis treatment. Journal of Trace Elements in Medicine and Biology, 50: 161-166.

Seyedrezazadeh E, Ostadrahimi A, Mahboob S, et al. 2008. Effect of vitamin E and selenium supplementation on oxidative stress status in pulmonary tuberculosis patients. Respirology, 13(2): 294-298.

Vilchèze C, Hartman T, Weinrick B, et al. 2013. *Mycobacterium tuberculosis* is extraordinarily sensitive to killing by a vitamin C-induced Fenton reaction. Nature Communications, 4: 453-461.

WHO. 2006. WHO Child Growth Standards, length/height-for-age, weight-for-age, weight-for-length, weight-for-height and body mass index-for-age: methods and development. Geneva: World Health Organization: 13-305.

WHO. 2013. Guideline nutritional care and supplements for patients with tuberculosis. Geneva: World Health Organization: 56-57.

WHO. 2019. Global tuberculosis report 2016. Geneva: World Health Organization: 13-24.

WHO. 2020. Global tuberculosis report 2020. Geneva: World Health Organization.

Wintergerst E S, Maggini S, Hornig D H. 2007. Contribution of selected vitamins and trace elements to immune function. Annals of Nutrition and Metabolism, 51(4): 301-323.

Yang X Y, Chen Q F, Cui X H, et al. 2010. *Mycobacterium vaccae* vaccine to prevent tuberculosis in high risk people: a meta-analysis. The Journal of Infection, 60(5): 320-330.

第九章　结核病患者营养治疗的地位、现状及进展

第一节　结核病营养治疗的必要性

结核病（TB）是一种由结核分枝杆菌感染引起，与机体营养不良和免疫功能低下密切相关的慢性感染性疾病（Chakaya et al.，2021）。营养不良在 TB 患者中非常常见。有研究表明，营养不良是潜伏结核感染进展为活动性结核病的危险因素，且与活动性 TB 患者死亡率及 TB 复发风险增加有关（Kant et al.，2015）。结核病在经济欠发达地区的发病人数较多，2010 年全国第五次结核病流行病学抽样调查报告显示，乡村的活动性肺结核患病率为 569/10 万，城镇为 307/10 万；西部地区活动性、涂阳肺结核患病率分别为 695/10 万、105/10 万，而东部地区的活动性、涂阳肺结核患病率分别为 291/10 万、44/10 万，西部地区高于东部地区 1 倍多，呈现出明显的地区差异（王黎霞等，2012）。其主要原因是城镇居民的受教育程度、健康知识的普及状况、营养状况、环境条件、生活习惯等均优于乡村。营养不良已成为结核病发病的一个主要原因。

营养不良是一种不正常的营养状态，是由能量、蛋白质及其他营养素不足或过剩造成的组织、形体和功能改变及相应的临床表现而引起机体的健康问题，包括营养不足及营养过剩。营养不足包括蛋白质-能量营养不良（protein-calorie malnutrition，PCM）和疾病相关营养不良，常常涉及碳水化合物、蛋白质、维生素、矿物质、微量元素等摄入不足。结核患者常发生的营养不良以 PCM 为主（58.8%），其次为混合型营养不良和蛋白质营养不良（Chandrasekaran et al.，2017）。营养不良既是结核病的重要危险因素，又是结核病的普遍后果。大多数活动性结核病患者处于高分解代谢状态，并且体重减轻，有些人在就医时即显示出维生素和矿物质缺乏的迹象。研究发现，体重降低会增加结核病复发和死亡的风险，是结核病治疗效果差和/或合并其他并发症的危险因素之一。老年结核病住院患者营养风险发生率为 49.22%，且随着年龄增长营养风险发生率升高（陈薇等，2020）。

一、营养不良与结核病的发病

结核分枝杆菌感染以后，其发病与否取决于两个方面：①感染的结核分枝杆菌的毒力和数量；②机体的免疫功能。如果机体的免疫功能状况低下，感染

菌株的毒力较强且数量较多时，则导致结核病的发生和发展。研究显示，营养、免疫功能和结核感染之间的相互作用，处于一种复杂的动态平衡之中，细胞免疫在抗结核治疗中发挥重要作用，其中起主要作用的是 CD4$^+$T 淋巴细胞（North and Jung，2004）。有报道指出，蛋白质-能量营养不良（PCM）严重影响机体免疫功能，尤其是免疫细胞的功能，营养不良导致 T 淋巴细胞与巨噬细胞之间的相互作用发生改变，增加了个体对疾病的易感性，从而提高了结核病潜伏期发展为活动期的可能性（Nobs et al.，2020）。同时，PCM 也可加重机体对结核分枝杆菌感染的严重性，致使呼吸系统防御功能下降，造成内脏蛋白、免疫蛋白降低，淋巴细胞减少，进一步损伤机体的免疫功能，形成恶性循环，因此病程越长、越是反复入院的患者营养状况越差，影响结核病的治疗结局（Kant et al.，2015）。此外，营养不良会导致肺功能下降，营养不良存在时，能量物质供应减少，呼吸肌能量供应不足，肌肉蛋白量下降，进而呼吸肌变薄，呼吸肌运动能力下降，耐力下降，容易发生肺通气障碍、呼吸衰竭等（Piva et al.，2013）。因此给予抗结核药治疗的同时加强营养辅助治疗，有利于提高治愈率，降低死亡率，减少 TB 复发。

二、结核病的进展对机体营养状况的影响

患者的营养不良会随着结核病的进展而加重，其机制如下。大多数 TB 患者处于高分解代谢状态，并伴有体重下降（Zachariah et al.，2002）；部分患者在诊断时合并维生素和矿物质缺乏（Vijayamalini and Manoharan，2004）；TB 患者体重下降由多种因素引起，包括由食欲下降、恶心和腹痛引起的食物摄入减少，由呕吐和腹泻导致的营养物质丢失（Metcalfe，2005），以及由疾病本身导致的机体代谢状态改变。体重指数下降（BMI<18.5）增加 TB 患者死亡风险（Zachariah et al.，2002），增加 TB 复发概率（Khan et al.，2006），导致 TB 进展，降低治疗效果，也可能导致其他合并症。对 TB 患者来说，良好的营养状态能促进结核病灶的吸收，促进纤维化的形成，加速空洞的闭合。反之，若机体营养不良，出现低蛋白血症，即便进行规范的抗结核治疗，低水平的蛋白质也难以促进病灶吸收、纤维组织形成及空洞闭合（李熙等，2008）。结核病患者由于胃肠功能紊乱、食欲减退导致营养物质摄入减少，合成代谢降低；同时，活动性结核病可使静息代谢率增加 14%左右。结核分枝杆菌利用机体蛋白进行自身代谢，毒素不断从病原菌中排出，引起机体反复发生低热、盗汗等消耗性改变，造成机体分解代谢增加，脂肪储存减少，瘦体组织丢失。即使在抗结核治疗和饮食充足的情况下，由于氨基酸分解代谢率升高，结核病也会影响到体重和蛋白质储存的重建（Koethe and von Reyn，2016）。因此，机体长期处于负

氮平衡状态，进一步加重 PCM，导致患者病灶修复功能欠佳，使病灶迁延不愈、扩散，感染发生率、死亡率增加（Mupere et al.，2012）。耐多药结核患者是营养不良的高危人群，没有特效的治疗方法，治疗周期较非耐药结核病患者要长，营养不良风险更大，患者代谢水平较高，损失的蛋白质较多，抗结核药物引起的一系列胃肠道反应、肝功能受损等不良反应进一步削弱了患者的营养摄入水平及其吸收利用，从而导致严重的营养不良，影响疾病治疗康复效果（Hayashi et al.，2014）。

营养不良与结核病之间呈互为因果的双向关系，解决结核患者营养不良问题对于提高结核病临床治疗的可及性具有重大意义。2013 年世界卫生组织（WHO）首次提出，结核病并发营养不良时，给予合理的营养支持是治疗结核病的关键因素（WHO，2013）。营养治疗是结核病治疗的基础，是结核病自然病程中任何阶段的预防和控制必不可少的措施。

（陈　薇　丁　芹　顾　颖）

第二节　结核病口服营养补充治疗现状、进展及趋势

一、结核病口服营养补充治疗现状

营养支持治疗是结核病患者综合治疗中的重要一环。肠内营养（enteral nutrition，EN）和肠外营养（parenteral nutrition，PN）都是临床营养治疗中极为重要的方法，而随着临床研究不断深入，EN 在临床上的应用日益受到重视。与 PN 相比较，EN 更符合生理需要，能预防肠黏膜萎缩，有利于维护肠黏膜屏障功能和全身免疫系统功能，减少肠道菌群易位，不易出现严重并发症，且费用少。因此，EN 是临床上首选的营养支持方式和营养治疗手段。其中，口服营养补充（oral nutritional supplement，ONS）是最理想的 EN 给予途径，这种方式最符合生理特点，患者容易接受，依从性好。

结核患者规范化的营养治疗应遵循五阶梯治疗原则，首先选择营养教育，然后依次向上晋级选择 ONS、全肠内营养（total enteral nutrition，TEN）、部分肠内营养+部分肠外营养（partial enteral nutrition + partial parenteral nutrition，PEN+PPN）、全肠外营养（total parenteral nutrition，TPN）。参照 ESPEN 指南建议，当下一阶梯不能满足 60%目标能量需求 3～5 天时，应该选择上一阶梯。对于食欲食量尚可但存在饮食习惯欠佳、摄入营养不够均衡的患者，以及营养状况稍差，但可通过改变饮食习惯即可达到摄入目标的患者，均可通过营养教育的方式，纠正其不良

饮食习惯。由营养师（或营养医师）和受过营养培训的宣教护士对患者和家属进行宣教，并给出营养指导方案，促使患者达到营养均衡全面的目的。当饮食和营养宣教无法使患者达到目标能量需求时，采用 ONS。

ONS 是以增加口服营养摄入为目的，将能够提供多种宏量营养素和微量营养素的营养液体、半固体或粉剂的制剂加入饮品和食物中经口服用。因此，典型的要素型 EN 营养制剂和整蛋白型 EN 营养制剂在临床实践中都可以采用 ONS 途径使用，提供患者普通饮食外的能量和营养素补充。ONS 通常用于在食物不足以满足机体需求的情况下补充摄入，但在很多情况下 ONS 为全营养产品，也可用作唯一的营养来源。ONS 属于 EN 的一个分支，其作为专用营养补充配方可以加强食物中的蛋白质、碳水化合物、脂肪、矿物质和维生素等营养素含量，提供均衡的营养素以满足机体对营养物质的需求。循证医学的 A 类证据表明，每天使用 ONS 可以提供额外的能量供应，当额外能量供应达到 400～600 kcal 时，有助于机体营养状况的改善。同时，ONS 还可以纠正某一特定营养素的缺乏，如微量元素和维生素等。

规范的 ONS 对结核患者营养状态的改善具有积极作用，对存在营养风险的结核病患者进行 ONS，可有效降低 NRS2002 得分，改善结核患者营养状况，有助于缩短痰菌转阴时间，提高病灶总吸收率，降低药物性肝损伤发生率、总不良反应发生率；对于围手术期结核患者而言，ONS 可以降低患者术后营养风险发生率，使患者排气时间和排便时间缩短，白蛋白水平升高更快。因此，对于 NRS2002 得分≥3 分的结核病患者和围手术期患者，应在营养师的指导下采用 ONS 营养治疗，治疗方法详见后续章节。

二、结核病口服营养补充治疗进展

目前，结核病的规范化营养治疗逐渐得到重视和推广。随着结核病治疗领域内营养意识的不断提高，结核患者获得营养风险筛查率在逐步升高，营养制剂经口补充也得到了进一步应用。ONS 在结核患者中应用的研究文章相继发表，针对结核患者特色的营养制剂得以研发并应用。

但结核患者获得营养支持的比例仍然较低，这与结核病营养诊疗体系建设不够完善有关，设有临床营养科的结核病诊疗机构不足一半，营养从业人员与床位比例的平均值超过了 1∶250，且很多医院连基本的治疗膳食都无法提供，更无法给予结核患者合理的营养支持。在可以提供营养支持的结核病诊疗机构中，目前给予结核患者的营养支持以饮食干预、PN 和 EN 中的鼻饲居多，可见结核患者获得 ONS 支持率远远不足。我国的特殊医学用途配方食品（food for special medical purpose，FSMP）及 ONS 的工作刚起步，临床上对于 ONS 的价值认识依然不足，对 ONS 的适应范围、给予时机、剂量和方法等不够了解，这需要营养专业人员不断对临床医护人员加强培训，提高结核病规范化营养治疗率，才能真正使 ONS 在结核领域内落地，让广大结核患者获益。

三、结核病口服营养补充治疗趋势

1. 通过成立营养支持小组（nutritional support team，NST）开展多学科营养管理，提高 ONS 的规范化使用率

ONS 的实施涉及营养的筛查、评定、干预及监督等多个环节。任何环节的不合理开展都将影响 ONS 的最终疗效。随着 ONS 的不断发展,应意识到规范的 ONS 对结核患者营养状态的改善具有积极作用，建立 NST 小组对 ONS 成功实施具有重要作用。NST 由医生、护士、营养师、药师等组成，通过开展多学科的营养管理，推动营养不良或营养风险的筛查、评定，以及 ONS 方案的制定、实施、监督和调整等工作。在通过 NST 开展多学科营养管理的同时，可不断对医护人员进行 ONS 适应证、产品选择、能量标准、供给时间等方面的规范化培训，提高其意识，进一步推动规范化的 ONS 治疗落地。

2. 推动 ONS 的个性化制定

合理的 ONS 支持治疗能改善患者的临床结局。临床实践中，ONS 的实施需要综合考虑经口进食的量、机体的代谢状态、疾病的严重程度等因素，遵循个体化原则，选择适合患者的 ONS 制剂，以使患者获益最大。ONS 实施后也应定期进行摄入量、营养状况、病情发展的评估，从而调整 ONS 配方和营养支持方案，确保营养治疗的个性化合理实施。

3. 在医院和社区的患者中推广 ONS

已有研究证明，无论在医院还是在社区，ONS 可让各种结核患者群体在营养、功能、临床疗效及经济支出等方面获益。结核患者治疗时间较长，在出院后仍应关注其营养状况，实施全程化的营养管理，将 ONS 在门诊患者和社区管理的患者中推广，以改善患者的生活质量、日常活动能力、肌力、呼吸肌功能和睡眠质量。ONS 不仅能有效防治营养不良，还能节省医疗成本，应将 ONS 作为结核患者全程营养管理的重要策略之一。

4. 研发种类丰富的 ONS 产品

通过探讨不同的营养成分对结核患者预后、治愈率、死亡率、复发率、耐药性的影响，研发具有特殊功能的肠内营养制剂，与传统医学相结合，充分利用药

食同源的食材，并针对结核患者食欲下降等特点，开发口味适宜、功能明确的新型经口补充营养制剂是未来的重要关注点。

（马皎洁 陈 洋）

第三节 结核病经肠外营养治疗现状、进展及趋势

一、结核病经肠外营养治疗现状

当结核病患者不能经口补充营养时，需要经静脉给予营养物质。对于结核病患者，特别是腹腔结核患者，伴有肠粘连、肠梗阻、肠瘘时，患者长期处于胃肠减压、禁食、腹腔感染渗出的状态，进而发生严重不良反应，此时经静脉补充营养物质尤为重要。

肠外营养（PN）是指通过胃肠外（静脉）途径为无法经胃肠道摄取或摄取营养物不能满足自身代谢需要的患者提供包括氨基酸、脂肪、碳水化合物、维生素及矿物质在内的营养要素，目的旨在抑制分解代谢，促进合成代谢并维持结构蛋白的功能。所有营养物质完全经肠外获得的营养支持方式称为全肠外营养（TPN）。当结核病患者无法经胃肠道补充营养物质超过1周时就要考虑经静脉给予营养物质。

目前，当患者无法通过经口进食满足能量需求的情况下，首先采用的是肠内营养方式，其次才会选择肠外营养。对于完全性肠梗阻或者肠道功能衰竭的患者则是禁食，直接使用肠外营养。使用肠外营养的患者需要定期监测脱水症状、体液平衡、24 h 尿量，及时调整补液以预防慢性肾功能衰竭。对长时间禁食的肠梗阻患者，要询问其肠外营养治疗史，检测血电解质（钾、钠、钙、镁、磷等）水平，预防再喂养综合征的发生（谢雯霓等，2020）。

除了考虑结核病患者的营养摄入方式，还需要考虑患者的能量需求。在实际的治疗过程中，单纯肠内营养可能无法满足患者的能量需求，可以在肠内营养的基础上增加肠外营养，或者当肠道完全不能使用时，可以给予全肠外营养作为能量的来源，可以使用全合一（即将葡萄糖、氨基酸和脂肪乳混合在一起，加入其他各种营养素后混合输注）形式的肠外营养制剂。输注途径包括外周静脉、经外周静脉穿刺置入中心静脉导管及中心静脉导管（石汉平等，2015）。

二、结核病经肠外营养治疗进展

从药物配制的角度，肠外营养制剂是指医师开具的肠外营养处方经药师审核

后，在配液中心将处方中的碳水化合物、氨基酸、脂肪乳、电解质、微量元素、维生素等成分，由经过培训的药学专业技术人员按规定的操作规程混合于一个输液袋中。包括全合一、二合一肠外营养制剂。全合一营养制剂又称全营养混合液（total nutrient admixture，TNA）。二合一肠外营养制剂指在规定条件下，将除脂肪乳以外的肠外营养组分转移至一个输液袋内而配成的混合静脉注射溶液。

除了传统的、在静配中心冲配而成的肠外营养制剂，还有工业化生产的、便于临床使用的多腔袋，包括二腔袋和三腔袋。二腔袋指含有多种氨基酸电解质溶液和葡萄糖电解质溶液，分别装在隔成两个相对独立腔室的软袋中，使用时可以通过挤压充分混合，为机体提供蛋白质及碳水化合物的肠外营养制剂。三腔袋是指脂肪乳、氨基酸和葡萄糖分别装入隔成 3 个相对独立腔室的软袋中，使用时可以通过挤压使 3 种液体快速混合成肠外营养制剂。

人工配制的个体化肠外营养能更好地满足外科、ICU 和新生儿患者的需求，但冲配的场地要求高，成本相对更高。工业化生产的多腔袋可用于成人和儿童患者，同样安全有效。而且与医院配制的 TNA 相比，三腔袋的成本更低，且灭菌生产安全性更有保障。因此，对于肝功能、肾功能、脂肪代谢均正常的患者，可以优先采用多腔袋肠外营养制剂（梅丹等，2018）。

由于肠外营养制剂中含有葡萄糖，在使用过程中可能会导致患者血糖一过性升高，因此对于有糖尿病史的结核病患者，可以制定个体化的营养治疗方案，达到既保证充足营养摄入，又维持血糖稳定的目标。可以在进行肠外营养治疗时使用胰岛素泵单独输注（广东省药学会，2017），或者在全营养混合液中加入胰岛素，可按照 1g 葡萄糖加入 0.1U 胰岛素的起始比例加入肠外营养液中并混合均匀（梅丹等，2018），并根据血糖情况调整胰岛素用量。此外，应注意只有静脉用胰岛素注射液才能加入肠外营养液中，禁止加入预混胰岛素与长效胰岛素。对于血糖正常患者在输注全营养混合液时不建议补充胰岛素。

肠外营养既可以完全满足患者的营养需求，也可以作为口服或肠内营养途径的补充。与肠内营养相似，肠外营养既可以在院内实施，也可以在院外实施，后者定义为家庭肠外营养（home parenteral nutrition，HPN）。对于因良性或恶性疾病导致的慢性肠衰竭（CIF）患者，HPN 是挽救生命的主要疗法。HPN 也可作为终末期疾病晚期患者的姑息性营养治疗（Pironi et al.，2020）。此外，针对无法通过口服或肠内途径进行营养治疗的肠道功能正常的患者，比如肠结核患者或因抗结核治疗导致肠功能衰退的患者，HPN 也可用于预防或治疗此类患者的营养不良状况。

家庭肠外营养混合液需要满足患者的实际营养要求。在使用时，家庭肠外营养可以使用工业化生产的即用型营养混合液（类似于二腔袋或三腔袋），也可以根据患者个体的营养需求配制专门的肠外营养制剂。

三、结核病经肠外营养治疗趋势

肠外营养支持是临床营养支持中的重要部分，能够纠正 TB 患者的营养不良，维持患者器官、组织、细胞正常功能，维持患者正常免疫力，改善患者预后。开发新的特殊营养的肠外营养制剂是一个重要的营养学研究方向，具有广阔的应用前景。TB 患者肠外营养目前来说有以下几个明显的趋势：①由肠内向肠外营养支持转化。联合肠内外营养支持可以是 TB 患者将来摄入营养物质的主要方式。②提供氨基酸、维生素、微量营养制剂而不局限于仅仅提供能量需求。大多数患者在疾病早期自身脂肪储备能量短期能供应自身所需部分能量（25%～30%），因而减少热能供应可降低患者糖、脂肪带来的负荷及其并发症。与此同时，更加注重其他营养物质如抗氧化剂等。③利用营养物质的药效功能。比如 Gln 保护肠道黏膜，能降低一些疾病的死亡率；Ω-3 脂肪酸和维生素 E 可延长癌症患者生存期。未来此类营养物质在 TB 患者中的作用需要探讨。④添加生长因子以提高其他营养物质的作用效果。生长因子能加速伤口愈合，促进营养物质的吸收。

（杨星辰）

第四节　特殊医学用途配方食品在结核患者营养治疗中的作用与发展

营养不良对身体组织、功能和临床结局都会产生不良影响（Hoyt et al.，2019；Podewils et al.，2011）。营养不良意味着更长的住院时间、更高的医疗费用、更高的并发症率、更高的再住院率和更高的死亡率。维持或改善患者生活质量和生理健康的营养干预是治疗营养不良最直接的方法（Canadian Diabetes Association Clinical Practice Guidelines Expert et al.，2013；Sabri et al.，2014）。主要通过两种途径给患者提供营养支持：肠外营养及肠内营养。与肠外营养相比，肠内营养（尤其是早期肠内营养）出现的并发症更少，因此更安全也更便宜（Cangelosi et al.，2011；Casaer et al.，2011；Peter et al.，2005；Simpson and Doig，2005）。早期的荟萃分析结果显示，肠外营养感染性并发症的发生率为 7.9%，非感染性并发症约 4.9%，导管相关血流感染约 3.5%，都高于肠内营养（$P<0.05$）（Peter et al.，2005）。采用食品进行肠内营养干预治疗，可以减轻患者长期用药带来的副作用，减少并发症的发生，有利于患者康复，缩短住院时间，

减轻疾病带来的经济负担（Cangelosi et al.，2011；Casaer et al.，2011）。医疗食品在肠内营养中具有重要作用（Schutz et al.，2006）。有针对性的营养干预对改善患者的营养过剩和营养不足至关重要。在全世界范围内，特殊医学用途配方食品（food for special medical purpose，FSMP）（简称特医食品）越来越受到重视，许多国家已经开始广泛使用特医食品，并且制定了相应的管理措施和标准。最早是美国 FDA 批准了婴儿配方食品中用于取代苯丙酮尿症患者 Phe 的"医药食品"，随后联合国组织制定了《全球药品食品管理条例》，联合国粮食及农业组织与 WHO 发布《食品法典》，这些条例方针为美国的"医疗食品"、欧盟和澳大利亚的"特殊医疗用途食品"及加拿大的"特殊饮食用途食品"的管理与规定奠定了基础（Burnett and Levy，2017）。加拿大在《特殊膳食食品及婴儿食品法规》中对特医食品进行了规定。然而，由于对营养支持的重要性认识不足，我国特医食品作为一门学科和产业的发展长期落后于发达国家。直到 2013 年，为满足国内市场对特医食品的需求，国家卫生和计划生育委员会发布了《特殊医学用途配方食品通则》。2015 年，Stippler 等提出了一个新的关于特医食品实用分类系统的提案，该提案包含一个表格，可用于快速并详细地了解不同类别的肠内营养产品，并对每个类别进行简要定义，还介绍了特定营养产品的预期膳食用途。此外该提案详细说明了肠内营养治疗领域中使用的所有常用术语，并对这些术语进行了明确规定，包括技术、法律和监管要求，从而使得产品易于识别和分类。

根据《特殊医学用途配方食品通则》（国家卫生和计划生育委员会，2013），特医食品的定义是为了满足进食受限、消化吸收障碍、代谢紊乱或特定疾病状态人群对营养素或膳食的特殊需要，专门加工配制而成的配方食品（Sabri et al.，2014）。该类产品的使用须在医生或临床营养师的指导下进行，可以单独食用或与其他食品配合食用。根据《特殊医学用途配方食品通则》可以将特医食品分为三类，包括全营养、特定全营养及非全营养配方食品（Sabri et al.，2014）。全营养配方食品可作为单一营养来源满足目标人群所需营养，患者仅需要服用该食品作为唯一的营养补充就可维持自身所需要的能量。特定全营养配方食品可作为单一营养来源能够满足目标人群在特定疾病或医学状况下的营养需求。其能量和营养成分含量应以全营养配方为基础，根据疾病或医学状况对营养素的特殊要求适当调整。目前有 13 种特定全营养配方食品，包括糖尿病全营养配方食品；呼吸系统疾病全营养配方食品；肾病全营养配方食品；肿瘤全营养配方食品；肝病全营养配方食品；肌肉衰减综合征全营养配方食品；创伤、感染、手术及其他应激状态全营养配方食品；炎性肠病全营养配方食品；食物蛋白过敏全营养配方食品；难治性癫痫全营养配方食品；胃肠道吸收障碍、胰腺炎全营养配方食品；脂肪酸代谢异常全营养配方食品及肥胖、减脂手术全营养配方食品。非全营养配方食品可满足目标人群部分营养需求，但不适用于作为单一营养来源，主要包括营养素组件、电解质配方、增稠组件、流质配方和氨基酸代谢障碍配方等。由于非全营养配方食品不作为单一营养使用，应在医生或临床营养师的指导下，按照患者个体的特殊状况或需求与其他食品配合使用。

　　特医食品越来越受到重视，在多种疾病中展现了其重要的临床价值。随着功能性胃肠道疾病基础和临床研究的急剧发展，新的诊断和生物标志物有助于从细胞及分子水平识别与功能性胃肠道疾病相关的生理紊乱，临床医生也正在使用新的方法用于管理功能性胃肠道疾病患者（Acker and Cash，2017）。其中特医食品是功能性胃肠道疾病管理中的重要组成部分（Acker and Cash，2017）。特医食品也可应用于呼吸道疾病患者。有学者对 80 例慢性阻塞性肺疾病患者进行了一项为期 8 周的随机对照试验，与对照组相比，补充多不饱和脂肪酸能显著提高慢性阻塞性肺疾病患者的运动能力及平均持续时间（$P<0.05$）（Simpson and Doig，2005）。以口服营养补充剂形式提供的营养支持能够克服能量和蛋白质失衡，从而改善营养状况和功能，有利于慢性阻塞性肺疾病患者的管理（Collins et al.，2019）。一项随机对照双盲试验评价了含脂肪酸-γ-亚麻酸和二十碳五烯酸的医用食品对哮喘患者疗效的影响，研究发现与对照组相比，服用医用食品组白三烯生物合成降低（$P<0.05$），在第 2 周至第 4 周期间，服用医用食品组受试者的哮喘状况及支气管扩张剂使用情况得到改善，但与对照组相比无显著差异（Surette et al.，2008）。进一步的开放性研究结果显示，支气管扩张剂使用量明显减少（$P<0.001$）（Surette et al.，2008）。使用含脂肪酸-γ-亚麻酸和二十碳五烯酸的药物性食品可以改善哮喘的治疗，减轻哮喘症状，推荐将其添加到哮喘治疗方案中（Lindemann et al.，2009；Surette et al.，2008）。TB 是一种消耗性疾病，常伴随营养不良的并发症，同时营养不良影响TB 患者的治疗结局（Dodor，2008；Hoyt et al.，2019；Kim et al.，2008）。TB 患者在抗结核治疗的同时进行营养支持，如提供和补充或强化食物或特定营养素，可以改善 TB 治疗结局（Sinclair et al.，2011）。Salahuddin 等（2013）进行了一项随机试验，把 259 例肺结核患者分为肌注维生素 D_3 组和安慰剂对照组，随访 3 个月后发现，肌注维生素 D_3 组的患者平均体重增加、影像学改变明显。荟萃分析发现，在抗结核治疗的同时补充维生素 D_3 可以增加结核分枝杆菌涂片和培养转化率，但并没有缩短涂片及培养转化的时间（Wu et al.，2018）。同时补充维生素 D_3 还可以改善患者体内血清 25（OH）D、血浆钙浓度及淋巴细胞计数（Wu et al.，2018）。对 TB 患者补充维生素 D_3 的特医食品治疗应添加到 TB 患者的管理中来。目前已开始研发针对 TB 患者的特殊医学用途配方食品。

一、结核病患者特殊医学用途配方食品研发

下文为一例研发的 TB 患者特殊医学用途配方食品（愈结力）。

（一）研发理念

    1）纠正脂代谢异常。

    2）调节 TB 患者肠道环境，促进吸收，增强免疫功能。

    3）补充结核患者的特需营养物质，定向补充。

（二）组方特点

    1）添加水溶性膳食纤维，改善患者肠道内环境，促进吸收。

    2）补充免疫元素，提高 TB 患者免疫力。

    3）针对 TB 患者蛋白质需求特点，补充优质蛋白。

    4）高脂肪配方：高质量、高吸收率，补充能量与脂类。

    5）添加复合维生素、矿物质强化营养。

    6）结合中医治疗结核的"健脾、润肺、护肝"理念，增加药食两用材料。

（三）临床作用

    1）改善营养风险，提高患者免疫力。

    2）促进结核治疗及转归。

（四）愈结力对 TB 患者营养状况的改善作用

    在结核患者治疗过程中结合营养干预，其体重在治疗 1 个月及 3 个月均有极显著增高（表 9-1）。结核病患者 BMI 在入院时平均值仅为 18.6，处于正常 BMI 的最低值，经治疗逐渐显著提高，治疗 3 个月时平均值已达到 20.3。同时，由 NRS 2002 营养状况评分发现，治疗 1 个月及 3 个月时，分值均极显著下降（$P<0.001$）。由此，在治疗过程中，采用愈结力营养干预具有显著地促进营养状况改善的作用。

表 9-1　服用愈结力后结核病患者的营养状况

	入院时	治疗 1 个月	治疗 3 个月	P 值（1）	P 值（2）	P 值（3）
体重	51.8±9.7	53.9±9.0	56.4±8.6	$P<0.001$	$P<0.001$	$P<0.001$
BMI	18.6±3.0	19.4±2.8	20.3±2.7	$P<0.001$	$P<0.001$	$P<0.001$
评分	2.5±1.53	2.0±1.4	1.4±1.1	$P<0.001$	$P<0.001$	$P<0.001$

    注：数值均为平均值±SD；P 值（1）为治疗 1 个月的数据与入院时数据相比较；P 值（2）为治疗 3 个月的数据与入院时数据相比较；P 值（3）为治疗 3 个月的数据与治疗 1 个月时的数据相比较

由表 9-2 可知，与入院时相比，治疗 1 个月及 3 个月时，血红蛋白均有显著升高（$P<0.01$），而红细胞沉降率均显著下降（$P<0.05$）。血红蛋白、淋巴细胞是重要的营养评价指标，结核病患者普遍存在营养不良，并伴随血红蛋白、血清白蛋白及淋巴细胞等指标的显著下降。我们的结果发现，愈结力营养干预治疗能显著提高血红蛋白含量及淋巴细胞数量，显著改善了结核病患者的营养指标。

表 9-2　愈结力营养干预对结核患者血常规指标的影响

血常规指标	入院时	治疗 1 个月	治疗 3 个月	P 值（1）	P 值（2）	P 值（3）
白细胞	6.95 ± 1.69	6.65 ± 2.67	5.65 ± 1.44	0.4781	$P<0.001$	0.0484
淋巴细胞（绝对数/百分比）	21.09 ± 8.93	26.54 ± 10.51	31.61 ± 11.85	$P<0.001$	$P<0.001$	0.0030
中性粒细胞（绝对数/百分比）	68.07 ± 11.87	61.32 ± 12.57	55.81 ± 12.53	$P<0.001$	$P<0.001$	0.0048
血红蛋白	122 ± 17.12	132.1 ± 16.77	134.81 ± 19.66	$P<0.001$	0.0013	0.4970
红细胞沉降率	46.7 ± 20.93	31.27 ± 23.93	26.69 ± 23.78	0.0112	0.0024	0.9560

注：数值均为平均值±SD；P 值（1）为治疗 1 个月的数据与入院时数据相比较；P 值（2）为治疗 3 个月的数据与入院时数据相比较；P 值（3）为治疗 3 个月的数据与治疗 1 个月的数据相比较

由表 9-3 可知，愈结力营养干预 1 个月和 3 个月，与入院时相比，血清总蛋白、白蛋白等含量均显著提高，对结核患者营养状况改善有显著作用。

表 9-3　愈结力营养干预对结核患者外周血指标的影响

外周血指标	入院时	治疗 1 个月	治疗 3 个月	P 值（1）	P 值（2）	P 值（3）
谷草转氨酶	20.72 ± 18.33	24.12 ± 15.78	35.42 ± 56.23	0.4681	0.2663	0.3629
谷丙转氨酶	21.11 ± 15	26.36 ± 25.04	28.1 ± 29.54	0.2126	0.3498	0.8420
血清胆红素	7.54 ± 2.38	9.9 ± 5.58	9.87 ± 5.07	0.0751	0.0393	0.7122
γ-谷氨酰转移酶	49.5 ± 41.33	68 ± 72.4	80.2 ± 123.39	0.1739	0.1557	0.5719
总蛋白	67.98 ± 6.87	73.74 ± 7.87	75.53 ± 4.97	$P<0.001$	$P<0.001$	0.3424
白蛋白	37.84 ± 5.78	41.31 ± 5.5	42.81 ± 3.98	$P<0.001$	$P<0.001$	0.2023
球蛋白	30.13 ± 4.04	32.42 ± 5.04	32.9 ± 5.07	0.0050	0.0088	0.6097
尿酸	371.09 ± 162.68	472.34 ± 230.75	434.45 ± 204.87	0.0239	0.1960	0.9093
尿素氮	4.61 ± 1.43	4.48 ± 1.53	4.69 ± 1.33	0.5073	0.7776	0.2216
肌酐	63.29 ± 19.75	63.73 ± 21.2	58.43 ± 26.4	0.9211	0.3566	0.6716

注：数值均为平均值±SD；P 值（1）为治疗 1 个月的数据与入院时数据相比较；P 值（2）为治疗 3 个月的数据与入院时数据相比较；P 值（3）为治疗 3 个月的数据与治疗 1 个月的数据相比较

二、能量

1)TB 患者的共同特征是低热与炎症。体温每升高 1℃，人体能量消耗增加 10%，体温越高，能量消耗越大，能量需求也越多。TB 患者的能量需求高于正常人。

2）由于各种各样的原因，如患者食欲不佳、治疗性干扰，能量摄入不足是 TB 患者的普遍现象，满足目标需要量并非易事。维持 TB 患者的能量平衡至关重要。

3）全天总能量 2500～3000kcal 为宜。伴肥胖、心血管疾病者及老年人，能量不宜过多，每日 2000kcal 左右即可。

三、蛋白质

1）TB 患者长期发热可导致蛋白质分解增加，结核性多浆膜腔积液可导致机体大量丢失蛋白质。患者出现食欲不振、呕吐、腹泻等症状，导致机体蛋白质摄入不足、营养状况差。

2）蛋白质缺乏可导致患者机体淋巴细胞减少，细胞免疫功能低下，从而抵抗力不足，更加容易感染 TB，营养不良时纤维蛋白等合成降低，会导致病灶修复延缓，血浆蛋白水平降低，影响抗结核药物的有效血药浓度，肝肾对抗结核药物的耐受性也会降低，使患者在治疗中更易发生肝损伤等药物不良反应。

3）提高蛋白质供给是结核患者尤其是重症患者营养治疗的重中之重。将每天的蛋白质总量均衡分配到一日三餐中，更加有利于机体蛋白质的合成。

四、脂肪

1）作为能量效率最高的营养素，适度补充脂肪有利于提高患者生活质量，减少蛋白质的消耗。

2）特异性的脂肪成分是重要的免疫元素。

3）肺结核患者 TG、胆固醇水平也低于健康人，脂类物质营养水平低下可能导致结核患者病情进一步加重。及时改善膳食，适量增加脂类物质摄入，改善机体 TG 及 TC 水平偏低的状况，将有利于 TB 患者的转归。

五、非蛋白供能

1）降低非蛋白能量中的葡萄糖供能比例，可以改善胰岛素抵抗，可以减少 CO_2 产量，更加有利于呼吸功能不全、糖尿病及其他慢性代谢性疾病患者。

2）降低非蛋白热氮比至(100～150)/1，将蛋白质在全部能量中的供能比例由平时的 15%提高到 25%～30%。提高优质蛋白质的供给，如乳清蛋白及其他动物蛋白，使其比例达到 50%，更有益于预防肌肉减少、促进下床活动、增强呼吸肌力量、促进咳嗽排痰。

六、免疫元素

1）免疫营养素通过抑制炎症反应、调节免疫功能，可以促进患者的康复。

2）免疫营养素的种类很多，如 Arg、核苷酸、Gln、支链氨基酸（BCAA）、n-3 脂肪酸等，其作用及机制各不相同。

3）Arg 可以显著增加胸腺重量，增强 T 细胞功能，促进伤口愈合；最近的荟萃分析提示，补充 Arg 可显著升高年龄>60 岁老人、肿瘤患者及基础 CRP 升高患者的 CRP，肠内营养途径使用时更甚。

4）膳食纤维：①膳食纤维可调控脂类代谢紊乱；②调节肠道环境，促进吸收；③保持大便通畅。

七、监测

1）营养治疗的方案、方法、途径乃至配方要根据 TB 患者病情变化特点及时动态调整。

2）膳食、肠内营养与肠外营养的切换要平稳过渡，遵循 50%的原则，即肠内营养可以满足 50%目标需求时，可以逐步减少、停止肠外营养；膳食可以满足 50%目标需求时，可以逐步减少、停止肠内营养；反之，不能满足 50%目标需求时，不能减少或停止肠外营养、肠内营养。

3）营养治疗作为一种基础治疗手段，其疗效是应该评价的，也是可以评价的。

a）药物治疗、休息和营养是 TB 治疗中不可缺少的三个重要环节，其中营养治疗占据不可忽视的重要地位。

b）营养治疗的目的是辅助药物治疗，不仅可以减少药物的不良反应，改善营养状态，还可以加速病灶钙化，提高患者免疫力，促进疾病康复（刘英，2011）。

c）应该高度重视营养治疗的核心和基础作用，把营养状况作为基本生命体征，把营养治疗作为一线治疗，最充分地发挥营养治疗的临床及卫生经济学作用。

（吴寿全 刘 丹 王明桂 贺建清）

第五节 结核病营养治疗总结与展望

在我国，肺结核仍然是一种常见的传染病。全球约有 20 亿人曾受到 MTB 的感染。TB 患者的营养问题也越来越受到重视,前面章节全面介绍了 TB 患者营养代谢、营养状态评价、营养治疗及特殊医学用途配方食品的应用等。TB 患者营养治疗已成为 TB 治疗手段中不可缺少的一个环节,对结核营养不良患者给予合理的营养治疗方式,可改善患者营养状况,从而提高机体免疫力,辅助临床治疗。本节将对结核患者的营养治疗进行总结与展望。

一、结核病营养治疗方式

结核患者入院后应常规进行营养风险筛查与评估,根据患者营养不良状况,遵循营养不良五阶梯原则给予营养干预。首先应给予饮食+营养教育,我们应在对患者充分营养教育的基础上给予饮食指导。参照 ESPEN 指南建议,当前营养干预措施不能满足患者 60%目标能量需求 3~5 天时,应该选择上一阶梯进行营养治疗,依次向上一阶梯选择,分别为口服营养补充(oral nutritional supplement,ONS)、全肠内营养(total enteral nutrition,TEN)、部分肠外营养(partial parenteral nutrition,PPN)、全肠外营养(total parenteral nutrition,TPN)(石汉平等,2015)。

(一)肠内营养

肠内营养指营养物质通过口服或管饲的方式进入胃肠道,被人体消化吸收,提供代谢所需营养素的一种营养治疗方式。主要针对有胃肠功道(完全或部分)、不能正常进食或摄入量不足的患者进行营养补充。确定肠内营养治疗后,需要根据患者胃肠道解剖结构上的连续性、消化吸收功能与有无误吸风险等选择肠内营养实施路径及合适的肠内营养配方。

1. 肠内营养适应证与禁忌证

(1)适应证

对于存在部分或完全胃肠功能的患者,因某些原因不能或不愿经口饮食,或经口饮食能量无法满足机体营养需求时,就应考虑肠内营养治疗。如吞咽或咀嚼困难、意识障碍或昏迷、消化道损伤或手术、高分解代谢或慢性消耗性疾病等首选肠内营养(EN)。

(2)禁忌证

通常情况下首选肠内营养治疗,当存在肠内营养禁忌证时,可考虑给予肠外营养,肠外营养治疗一段时间后可重新评估以决定是否还存在肠内营养禁忌证。肠内营养禁忌证主要包括休克、上消化道出血、肠缺血、肠梗阻、克罗恩病、重度胰腺炎、腹腔间室综合征、无远端喂养通路的高输出瘘及严重呕吐、腹泻及严重腹腔内感染等。

2. 肠内营养途径

根据患者胃肠道解剖结构上的连续性、消化吸收功能及有无误吸风险等选择肠内营养实施路径，主要包括口服、经鼻至胃、十二指肠或空肠置管、胃造口和空肠造瘘等。根据路径不同，肠内营养分为口服营养补充和管饲营养治疗。当结核患者在治疗过程中不能或不愿经口进食或进食量不足以满足机体需求且胃肠功能许可时，应首先考虑采用肠内营养治疗。

3. 肠内营养配方

肠内营养制剂与普通食物相比，营养均衡全面，易于消化吸收，无渣或少渣，适用于乳糖不耐的患者。根据组成成分的不同肠内营养制剂可分为要素型、非要素型和组件型肠内营养制剂，结核患者可在营养师指导下选择合适的肠内营养制剂，详见图 9-1。

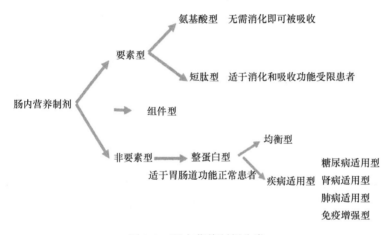

图 9-1 肠内营养制剂分类

（1）均衡型

适用于胃肠道功能正常，无糖尿病或肾功能不全的 TB 患者。

（2）要素型

①短肽型：适用于因胃肠道吸收不良导致腹泻的患者，胃肠功能不正常，患胰腺炎等，短肽可被胃肠道直接吸收。②氨基酸型：无需消化即可被吸收，对消化腺的刺激很小，利于肠道休息。

（3）疾病适用型

①糖尿病适用型：适用于伴有糖尿病或伴有应激性血糖升高的 TB 患者。②肾病适用型：适用于伴有慢性肾功能不全的 TB 患者。③免疫增强型：如添加 n-3 必需脂肪酸、γ-亚麻酸、Gln、Arg 增加免疫力等的配方。④肺病适用型：即低碳

水化合物、高脂肪配方。

（4）组件型

组件型肠内营养制剂亦称为不完全制剂，是仅以一种或一类营养素为主的肠内营养制剂，可用来作为强化补充来适应患者的特殊需求。

4. 肠内营养监测

肠内营养实施时为了防止相关并发症的发生，应进行实时监测以便及时调整营养方案或进行相关处理。主要包括监测胃潴留量、出入液体量、胃肠耐受性、导管位置及患者肝肾功能和电解质水平等。

（二）口服营养补充

鼓励患者进食，少量多餐。ONS 是肠内营养治疗的首选途径，是最安全、经济并符合生理的肠内营养支持方式，适合患者因结核药物反应或者经口饮食不能达到患者的能量目标的情况，应选择相应的特殊医学用途配方食品给予ONS。根据患者具体情况，选择一般或疾病专用型 ONS（如糖尿病、肾病及肿瘤专用型等）。每日通过 ONS 给予能量 400～600kcal，以达到 ONS 的最佳作用（林宁等，2015）。对存在呛咳或误吸风险的患者，可以通过添加增稠剂改变食物性状等方法降低呛咳或误吸风险。

（三）肠外营养

肠外营养是指患者通过静脉途径获得机体所需营养素的一种营养治疗方式。所有营养素均通过静脉途径获得的营养治疗方式称 TPN。结核患者治疗过程中出现食欲不佳，经肠内营养补充仍不能达到机体所需目标的60%超过三天时，严重呕吐、腹泻的结核患者或肠结核患者出现完全肠梗阻时，应采用肠外营养治疗方式。一般肠外营养能量按照 25～30kcal/(kg·d)给予。

1. 肠外营养适应证与禁忌证

（1）适应证

适用于严重胃肠功能障碍不能给予肠内营养的患者，如完全性肠梗阻、肠缺血、高流量的小肠瘘、严重烧伤或重症胰腺炎等。

（2）禁忌证

生命体征或血流动力学不稳定、严重的代谢紊乱或严重的心血管疾病患者不宜给予肠外营养。

（3）肠外营养停用时机

当患者胃肠功能恢复至可用时，应努力尝试过渡到肠内营养。可从低浓度小剂量给予，随着肠内营养耐受性提高，可逐渐减少肠外营养剂量，当肠内营养可提供>60%目标能量需求时，可最终停用肠外营养。

2. 肠外营养途径

肠外营养途径主要包括外周静脉导管、中央静脉导管、经外周静脉置入中央静脉导管（PICC）及植入式静脉输液港。根据肠外营养使用时间、肠外营养液成分、患者的血管条件等选择合适的肠外营养输注途径。外周静脉适合短期应用，营养液渗透压不超过850mOsm；中央静脉适合患者长期使用，营养液渗透压可大于850mOsm。

3. 肠外营养组成

肠外营养液一般由葡萄糖、氨基酸、脂肪乳剂、电解质和维生素等组成。葡萄糖最大输注速率为 5mg/(kg·min)，经周围静脉输注时，浓度一般不超过 10%，提供所需能量的 50%～60%。一般氨基酸供给量为 0.8～1.2g/(kg·d)，如 TB 高消耗阶段时可以给予 1～2g/(kg·d)，无特殊并发症时选用氨基酸种类齐全的平衡型氨基酸。脂肪乳剂输注时应尽可能慢，含脂肪乳剂的全合一肠外营养液输注时间应不低于 16h。输注长链脂肪乳剂时速度应控制在 0.1g/(kg·h)，输注中长链脂肪乳剂时速度应控制在 0.15g/(kg·h)以内。乳糜胸患者可使用中长链脂肪乳剂。肠外营养液中应根据患者个体需要供给电解质与多种维生素。

4. 肠外营养输注方式

肠外营养输注方式主要包括单瓶输注、多瓶串输和全合一输注。全合一输注的肠外营养液中营养成分均匀混合，采用合理的热氮比、糖脂比，有利于各种营养素的利用，有利于减少相关并发症的发生。临床上应首选全合一输注的方式给予肠外营养。

5. 肠外营养监测

肠外营养输注时应严格监测患者液体出入量水平。肠外营养给予的前三天每天监测血清电解质，指标稳定后每周监测一次。密切监测患者血糖，糖尿病患者或糖耐量异常时，应减慢营养液输注速度，适当给予胰岛素。定期监测患者肝肾功能。

综上所述，在 TB 治疗过程中，药物治疗、休息和营养都是 TB 治疗中不可缺少的重要环节。营养治疗的目的是辅助药物治疗，不仅可以减少药物的不良反应，改善营养状态，还可以加速病灶钙化，提高患者免疫力，促进疾病康复。肠内肠外营养实施路径具体见图 9-2。

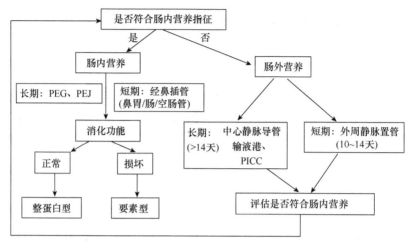

图 9-2　肠内肠外营养实施路径
PEG. 经皮内镜下胃造口术；PEJ. 经皮内镜下空肠造口术

二、结核病营养治疗时机

经过营养风险筛查与评估，确定患者当前营养状况及胃肠功能等，选择合适的营养治疗方式。参照 ESPEN 指南建议，遵循五阶梯疗法，当前营养干预措施不能满足患者 60% 的目标能量需求 3～5 天时，应该选择上一阶梯进行营养治疗，依次向上一阶梯选择。从下到上依次为 ONS、TEN、PPN、TPN。

值得注意的是，当患者存在胃肠功能，即实施 EN，若患者不能经口进食，可通过经鼻插管或胃造瘘、肠造瘘给予 EN。当患者存在 EN 禁忌证或 EN 无法达到目标量 3～5 天时，需要启动 PN（Arends et al.，2017）。对于存在 EN 禁忌证，只能使用 TPN 的患者，如果已经存在严重营养不良或高营养风险（NRS 2002≥5 分或 NUTRIC 评分≥5 分），应尽快开展 TPN；如果存在低营养风险（NRS 2002<3 分或 NUTRIC 评分<5 分），可在 3～7 天给予 TPN（McClave et al.，2016）。对于补充性肠外营养（SPN）尚存在许多争议，有证据显示危重症患者给予早期 SPN 并不能改善预后，因此，对于存在高营养风险患者，当 EN 在 3～5 天无法达到目标量的 60% 时，推荐尽早给予 SPN；而对于低营养风险患者，若 EN 在 7～10 天不能达到目标能量 60% 时再给予 SPN。

三、结核病营养治疗现状与展望

（一）结核病营养治疗现状

国内外针对 TB 患者覆盖范围广泛、内容全面的营养调查研究较少，且对我国 TB 住院患者营养支持治疗的现状缺乏探索。因此 TB 住院患者营养风险及营养不良发病率仍未明确，即使有研究发现半数肺结核住院患者存在不同程度的营养不良（孙斌，2002），复治患者低体重占 94.7%，低蛋白血症有 26.3%，低体重及低蛋白血症为 21.1%（赖春林等，2001）。

此外我国住院患者营养风险筛查与营养评估方法和工具众多，尚无针对结核患者营养风险筛查与评估的金标准，缺乏营养不良诊断标准；且 TB 营养支持应用的时机、方式、配方、用量及配比也缺乏统一规范化的标准。我国专科医院 TB 住院患者营养风险及营养不良发生率仍较高，然而我们对 TB 营养风险及营养不良的意识及重视程度尚且不足，营养支持实施也不够规范，即使是在综合三级甲等医院也很少有专门的临床营养支持小组，营养支持率也较低。有 30% 的营养不良患者和近一半的营养风险患者未接受营养支持治疗（孙海峰等，2018）。

近年来，国内外在临床营养领域完成了许多大型调查研究，在不同疾病营养领域及多个方面进行了深入的探讨，形成了一系列最新的关于疾病营养的循证成果，并发布了一系列疾病营养专家共识指南，对不同疾病领域的临床营养实践提供了建设性的指导建议。因此根据当前指南推荐意见和已经获得的对其他疾病营养的研究证据，结合临床营养师的专业技能和临床经验，考虑患者的具体情况，制定针对患者的最佳的营养治疗措施，给予个体化、特异性营养支持是目前 TB 患者临床治疗的重要措施之一，也是 TB 营养治疗的热点和难点。

（二）结核病营养治疗展望

近年来，我国临床营养取得了长足的发展与进步，营养支持的制剂和方式能满足大部分患者的需求，较好地改善了一般营养不良患者的营养状态，许多患者也因此获益。然而对 TB 患者的营养支持尚未能获得满意的效果，这些患者需要营养支持的迫切性较一般患者明显。从现有的发展趋势加以判断，TB 营养治疗将会边发展边完善，首先应加大国内外针对 TB 患者的多中心、全方位的营养调查研究，全面了解当前结核患者营养状况及主要问题，有助于针对性地给予营养治疗方案；其次根据结核患者营养治疗的指南与专家共识出台可以规范化指导临床营养师的实施与干预方案；最后加大针对结核患者营养问题的特殊医学用途配方食品研发，可以很大程度上解决 TB 患者营养不良的问题。

联合国在指导全球今后 15 年发展的可持续发展目标（sustainable development goals，SDG）中提出了在 2030 年终止 TB 的流行（United Nations，2015），WHO 在 *End TB Strategy* 中提出 2035 年全球 TB 死亡率相比 2015 年降低 95%，发病率降低 90%（Kumar，2014）。同时为了响应"健康中国 2030"战略规划，我们不仅要控制结核感染、预防学校等集体单位的结核传播，更要增强人群健康与营养意识，改变生活方式，从根本上预防结核的感染与发病。此外，随着临床医学与营养学的快速发展，许多病情严重、复杂的 TB 患者将得到更好的治疗，对 TB 营养支持的要求越来越高，难度也越来越大，因此需要我们不断地加大研究力度，加速营养补充剂的推广应用，从而使更多的 TB 患者受益，为人类的健康作贡献。我们期待在消灭结核的战役中，以及在对抗其他慢性消耗性疾病的过程中，营养治疗的作用与规范化应用能够被越来越多的人所认识，期望在未来营养不是支持，更不是辅助，而是不可缺少的治疗手段。

（丁　芹　顾　颖　陈　薇）

参 考 文 献

陈薇, 丁芹, 顾颖, 等. 2020. 上海市 900 例老年住院结核病患者营养状况调查分析. 中国防痨杂志, 42(07): 725-730.

广东省药学会. 2017. 肠内营养临床药学共识(第二版). 今日药学, 27(6): 361-371.

国家卫生和计划生育委员会. 2013. 特殊医学用途配方食品通则. GB 29922—2013. 北京: 中国标准出版社.

汉平, 许红霞, 李苏宜, 等. 2015. 营养不良的五阶梯治疗. 肿瘤代谢与营养电子杂志, (1): 29-33.

赖春林, 程慧群, 钟石楠, 等. 2001. 复治菌阳肺结核病人营养状况调查分析. 实用预防医学, (4): 272.

李熙, 何钟宓, 李曦, 等. 2008. 蛋白质营养不良对初治涂阳肺结核患者抗痨疗效的影响. 临床肺科杂志; (12): 1596-1598.

林宁, 时皎皎, 陈怡, 等. 2015. 口服营养补充的基本问题. 肿瘤代谢与营养电子杂志, 2(1): 5-9.

刘晓露, 邱跃灵, 林炳棋, 等. 2020.口服营养补充对肺结核患者营养状况和临床疗效的影响.安徽医学, 42(4): 446-449.

刘英. 2011. 营养干预在结核病防治中的应用探讨. 中外医学研究, (9): 110-111.

卢春丽, 刘秋玲, 胡秋桂. 2007. 肺结核住院患者的营养状况与肺功能的相关性分析. 临床肺科杂志, (2): 136-137.

马皎洁, 安军, 贺红, 等. 2016. 结核病患者营养状况及营养支持研究进展. 结核病与胸部肿瘤, (11): 995-999.

马皎洁, 安军, 贺红, 等. 2016. 结核病患者营养状况及营养支持研究进展. 中国防痨杂志, 38(11): 995-999.

马皎洁, 雷国华, 李宝月, 等. 2016. 口服营养补充在围手术期脊柱结核患者中的疗效观察. 中国防痨杂志, 38(4): 257-261.

梅丹, 张建中, 翟所迪, 等. 2018. 规范肠外营养液配制. 协和医学杂志, 9(4): 320-331.

石汉平, 许红霞, 李苏宜, 等. 2015 营养不良的五阶梯治疗. 肿瘤代谢与营养电子杂志, 1: 29-33.

孙斌, 肖德强, 鲁力, 等. 2002. 肺结核患者营养状况研究. 广西医学, 24(11): 1727-1729.

孙海峰, 章黎, 万松林, 等. 2018. 肿瘤住院病人营养治疗现状多中心调查报告. 中国实用外科杂志, 38(6): 654-658.

王黎霞, 成诗明, 陈明亭, 等. 2012. 2010 年全国第五次结核病流行病学抽样调查报告. 中国防痨杂志, 34(08): 485-508.

谢雯霓, 李亮. 2020. 结核病营养治疗专家共识. 中华结核和呼吸杂志, 43(1): 17-25.

中国抗癌协会, 中国抗癌协会肿瘤营养与支持治疗专业委员会, 中国抗癌协会癌症康复与姑息治疗专业委员会, 等. 2015.口服营养补充指南.肿瘤代谢与营养电子杂志, 2(4): 33-34.

中华医学会肠外肠内营养学分会. 2017. 成人口服营养补充专家共识, 消化肿瘤杂志, 9(3): 151-155.

中华医学会结核病学分会重症专业委员会. 2020. 结核病营养治疗专家共识. 中华结核和呼吸杂志, 43(1): 17-26.

Arends J, Bachmann P, Baracos V, et al. 2017. ESPEN guidelines on nutrition in cancer patients. Clinical Nutrition, 36(1): 11-48.

Burnett B, Levy R M. 2017. Proposed industry best practices in development and marketing of medical foods for the management of chronic conditions and diseases while awaiting regulation. Food Drug Law J, 72(1): 53-77.

Cangelosi M J, Auerbach H R, Cohen J T. 2011. A clinical and economic evaluation of enteral nutrition. Current Medical Research and Opinion, 27(2): 413-422.

Casaer M P, Mesotten D, Hermans G, et al. 2011. Early versus late parenteral nutrition in critically ill adults. N Engl J Med, 365(6): 506-517.

Cederholm T, Barazzoni R, Austin P, et al. 2017. ESPEN guidelines on definitions and terminology of clinical nutrition. ClinNutr, 36: 49-64.

Chakaya J, Khan M., Ntoumi F, et al. 2021. Global Tuberculosis Report 2020 - Reflections on the Global TB burden, treatment and prevention efforts. Int J Infect Dis, 113 Suppl 1: S7-S12.

Chandrasekaran P, Saravanan N, Bethunaickan R, et al. 2017. Malnutrition: Modulator of Immune Responses in Tuberculosis. Front Immunol, 8: 1316.

Collins P F, Yang I A, Chang Y C, et al. 2019. Nutritional support in chronic obstructive pulmonary disease (COPD): an evidence update. J Thorac Dis, 11(Suppl 17): S2230-S2237.

Dodor E. 2008. Evaluation of nutritional status of new tuberculosis patients at the effia-nkwanta regional hospital. Ghana Med J, 42(1): 22-28.

Dworatzek P D, Arcudi K, Gougeon R, et al. 2013. Nutrition therapy. Can J Diabetes, 37 Suppl 1: S45-55.

Hayashi S, Takeuchi M, Hatsuda K, et al. 2014. The impact of nutrition and glucose intolerance on the development of tuberculosis in Japan. Int J Tuberc Lung Dis, 18(1): 84-88.

Health Canada. Regulatory Roadmap for Health Products and Food. https://www.canada.ca/content/dam/hc-sc/migration/hc-sc/ahc-asc/alt_formats/pdf/activit/mod/roadmap-feuillederoute-eng.pdf [2019-12-24].

Hoyt K J, Sarkar S, White L, et al. 2019. Effect of malnutrition on radiographic findings and mycobacterial burden in pulmonary tuberculosis. PLoS One, 14(3): e0214011.

Kant S, Gupta H, Ahluwalia S. 2015. Significance of nutrition in pulmonary tuberculosis. Crit Rev Food Sci Nutr, 55(7): 955-63.

Khan A, Sterling T R, Reves R, et al. 2006. Lack of weight gain and relapse risk in a large tuberculosis treatment trial. Am J Respir Crit Care Med, 174(3): 344-348.

Kim D K, Kim H J, Kwon S Y, et al. 2008. Nutritional deficit as a negative prognostic factor in patients with miliary tuberculosis. Eur Respir J, 32(4): 1031-1036.

Koethe J R, von Reyn C F. 2016. Protein-calorie malnutrition, macronutrient supplements, and tuberculosis. Int J Tuberc Lung Dis, 20(7): 857-863.

Kumar B. 2014. The end tb strategy: a global rally. Lancet Respiratory Medicine, 2(12): 943.

Lindemann J, David P E, Peterkin J J, et al. 2009. Clinical study of the effects on asthma-related QOL and asthma management of a medical food in adult asthma patients. Curr Med Res Opin, 25(12): 2865-2875.

Mcclave S A, Taylor B E, Martindale R G, et al. 2016. Guidelines for the Provision and Assessment of Nutrition Support Therapy in the Adult Critically Ill Patient: Society of Critical Care Medicine (SCCM) and American Society for Parenteral and Enteral Nutrition (A.S.P.E.N.). J Parenter Enteral Nutr, 40(2): 159-211.

Metcalfe N. 2005. A study of tuberculosis, malnutrition and gender in Sri Lanka. Trans R Soc Trop Med Hyg, 99(2): 115-119

Mupere E, Malone L, Zalwango S, et al. 2012. Lean tissue mass wasting is associated with increased risk of mortality among women with pulmonary tuberculosis in urban Uganda. Ann Epidemiol, 22(7): 466-473.

Nobs S P, Zmora N, Elinav E. 2020. Nutrition Regulates Innate Immunity in Health and Disease. Annu Rev Nutr, 40: 189-219.

North R J, Jung Y J. 2004. Immunity to tuberculosis. Annu Rev Immunol, 22: 599-623.

Peter J V, Moran J L, Phillips-Hughes J. 2005. A metaanalysis of treatment outcomes of early enteral versus early parenteral nutrition in hospitalized patients. Crit Care Med, 33(1): 213-220.

Pironi L, Boeykens K, Bozzetti F, et al. 2020. ESPEN guideline on home parenteral nutrition, Clinical Nutrition, https: //doi.org/10.1016/j.clnu.2020.03.005

Piva S G, Costa M C, Barreto F, et al. 2013. Prevalence of nutritional deficiency in patients with pulmonary tuberculosis. J Bras Pneumol, 39(4): 476-483.

Podewils L J, Holtz T, Riekstina V, et al. 2011. Impact of malnutrition on clinical presentation, clinical course, and mortality in MDR-TB patients. Epidemiol Infect, 139(1): 113-120.

Sabri A, Grant A V, Cosker K, et al. 2014. Association study of genes controlling IL-12-dependent IFN-gamma immunity: STAT4 alleles increase risk of pulmonary tuberculosis in Morocco. J Infect Dis, 210(4): 611-618.

Salahuddin N, Ali F, Hasan Z, et al. 2013. Vitamin D accelerates clinical recovery from tuberculosis: results of the SUCCINCT Study [Supplementary cholecalciferol in recovery from tuberculosis]. A randomized, placebo-controlled, clinical trial of vitamin D supplementation in patients with pulmonary tuberculosis. BMC Infect Dis, 13: 22.

Schutz T, Herbst B, Koller M. 2006. Methodology for the development of the ESPEN Guidelines on Enteral Nutrition. Clin Nutr, 25(2): 203-209.

Simpson F, Doig G S. 2005. Parenteral vs. enteral nutrition in the critically ill patient: a meta-analysis of trials using the intention to treat principle. Intensive Care Med, 31(1): 12-23.

Stippler D, Bode V, Fischer M, et al. 2015. Proposal for a new practicable categorization system for food for special medical purposes - enteral nutritional products. Clin Nutr ESPEN, 10(6): e219-e223.

Surette M E, Stull D, Lindemann J. 2008. The impact of a medical food containing gammalinolenic and eicosapentaenoic acids on asthma management and the quality of life of adult asthma patients. Curr Med Res Opin, 24(2): 559-567.

Trinchieri G. 2003. Interleukin-12 and the regulation of innate resistance and adaptive immunity. Nat Rev Immunol, 3(2): 133-146.

United Nations. 2015. Transforming our world: the 2030 agenda for sustainable development.

Vijayamalini M, Manoharan S. 2004. Lipid peroxidation, vitamins C, E and reduced glutathione levels in patients with pulmonary tuberculosis. Cell Biochem Funct, 22(1): 19-22

WHO. 2013. Guideline: Nutritional Care and Support for Patients with Tuberculosis. WHO Guidelines Approved by the Guidelines Review Committee. Geneva: World Health Organization.

WHO. 2013. Guideline: calcium supplementation in pregnant women.

Wu H X, Xiong X F, Zhu M, et al. 2018. Effects of vitamin D supplementation on the outcomes of patients with pulmonary tuberculosis: a systematic review and meta-analysis. BMC Pulm Med, 18(1): 108.

Zachariah R, Spielmann M P, Harries A D, et al. 2002. Moderate to severe malnutrition in patients with tuberculosis is a risk factor associated with early death. Trans R Soc Trop Med Hyg, 96(3): 291-294.

第十章　结核病患者的营养治疗

第一节　结核病营养治疗概述

结核病（TB）是由结核分枝杆菌引起的一种感染性疾病，可发生在全身多个脏器，如肠结核、肝结核、淋巴结结核、肺结核、结核性胸膜炎等，其中以肺结核最为多见（范琳，2014）。在我国，肺结核仍然是一种常见的传染病。全球约有20亿人曾受到MTB的感染（唐神结等，2016）。TB主要通过呼吸道传染，活动期肺结核患者大声说话、咳嗽或打喷嚏时，以结核分枝杆菌为核心形成飞沫核飘浮于空气中，从而形成感染源；当排出的结核分枝杆菌附着在尘土上，亦会形成带菌尘埃造成感染（梁少碧，2012）。

一、结核病营养不良原因

（一）蛋白质-能量营养不良

TB是一种高消耗性慢性病，机体长期处于不规则低热中，导致消耗增加，分解代谢显著增强，从而造成蛋白质丢失过多。病原菌不断排出毒素物质，使机体的免疫及营养状态受损，导致中毒甚至全身性反应。活动期结核患者，由全身毒血症引起食欲减退、腹痛、腹泻、恶心、呕吐等导致营养素摄入不足，能量及蛋白质摄入严重缺乏，最终导致蛋白质-能量营养不良（毛晓峰，2019）。结核性胸膜炎和结核性腹膜炎患者，胸腔积液及腹水中含有大量丢失的蛋白质，导致蛋白质的需要量进一步增加，若不及时补充，容易导致负氮平衡，从而最终将导致蛋白质-能量营养不良（赵俊，2012）。

（二）营养素比例失衡

1. 碳水化合物摄入不足

结核病患者由于胃肠功能紊乱、食欲减退导致饮食摄入减少，且结核杆菌利用机体蛋白进行自身代谢，毒素不断从病原菌中排出，引起机体反复发生低热、盗汗等消耗性改变，造成机体分解代谢增加。因此，即使在抗结核治疗和饮食充足的情况下，结核病患者也容易出现能量不足和糖代谢障碍。

2. 脂肪代谢障碍

结核患者容易发生脂质代谢障碍，脂肪摄入过多时，容易引起肝脏脂肪浸润，抑制胃液分泌，从而引起患者消化不良和食欲减退，导致其他营养素摄入严重不足。

3. 维生素缺乏

TB 是一种高消耗性的慢性疾病，机体长期处于不规则低热中，导致消耗增加，分解代谢显著增强，各种维生素的丢失量有所增加；在长期低热中，维生素补充不足，容易发生各种维生素缺乏症。

4. 矿物质丢失

结核病灶修复时需要"钙化"的过程。钙是促进病灶钙化的原料，结核患者细胞中的无机盐出现成比例地丢失，导致血清铁降低、低钾等，从而导致机体钙随之丢失，当补充不足时就导致了相应矿物质缺乏症状，如钙不足对结核病灶的钙化不利。

二、结核病营养治疗目的

药物治疗、休息和营养是 TB 治疗中不可缺少的三个重要环节，其中营养治疗占据不可忽视的重要地位。营养治疗的目的是辅助药物治疗，不仅可以减少药物的不良反应，改善营养状态，还可以加速病灶钙化，提高患者免疫力，促进疾病康复（Kant et al.，2015；刘英，2011）。

三、结核病营养治疗原则

TB 是一种慢性、高消耗性疾病，营养治疗应遵循高能量、高蛋白、适量脂肪及丰富的维生素和矿物质的原则。供给充足热量、优质高蛋白并补充含钙的食物，促进病灶钙化。供给丰富的维生素，减少药物的副作用，帮助机体恢复健康，促进钙的吸收。适量补充矿物质和水分，如铁、钾、钠和水分。注意饮食搭配，可以在改善菜肴色、香、味的同时，做到食物多样、荤素搭配，以调整膳食结构、刺激患者食欲、增加摄食量。

（一）能量

能量摄入应稍高于正常人，每日能量摄入 35~50kcal/kg。伴肥胖、心血管疾病者及老年人，能量摄入不宜过多，每日 2000kcal 左右即可。

（二）蛋白质

蛋白质是生命的物质基础，是生命活动的主要承担者，机体所有重要的组织都需要蛋白质的参与。蛋白质约占人体全部质量的18%，主要维持人体正常的生理功能，还参与合成抗体等，如白细胞、T淋巴细胞和干扰素，提高人体免疫力。因此优质的高蛋白饮食有利于增加患者免疫力、促进结核病灶的修复，一般以1.2～2.0g/(kg·d)供给，其中畜、禽、乳、蛋和豆制品等优质蛋白应占50%以上。

（三）碳水化合物

碳水化合物是机体能量的主要来源。碳水化合物摄入不足时，机体转而利用蛋白质或脂肪来供应能量，导致机体糖异生作用增强或脂肪被大量分解产生的酮体增加。因此应鼓励多进食，适当采用加餐的方式增加进食量，伴有糖尿病时，每日碳水化合物应控制在300g以内，且其中应包含粗粮，控制精加工碳水化合物的量（刘英，2011）。

（四）脂肪

每日脂肪供能以占总能量的20%～30%为宜，包含食物中所含的脂肪和烹调油。肺结核患者脾胃虚弱，消化吸收能力低下，宜清淡饮食。肠结核患者摄入脂肪过多会加重腹泻，应控制脂肪的摄入。荤菜可选择脂肪含量较少的瘦肉或鱼禽类；为减少烹调油使用，烹调方法可选用焖、炖、蒸、煮类。建议增加紫苏油、亚麻籽油等富含ω-3脂肪酸的食用油。

（五）矿物质

结核病灶的修复需要大量钙，牛乳中钙含量高且吸收好，是钙的良好来源。结核患者每日可摄取牛奶300～600mL。此外海带、贝类、虾皮、牡蛎等也是钙的良好来源。少量反复出血的结核患者，铁丢失增加，常伴缺铁性贫血，此时机体对铁的需要量也相应增加，膳食中应注意铁的补充，必要时可补充钙片或铁剂。动物肝脏、动物血液、瘦肉类中三价铁含量较高，易于吸收，是膳食铁的良好来源。结核患者常伴慢性肠炎和多汗，应注意钾、钠的补充。

（六）维生素

TB患者应注意补充丰富的维生素，包括维生素A、维生素D、维生素C和B族维生素等；维生素B_6可减轻异烟肼引起的副作用；多吃新鲜蔬菜、水果、鱼、虾、动物内脏及蛋类；鼓励患者进行日光浴或户外活动以增进维生素D的吸收，有利于结核病灶的钙化。

（七）饮食注意事项

结核患者在短程化疗时，饮食可多选有滋阴退虚热功能的鳖、乌龟、黑鱼、鸭蛋、鸭、银耳、甘蔗、菱角、黑木耳、海蜇皮、山药等食物。膳食应少刺激性，少用或不用辛辣食品和调味品，凡辛辣生痰助火的葱、韭菜、洋葱、辣椒、胡椒等食物应不吃或少吃；禁烟和烈性酒，酒精能使血管扩张，加重肺结核患者的气管刺激症状，加重咳嗽和咯血。肺结核患者的饮食还要注意烹调方法，一般可以蒸、煮、焖、炖、烩等为佳，煎、炸、烤等烹调方式应少用。

（八）食谱举例

如表 10-1 所示，以男性，身高 175cm，体重 70kg，轻体力活动为例。

表 10-1　结核患者 2400kcal 食谱举例

餐次	名称		重量（g）	能量（kcal）	蛋白质（g）	脂肪（g）	碳水化合物（g）
早餐	粳米粥		30	14.1	0.33	0.09	2.97
	鸡蛋		60	93.6	7.68	6.66	0.78
	牛奶		200	158	5.4	6	20.6
	香菇菜包			183.2	6.59	0.95	38.84
		小麦粉（标准粉）	50	174.5	5.6	0.75	36.8
		木耳（水发）	10	2.7	0.15	0.02	0.6
		青菜	60	6	0.84	0.18	1.44
	混合油		2	18	0	2	0
早间餐	橙		200	96	1.6	0.4	22.2
午餐	粳米饭（蒸）		150	177	3.9	0.45	39.3
	炒青菜		200	20	2.8	0.6	4.8
	小排冬瓜汤			151	8.75	11.75	2.95
		猪小排	50	139	8.35	11.55	0.35
		冬瓜	100	12	0.4	0.2	2.6
	混合油		12	108	0	12	0
	精盐		2	0	0	0	0
	红烧青鱼			240.15	30.43	6.3	15.49
		青鱼	150	177	30.15	6.3	0
		酱油	5	3.15	0.28	0	0.5
		白砂糖	15	60	0	0	14.99
午间餐	苏打饼干		25	102	2.1	1.92	19.05
	藕粉		25	93.25	0.05	0	23.25
晚餐	粳米饭（蒸）		150	177	3.9	0.45	39.3
	肉丝干丝青椒			215	22.9	11.2	6.2
		猪肉（瘦）	50	71.5	10.15	3.1	0.75

续表

餐次	名称		重量（g）	能量（kcal）	蛋白质（g）	脂肪（g）	碳水化合物（g）
晚餐	肉丝干丝青椒	厚百叶	50	131	12.25	8	2.75
		甜椒	50	12.5	0.5	0.1	2.7
	木耳鸡汤			100.95	16	3.47	1.97
		鸡	75	93	15.64	3.43	0
		木耳（干）	3	7.95	0.36	0.04	1.97
	卷心菜胡萝卜虾皮			38.56	2.46	0.29	7.2
		卷心菜	100	24	1.5	0.2	4.6
		胡萝卜	25	11.5	0.35	0.05	2.55
		虾皮	2	3.06	0.61	0.04	0.05
	混合油		12	108	0	12	0
	精盐		3	0	0	0	0
夜宵	香蕉		150	123	1.65	0.3	31.2

能量 2400.1kcal，蛋白质 123.13g（20.5%），脂肪 77.78g（29.2%），碳水化合物 314.94g（50.3%）

四、结核患者的口服营养补充

口服营养补充（oral nutritional supplement，ONS）属于肠内营养的一种，是最常见的营养治疗方式。ONS 指经口摄入特殊医学用途配方食品（food for special medical purpose，FSMP）作为日常营养补充，加强碳水化合物、蛋白质、脂肪和维生素等的补充以弥补饮食摄入营养素不足的问题。FSMP 指为了满足进食受限、消化吸收障碍、代谢紊乱或特定疾病状态人群对营养素或膳食的特殊需要，专门加工配制而成的配方食品（韩军花，2014）。结核患者营养不良时，可经口摄入自身需要的 FSMP，这种经口补充膳食能量或营养素的营养治疗方式即称为 ONS。ONS 在营养治疗体系中的位置如图 10-1 所示（石汉平等，2016）。

石汉平等（2015）关于营养不良的五阶梯疗法深入人心，营养不良的规范治疗应该遵循五阶梯治疗原则（图 10-2）：首先选择营养教育，参照 ESPEN 指南建议，当前营养疗法不能满足患者 60% 目标能量需求 3～5 天时，应该选择上一阶梯进行营养治疗，然后依次向上一个阶梯选择 ONS、TEN、PPN、TPN。我们应在对患者充分营养教育的基础上给予饮食指导，对营养不良患者给予合理的营养治疗方式，从而改善患者营养状况，提高机体免疫力。

结核患者营养不良严重影响其治疗效果，降低患者的生存质量，甚至导致并发症发生率增加。因此 TB 治疗时，休息、药物治疗与营养是不可或缺的三大部分，其中营养治疗的重要性不容忽视。营养治疗辅助药物治疗，给予高能量、

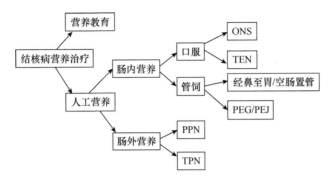

图 10-1　口服营养补充在营养治疗体系中的位置
改自石汉平（2018）

TEN，total enteral nutrition，完全肠内营养；ONS，oral nutritional supplement，口服营养补充；PPN，partial parenteral nutrition，部分肠外营养；TPN，total parenteral nutrition，完全肠外营养；PEG，percutaneous endoscopic gastrostomy，经皮内镜下胃造口术；PEJ，percutaneous endoscopic jejunostomy，经皮内镜下空肠造口术

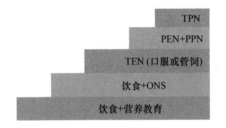

图 10-2　五阶梯营养治疗

TPN，total parenteral nutrition，完全肠外营养；PEN，partial enteral nutrition，部分肠内营养；PPN，partial parenteral nutrition，部分肠外营养；TEN，total enteral nutrition，完全肠内营养；ONS，oral nutritional supplement，口服营养补充

优质高蛋白、丰富维生素和适量矿物质的均衡饮食在一定程度上减少了抗结核药物的不良反应，加速结核病灶的钙化，提高机体免疫力，促进结核疾病转归。

（丁　芹　顾　颖　陈　薇）

第二节　特殊人群结核病患者的营养治疗

一、老年结核病患者的营养治疗

肺结核是一种临床常见疾病，在老年人群中的发病率较高，随着人口老龄化速度的加快，老年 TB 的发病率随之增加，已经成为老年人的一种常见病（陆涛和陈文才，2018）。随着年龄增加，人体的各项身体机能逐步衰退，尤其是在进入到老年期后，呼吸系统功能及结构都会出现明显的衰退，同时老年患者还缺乏一定的防御能力及免疫能力，容易出现多种感染，加剧了肺结核的发生概率（冯地忠等，2018）。老年患者大多存在不同程度的营养不良及免疫功能低下，这也是老年人易患结核或原有病灶恶化的原因。老年结核患者营养不良的原因主要是患者能量需要增加。慢性感染、结核毒性症状、机体消耗增多使患者能量消耗增加；当合并肺气肿时肺顺应性降低，气道阻力增加，呼吸肌收缩效率减低，消耗也随之增加。另外一个原因是患者摄入不足。当结核毒性症状、抗结核药副反应和重度肺气肿时膈肌下降，胃肠容量减少；心衰、缺氧、CO_2 潴留，使胃肠道瘀血水肿；以及进食加重呼吸功能不全患者的呼吸负荷引起厌食等，使老年患者营养摄入不足（王玥等，2019）。

（一）营养治疗原则

高热量、高蛋白、高维生素，适度控制盐的摄入，少食多餐。老年疾病状态的营养治疗应以提供基本营养物质，维持机体内环境稳定为适宜。老年人由于肾功能降低，蛋白质的摄取必须质优量少，以免加重肾脏负担（顾倬云，2004）。营养治疗以维持理想体重为目标，能量给予为理想体重的 25～30kcal/(kg·d)；三大营养素供应：碳水化合物 200～250g/d，占总能量的 50%～60%；脂肪 40～65g/d，占总能量的 20%～30%；蛋白质 1.2～1.5g/(kg·d)，占总能量的 15%～20%。膳食纤维每日不少于 25g 为宜；食盐每日不超过 5g。

1. 供给足够的热量

TB 是一种慢性、高消耗性疾病，经常有低热或高热症状，能量消耗比正常人高，应给予高能量饮食，适当多进食，并做到饮食多样化，粗细粮合理搭配。能量给予为理想体重的 25～30kcal/(kg·d)，以维持理想体重为目标，合理增加餐次，少食多餐。

2. 补充优质蛋白质

结核患者大多消瘦、抵抗力差，病灶修复需要大量蛋白质。因此增加优质蛋白摄入，有助于增加免疫力和纠正贫血。患者必须保证每天摄入足量的富含优质蛋白的食物，如瘦肉、禽类、乳类、蛋类等，应占总蛋白的 1/2～2/3。保证每日摄入鱼虾类 50～75g，畜禽肉类 50～75g，蛋类 50g。禽肉和鱼肉不仅脂肪含量低，而且含较多的多不饱和脂肪酸，因此宜将鱼肉、禽肉作为老年人的首选荤菜类。

3. 补充维生素和矿物质

每天摄入 300～500g 的新鲜蔬菜，其中应有一半以上是深色蔬菜。维生素 C 可以帮助机体的康复，促进铁吸收；维生素 B_1、维生素 B_6 可以减少抗结核药物的不良反应。结核病灶的修复需要大量钙，牛乳中钙含量高且吸收好，每日可摄取牛乳

350～500mL。有咯血症状时，应适当增加铁质的摄入，多吃动物血、肝脏、瘦肉和大枣等，必要时可补充铁剂。患者出现肠炎或多汗时，可适当补充钠、钾。

4. 多食止咳化痰、养阴润肺食物

比如梨、白木耳、杏仁、百合、藕、莲子等。

5. 多吃蔬菜水果和薯类

蔬菜是一类低能量食物，能为人体提供大量微量营养素和有益的植物化学物质，如维生素、矿物质、膳食纤维等，有助于预防或改善一些老年慢性疾病如高血压、冠心病、脑卒中等。薯类更是含丰富的膳食纤维，可以预防便秘。建议老年人每天吃蔬菜 500g，最好深色蔬菜约占一半；水果 200～400g。保证每餐有 1～2 种蔬菜，每天吃 2～3 种水果。

6. 减少烹调用油，吃清淡少盐膳食

烹调油摄入量每日不要超过 25mL，老年结核患者的消化系统、肾脏、心脏等有明显的退行性变化，不宜多吃咸食，烹调用食盐每日应控制在 5g，其中包括酱油、咸菜、味精等高钠食品等。总的说来，饮食应清淡、易消化，以少食多餐为宜。不要偏食，做到食物多样化，荤素搭配。烹调方法一般以蒸、煮、烩、炖为佳，煎、炸、爆炒等法均不宜。特别要注重忌口，禁烟、禁酒，对辛辣之品和生痰助火的茴香、桂皮、八角、胡椒、葱、姜、辣椒、羊肉，以及烟熏和干烧等食品应不吃或少吃。

7. 饮食安排要合理，食物松软易消化

根据平衡膳食的要求，根据个人情况安排一日三餐，进食时间规律，以三餐为主，定时定量进餐，酌情加餐。选择易消化的食物，进食细嚼慢咽，不宜饥一顿饱一顿。不偏食、不暴饮暴食。适当选择健康的零食，可提供一定的能量和营养素。合理的食材选择及烹饪方式有利于老年人的消化吸收。

8. 吃新鲜卫生的食物

老年结核患者免疫功能差，摄入被污染的食物易引起胃肠道的不良反应，因此，要注意购买新鲜卫生的食品，应重营养、重质量，而不应重价格。在烹调过程中，注意保持食物加工环境卫生、个人卫生、餐具及时消毒、生熟分开，避免交叉污染。

9. 坚持日常身体活动

每周至少进行 5 天中等强度身体活动，累计 150 分钟以上；主动身体活动最好每天 6000 步。

（二）食谱举例

如表 10-2 所示，以男性，70 岁，身高 170cm，体重 65kg，轻体力活动为例。

表 10-2　老年结核患者食谱举例

餐次	名称	食材	重量（g）	能量（kcal）	蛋白质（g）	脂肪（g）	碳水化合物（g）
早餐	小米粥		30	13.8	0.42	0.21	2.52
	鸡蛋		60	93.6	7.68	6.66	0.78
	牛奶		200	158	5.4	6	20.6
	香菇菜包			183.2	6.59	0.95	38.84
		小麦粉（标准粉）	50	174.5	5.6	0.75	36.8
		香菇（水发）	10	2.7	0.15	0.02	0.6
		青菜	60	6	0.84	0.18	1.44
		精盐	1	0	0	0	0
早间餐	银耳百合羹			56.5	1.16	0.12	13.54
		银耳（干）	5	13.05	0.5	0.07	3.36
		百合	10	16.6	0.32	0.01	3.88
		莲子（干）	2	7	0.34	0.04	1.34
		冰糖	5	19.85	0	0	4.96
午餐	粳米饭（蒸）		100	118	2.6	0.3	26.2
	清蒸青鱼	青鱼	100	118	20.1	4.2	0
	肉片香干蘑菇			141.9	16.39	6.46	5.2
		猪肉（瘦）	30	42.9	6.09	1.86	0.45
		小香干	50	87	8.95	4.55	2.7
		蘑菇（鲜蘑）	50	12	1.35	0.05	2.05
	炒青菜	青菜	150	15	2.1	0.45	3.6
	紫菜虾皮汤			8.06	1.14	0.06	0.93
		紫菜（干）	2	5	0.53	0.02	0.88
		虾皮	2	3.06	0.61	0.04	0.05
	混合油		8	72	0	7.99	0.01
	精盐		2	0	0	0	0
	白砂糖		5	20	0	0	5
午间餐	酸奶（脱脂）		100	57	3.3	0.4	10
	香蕉		150	123	1.65	0.3	31.2
晚餐	粳米饭（蒸）		50	59	1.3	0.15	13.1
	红薯		50	53	0.7	0.1	12.6
	虾仁土豆			113	9.8	0.72	17.2
		虾仁	75	36	7.8	0.52	0
		土豆	100	77	2	0.2	17.2
	卷心菜胡萝卜			48.5	2.75	0.4	10.95
		卷心菜	150	36	2.25	0.3	6.9
		胡萝卜	50	12.5	0.5	0.1	4.05

续表

餐次	名称	食材	重量（g）	能量（kcal）	蛋白质（g）	脂肪（g）	碳水化合物（g）
晚餐	番茄猪肝汤			57.8	6.7	1.6	4.5
		番茄	100	20	0.9	0.2	4
		猪肝	30	37.8	5.8	1.4	0.5
		混合油	10	90	0	9.99	0.01
		精盐	3	0	0	0	0
		白砂糖	5	20	0	0	5
夜宵	黑芝麻糊粉		25	102	1.72	1.88	20.58

能量 1721.36kcal，蛋白质 91.5g（21.3%），脂肪 48.94g（25.6%），碳水化合物 242.36g（53.1%）

二、青少年结核病患者的营养治疗

第五次全国结核病流行病学调查报告显示，近年来青少年肺结核患病率有逐渐升高的趋势，2010 年报告肺结核患者 99 万余人，其中学生占比明显增加约 5%，且大部分是年龄集中在 15～25 岁的青少年学生（黄玉等，2014）。由于青少年在 TB 确诊患者中占有一定比例，且正处于身心生长发育的重要阶段，生活空间密闭、学习任务繁重、心理压力较大，若不及时发现或治疗不当，将会影响其身心健康，也会影响国家的未来。TB 是一种与营养不良有关的传染性疾病，而营养不良导致的细胞免疫功能低下已成为 TB 发病的一个主要原因。因此为了提高青少年肺结核的防治效果，除了要积极地采用抗结核药物杀死病原菌和消灭传染源，我们还要重视改善青少年的营养状况，提高 TB 的治愈率。

TB 患者具有较高的分解代谢率，能量消耗高于正常成人，且机体分解代谢水平明显高于合成代谢水平，导致蛋白质丢失增加（主要包括肌肉组织耗损引起骨骼肌萎缩和机体负氮平衡），从而引起低蛋白血症、机体免疫功能下降，感染发生率、死亡率增加。此外青少年 TB 的合成代谢障碍较单纯营养不良患者严重。因此，病情越长其营养状况越差。营养不良又可进一步导致患者体内蛋白质水平低下，病灶修复功能下降，形成恶性循环并且严重影响青少年患者的生长发育。因此改善 TB 患者营养状况，给予及时合理的营养补充，增强机体抵抗力以促进临床转归，降低死亡率。青少年 TB 的营养治疗既要保证不同时期的生理需要，同时也要考虑到青少年患者心理因素、食欲和口味的需求，以下以 14～17 岁青少年为例简单介绍一下青少年结核患者的营养治疗策略。

（一）营养治疗目标

提供适合青少年结核患者的均衡膳食，维持或达到理想体重，保证其正常生长发育。增加青少年患者免疫力，减少结核病的各种急、慢性并发症的发生。培养良好的膳食模式，配合合理的运动习惯，提高生活质量。

（二）营养治疗原则

1. 能量

由于青少年体内合成代谢旺盛，脑力、体力活动较多，所需能量应相对高于正常成人，且 TB 期间，机体处于高消耗状态，应供给充足能量，以保证机体正常生长发育的需要。因此能量可按照 40～50kcal/(kg·d)供给。控制添加糖的摄入量，每天不超过 50g，最好控制在 25g 以下。不喝或少喝含糖饮料。

2. 蛋白质

蛋白质供能应占全天总能量的 15%～20%，其中优质蛋白应占 50%以上。优质的高蛋白饮食有利于结核病灶的修复，可按照 1.5～2.0g/(kg·d)供给，畜、禽、乳、蛋和豆制品等属于优质蛋白。

3. 脂肪

每日脂肪供能以 20%～30%为宜，饮食应清淡，肉类可选择瘦肉或鱼禽类，脂肪含量很少；为减少烹调油使用，烹调方法可选用焖、炖、蒸、煮类。反式脂肪酸每天摄入量不超过 2g。

4. 微量元素、维生素

青少年结核患者应注意多补充维生素与矿物质。每日饮食中应含有三种以上新鲜蔬菜，其中一半以上为深绿色、红色、橙色、紫色等深色蔬菜，适量提供菌藻类；每日至少吃一种新鲜水果，以保证维生素的摄入。富含钙的食物主要有奶及奶制品、虾皮、海带、芝麻酱等。富含铁的食物主要有动物肝脏、瘦肉、动物血、深色蔬菜等。当日常食物提供的营养素不能满足青少年结核患者需求时，可使用相关营养素补充制剂如钙制剂、铁制剂等，或营养素强化食物如强化面粉或大米等。具体维生素及矿物质每日推荐摄入量可参考表 10-3。

表 10-3　15～17 岁青少年能量和营养素每日推荐摄入量

能量及营养素（单位）	15～17 岁青少年	
	男	女
能量（kcal）	2350	2050
蛋白质（g）	75	60
脂肪供能比（%E）	20%～30%	
碳水化合物供能比（%E）	50%～65%	
钙（mg）	1000	

续表

能量及营养素（单位）	15～17 岁青少年	
	男	女
铁（mg）	16	18
锌（mg）	11.5	8.5
维生素 A（μg RAE）	820	630
维生素 B_1（mg）	1.6	1.3
维生素 B_2（mg）	1.6	1.3
维生素 C（mg）	100	
膳食纤维（g）	25	

注：数据摘自《中国居民膳食营养素参考摄入量（2013 版）》，%E 是供能比，RAE 是当量

5. 餐次安排

早餐、午餐、晚餐提供的能量和营养素应分别占全天总量的 25%～30%、35%～40%、30%～35%。三餐时间安排以早餐 6：30～8：30、午餐 11：30～13：30、晚餐 17：30～19：30 进行为宜，可进行适当的加餐获得足够的能量和蛋白质补充，以达到或维持理想体重。

6. 食物多样，同类互换

在满足青少年生长发育所需的能量和营养素的基础上，对照食物交换份表进行食物互换，做到食物多样、种类齐全、营养素互补。同类互换如鱼、虾和蟹等可以互换，大豆或大豆制品如黄豆、豆腐、豆腐干、腐竹、豆腐脑等可以互换。不同类互换如蛋类与肉类之间也可以互换。优先选择水产类或禽类；畜肉以精瘦肉为主。每日饮 350～500mL 牛奶或食用相当量的奶制品。

7. 饮食清淡

每日烹调油用量 25～30g；控制食盐摄入，每日食盐不超过 5g，其中包括调味料和其他食物的食盐在内。

（三）合理烹调手段

蔬菜应先洗后切。烹调以蒸、焖、烩为主；尽量减少煎、烤等可能产生有毒有害物质的烹调方式。

（四）食谱举例

如表 10-4 所示，以男性，15 岁，中体力活动，165cm，60kg 为例。

表 10-4　青少年结核患者食谱举例

餐次	名称	食材	重量（g）	能量（kcal）	蛋白质（g）	脂肪(g)	碳水化合物(g)
早餐	鸡蛋		60	93.6	7.68	6.66	0.78
	牛奶		200	158	5.4	6	20.6
	粳米粥		30	14.1	0.33	0.09	2.97
	蛋糕		50	174	4.3	2.55	33.55
早间餐	梨		250	125	1	0.5	33.25
午餐	粳米饭（蒸）		150	177	3.9	0.46	39.3
	芹菜牛肉丝			119	13.7	1.75	14.1
		芹菜	300	66	3.6	0.6	13.5
		牛肉丝	50	53	10.1	1.15	0.6
	肉丝荠菜豆腐汤			64.05	5.6	3.62	3.28
		猪肉（瘦）	10	14.3	2.03	0.62	0.15
		南豆腐	50	42	2.85	2.9	1.95
		荠菜	25	7.75	0.72	0.1	1.18
	卷心菜胡萝卜虾皮			38.56	2.46	0.29	7.2
		卷心菜	100	24	1.5	0.2	4.6
		胡萝卜	25	11.5	0.35	0.05	2.55
		虾皮	2	3.06	0.61	0.04	0.05
	精盐		3	0	0	0	0
	混合油		15	135	0	14.98	0.02
午间餐	酸奶		150	108	3.75	4.05	13.95
	咸面包		50	137.5	4.6	1.96	25.5
晚餐	粳米饭（蒸）		150	177	3.9	0.46	39.3
	青椒炒猪肝			151	20.2	4.9	7.2
		青椒	100	25	1	0.2	5.4
		猪肝	100	126	19.2	4.7	1.8
	黑鱼粉皮汤			116	18.6	1.35	7.5
		黑鱼	100	85	18.5	1.2	0
		粉皮	50	31	0.1	0.15	7.5
	毛菜香菇			43	6.5	0.55	7.8
		鸡毛菜	200	30	5.4	0.4	5.2
		香菇	50	13	1.1	0.15	2.6
	精盐		3	0	0	0	0
	混合油		15	135	0	14.98	0.02
夜宵	香蕉		150	123	1.65	0.3	31.2
	藕粉		25	93.25	0.05	0	23.25

能量 2182.06kcal，蛋白质 103.62g（19%），脂肪 65.45g（27%），碳水化合物 310.77g（54%）

三、儿童结核病患者的营养治疗

幼儿免疫系统相对不成熟，尤其容易受到结核分枝杆菌的伤害。其中营养不良儿童面临的风险更大。每年新发结核病患者中约有 11%为儿童。因为儿童结核病患者的诊治较成人难度更大，如得不到及时诊治，可能会导致患儿出现食欲不振、疲乏无力、性情改变、生长发育迟缓、体重下降和营养不良等（Munthali et al.，2017）。结核病和营养不良是发展中国家儿童发病与死亡的重要原因，营养不良增加了结核病发生的风险，也是结核病的后果，严重营养不良的儿童结核病患者病死率更高（Jaganath and Mupere，2012）。

针对儿童结核病患者，我们给予以下营养建议。

（一）定期监测儿童结核病患者的营养状况

世界卫生组织（以下简称世卫组织）建议，身高、体重及上臂围可作为评估儿童营养状况的指标。5 岁以下儿童，推荐使用身高别体重或身长别体重的 Z 评分；5～19 岁的儿童和青少年，推荐使用性别和年龄别体重指数（body mass index，BMI）的 Z 评分（WHO，2019）（图 10-3～图 10-6）。此外，皮褶厚度也可作为监测儿童结核病患者营养状况的指标。美国一项关于卡介苗的纵向研究发现，皮下脂肪量低（皮褶厚度 0～4mm）的儿童活动性结核发病率更高，是皮褶厚度为 10mm 儿童的 2.2 倍（Comstock and Palmer，1966）。

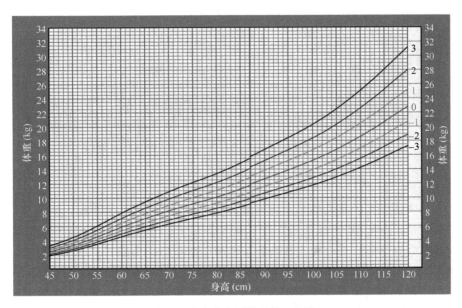

图 10-3　5 岁以下女童身高别体重的 Z 评分（WHO）

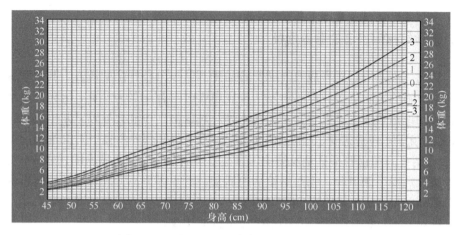

图 10-4　5 岁以下男童身高别体重的 Z 评分

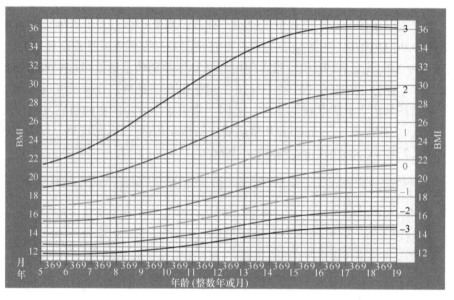

图 10-5　5～19 岁女童和女性青少年年龄别 BMI 的 Z 评分

（二）儿童结核病患者产能营养素的补充

人体所需三大宏量营养素（蛋白质、脂肪和碳水化合物）在体内代谢过程中可产生能量，被称为"产能营养素"，机体消耗量大。它们还是人体必需的营养素，具有重要生理功能，其中碳水化合物和部分脂肪能转化为能量，蛋白质和一些脂肪参与制造人体组织的结构及功能成分（《中国居民膳食指南（2022）》）。

均衡和充足的饮食是维持所有年龄人群身体机能与健康的关键。结核病属慢性消耗性疾病，对体力消耗较大，故应给予高蛋白、高热量及新鲜水果和蔬菜，

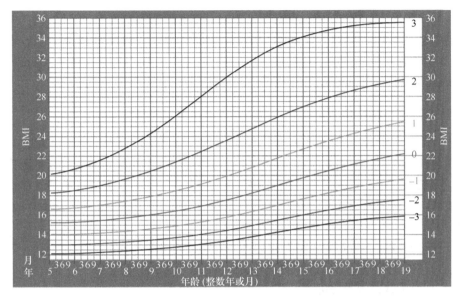

图 10-6　5～19 岁男童和男性青少年年龄别 BMI 的 Z 评分

以帮助患儿及早恢复健康。结核病强化治疗期间，首先应注意合理的营养和休息，保证儿童结核病患者每日膳食种类多样且摄入量充足（WHO，2019），优先考虑增加营养素丰富的食物，特别是选用富含蛋白质和维生素的食物，不建议常规使用膳食补充剂（中华医学会结核病学分会重症专业委员会，2020）。在缺乏强化或补充性食物的情况下，建议儿童结核病患者按每日营养素推荐摄入量进行补充，推荐蛋白质供能占比 15%～30%，脂肪占比 25%～35%，碳水化合物占比 45%～65%（WHO，2019）。

（三）儿童结核病患者微量营养素的补充

微量营养素（维生素和矿物质）尽管在体内消耗量少，但同样也是代谢过程所必需的。

儿童补充维生素 A 可能有助于降低可溶性 CD30 的水平，并向防治结核病很重要的 Th1 型反应转变（United States Agency for International Development，2019）。

有证据表明，维生素 D 缺乏容易造成人体免疫力低下，对结核分枝杆菌的易感性更高。在发展中国家，存在维生素 D 缺乏的儿童患结核病的风险更大（Franca et al.，2017）。不少研究发现，维生素 D 缺乏无论在活动性肺结核还是在潜在肺结核儿童中均十分常见（Williams et al.，2008）。荟萃分析显示，儿童维生素 D 缺乏与活动性肺结核、潜在肺结核之间可能存在关联：维生素 D 缺乏可能会增加患结核病的风险，但补充维生素 D 对防治活动性肺结核和潜在肺结核是否有益尚缺乏证据（Yakoob et al.，2016）。

异烟肼对维生素 B_6 代谢有着不良影响，能够阻断维生素 B_6 的磷酸化并增加尿液中维生素 B_6 的清除（Lathan，1971）。因此对饮食中维生素 B_6 摄入量较低的儿童，建议在接受异烟肼治疗的同时，考虑补充维生素 B_6（United States Agency for International Development，2019）。

（四）儿童活动性结核病合并严重急性营养不良的营养建议

5 岁以下患有活动性结核病合并严重急性营养不良的儿童应按照世卫组织关于严重急性营养不良的治疗建议进行管理：将患有严重急性营养不良的儿童送往医院进行初步治疗，完成初步阶段的治疗后，没有并发症、饮食情况满意且体重增加的患儿可转入门诊（或营养康复中心）进一步治疗（Bahmanpour and WHO，2013）。

针对 5 岁以下的儿童，将严重急性营养不良定义为：

1）身高别体重 Z 评分≤–3 分，或

2）中上臂臂围<115mm，或

3）双下肢水肿。

使用世卫组织儿童生长标准，应注意，肉眼可见的严重消瘦不作为严重急性营养不良的诊断标准。

患有严重急性营养不良的儿童应在整个治疗期间按每日推荐摄入量 5000 国际单位补充维生素 A，其可以作为治疗性食物的组成部分，也可以作为多种微量营养素配方的一部分。研究认为，在严重急性营养不良儿童住院期间，与入院第一日接受单次大剂量维生素 A（1 岁以下儿童为 10 万国际单位；1 岁及以上儿童为 20 万国际单位）补充相比，每日低剂量（5000 国际单位）补充维生素 A 能更有效地降低水肿儿童的死亡率、严重腹泻发生率和呼吸道感染发生率（Bahmanpour and WHO，2013）。

对于已经强化维生素 A 食疗超过推荐维生素 A 摄入量的严重急性营养不良儿童，尤其是伴有水肿或肝功能障碍症状者，不建议额外补充大剂量维生素 A。除非患儿的眼睛有维生素 A 缺乏的迹象，或者最近患过麻疹或腹泻，否则没有明确理由给予单一的高剂量维生素 A 补充剂（Bahmanpour and WHO，2013）。此外，对处于高度过敏状态的患儿，应及时用钙剂脱敏和大量维生素 C 辅助治疗。

目前，关于营养补充对儿童结核病患者风险和结局的影响的证据有限，有待进一步研究。

（五）儿童活动性结核病合并中度营养不良的营养建议

世卫组织建议，患有活动性结核病合并中度营养不良的儿童，在结核病治疗期间如出现持续体重下降或抗结核治疗 2 个月后 BMI 仍未恢复到正常范围内，应进行治疗依从性评价和营养评估，必要时提供营养丰富或强化营养素补充的食品（WHO，2012）。

2012 年，世卫组织发布了一份关于补充食品管理的技术说明：针对 5 岁以下中度急性营养不良儿童的膳食管理应以充分摄入营养丰富的食物为基础。在粮食短缺或某些营养物质无法充分获得的情况下，通常需要特殊医学用途配方食品来补充常规饮食（WHO，2012）。

（六）监测、改善结核病家庭接触儿童的营养状况

考虑到接触范围和接触频率，结核病患儿通常由其家庭中的结核患者直接感染所致。幼儿的免疫系统相对不成熟，当家庭中出现阳性病例时，他们尤其容易受到伤害。而营养不良更是增加了他们由家庭接触者发展成为活动性结核病的风险（Singh et al.，2005）。

在唯一一项对结核病家庭接触者进行的营养干预研究中，仅接受营养建议的家庭接触者患活动性结核病的风险是那些接受维生素、矿物质补充以及营养建议者的 6 倍（Downes，1950）。改善结核病家庭接触者的营养状况，特别是 10 岁以下儿童的营养状况，可能会降低接触者发展为活动性疾病的风险。

（七）治疗小儿肺结核的 8 种饮食法

1）猪肺 1 个，洗净切块，花生米 100g，共入锅内慢炖 1h，去浮沫，加黄酒 2 匙，再炖 1h 后食用。每日 7 次，每次 1 碗。有补虚润肺功效，治肺结核咳嗽带血之症。

2）甲鱼 250g，百合 20g，炖服。服 1 次。有生津养血的功效，治疗肺结核的低热和盗汗之症。

3）蘑菇 30g，猪肉 100g 同炖。既能补肺又能清热。

4）鸡蛋 1～2 个，绿茶 1g，蜂蜜 25g，加水 300mL 煮沸，至蛋熟，每日早餐后服 1 次，连服数月，用于治疗肺结核久咳。

5）银耳 9g，先煮烂，鸭蛋 1 只，后打入。煮熟加入冰糖适量，每日 1 次。能清肺热，治咳嗽、痰少、咽干。

6）白皮大萝卜 1 个，洗净，挖空中心，将蜂蜜 100g 装入，置入碗内，加水蒸熟服用。治肺结核之咽干久咳、痰中带血等。

7）韭菜 100～150g，蛤蜊肉 150～200g，加水适量煮熟，调味服食，用于治肺结核虚弱。

8）枸杞 20g，粳米 100g，加水共煮，粥将熟时加葱、调料，经常食用，用于治肺结核体虚。

（八）小儿结核病吃什么

1. 方一：百合

味甘性微寒，具有滋养强壮、养阴止嗽、清心安神、利大小便、止涕泪等功用。适用于神衰、虚烦失眠、咽痛、咯血，又可润肺止咳定喘。故用百合 30g，瘦猪肉 200g 切块，共煮烂熟，加盐调味食之，可治疗肺结核低热、干咳等。

2. 方二：白木耳

味甘性平，具有清热、润肺、生津、养胃、滋阴、益气活血、补脑强心等功用。适用于肺热咳嗽、肺燥干咳、痰中带血、潮热、咳血等。故用白木耳 6g，水浸泡一夜洗净，加冰糖适量，上笼蒸 1h 即成，早晨空腹服食每日 1 剂，可治肺结核潮热、咳嗽、咳血。

3. 方三：燕窝

味甘性平，微咸，具有补肾、养肺阴、止咳化痰的功用。适用于咳嗽、咳血等，治疗肺阴虚以干咳、盗汗为主要症状的肺结核。用燕窝 6g，银耳 9g，冰糖适量，银耳洗净泡发，与燕窝、冰糖一起放入碗内，放水炖熟服用。或燕窝、西洋参各 3g，放水炖熟服用。

4. 方四：梨

味甘微酸性凉，具生津止渴、止咳化痰、清热降火、养血生肌、润肺去燥、清心、解酒毒等功用，适用于热病烦渴、肺热咳嗽、痰多、大便秘结等，梨生用清六腑之热，熟用滋五脏之阴。治疗肺结核咳嗽、气喘、咯血、盗汗、咽干口渴，用秋梨汁、白果汁、鲜藕汁、甘蔗汁、淮山药汁各 120mL，霜柿饼 120g，捣如膏，生核桃仁泥、蜂蜜各 120g。蜂蜜溶化稀释后，先将柿饼膏、核桃仁泥、淮山药汁加入搅匀，微微加热，溶解后，离火稍凉，趁温（勿过热）将其他 4 种汁加入用力搅匀，置瓷罐内贮存备用。不拘时，每次 1～2 茶匙开水和服，病轻少服，病重多服。

四、孕妇结核病患者的营养治疗

妊娠与分娩可促进结核病进入活动期，增加孕产妇发生妊娠期高血压、肺部感染和营养不良的风险（Kothari et al.，2006）。同时结核病母亲孕育的胎儿发生早产和围产期死亡的风险也增加，妊娠结核是造成母婴死亡的主要原因之一（Heywood et al.，1999）。低出生体重作为婴儿发病率和死亡率的一个预测指标，在结核病妇女所生婴儿中更为常见。孕期结核病的治疗越早开始，对母子的益处越大（Figueroa-Damian and Arredondo-Garcia，2001）。

针对孕妇结核病患者，我们给予以下营养建议。

（一）进行营养风险筛查

对住院患者进行的 NRS 2002 筛查结果显示，具有营养风险的患者通过营养治疗可改善临床结局，包括降低感染性并发症的发生率、提高活动能力、缩短住院时间和降低再住院率等。因此，需对确诊结核病的住院孕妇同样进行营养风险筛查（詹斯·康卓普等，2013）。

（二）营养治疗前进行营养评估

结核病孕妇的营养评估包括膳食调查、体格测量、临床检测及实验室检查4 个方面。低体重指数（body mass index，BMI）是营养健康受损的一个普遍标志，在发展中国家，低 BMI 在结核病中十分普遍。此外，上臂围也是孕妇体格测量的主要指标之一。一旦诊断为营养不良，还需对结核病孕妇进一步进行膳食评估。

（三）提供营养丰富的食物或营养强化食品

怀孕期间适当的体重增加是结核病孕妇应当关注的问题。在巴布亚新几内亚的一项研究中，那些未接受结核病治疗或治疗时间少于 4 周的孕妇，超过 80%在孕期出现体重下降或体重没有实现足够增长。而大多数接受 4 周以上治疗的女性体重出现明显增加（Heywood et al.，1999）。

孕妇应增加能量和蛋白质摄入以保证合理增重及孕期蛋白质增加的需求。患有活动性结核病且中度营养不良的孕妇，应注意摄取营养丰富的食物或强化营养素食品，以实现妊娠中晚期平均每周体重增加至少 300g 的目标（WHO，2019）。

（四）患有活动性结核病的孕妇应补充微量营养素

无论是否存在结核病，母亲在怀孕期间对微量营养素的需求会比怀孕前高出 25%～50%（Haider and Bhutta，2017）。尽管目前还没有针对结核病孕妇服用微量营养素补充剂的相关随机对照试验，但在非艾滋病病毒感染者中，孕期接受多种微量营养素补充能有效降低低出生体重儿、早产儿以及孕妇贫血的比率（Haider and Bhutta，2017）。一项关于多种微量营养素补充的系统性综述指出，在感染艾滋病病毒的孕妇中，与那些孕期只摄入铁和叶酸或不摄入任何微量营养素补充剂的人相比，接受包括铁、叶酸等多种微量营养素补充的孕妇更优生，包括出生时婴儿体重更高，发生早产的概率更低等（Irlam et al.，2010）。针对活动性结核病孕妇，建议补充多种微量营养素，包括铁、叶酸、其他矿物质和维生素。

异烟肼治疗的孕妇可补充维生素 B_6 以预防并发症的发生，建议所有服用异烟肼的怀孕或哺乳妇女每日补充维生素 B_6 25mg。应注意，复合维生素制剂中维生素 B_6 的含量往往低于这一推荐量，因此单独依靠复合维生素制剂不能满足结核病孕妇对维生素 B_6 的需要（WHO，2019）。

研究发现，患有结核病的孕妇发生先兆子痫的风险更高。遵循世界卫生组织的营养规定，在日常钙摄入量偏低的孕妇中，建议将钙补充剂作为产前护理的一部分，以预防孕妇特别是具有高血压风险的孕妇发生先兆子痫。每日补充 1.5～2.0g 钙可有效降低妊娠期高血压、子痫前期和早产的发生风险（WHO，2019）。

世界卫生组织建议，在贫血高发地区，无论孕妇体内铁营养状况如何，都应向患结核病的孕妇提供营养护理和支持，注意在妊娠期间补充叶酸。在结核病和/或艾滋病流行率高的地区，建议孕妇补充多种微量营养素补充剂，而不是仅提供铁和叶酸。但要注意的是，结核孕妇合并中度营养不良时如果正在接受强化补充食品，应考虑到该食品中微量营养素的含量，避免微量营养素的过度补充（WHO，2019）。

（丁　芹　顾　颖　吴慧文　陈　薇）

第三节　结核病合并并发症的营养治疗

一、结核合并糖尿病患者的营养治疗

近年来临床发现糖尿病合并肺结核的发病率明显增加，日益成为医生及患者所重视的问题。营养风险筛查发现大多数糖尿病合并肺结核患者存在营养不良的问题。对糖尿病患者而言，营养不良不仅加重其代谢紊乱，还大大增加了并发症的发生率。对肺结核患者而言，营养不良会影响肺的通气功能，纠正营养不良有利于改善患者的呼吸功能，因此合理饮食、充足营养是结核合并糖尿病患者的一项基本而有效的治疗措施（Hayashi et al.，2014）。

（一）营养治疗原则

糖尿病营养治疗的原则：合理控制总能量及三大营养素供能比，充足的维生素、膳食纤维、无机盐和微量元素等，少量多餐。而前面我们阐述过结核患者的

营养治疗原则是高能量、高蛋白、高维生素。两病在营养治疗原则上既有差异性，也有共通性，因此结核合并糖尿病患者的营养治疗应注意求同存异、合理调控（冉君花等，2008）。结核合并糖尿病患者的营养治疗原则是在合理控制总能量的前提下适当增加，调整蛋白质、脂肪、糖类三大营养素的供能比例，做到营养均衡；既要满足 TB 的营养需要，又要控制理想的血糖水平。其中增加优质蛋白的摄入，需要贯穿结核的整个治疗过程。

1. 适当增加能量摄入

每日能量供给为 30～35kcal/kg，总能量的控制在维持血糖稳定的基础上考虑肺结核能量的高消耗性，总能量应比普通糖尿病患者有所增加。老年患者能量应比规定值减少 10%左右，从而改善患者能量-蛋白质营养不良的状况。

2. 增加蛋白质的供给量

每日蛋白质供给应占总热量的 20%，肺结核患者营养不良时，消耗增加，肌肉蛋白分解代谢增强，容易发生通气功能障碍，导致肺部感染发生率增加，甚至会引起呼吸衰竭。因此肺结核患者应给予优质高蛋白饮食，蛋白质的供应量为 1.5～2.0g/(kg·d)。结核合并糖尿病患者每日供给 1.2～1.5g/kg 的蛋白质，蛋白质供给应在糖尿病患者营养治疗的基础上适当地增加，其中优质蛋白应占 1/2～2/3。合并肾病的糖尿病患者蛋白质的供应量为 0.8～1.0g/(kg·d)，具体应结合患者肾功能指标，并给予麦淀粉饮食代替主食。

3. 控制碳水化合物的量与质

（1）合理安排主食量

由于血糖波动会影响抗结核药物的疗效，因此碳水化合物应控制在总热量的 50%～55%，每天应严格控制碳水化合物在 250g 以内。

（2）选择低血糖指数食物

在选择主食时，选择低血糖指数、未经精制加工的天然食物，如莜麦、燕麦、荞麦、黑米等。粗杂粮与精制米面长期搭配食用有利于血糖、血脂的控制。含膳食纤维丰富的蔬菜和藻类也可以很好地降低血糖指数。

4. 控制脂肪摄入量

脂肪的供给占到总热量的 20%～30%。膳食脂肪特别是饱和脂肪酸摄入过多，不仅会导致血脂水平增高，还会影响胰岛素的代谢，降低胰岛素的敏感性，引起糖耐量降低（Barron et al.，2018）。因此结核合并糖尿病患者脂肪的供给量应与糖尿病营养治疗原则中脂肪的供给量一致，占总热量的 20%～30%。肉类可选择瘦肉或鱼禽类，脂肪含量很少；为减少烹调油使用，烹调方法可选用焖、炖、蒸、煮等。做到荤素搭配适当，不要过于油腻。

5. 维生素与微量元素

微量元素和维生素缺乏会影响胰岛素的合成、分泌及活性，所以糖尿病患者应注意补充充足的微量元素及维生素。钙是促进结核病灶钙化的原料；铁是合成血红蛋白的重要原料；维生素 A 有利于提高机体免疫力；维生素 C 可以促进铁吸收，有于病灶愈合和血红蛋白的合成；铬是构成人体糖耐量因子的组成成分，在人体糖代谢中起启动胰岛素的作用等。因此结核合并糖尿病患者饮食中应注意补充维生素与矿物质等，当表现出缺乏症状时可口服相关制剂补充。

6. 注意补充膳食纤维

膳食纤维不仅能够有效地控制餐后血糖上升幅度，改善糖耐量，还可调节脂类代谢紊乱。膳食纤维有助于降低血脂、缓解便秘、促进肠道健康。蔬菜既是膳食纤维的良好来源，又是维生素、矿物质和其他植物化学物质的良好来源，在提供营养的同时，可以使机体产生饱腹感。因此结核合并糖尿病患者在进餐时，先吃蔬菜，再吃荤菜，最后吃主食，有利于总能量的控制及血糖波动。成年人每日膳食纤维适宜摄入量为 25～30g。

7. 饮食注意

结核合并糖尿病患者血糖不易控制，高糖分水果应少吃。用甜味剂制成的糕点、元宵、月饼等因含脂肪较高，也应少用。微量元素铬是构成人体糖耐量因子的重要组成成分，在人体糖代谢中起启动胰岛素的作用等，因此结核合并糖尿病患者可以注意食用含铬的食物，海产品、肉类、谷物、豆类、黑木耳等含铬较丰富。

无鳞青皮鱼如金枪鱼、鲐鲅鱼、马条鱼、竹荚鱼、青占鱼等组胺含量高，抗结核药物异烟肼是单胺氧化酶抑制剂，若两者同食，组胺氧化不足会导致组胺蓄积，从而引起头痛、头晕、恶心呕吐、皮肤潮红、荨麻疹样皮疹、腹痛腹泻、呼吸困难、高血压危象、脑出血等症状，应避免同时服用。

8. 吃动平衡

合理控制饮食，适当有氧运动和抗阻运动、拉伸运动。

（二）食谱举例

以结核合并糖尿病患者为例，其食谱见表 10-5。

表 10-5　结核合并糖尿病患者食谱举例

餐次	名称	食材	重量（g）	能量（kcal）	蛋白质（g）	脂肪（g）	碳水化合物（g）
早餐	花卷		50	107	3.2	0.5	22.8
	玉米		75	84	3	0.9	17.1
	牛奶		200	158	5.4	6	20.6
	精盐		1	0.11	0	0	0.03
早间餐	鸡蛋		60	93.6	7.68	6.66	0.78
	黄瓜		100	16	0.8	0.2	2.9
午餐	二米饭			352.5	9.05	1.85	76.05
		粳米	50	172.5	3.85	0.3	38.7
		高粱米	50	180	5.2	1.55	37.35
	糟溜鱼片			131.25	20.7	4.28	3.28
		青鱼	100	118	20.1	4.2	0
		木耳	5	13.25	0.6	0.08	3.28
	素炒时蔬			121.15	7.21	2.84	28.14
		鬼芋粉	30	55.8	1.38	0.03	23.64
		小香干	30	52.2	5.37	2.73	1.62
		胡萝卜	15	6.9	0.21	0.03	1.53
		甜椒	25	6.25	0.25	0.05	1.35
	牛肉番茄洋葱汤			83	11.63	1.25	6.8
		牛肉	50	53	10.45	1	0.55
		洋葱	25	10	0.28	0.05	2.25
		番茄	100	20	0.9	0.2	4
	精盐		3	0	0	0	0
	混合油		10	90	0	9.99	0.01
午间餐	苏打饼干		25	102	2.1	1.92	19.05
晚餐	粳米饭（蒸）		50	59	1.3	0.15	13.1
	南瓜		75	17.25	0.52	0.08	3.98
	盐水虾	基围虾	100	101	18.2	1.4	3.9
	炒菠菜	菠菜	100	28	2.6	0.3	4.5
	肉丝荠菜豆腐汤			64.05	5.6	3.62	3.28
		猪肉（瘦）	10	14.3	2.03	0.62	0.15
		南豆腐	50	42	2.85	2.9	1.95
		荠菜	25	7.75	0.72	0.1	1.18
	精盐		2	0	0	0	0
	混合油		10	90	0	9.99	0.01
夜宵	银耳百合羹		22	56.5	1.16	0.12	13.54
		银耳	5	13.05	0.5	0.07	3.36
		百合	10	16.6	0.32	0.01	3.88
		莲子（干）	2	7	0.34	0.04	1.34
		冰糖	5	19.85	0	0	4.96

能量 1754.41kcal，蛋白质 100.15g（22.8%），脂肪 52.05g（26.7%），碳水化合物 239.85g（50.5%）

二、结核合并高尿酸血症患者的营养治疗

在我国，肺结核仍然是一种常见的传染病。短程直接督导治疗（directly observed treatment of short-course，DOTS）治疗是目前最广泛应用的抗结核治疗方法，其中吡嗪酰胺对于在酸性环境中缓慢生长的吞噬细胞内的结核分枝杆菌是目前最佳的杀菌药物，可以预防 TB 复发，是各类 TB 初治、复治的一线抗结核药物（Salehitali et al.，2019；Kibuule et al.，2018）。然而，临床上常用的抗结核药物如吡嗪酰胺、乙胺丁醇等都会引起患者尿酸增加，导致患者出现高尿酸血症，甚至引起痛风发作。这种药物副作用的发生不利于 TB 的治疗，而辅助药物使用过多可能会增加患者的胃肠道反应或其他毒副作用。因此为了减少吡嗪酰胺用药后引起的高尿酸血症，需要患者进行必要的饮食调整及营养补充，减少尿酸生成，促进尿酸排泄（陈薇等，2014）。

（一）营养治疗原则

药物治疗、休息和营养是 TB 治疗不可缺少的三个环节，其中营养治疗占据不可忽视的地位。结核合并高尿酸血症患者应在保持适宜体重的前提下，给予高能量、优质高蛋白、适量脂肪及丰富的维生素和矿物质。补充含钙的食物，促进钙化。避免高嘌呤食物，减少尿酸形成；饮食多选用以素食为主的碱性食物，供给丰富的维生素，减少抗结核药物的副作用的同时促进尿酸排出；保证充足的液体摄入，大量饮水，促进尿酸排泄；避免饮酒及乙醇饮料等。

1. 充足能量

每日能量供给 35～40kcal/kg。TB 是慢性消耗性疾病，能量需要超过正常人，若患者存在消化吸收功能障碍时，应根据患者实际情况循序渐进补充能量，保证能量摄入的基础上提供既营养又易于消化的膳食。

2. 适宜脂肪饮食

每日供给脂肪 0.6～0.8g/kg，一般每日控制在 40～50g。高脂肪容易导致肥胖，还影响尿酸排出。避免食用肥肉、肥禽、猪牛羊油。

3. 足量蛋白质及优质蛋白

结核病合并高尿酸血症患者蛋白质每日按 1.0～1.2g/kg 供给，优质蛋白应占总量的 50%以上。足量蛋白质及优质蛋白给予有助于结核病灶修复和改善贫血等。优质蛋白主要包括鸡鸭等禽类、鱼肉、牛肉、乳类、蛋类及豆制品等。可以将植物蛋白和不含核蛋白的奶类、河鱼、鸡蛋、动物血液等作为主要蛋白质来源。当

用瘦肉、禽肉熬汤时可将其煮沸弃汤后食用。

4. 限制嘌呤摄入

高尿酸血症患者应长期控制含嘌呤高的食物摄入。急性期嘌呤摄入量应限制在 150mg/d 以内，慢性期嘌呤量应限制在 600mg/d 以内。宜选用含嘌呤低的食物；肉类每天不超过 100g，并煮沸弃汤后食用。无论急性期和缓解期，均应避免含嘌呤高的食物，如动物内脏、青皮红鱼、蛤蜊、浓肉汤、鸡汤及鱼汤等。

5. 大量饮水

每日饮水至少 2000mL，伴肾结石者最好达到 3000mL，设法增加尿酸的排出量。

6. 多摄入碱性的植物性食物

碱性食物使尿液 pH 升高，利于尿酸溶解。属于此类食物的有各种水果、蔬菜、薯类等。

7. 避免饮酒及乙醇饮料

啤酒、黄酒本身就含大量嘌呤，可使血尿酸浓度急剧升高。乙醇代谢会导致 UA 排泄减慢，酗酒与饥饿同时存在时，常是痛风急性发作的诱因。

8. 限制果糖摄入

果糖会增加痛风的风险，应减少其摄入量，如蜂蜜、无花果、荔枝、芒果等。

9. 限制草酸摄入

草酸会和尿酸形成竞争性排泄，故应限制高草酸蔬菜摄入，如菠菜、苋菜、空心菜等，若要食用可焯水后食用，可有效减少草酸摄入。

（二）食谱举例

以结核合并高尿酸血症患者为例，其食谱见表 10-6。

表 10-6　结核合并高尿酸血症患者食谱举例

餐次	名称	食材	重量(g)	能量(kcal)	蛋白质(g)	脂肪(g)	碳水化合物(g)
早餐	鸡蛋		60	93.6	7.68	6.66	0.78
	牛奶		200	158	5.4	6	20.6
	粳米粥		50	23.5	0.55	0.15	4.95
	花卷		100	214	6.4	1	45.6
	精盐		1	0	0	0	0
早间餐	梨		250	125	1	0.5	33.25

续表

餐次	名称	食材	重量(g)	能量(kcal)	蛋白质(g)	脂肪(g)	碳水化合物(g)
午餐	粳米饭(蒸)		150	177	3.9	0.45	39.3
	鸡片炒荸荠			194	20.6	5.2	16.7
		鸡胸脯肉	100	133	19.4	5	2.5
		荸荠	100	61	1.2	0.2	14.2
	冬瓜番茄汤			38	1.5	0.5	7.9
		冬瓜	150	18	0.6	0.3	3.9
		番茄	100	20	0.9	0.2	4
	炒青菜	青菜	150	15	2.1	0.45	3.6
	精盐		3	0	0	0	0
	混合油		10	90	0	9.99	0.01
午间餐	牛奶		200	158	5.4	6	20.6
晚餐	粳米饭(蒸)		150	177	3.9	0.45	39.3
	银鱼蒸蛋			208.5	21.4	13.1	1.3
		银鱼	50	52.5	8.6	2	0
		鸡蛋	100	156	12.8	11.1	1.3
	卷心菜胡萝卜			48.5	2.75	0.4	10.95
		卷心菜	150	36	2.25	0.3	6.9
		胡萝卜	50	12.5	0.5	0.1	4.05
	毛菜土豆汤			80.75	2.68	0.25	17.85
		鸡毛菜	25	3.75	0.68	0.05	0.65
		土豆	100	77	2	0.2	17.2
	精盐		2	0	0	0	0
	混合油		5	45	0	5	0
夜宵	藕粉		25	93.25	0.05	0	23.25

能量 1940kcal,蛋白质 85.31g(17.5%),脂肪 56.09g(26%),碳水化合物 285.96g(58.9%)

三、结核合并肝损伤患者的营养治疗

结核与肝损伤之间存在着复杂的联系,首先抗结核药物会引起肝功能受损;其次对于在肝功能不全的基础上合并结核的患者,由于药物清除率下降,生物半衰期延长,增加了抗结核药物的应用难度(王崇,2021)。肝脏是人体最大的代谢器官,参与糖类、蛋白质和脂肪三大营养物质的代谢,维生素的储存和激活,以及解毒和分解代谢废物等。无论是结核病或肝损伤均会导致不同程度的营养不良,对存在营养不良及营养风险的结核病患者予以合理的营养治疗，既能改善其营养状况，也能缩短感染时间、改善疗效、降低复发率（冯志宇等，2018；Kant et al.，2015）。

在治疗结核合并肝损伤时，首先要满足患者的营养需求，兼顾保护肝脏，再根据患者的身高、体重、活动量、饮食史、肝功能情况及应激状况进行调整。对于急性肝衰竭的患者，要确保充足能量摄入和蛋白质最佳合成速率，急性肝衰竭患者多伴发严重低血糖，建议予以葡萄糖 1.5～2.0g/(kg·d)，理想的血糖范围为 150～180mg/dL（Bernal and Wendon，2013；Kappus，2020；Kramer et al.，2012；Plauth et al.，2019）。对于慢性肝病患者来说，非营养不良的代偿性肝硬化患者一般推荐能量摄入在 25～40kcal/(kg·d)，蛋白质摄入量为 1.2g/(kg·d)，伴有营养不良或肌少症的代偿期患者蛋白质摄入量可增至 1.5g/(kg·d)（北京医学会肠外肠内营养学会专业委员会，2017；Plauth et al.，2019）。对于失代偿期肝硬化患者，ESPEN 和 ASPEN 指南建议，每天摄入能量 35～40kcal/(kg·d)，蛋白质摄入量为 1.5g/(kg·d)（Amodio et al.，2013）。失代偿期肝硬化患者合并肝性脑病时，过去的研究建议限制蛋白质摄入，但是 2019 年 ESPEN 指南提出限制蛋白质摄入可能会增加体内蛋白质的分解代谢，建议予以足量蛋白质（Cordoba et al.，2004；Kearns et al.，1992；Kondrup et al.，1997）。晚期肝硬化患者应长期口服支链氨基酸补充剂 0.25g/(kg·d)，以降低死亡率及提高生存质量（Horst et al.，1984；Les et al.，2011；Marchesini et al.，1990，2003；Muto et al.，2005；Ney et al.，2013；Plauth et al.，1993）。

四、结核合并 HIV 患者的营养治疗

艾滋病即获得性免疫缺陷综合征，是人类免疫缺陷病毒（human immunodeficiency virus，HIV）所导致的慢性传染病。HIV 感染合并 TB 是 HIV 与结核分枝杆菌所导致的双重感染。HIV 感染人体后，杀伤 T 淋巴细胞，使单核巨噬细胞功能异常，抗 HIV 和其他病原体感染的能力下降，机会性感染增加，容易并发结核等感染，艾滋病和结核病重叠可相互促进疾病发展（Auld and Staitieh，2020；Lazzari et al.，2018；The Lancet HIV，2018）。10% 的 TB 合并 HIV 感染患者在感染第一年发展成为活动性肺结核，而单独感染结核分枝杆菌的患者终身发展为活动性肺结核的风险仅有 10%（Kaufmann and McMichael，2005）。2019 年全球范围内结核病患者中有 480 万人感染 HIV，相较于 2018 年 430 万人增加了 12%（WHO，2020）。结核患者合并 HIV 时，营养物质消耗增加，常出现蛋白质-能量营养不良，导致内脏蛋白和瘦体重减少，机体免疫力下降，病灶修复功能降低，严重影响疾病治疗和预后（张勇湛等，2017；中华医学会结核病学分会重症专业委员会，2020；

Lazzari et al.，2018；The Lancet HIV，2018）。

结核病患者合并 HIV 与单纯结核病患者相比，合并 HIV 感染患者能量消耗更高（Macallan et al.，1995；Praygod et al.，2012）。与无 HIV 感染人群相比，无脂肪代谢障碍的 HIV 感染者静息能量消耗增加9%，有脂肪代谢障碍的 HIV 感染者静息能量消耗增加15%（中华医学会结核病学分会重症专业委员会，2020）。由于 HIV 感染者常有恶心、呕吐、腹泻、吸收不良等症状，需要在增加能量摄入的同时，适当限制膳食脂肪摄入。结核合并 HIV 患者的蛋白质合成代谢受损程度明显大于单纯结核患者，通过测量发现感染 HIV 的结核病患者上臂肌围偏低，且与死亡率成反比（Gupta et al.，2009；Gustafson et al.，2007；Lazzari et al.，2018；Swaminathan et al.，2008）。对于无症状期患者，建议给予 30～40kcal/kg 能量，其中蛋白质占总能量的 15%～20%（1.2～1.8g/kg），脂肪占总能量的 20%～30%，控制饱和脂肪酸、胆固醇和 n-6 多不饱和脂肪酸的摄入，避免反式脂肪酸摄入。对于 HIV 感染者，建议能量摄入增加到 35～50kcal/kg，蛋白质摄入增加至 20%（1.5～2.0g/kg），脂肪占总能量的 20%～40%，必要时增加中链脂肪酸（中国营养学会"艾滋病病人营养指导"工作组，2019）。对于腹泻患者，可在短期内予以谷氨酰胺，维持肠道黏膜的完整性（张勇湛等，2017；Kelly et al.，1999）。

多项研究显示，HIV 感染者普遍存在缺乏维生素 A、维生素 D 等（Dao et al.，2011；Kim et al.，2012；Shivakoti et al.，2016；Visser et al.，2017），且艾滋病的相关治疗（如基于依非韦伦的抗逆转录治疗）会引起体内维生素 D 水平降低（Allavena et al.，2012），而微量元素缺乏是继发性免疫系统缺陷的常见原因。目前尚无充分证据表明常规补充多种微量元素对成人临床治疗和结局有益处，建议 HIV 感染者依据正常居民推荐摄入量进行微量元素补充（江华，2011；Visser et al.，2017）。

五、结核病合并手术患者的营养治疗

在实行规范化化疗和短程化疗后，大部分结核患者可经内科治疗痊愈，但是由于耐药结核分枝杆菌和非结核分枝杆菌感染的增加，以及不规律的治疗，仍有部分患者需接受外科治疗。据相关资料显示，我国存在约 5%的患者需要接受外科治疗（唐神结和高文，2019）。

在临床上，结核病合并手术的患者除了结核病本身的能量消耗增加，术前和术后的禁食、手术的创伤应激及手术后的并发症，进一步增加了机体分解代谢、自身组织消耗，产生营养不良。营养不良不仅会损害机体组织、器官的生理功能，还会增加手术风险、术后并发症发生率及病死率，从而影响患者的临床结局和生活质量（Fukuda et al.，2015；Ho et al.，2015；Kwag et al.，2014；Sanford et al.，

2014）。研究表明，患者在围手术期接受合理的营养支持，可以降低机体分解代谢，减少瘦体重丢失，有助于患者早期恢复（Zhong et al.，2015）。

ESPEN 指南推荐中、重度营养不良患者接受 7～14 天的术前营养支持，建议必要时推迟手术时间（Weimann et al.，2017）。多项研究表明，对中、重度营养不良患者予以营养支持，可明显减少并发症，降低病死率，缩短住院时间（Zhong et al.，2015）。围手术期及手术后营养支持的指征有：①术前因中、重度营养不良而接受营养支持的患者；②严重营养不良由于各种原因术前未进行营养支持的患者；③严重创伤应激、估计术后不能进食超过 7 天的患者；④术后出现严重并发症需长时间禁食，或存在代谢明显增加的患者（中华医学会肠外肠内营养学分会，2016）。

由于结核病本身会消耗大量能量，故建议结核病合并手术的患者每日摄入能量比普通手术患者多 10%～20%。手术患者尤其是手术创伤大的患者，体内蛋白质分解增多，急性期蛋白质合成、必需氨基酸需求量相应增加，在提供足量能量的前提下，予以 1.5～2.0g/（kg·d）蛋白质，可减少机体瘦组织群丢失，改善疗效（Allingstrup et al.，2012；Dickerson et al.，2012；Magne et al.，2013；Weijs et al.，2012）。

六、结核病合并肿瘤患者的营养治疗

结核病在肿瘤患者中的发病率高于普通人群，研究认为可能与免疫系统受损、化疗及营养不足相关（Libshitz et al.，1997；Sanford et al.，2014）。因此，对于结核病合并肿瘤患者尤其是已经出现恶液质的患者，需要保证充足能量和营养素的摄入。

由于存在放疗、化疗、手术等应激因素，肿瘤患者的实际能量消耗超过健康人，营养治疗的能量应至少满足患者需要量的 70%。ESPEN 指南建议肿瘤患者能量摄入：卧床患者 20～25kcal/（kg·d），活动患者 25～30kcal/（kg·d）（Bozzetti and Forbes，2009）。肿瘤患者蛋白质需要量应该满足机体 100%的需求，高蛋白饮食对肿瘤患者有益，减少肌少症的发病率，提高生活质量。推荐每日摄入蛋白质 1.2～2.0g/kg，肿瘤恶液质患者蛋白质总摄入量（静脉+口服）应达到 1.8～2.0g/（kg·d），支链氨基酸（BCAA）应该达到≥0.6g/（kg·d），必需氨基酸（EAA）应该增加到≥1.2g/（kg·d）。严重营养不良肿瘤患者短期冲击营养治疗阶段，蛋白质摄入量应增加至 2.0g/（kg·d）（中国抗癌协会等，2016；石汉平，2014）。

肿瘤患者尤其是接受放化疗及手术治疗的患者，自身免疫系统受损，更易并发结核病。多项研究发现对肿瘤患者予以免疫营养治疗，可改善肿瘤患者的营养、代谢和免疫状态，抑制炎性反应。ESPEN 指南建议，上消化道肿瘤及头颈部肿瘤患者，围术期应用免疫营养治疗可以减少术后并发症并缩短住院时间（Arends et al.，2017；Weimann et al.，2006）。一般推荐精氨酸、谷氨酰胺、ω-3 不饱和脂肪酸和核苷酸 4 种成分联合使用，单独使用的效果有待证实（Arends et al.，2017；Gustafsson et al.，2012；Kota and Chamberlain，2017；Lassen et al.，2012；Sands et al.，2017）。

七、常见肺外结核的营养治疗

（一）结核性胸膜炎的营养治疗

结核性胸膜炎是我国常见的胸膜疾病，其发生率占胸腔积液的 54.87%以上，病程多为半年至 1 年（杨斌，2012）；治疗不及时、化疗不规范可逐渐导致慢性包裹性积液、结核性脓胸及支气管瘘等并发症的发生，严重影响患者的肺功能及生活质量（范琳和肖和平，2007）。研究发现结核患者大多存在不同程度的营养不良，而患者营养不良又会导致结核感染及相关并发症的发生，因此营养状况与 TB 之间相互影响（Cegielski. et al.，2004）。营养不良严重影响机体免疫功能，同时影响上皮细胞再生，免疫球蛋白减少，致使呼吸系统防御功能下降；另外结核性胸膜炎患者因大量蛋白质渗入胸腔内，MTB 利用机体蛋白质用于自身代谢，因此机体对蛋白质需要量增加；菌体物质引起机体反复发生低热、盗汗、食欲下降等，导致结核性胸膜炎患者缺乏各种营养素，造成患者不同程度的营养不良，从而进一步造成机体内脏蛋白水平下降、免疫蛋白水平降低、淋巴细胞减少，机体的免疫功能进一步损伤，形成恶性循环，因此病程越长，患者的营养状况越差（王志华和高志国，2009）。营养治疗的目的是使细胞获得正常的代谢所需的营养底物，维持其基本功能，改善包括免疫功能在内的各种生理功能，促进患者疾病转归。

1. 营养治疗原则

结核是一种慢性消耗性疾病，导致患者出现营养不良及免疫力低下，所以结核性胸膜炎患者应注意加强营养，注意蛋白质、维生素等营养物质的摄入；需进食高热量、高蛋白、优质蛋白的食物，如肉、蛋、奶等食物，足够的蛋白质摄入可以保证机体正常的能量供应，提高抵抗力。

结核性胸膜炎患者的营养治疗尚未指定标准，可以参考结核患者营养治疗原则，给予高能量、优质高蛋白、适量脂肪及高维生素饮食。消化功能正常时，全天总能量 2500～3000kcal 为宜，或 35～50kcal/(kg·d)。伴肥胖、心血管疾病者及老年人，能量不宜过多，每日 2000kcal 左右即可。应给予优质高蛋白饮食，蛋白质供给量 1.5～2.0g/(kg·d)，其中畜、禽、乳、蛋和豆制品等优质蛋白应占 50%以上；当胸水渗出较多蛋白质时，饮食应注意补充，必要时可给予制剂补充。碳水化合物是能量的主要来源，应鼓励多进食，适当采用加餐的方式增加进食量。粗粮与精细米面搭配，每日吃新鲜的水果、蔬菜。每日脂肪供能以20%~30%为宜，其中包含食物中所含的脂肪和烹调油。肉类优先选择瘦肉或鱼禽类，脂肪含量很少，且优质蛋白含量高。结核性胸膜炎患者应该以清淡饮食为主，烹调方法可选用焖、炖、蒸、煮类。因为结核性胸膜炎患者非常容易导致胸腔积液的情况发生，所以还应该限制盐的摄入量，进食一些低盐的食物。低脂肪、高蛋白的食物能够使身体补充足够的能量，比如多吃肉类、蛋类、黄豆；结核性胸膜炎患者同时应注意维生素、矿物质补充，如膳食中应注意钙、铁、维生素A、维生素D、维生素C和B族维生素的补充，如海带、贝类、紫菜、虾皮、牡蛎等是钙的良好来源；大量咯血时可以多吃动物肝脏、动物血液、瘦肉等，必要时可补充钙片或铁剂；鼓励患者进行日光浴或户外活动以增进维生素D的吸收，有利于结核病灶的钙化。

2. 食谱举例

如表10-7所示，以男性，175cm，70kg，轻体力活动的结核性胸膜炎患者食谱举例。

表 10-7 结核性胸膜炎患者的食谱举例

餐次	名称	食材	重量（g）	能量（kcal）	蛋白质（g）	脂肪（g）	碳水化合物（g）
早餐	鸡蛋		60	93.6	7.68	6.66	0.78
	牛奶		200	158	5.4	6	20.6
	豆沙包			541	14.82	1.6	119.3
		红豆沙	80	192	3.62	0.1	45.7
		小麦粉	100	349	11.2	1.5	73.6
	粳米粥		50	23.5	0.55	0.15	4.95
早间餐	苹果		200	108	0.4	0.4	27
午餐	粳米饭（蒸）		150	177	3.9	0.45	39.3
	盐水虾	基围虾	100	101	18.2	1.4	3.9
	山药鸡汤木耳			194.25	23.3	4.78	15.68
		鸡	100	124	20.8	4.5	0
		山药	100	57	1.9	0.2	12.4
		木耳	5	13.25	0.6	0.08	3.28
	炒菠菜	菠菜	150	42	3.9	0.45	6.75
	精盐		3	0	0	0	0
	混合油		10	90	0	9.99	0.01
午间餐	酸奶		150	108	3.75	4.05	13.95
	香蕉		150	123	1.65	0.3	31.2

续表

餐次	名称	食材	重量（g）	能量（kcal）	蛋白质（g）	脂肪（g）	碳水化合物（g）
晚餐	粳米饭（蒸）		150	177	3.9	0.45	39.3
	红烧鳊鱼			310	36.6	12.6	12.39
		鳊鱼	200	270	36.6	12.6	2.4
		白砂糖	10	40	0	0	9.99
	小肉圆黄芽菜汤			274	12.65	23.3	3.7
		肉糜	75	252	10.95	23.1	0
		黄芽菜	100	22	1.7	0.2	3.7
	炒青菜	青菜	200	20	2.8	0.6	4.8
	精盐		3	0	0	0	0
	混合油		10	90	0	9.99	0.01
夜宵	藕粉		25	93.25	0.05	0	23.25
	蛋糕		50	174	4.3	2.55	33.55

能量 2897.6kcal，蛋白质 143.85g（19.9%），脂肪 85.72g（26.6%），碳水化合物 400.42g（53.5%）

（二）肠结核患者的营养治疗

肠结核是 MTB 侵犯肠道所引起的慢性特异性感染，是较常见的 TB 之一。肠结核患者病情多为慢性进展型，病程长且具有隐匿性，容易被患者忽视，因此往往患者就诊时营养状况已较差甚至出现严重营养不良症状。肠结核患者大多表现为腹痛、腹泻、便秘等不适症状，肠黏膜结构与功能严重受损，消化吸收不佳；住院患者饮食医嘱大都为易消化的流质或半流质饮食，完全肠梗阻患者需要禁食，这导致患者饮食结构单一，能量及其他营养素摄入不足，综合疾病等多重因素的影响更加重了肠结核患者的营养不良状况（吴志嵩等，2019）。因此肠结核患者营养风险增加，营养状况又影响结核的发生、发展及预后，从而形成恶性循环；肠结核患者在抗结核治疗的同时应注意休息与营养，合理有效的营养支持有利于更好地辅助临床治疗，降低并发症发生率，缩短住院时间（朱惠琼等，2019）。肠结核并发完全性肠梗阻的患者应绝对禁食，此时应给予肠外营养进行支持。恢复期患者可给予少渣或无渣的半流质或流质食物，并给予口服营养补充；对非肠梗阻患者但病变累积肠道的患者应给予低纤维膳食，即少渣或无渣膳食。

1. 营养治疗原则

1）能量以维持理想体重为原则，当消化功能不好时可适当降低能量供给，一般以 30kcal/kg 供给，以满足患者的生理需要及疾病消耗。

2）肠结核患者蛋白质给予与前文所述大同，主要是增加蛋白质的供给量，占总能量的 20%，其中优质蛋白应占 1/2～2/3，优质的高蛋白饮食有利于结核病灶恢复。

3）碳水化合物中限制膳食纤维的含量：尽量少用含膳食纤维较多的食物，如粗粮、叶菜类、坚果等，避免刺激肠道蠕动。

4）脂肪含量不宜过多。为防止脂肪泻，脂肪每天不超过 40g，腹泻患者可给予中链脂肪酸代替。

5）少吃或不吃容易引起肠胀气的食物，如豆浆或含糖饮料等，以免加重肠道负担。

6）食物制备应细、软、烂，易于消化，可选用精细米面制作的粥、烂糊面饭等，切碎煮烂的肉糜类及去皮煮软无渣的瓜果类。每次进食数量不宜太多，少食多餐。

7）此类饮食在制作过程中易导致维生素丢失过多，以及患者肠道吸收功能障碍，应注意维生素、矿物质及微量元素的补充，必要时可使用制剂补充。

2. 食谱举例

以肠结核患者为例，其半流质食谱和流质食谱分别见表 10-8 和表 10-9。

表 10-8 肠结核患者半流质食谱

餐次	名称	食材	重量（g）	能量（kcal）	蛋白质（g）	脂肪（g）	碳水化合物（g）
早餐	粳米粥		50	23.5	0.55	0.15	4.95
	鸡蛋		60	93.6	7.68	6.66	0.78
	牛奶		200	158	5.4	6	20.6
	咸面包		50	137.5	4.6	1.95	25.5
	菜汤面			291.5	8.11	0.16	65.28
		鸡毛菜	30	4.5	0.81	0.06	0.78
		面条	100	287	7.3	0.1	64.5
午餐	虾仁土豆			113	9.8	0.72	17.2
		虾仁	75	36	7.8	0.52	0
		土豆	100	77	2	0.2	17.2
	混合油		7	63	0	6.99	0.01
	精盐		3	0	0	0	0
午间餐	营养液	FSMP（均衡型）	45	194	8	6	26
	猪肝菜粥			243	14.8	2.75	40.9
		猪肝	50	63	9.6	2.35	0.9
		鸡毛菜	50	7.5	1.35	0.1	1.3
		粳米	50	172.5	3.85	0.3	38.7
晚餐	清蒸青鱼	青鱼	150	177	30.15	6.3	0
	炒冬瓜	冬瓜	250	30	1	0.5	6.5
	混合油		8	72	0	7.99	0.01
	精盐		3	0	0	0	0
夜宵	苹果		200	108	0.4	0.4	27

能量 1704kcal，蛋白质 90.49g（21.2%），脂肪 46.57g（24.6%），碳水化合物 234.73g（55.1%）

表 10-9　肠结核患者的流质食谱

饮食时间	名称	食材	重量（g）	能量（kcal）	蛋白质（g）	脂肪（g）	碳水化合物（g）
6:00	甜米汤			54.5	0.77	0.06	12.74
		粳米	10	34.5	0.77	0.06	7.74
		白砂糖	5	20	0	0	5
8:30	营养液	FSMP（均衡型）	45	194	8	6	26
		米粉	17	81	1.3	0.7	14
11:00	蒸蛋			173.96	12.8	13.09	1.3
		鸡蛋	100	156	12.8	11.1	1.3
		芝麻油	2	17.96	0	1.99	0
		精盐	2	0	0	0	0
13:30	营养液	FSMP（均衡型）	45	194	8	6	26
		米粉	17	81	1.3	0.7	14
16:00	鸡茸汤			73.14	9.7	2.5	2.89
		鸡胸脯肉	50	66.5	9.7	2.5	1.25
		精盐	2	0	0	0	0
		淀粉	2	6.64	0	0	1.64
18:30	营养液	FSMP（均衡型）	45	194	8	6	26
		米粉	17	81	1.3	0.7	14
21:00	藕粉		25	93.25	0.05	0	23.25

能量 1213kcal，蛋白质 51.22g（17%），脂肪 35.75g（30%），碳水化合物 160.2g（53%）

（丁　芹　顾　颖　陈　薇　徐柳青　凌轶群）

参 考 文 献

北京协和医院. 2012. 营养科诊疗常规. 2 版. 北京：人民卫生出版社.

北京医学会肠外肠内营养学会专业委员会. 2017. 慢性肝病患者肠外肠内营养支持与膳食干预专家共识. 中华临床营养杂志, 25(1): 1-11.

曹仕鹏, 傅满姣. 2014. 初治肺结核合并蛋白质营养不良 100 例临床分析. 临床肺科杂志, 19(1): 103-104.

陈趁英. 2017. 营养治疗在 2 型糖尿病并发肺结核治疗中对免疫功能的影响. 首都食品与医药, 24(24): 56.

陈薇, 顾颖, 戚之燕, 等. 2014. 饮食干预对继发型结核患者抗结核治疗后高尿酸血症的影响. 海军医学杂志, 35(3): 223-224.

陈蔚, 李亚琴, 罗卉. 2018. 住院结核病患者营养不良现状调查分析. 临床医学研究与实践, 3(18): 110-111.

成诗明, 刘二勇, 杜昕. 2004. 老年结核病患者对中国结核病控制的影响. 中华流行病学杂志, (8): 16-18.

杜敬华, 刘建春, 王晓军, 等. 2015. 唐山市老年结核病耐药现状及相关因素探析. 山西医药杂志, 44(4): 384-387.

范琳, 肖和平. 2007. 结核性胸膜炎的临床诊断评估. 中国防痨杂志, (4): 330-333.

范琳. 2014. 结核病的个体化治疗. 中华结核和呼吸杂志, 37(10): 738-741.

冯地忠, 何伏华, 陈寿东. 2018. 老年结核病患者临床特征分析. 预防医学, 30(12): 1255-1257.

冯经华, 尹风鸣, 严振球. 2007. 营养不良对抗结核药物肝损害的影响. 临床军医杂志, (2): 239-241.

冯治宇, 谭守勇, 章志俊, 等. 2018. 营养支持对伴营养不良的肺结核并肺部感染者的疗效观察. 临床肺科杂志, 23(7): 1169-1171.

付毅, 李媛旻, 李淑霞. 2016. 中西医结合治疗初治肺结核合并营养不良疗效评价. 四川中医, 34(1): 127-129.

顾景范, 杜寿玢, 郭长江. 2009. 现代临床营养学. 2版. 北京: 科学出版社.

顾倬云. 2004. 老年病人的临床营养治疗. 临床外科杂志, (5): 262-263.

韩军花. 2014. 《特殊医学用途配方食品通则》(GB29922—2013)解读. 中华预防医学杂志, 48(8): 659-662.

郝海波. 2018. 保肝药及营养状况对抗结核药物性肝损伤影响调查分析. 青岛: 青岛大学硕士学位论文.

黄戈, 余庭山, 温剑锋, 等. 2012. 营养支持治疗在老年性肺结核抗结核强化期应用的临床研究. 岭南急诊医学杂志, 17(1): 51-53.

黄建生, 梅建, 夏珍, 等. 2003. 上海市老年结核病的流行病学特征与防治对策探讨. 老年医学与保健, (1): 20-23.

黄玉, 钟节鸣, 邱晓, 等. 2014. 浙江省2005-2012年学生结核病发病趋势及特征分析. 中华疾病控制杂志, 18(1): 36-39.

江华. 2011. 艾滋病医学营养治疗. 中国实用内科学杂志, 31(3): 184-187.

姜文轩. 2009. 结核病患者对膳食营养需求调查分析. 吉林医学, 30(8): 709.

李承坤. 2012. 结核病患者与健康人群营养状况及食物多样化水平对比分析. 青岛: 青岛大学硕士学位论文.

李栋梁. 2016. 住院肺结核患者营养风险状况和临床结局的关系. 郑州: 郑州大学硕士学位论文.

李海平. 2014. 老年结核病的临床特点及防治分析. 中国医药科学, 4(17): 150-152.

李亮, 唐俊舫, 端木宏谨, 等. 2006. 我国老年结核病流行现状分析. 中华医学杂志, (37): 2646-2648.

李润娜, 赵滢. 2017. 结核住院患者营养风险筛查及营养支持状况的调查. 中国医药指南, 15(7): 63-64.

梁莉, 肖和平, 赵万财. 2001. 结核病患者的营养状况分析. 贵阳: 中国防痨协会全国学术会议: 2.

梁少碧. 2012. 不典型肺结核40例误诊分析. 临床合理用药杂志, 5(21): 87-88.

林青. 2009. 我国结核病营养治疗现状. 中国医学工程, 17(12): 75-76.

刘修武. 2018. 营养不良对复治结核病患者治疗效果的影响. 临床医药文献电子杂志, 5(72): 62.

刘英. 2011. 营养干预在结核病防治中的应用探讨. 中外医学研究, 9(30): 110-111.

陆涛, 陈文才. 2018. 2012—2016年南宁市老年结核病流行特征与防治策略. 职业与健康, 34(3): 352-355.

陆涛. 2019. 老年结核病流行病学研究现状. 职业与健康, 35(12): 1725-1728.

吕菁, 隋向前, 徐颖, 等. 2008. 585例成年住院结核病人营养状态调查. 中国防痨杂志, (4): 325-328.

马艳, 高微微. 2018. 老年结核病防治现状与展望. 结核病与肺部健康杂志, 7(3): 161-166.

毛晓峰. 2019. 联合营养管理在结核监护室患者管理中的应用. 中医药管理杂志, 27(8): 131-132.

秦楠, 成君, 王伟炳. 2018. 老年结核病发病危险因素及主动筛查策略的效果研究进展. 结核病与肺部健康杂志, 7(3): 208-212.

冉君花, 许颖玲, 曾昭辉, 等. 2008. 糖尿病肺结核两病共存患者的营养治疗. 现代预防医学, (20): 3949-3950.

石汉平, 曹伟新, 江志伟, 等. 2016. 口服营养补充的临床应用. 肿瘤代谢与营养电子杂志, (4): 229-233.

石汉平, 许红霞, 李苏宜, 等. 2015. 营养不良的五阶梯治疗. 肿瘤代谢与营养电子杂志, 2(1): 29-33.

石汉平. 2014. 肿瘤恶液质患者的蛋白质应用. 肿瘤代谢与营养电子杂志, 1(1): 1-5.

石汉平. 2018. 口服营养补充. 北京: 人民卫生出版社.

时正雨, 陈蕾, 李秀, 等. 2019. 老年结核病人 MTB 耐药状况分析. 临床肺科杂志, 24(2): 217-221.

史信. 2016.《中国居民膳食指南(2016)》发布. 中国妇幼健康研究, 2016(5): 1.

孙留安, 马亚杰, 王铭, 等. 2015. 结核性脓胸围手术期营养支持的临床对照试验. 中国实用医药, 10(28): 165-166.

谭守勇, 林兆原, 关玉华, 等. 2006. 蛋白质营养不良对抗结核药物肝损害的影响. 中国防痨杂志, (2): 83-86.

谭守勇, 谢灿茂. 2004. 营养不良与结核病的发病和治疗. 中国防痨杂志, (2): 49-52.

汤荣林. 2014. 老年结核病患者抗结核治疗效果的分析. 中国卫生产业, 11(2): 139-141.

唐神结, 高文. 2019. 临床结核病学. 北京: 人民卫生出版社.

唐神结, 李亮, 高谦, 等. 2016. 2015 年结核病流行及防治进展概述. 结核病与肺部健康杂志, 5(2): 156-164.

唐细良. 2017. 增强营养——肺结核病人的膳食原则. 老年人, (1): 58.

王成, 杨远致. 2010. 糖尿病合并肺结核的营养治疗. 中国民康医学, 22(14): 1878.

王崇. 2021. 恩替卡韦治疗乙型肝炎病毒携带者合并肺结核的临床疗效分析. 中国实用医药, 16(6): 109-110.

王陇德, 马冠生. 2015. 营养与疾病预防: 医护人员读本. 北京: 人民卫生出版社.

王与淑, 李志娥, 付子平. 2005. 营养支持辅助治疗结核性胸腔积液的临床观察. 中国临床营养杂志, (5): 301-303.

王玉萍, 倪小元. 2014. 老年肺结核患者营养风险与营养不足分析. 浙江预防医学, 26(1): 59-60.

王玥, 常玉雪, 陈阳贵, 等. 2019. 乌鲁木齐市老年人营养状况对结核发病的影响研究. 现代预防医学, 46(1): 159-161.

王志华, 高志国. 2009. 临床营养支持治疗在结核性胸腔积液中的应用. 中国防痨杂志, 31(1): 47-48.

王仲元. 2009. 老年结核病治疗特点与对策. 中华保健医学杂志, 11(5): 334-335.

魏兴随. 2019. 抗结核药物加肠内营养治疗重症结核性肠梗阻患者的临床效果分析. 首都食品与医药, 26(10): 44.

吴晓光, 马丽萍, 高孟秋, 等. 2013. 重度营养不良肺结核患者营养支持及疗效评价的临床观察. 中国临床医生, 41(3): 29-31.

吴志嵩, 茅惠娟, 马南兰. 2019. 肺结核合并肠结核患者营养风险筛查及治疗前后营养状况评价. 临床肺科杂志, 24(1): 126-129.

夏照华, 谢雯霓, 邓国防, 等. 2015. 深圳结核病住院患者营养风险筛查及其对临床结局和生活质量的评估. 实用医学杂志, 31(6): 1003-1006.

谢金霞, 马贵燕. 2010. 营养干预与肺结核疗程相关分析. 慢性病学杂志, 12(9): 1003.

徐志强, 江桂忠, 苏新烽. 2016. 结核感染对慢性阻塞性肺疾病患者肺部感染及营养指标的影响评价. 广州医药, 47(5): 75-77.

闫学民, 许秀辉, 孙丽, 等. 2013. 住院肺结核患者营养状况调查分析. 临床肺科杂志, 18(1): 159-160.

杨斌. 2012. 结核性胸膜炎治疗新进展. 中国医药导报, 9(3): 8-10.

杨月欣, 葛可佑. 2019. 中国营养科学全书. 2 版. 北京: 人民卫生出版社.

杨月欣, 王光亚, 潘兴昌. 2009. 中国食物成分表(第一册). 北京: 北京大学医学出版社.

姚莹. 2013. 肺结核合并糖尿病患者临床特征及营养状况调查分析. 青岛: 青岛大学硕士学位论文.

詹斯·康卓普, 雷米·梅耶, 顾良军, 等. 2013. 营养风险筛查 2002 改善临床结局. 中华临床营养杂志, 21(3): 133-139.

张勇湛, 闫忠芳, 马萍, 等. 2017. 营养治疗对艾滋病患者的营养状况影响的研究. 重庆医学, 46(34): 4787-4789, 4793.

赵爱斌, 康玮霞, 赵玉霞, 等. 2015. 重症结核性肠梗阻 "滴定式营养序贯" 治疗策略临床观察. 中国药物与临床, 15(4): 528-530.

赵爱斌. 2015. 抗结核药物加肠内营养治疗重症结核性肠梗阻病人. 肠外与肠内营养, 22(4): 193-195.

赵俊. 2012. 结核病的营养影响因素及治疗中的营养支持. 中国保健营养, 22(12): 1863.

中国抗癌协会, 中国抗癌协会肿瘤营养与支持治疗专业委员会, 中国抗癌协会肿瘤康复与姑息治疗专业委员会, 等. 2016. 肿瘤营养治疗通则. 肿瘤代谢与营养电子杂志, 3(1): 28-33.

中国营养学会. 2017. 中国居民平衡膳食宝塔(2016). 北京: 人民卫生出版社.

中国营养学会. 2022. 中国居民膳食指南(2022). 北京: 人民卫生出版社.

中国营养学会 "艾滋病病人营养指导" 工作组. 2019. 艾滋病病人营养指导专家共识. 营养学报, 41(3): 209-215.

中华医学会肠外肠内营养学分会. 2016. 成人围手术期营养支持指南. 中华外科杂志, 54(9): 641-657.

中华医学会结核病学分会重症专业委员会. 2020. 结核病营养治疗专家共识. 中华结核和呼吸杂志, 43(1): 17-26.

朱惠琼, 黄红丽, 万荣, 等. 2019. 119 例肺结核合并肠结核患者营养干预的疗效分析. 大理大学学报, 4(4): 48-51.

朱惠琼, 王双锦, 沈凌筠. 2018. 203 例肠结核患者营养状况的调查. 昆明医科大学学报, 39(9): 69-72.

Cegielski J P, Mcmurray D N, 张宗德. 2004. 营养不良与结核病的关系: 人类学和实验动物研究证据. 结核与肺部疾病杂志, (3): 87-97.

Allavena C, Delpierre C, Cuzin L, et al. 2012. High frequency of vitamin D deficiency in HIV-infected patients: effects of HIV-related factors and antiretroviral drugs. J Antimicrob Chemother, 67(9): 2222-2230.

Allingstrup M J, Esmailzadeh N, Wilkens Knudsen A, et al. 2012. Provision of protein and energy in relation to measured requirements in intensive care patients. Clin Nutr, 31(4): 462-468.

Amodio P, Bemeur C, Butterworth R, et al. 2013. The nutritional management of hepatic encephalo-pathy in patients with cirrhosis: International Society for Hepatic Encephalopathy and Nitrogen Metabolism Consensus. Hepatology, 58(1): 325-336.

Arends J, Bachmann P, Baracos V, et al. 2017. ESPEN guidelines on nutrition in cancer patients. Clin Nutr, 36(1): 11-48.

Auld S C, Staitieh B S. 2020. HIV and the tuberculosis "set point": how HIV impairs alveolar macro-phage responses to tuberculosis and sets the stage for progressive disease. Retrovirology, 17(1): 32.

Bahmanpour S, WHO. 2013. Guideline: updates on the management of severe acute malnutrition in infants and children. Journal of Biological Chemistry, 286(2): 1125-1133.

Barron M M, Shaw K M, Bullard K M, et al. 2018. Diabetes is associated with increased prevalence of latent tuberculosis infection: findings from the National Health and Nutrition Examination Survey, 2011-2012. Diabetes Res Clin Pract, 139: 366-379.

Bernal W, Wendon J. 2013. Acute liver failure. N Engl J Med, 369(26): 2525-2534.

Bozzetti F, Forbes A. 2009. The ESPEN clinical practice Guidelines on Parenteral Nutrition: present status and perspectives for future research. Clin Nutr, 28(4): 359-364.

Comstock G W, Palmer C E. 1966. Long-term results of BCG vaccination in the southern United States. Am Rev Respir Dis, 93(2): 171-183.

Cordoba J, Lopez-Hellin J, Planas M, et al. 2004. Normal protein diet for episodic hepatic encephalo-pathy: results of a randomized study. J Hepatol, 41(1): 38-43.

Dao C N, Patel P, Overton E T, et al. 2011. Low vitamin D among HIV-infected adults: prevalence of and risk factors for low vitamin D Levels in a cohort of HIV-infected adults and comparison to prevalence among adults in the US general population. Clin Infect Dis, 52(3): 396-405.

Dickerson R N, Pitts S L, Maish G O, et al. 2012. A reappraisal of nitrogen requirements for patients with critical illness and trauma. J Trauma Acute Care Surg, 73(3): 549-557.

Downes J. 1950. An experiment in the control of tuberculosis among Negroes. Milbank Mem Fund Q, 28(2): 127-159.

Dye C, Bourdin T B, Lonnroth K, et al. 2011. Nutrition, diabetes and tuberculosis in the epidemiolo-gical transition. PLoS One, 6(6): e21161.

Figueroa-Damian R, Arredondo-Garcia J L. 2001. Neonatal outcome of children born to women with tuberculosis. Arch Med Res, 32(1): 66-69.

Franca G P H, Ferreira D, Olenski S, et al. 2017. Vitamin D and infectious diseases: simple bystander or contributing factor? Nutrients, 9: E651.

Fukuda Y, Yamamoto K, Hirao M, et al. 2015. Prevalence of malnutrition among gastric cancer patients undergoing gastrectomy and optimal preoperative nutritional support for preventing surgical site infections. Ann Surg Oncol, 22 Suppl 3: S778-S785.

Gupta K B, Gupta R, Atreja A, et al. 2009. Tuberculosis and nutrition. Lung India, 26(1): 9-16.

Gustafson P, Gomes V F, Vieira C S, et al. 2007. Clinical predictors for death in HIV-positive and HIV-negative tuberculosis patients in Guinea-Bissau. Infection, 35(2): 69-80.

Gustafsson U O, Scott M J, Schwenk W, et al. 2012. Guidelines for perioperative care in elective colonic surgery: Enhanced Recovery After Surgery (ERAS®) Society recommendations. Clin Nutr, 31(6): 783-800.

Haider B A, Bhutta Z A. 2006. Multiple-micronutrient supplementation for women dunng pregnancy. Cochrane Database Syst Rev, (4): CD004905.

Hayashi S, Takeuchi M, Hatsuda K, et al. 2014. The impact of nutrition and glucose intolerance on the development of tuberculosis in Japan. Int J Tuberc Lung Dis, 18(1): 84-88.

Heywood S, Amoa B M, Mola G L, et al. 1999. A survey of pregnant women with tuberculosis at the Port Moresby General Hospital. P N G Med J, 42(3-4): 63-70.

Ho J W, Wu A H, Lee M W, et al. 2015. Malnutrition risk predicts surgical outcomes in patients undergoing gastrointestinal operations: results of a prospective study. Clin Nutr, 34(4): 679-684.

Horst D, Grace N D, Conn H O, et al. 1984. Comparison of dietary protein with an oral, branched chain-enriched amino acid supplement in chronic portal-systemic encephalopathy: a randomized controlled trial. Hepatology, 4(2): 279-287.

Irlam J H, Visser M M E, Rollins N N, et al. 2010. Micronutrient supplementation in children and adults with HIV infection. Cochrane Database Syst Rev, (12): CD003650.

Jaganath D, Mupere E. 2012. Childhood tuberculosis and malnutrition. J Infect Dis, 206(12): 1809-1815.

Jung J W, Choi J C, Shin J W, et al. 2015. Pulmonary impairment in tuberculosis survivors: the korean national health and nutrition examination survey 2008-2012. PLoS One, 10(10): e141230.

Kant S, Gupta H, Ahluwalia S. 2015. Significance of nutrition in pulmonary tuberculosis. Crit Rev Food Sci Nutr, 55(7): 955-963.

Kappus M R. 2020. Acute hepatic failure and nutrition. Nutr Clin Pract, 35(1): 30-35.

Kaufmann S H, McMichael A J. 2005. Annulling a dangerous liaison: vaccination strategies against AIDS and tuberculosis. Nat Med, 11(4 Suppl): S33-S44.

Kearns P J, Young H, Garcia G, et al. 1992. Accelerated improvement of alcoholic liver disease with enteral nutrition. Gastroenterology, 102(1): 200-205.

Kelly P, Musonda R, Kafwembe E, et al. 1999. Micronutrient supplementation in the AIDS diarrhoea-wasting syndrome in Zambia: a randomized controlled trial. AIDS, 13(4): 495-500.

Kibuule D, Verbeeck R K, Nunurai R, et al. 2018. Predictors of tuberculosis treatment success under the DOTS program in Namibia. Expert Rev Respir Med, 12(11): 979-987.

Kim J H, Gandhi V, Psevdos G, et al. 2012. Evaluation of vitamin D levels among HIV-infected patients in New York City. AIDS Res Hum Retroviruses, 28(3): 235-241.

Kondrup J, Nielsen K, Juul A. 1997. Effect of long-term refeeding on protein metabolism in patients with cirrhosis of the liver. Br J Nutr, 77(2): 197-212.

Kota H, Chamberlain R S. 2017. Immunonutrition is associated with a decreased incidence of graft-versus-host disease in bone marrow transplant recipients: a meta-analysis. JPEN J Parenter Enteral Nutr, 41(8): 1286-1292.

Kothari A, Mahadevan M, Girling J. 2006. Tuberculosis and pregnancy—results of a study in a high prevalence area in London. Eur J Obstet Gynecol Reprod Biol, 126(1): 48-55.

Kramer A H, Roberts D J, Zygun D A. 2012. Optimal glycemic control in neurocritical care patients: a systematic review and meta-analysis. Crit Care, 16(5): R203.

Kwag S J, Kim J G, Kang W K, et al. 2014. The nutritional risk is a independent factor for postoperative morbidity in surgery for colorectal cancer. Ann Surg Treat Res, 86(4): 206-211.

Lathan S J, Williams J J, McLean R L, et al. 1971. Pulmonary alveolar proteinosis. Treatment of a case complicated by tuberculosis. Chest, 59(4): 452-454.

Lazzari T K, Forte G C, Silva D R. 2018. Nutrition status among HIV-positive and HIV-negative inpatients with pulmonary tuberculosis. Nutrition in Clinical Practice, 33(6): 858-864.

Les I, Doval E, Garcia-Martinez R, et al. 2011. Effects of branched-chain amino acids supplementation in patients with cirrhosis and a previous episode of hepatic encephalopathy: a randomized study. Am J Gastroenterol, 106(6): 1081-1088.

Libshitz H I, Pannu H K, Elting L S, et al. 1997. Tuberculosis in cancer patients: an update. J Thorac Imaging, 12(1): 41-46.

Macallan D C, Noble C, Baldwin C, et al. 1995. Energy expenditure and wasting in human immuno-deficiency virus infection. N Engl J Med, 333(2): 83-88.

Magne H, Savary-Auzeloux I, Remond D, et al. 2013. Nutritional strategies to counteract muscle atrophy caused by disuse and to improve recovery. Nutr Res Rev, 26(2): 149-165.

Marchesini G, Bianchi G, Merli M, et al. 2003. Nutritional supplementation with branched-chain amino acids in advanced cirrhosis: a double-blind, randomized trial. Gastroenterology, 124(7): 1792-1801.

Marchesini G, Dioguardi F S, Bianchi G P, et al. 1990. Long-term oral branched-chain amino acid treatment in chronic hepatic encephalopathy. Journal of Hepatology, 11(1): 92-101.

Miramontes R, Hill A N, Yelk W R, et al. 2015. Tuberculosis infection in the United States: prevalence estimates from the national health and nutrition examination survey, 2011-2012. PLoS One, 10(11): e140881.

Munthali T, Chabala C, Chama E, et al. 2017. Tuberculosis caseload in children with severe acute malnutrition related with high hospital based mortality in Lusaka. Zambia. BMC Res Notes, 10(1): 206.

Muto Y, Sato S, Watanabe A, et al. 2005. Effects of oral branched-chain amino acid granules on event-free survival in patients with liver cirrhosis. Clinical Gastroenterology and Hepatology, 3(7): 705-713.

Ney M, Vandermeer B, van Zanten S J, et al. 2013. Meta-analysis: oral or enteral nutritional supplementation in cirrhosis. Aliment Pharmacol Ther, 37(7): 672-679.

Oxlade O, Huang C C, Murray M. 2015. Estimating the impact of reducing under-nutrition on the tuberculosis epidemic in the central eastern states of india: a dynamic modeling study. PLoS One, 10(6): e128187.

Pathak R R, Mishra B K, Moonan P K, et al. 2016. Can intensified tuberculosis case finding efforts at Nutrition Rehabilitation Centers lead to pediatric case detection in Bihar, India? J Tuberc Res, 4(1): 46-54.

Plauth M, Bernal W, Dasarathy S, et al. 2019. ESPEN guideline on clinical nutrition in liver disease. Clin Nutr, 38(2): 485-521.

Plauth M, Egberts E H, Hamster W, et al. 1993. Long-term treatment of latent portosystemic encepha-lopathy with branched-chain amino acids. Journal of Hepatology, 17(3): 308-314.

PrayGod G, Range N, Faurholt-Jepsen D, et al. 2012. The effect of energy-protein supplementation on weight, body composition and handgrip strength among pulmonary tuberculosis HIV-co-infected patients: randomised controlled trial in Mwanza, Tanzania. Br J Nutr, 107(2): 263-271.

Salehitali S, Noorian K, Hafizi M, et al. 2019. Quality of life and its effective factors in tuberculosis patients receiving directly observed treatment short-course (DOTS). J Clin Tuberc Other Myco-bact Dis, 15: 100093.

Sands S, Ladas E J, Kelly K M, et al. 2017. Glutamine for the treatment of vincristine-induced neuro-pathy in children and adolescents with cancer. Support Care Cancer, 25(3): 701-708.

Sanford D E, Sanford A M, Fields R C, et al. 2014. Severe nutritional risk predicts decreased long-term survival in geriatric patients undergoing pancreaticoduodenectomy for benign disease. J Am Coll Surg, 219(6): 1149-1156.

Sari D K, Mega J Y, Harahap J. 2019. Nutrition status related to clinical improvement in AFB-positive pulmonary tuberculosis patients in primary health centres in Medan, Indonesia. Open Access Maced J Med Sci, 7(10): 1621-1627.

Shaji B, Arun T E, Sasidharan P K. 2019. Tuberculosis control in India: refocus on nutrition. Indian J Tuberc, 66(1): 26-29.

Shivakoti R, Christian P, Yang W T, et al. 2016. Prevalence and risk factors of micronutrient deficiencies pre- and post-antiretroviral therapy (ART) among a diverse multicountry cohort of HIV-infected adults. Clin Nutr, 35(1): 183-189.

Si Z L, Kang L L, Shen X B, et al. 2015. Adjuvant efficacy of nutrition support during pulmonary tuberculosis treating course: systematic review and meta-analysis. Chin Med J(Engl), 128(23): 3219-3230.

Singh M, Mynak M L, Kumar L, et al. 2005. Prevalence and risk factors for transmission of infection among children in household contact with adults having pulmonary tuberculosis. Arch Dis Child, 90: 624-628.

Swaminathan S, Padmapriyadarsini C, Sukumar B, et al. 2008. Nutritional status of persons with HIV infection, persons with HIV infection and tuberculosis, and HIV-negative individuals from southern India. Clin Infect Dis, 46(6): 946-949.

The Lancet HIV. 2018. Shared goals for tuberculosis and HIV. The Lancet HIV, 5(3): e107.

United States Agency for International Development. 2019. Nutrition and tuberculosis: a review of the literature for TB control programs. https://www.researchgate.net/publication/48909164[2019-1-3].

Visser M E, Durao S, Sinclair D, et al. 2017. Micronutrient supplementation in adults with HIV infection. Cochrane Database Syst Rev, 5: CD003650.

Weijs P J, Sauerwein H P, Kondrup J. 2012. Protein recommendations in the ICU: g protein/kg body weight - which body weight for underweight and obese patients? Clin Nutr, 31(5): 774-775.

Weimann A, Braga M, Carli F, et al. 2017. ESPEN guideline: clinical nutrition in surgery. Clin Nutr, 36(3): 623-650.

Weimann A, Braga M, Harsanyi L, et al. 2006. ESPEN Guidelines on enteral nutrition: surgery including organ transplantation. Clin Nutr, 25(2): 224-244.

WHO, UNICEF. 2009. WHO child growth standards and the identification of severe acute malnutrition in infants and children: joint statement by the World Health Organization and the United Nations Children's Fund. Geneva: World Health Organization.

WHO. 2006a. Guidance for national tuberculosis programs on the management of tuberculosis in children. Geneva: World Health Organization.

WHO. 2006b. The STOP TB strategy. Building on and enhancing DOTS to meet TB-related millennium development goals. Geneva: World Health Organization.

WHO. 2007. Growth reference data for 5-19 years. Geneva: World Health Organization.

WHO. 2012. Supplementary foods for the management of moderate acute malnutrition in infants and children 6-59 months of age. International Journal of Tuberculosis & Lung Disease the Official Journal of the International Union Against Tuberculosis & Lung Disease, 17(8): 1071-1075.

WHO. 2013. Guideline: Nutritional care and support for patients with tuberculosis. Geneva: World Health Organization.

WHO. 2020. Global tuberculosis report 2020. Geneva: World Health Organization.

William F. 1983. Review of medical physiology. LMP, 1971: 184-187.

Williams B, Williams A J, Anderson S T. 2018. Vitamin D deficiency and insufficiency in children with tuberculosis. Infect Dis J, 27: 941-942.

Yakoob M Y, Salam R A, Khan F R, et al. 2016. Vitamin D supplementation for preventing infections in children under five years of age. Cochrane Database of Systematic Reviews (Online), 11(11): CD008824.

Zhong J X, Kang K, Shu X L. 2015. Effect of nutritional support on clinical outcomes in perioperative malnourished patients: a meta-analysis. Asia Pac J Clin Nutr, 24(3): 367-378.

第十一章　结核病肠道微生态学

人体微生态系统包括口腔、皮肤、泌尿、胃肠道和呼吸道 5 个，以胃肠道微生态系统最重要、最复杂，相关研究也最早、最多。肠道微生态系统由肠道正常菌群及其所生活的环境共同构成，肠道正常菌群是其核心部分，而肠黏膜结构及功能对这个系统的正常运行有很大影响。肠道微生物量占人体总微生物量的 78%，肠道菌种类为 400～500 种。肠道菌群最显著的特征之一是其稳定性，若失去平衡则会发生各种肠内、外疾病，因此保持肠道微生态平衡对人类抵抗肠道病原菌引起的感染性疾病非常重要。

微生态学是研究正常微生物群的结构、功能及其与宿主相互依赖和相互制约关系的科学。自 1977 年被提出，经过 30 年的发展，微生态学研究取得了长远的发展，其中最重要的成果是微生态制剂在临床的广泛应用。

从 20 世纪 70 年代德国汉堡成立第一个微生态学研究所开始，微生态学逐渐发展成为一门令人瞩目的新兴学科。微生态学是生命科学的分支，作为一门研究生物体正常微生物群与其宿主相互依赖、相互制约规律的科学，它涉及生物体与其内环境（包括微生物、生物化学和生物物理环境）相适应的问题，与人类健康密切相关。

第一节　肠道微生态系统的介绍

一、肠道微生态系统的基本组成及功能

在胃肠道微生态系统中肠道微生态系统占有重要地位，也起到重要作用。

（一）肠道菌群组成

人体肠道的环境以中性偏酸性为主，其中小肠的 pH 在 4～7，作为主要的吸收部位，负责吸收单糖、氨基酸、脂肪酸、水等物质。主要的菌群包括肠道球菌属、乳酸菌属等。大肠的 pH 在 7 左右，其功能主要是储存、运输食物残渣，吸收胆酸、维生素 B_{12} 等营养成分。

肠道是体内细菌定植的主要场所，肠道定植的细菌具有数量巨大、多样化、复杂性和动态性的特点，这些在肠道内定植的细菌构成了人体的肠道菌群（intestinal microflora）。人体作为各种肠道菌群的宿主为肠道菌群提供生命活动的场所，并且

对肠道菌群不引起强烈的免疫反应（免疫耐受状态）。肠道菌群从无到有，伴随着人的一生而变化，直至生命结束。肠道菌群与宿主处于共生的状态，是进化的结果。

1. 按肠道内数量分类

肠道内的菌群分为主要菌群（predominant microflora）和次要菌群（subdominant microflora）两大类。

（1）主要（优势）菌群

肠道内数量在 10cfu/g 以上的主要为原生菌或常驻菌，包括类杆菌属、优杆菌属、双歧杆菌属、瘤胃球菌属和梭菌属等专性厌氧菌，是对宿主发挥生理功能的菌群。优势菌群在很大程度上影响着整个菌群的功能，决定着菌群对宿主的生理病理意义。

（2）次要菌群

肠道内数量在 10cfu/g 以下，主要为外籍菌或过路菌，如大肠杆菌和链球菌等，流动性大，有潜在致病性。

（3）特殊类

乳杆菌是肠道菌群中比较特殊的一种，由于其数量不多，因此按照数量上归为次要菌群，但是其具有特有的生物学功能，在功能上则归为优势菌群。因此将乳酸杆菌单独列出来。

2. 按肠道内作用分类

人体肠道内的微生物中超过 99% 都是细菌，存活数量大约有 10^8 个，有 500～1000 个不同的种类。这些数目庞大的细菌大致可以分为共生菌群、条件致病菌群、致病菌群三个大类。

（1）共生菌群

共生菌群主要包括拟杆菌、梭菌、双歧杆菌、乳酸杆菌。现在被谈论最多的益生菌，说的就是后两者，有很多益生元或益生素就是用于补充双歧杆菌或者刺激其生长。共生菌群的势力最为庞大，占到了肠道菌群的 99% 以上，跟宿主形成了良好的合作关系，辅助消化多种食物，并保护人体肠道。

（2）条件致病菌群

条件致病菌群主要有肠球菌、肠杆菌等。这些家伙数量不多，但属于肠道里的不稳定因素。肠道健康时，共生菌群占压倒性优势，条件致病菌群就很稳定，可以说对健康有一定的有益作用；但是如果共生菌群被破坏，这些菌群就会引发多种肠道疾病。

（3）致病菌群

这一类菌群常见的有沙门氏菌、致病大肠杆菌等。它们是健康的破坏者，本不属于肠道，一旦误食进入肠道，数量失控大量生长，就会兴风作浪，导致腹泻、食物中毒等。

（二）肠道菌群的作用

肠道菌群维持肠道微生态的稳定，防止病原体的渗透或阻止机会性微生物转变为有毒菌。肠道菌群产生的发酵酸，如乳酸等，可以降低肠腔内的pH，抑制致病菌定植。比如，肠道菌群通过分解各种可发酵膳食纤维（如PHGG等）产生短链脂肪酸，促进酸性缺氧环境形成，抑制大肠杆菌等有害菌定植，并且诱导防御性基因的表达和黏蛋白的产生，使黏液层增厚并产生短链脂肪酸，可作为肠道上皮细胞的能量源（Davison and Wischmeyer，2019）。

1. 维持肠道微生态的稳定

一方面，大量的菌群黏附在肠壁上，在肠道表面形成了一层天然的肠道屏障，避免肠壁与有害物质直接接触。另一方面，肠道菌群会与肠道的免疫系统形成互动，刺激后者的发育，使肠道应对致病微生物的能力更加强大。

（1）抑制致病菌生长

共生菌群与致病菌群都以肠道为生存环境，致病菌的入侵或者异常增殖，直接侵占了共生菌群的生存空间。面对这种情形，占绝对优势的共生菌会做出相应的应答反应，在最短的时间内通过"菌数"优势，压制致病菌增殖，抑制病原菌在肠内繁殖，保护肠道内的菌群平衡，也保护人体的健康。

（2）调节人体的生理

肠道中的菌群能调节肠黏膜的生长，让受损的肠黏膜更快地得到修复。除此之外，肠道菌群能产生类胡萝卜素类物质，降低动脉硬化和中风的风险；还能与淋巴系统通过生物信号传递，降低人体对食物的过敏反应。同时，肠道菌群能根据其对食物的选择性，调节人体的生理和心理状态。

2. 帮助营养物质吸收

肠道菌群一方面利用胃肠道里的食物残渣为人体提供各种维生素、必需氨基酸与多肽；另一方面通过分解一些有害物质（如亚硝胺、硫化氢和乳酸等），抑制蛋白质的腐败。此外，它们还参与维持肠道上皮完整性、肠道屏障作用、人体能量代谢、肠道微环境稳定、肠道及机体的炎性和免疫反应，并可抑制有害病菌的繁殖和生长。肠道菌群对宿主发挥着重要的生理功能，对于感染的防御作用和增强肠道屏障功能；能够促进免疫系统发育成熟，并参与免疫应答调节；参与营养吸收及代谢；通过对免疫功能的调节，发挥抗肿瘤作用；还能延缓人体的衰老。

肠道内共生菌群通过发酵可溶性纤维产生的短链脂肪酸对肠上皮细胞有独特的有益作用。肠腔内短链脂肪酸的存在能够帮助促进黏液分泌、紧密连接蛋白的表达，增加分泌性 IgA 的释放，同时影响 T 细胞分化为 Th2 和调节性 T 细胞（Treg）（McClave et al.，2018）。微生物分解来源的丁酸能增强调节性 T 细胞（Treg）的增殖和分化，促进肠道黏膜愈合，同时增加其耐受性。肠道内的硬壁菌和梭状芽孢杆菌能够代谢未消化的碳水化合物，由这些碳水化合物代谢所形成的丁酸盐可以被结肠上皮细胞选择性地吸收，并作为健康上皮细胞的主要能量来源（约占总能量的 70%）。此外，少量丁酸盐通过树突状细胞（DC）与 GPR109a 结合并通过抑制组蛋白去乙酰化酶（HDAC）诱导调节性 T 细胞（Treg）生成。丁酸处理增强了 FoxP3 组蛋白 H3 赖氨酸 27（H3K27）的乙酰化，促进了 FoxP3 的诱导功能，促进了 CD4[+]T 细胞向树突状细胞的转化。丁酸盐在黏膜中的这种作用导致肠道黏膜内免疫抑制细胞因子的表达增加（Chun et al.，2017）。

通过免疫途径，短链脂肪酸通过激活游离脂肪酸受体（FFAR）或抑制组蛋白去乙酰化酶，与肠上皮细胞和免疫细胞（如单核细胞与中性粒细胞）局部相互作用。反过来，这些过程会影响肠黏膜免疫和屏障功能。短链脂肪酸还可以通过上调紧密连接蛋白的表达和增加跨上皮电阻（TEER）来增强肠道屏障的完整性。通过外周血细胞因子的影响，调节外周血细胞分泌。短链脂肪酸通过内分泌途径与结肠细胞上的受体相互作用，通过诱导肠内 L 细胞分泌胰高血糖素样肽 1（GLP1）和肽 YY（PYY）等肠道激素，促进经全身循环或迷走神经途径向大脑发出间接信号。这些激素反过来会影响学习、记忆和情绪。短链脂肪酸可以通过游离脂肪酸受体直接激活迷走神经传入纤维，从而向大脑发出信号。最后，短链脂肪酸可以通过位于内皮细胞上的单羧酸转运体穿过血脑屏障，并通过抑制与炎症反应相关的通路来影响血脑屏障的完整性（Dalile et al.，2019）。

二、肠道微生态对人体健康的影响

肠道菌群作为人体微生物的重要组成部分，与人体健康息息相关。过去对于肠道相关的研究主要集中在消化系统疾病与肠道菌群之间的关系，但现在，越来越多的研究发现肠道菌群与身体其他主要系统的各种疾病都有着相当紧密的关联。

（一）肠道菌群对人体健康的基本作用

肠道菌群由遗传、饮食和医学因素组成，这些因素在人体健康的各个方面（如免疫和新陈代谢）中起着至关重要的作用。肠道菌群可以调节或产生许多代谢物，如短链脂肪酸、胆汁酸、吲哚等。研究发现这些代谢物可以调节炎症、免疫反应以影响疾病的进程。

免疫反应在改善疾病方面起着至关重要的作用。肠道菌群具有通过影响免疫细胞调节免疫反应的能力（Kahl et al.，2018）。补充肠道益生菌群或者补充肠道益生元（如半乳甘露聚糖）可促进肠道免疫功能，保障肠道屏障的完整。此外，研究人员经常发现特定细菌的存在是与疾病严重程度呈正相关的，这表明需要对肠道菌群进行精确的调控。饮食、运动和抗菌药物的使用已被证明可以改变肠道菌群，这意味着可以通过调整日常生活方式改变肠道菌群的状态。而且肠道屏障功能还关系到肠道微生态的稳定性（Lu et al.，2020）。

（二）肠道微生态与人体不同系统的关系

肠道微生态与人体的很多方面都有关系，人体各种不同的疾病也与肠道微生态有着密切的关系。肠道菌群通常可以通过代谢物的产生或通过各种细胞因子的介导来影响人体的各个系统。肠道菌群作用于机体的功能与免疫系统密切相关。肠道菌群可以刺激免疫系统的发育，增强机体对感染的抵抗力，也可以分泌抗原来对抗病原体。

由于肠道菌群在胃肠道中定居，因此菌群有助于调节肠道疾病。此外，由于菌群组成的差异，菌群与肠外器官的状态也有相关性。这种菌群组成的变化可能归因于饮食或环境的变化，并主导宿主的生理状态。更重要的是，经由神经元突触、肠内分泌细胞、免疫细胞和微生物代谢物，肠道菌群可以与其他器官交流（Schroeder and Bäckhed，2016）。

1. 肠-脑轴

肠道与大脑之间的双向神经体液沟通交流系统被称为肠-脑轴。以较广的定义来看，肠-脑轴包括下丘脑-垂体-肾上腺轴（HPA 轴）、自主神经系统中的交感神经系统、副交感神经系统（迷走神经）及肠神经系统，以及肠道中的菌群。

（1）肠-脑轴与肠道菌群

大脑向肠道菌群发送信号的关键神经系统部位是自主神经系统中的交感神经和副交感神经分支。交感神经系统对肠道具有抑制作用，如抑制肠道运动功能和减少肠道分泌。在应激条件下，交感神经系统过度活跃，肠道上皮完整性受损，肠道运动和肠道分泌发生改变。应激引起的肠道变化改变了肠道常驻菌的栖息环境，促进了肠道菌群组成或活性的改变。下丘脑-垂体-肾上腺轴（HPA 轴）是大脑影响肠道菌群组成的另一重要机制。当 HPA 轴过度激活时，应激激素皮质醇和促炎细胞因子水平显著升高。受到避水应激的小鼠会出现肠道炎症，肠道菌群的组成发生改变，这些病理过程与促肾上腺皮质激素释放激素水平升高有关。接受嗅球切除的小鼠会表现出慢性抑郁样行为，中枢促肾上腺皮质激素释放激素水平升高，导致结肠运动增加，肠道菌群组成改变。

生理应激反应可通过多种机制改变肠道细菌组成，包括肠上皮细胞功能和黏液分泌的变化以及胃肠道运动的变化。同样，在应激状态下，去甲肾上腺素释放到胃肠道中也可能选择性刺激特定细菌物种的生长以及它们黏附黏膜的能力。

此外，神经系统的发育依赖于肠道菌群及其代谢活性。肠道菌群的变化可以导致大脑功能的改变，进而影响宿主的行为，如焦虑、抑郁和认知功能损伤等。抑郁症患者、帕金森病患者和精神分裂症患者的肠道菌群与健康人群明显不同，肠道菌群的改变可以直接或间接导致大脑和行为的改变。

（2）肠道菌群和中枢神经系统的双向作用

一方面，宿主的信号分子能够对肠道菌群产生调节作用。这种调节作用不仅表现在中枢神经系统可以诱导肠道环境变化，中枢神经系统也可能通过调控神经元、免疫细胞等，将儿茶酚胺、5-羟色胺、γ-氨基丁酸等神经系统内的信号传递分子释放到肠腔内。而且不同类型的应激反应不仅会增加血浆中去甲肾上腺素等儿茶酚胺的水平，还会增加其在肠道中的水平。

另一方面，微生物产生的信号分子也可以向宿主传递信号。肠道菌群可能通过释放信号分子向宿主传递信号，包括肠道神经系统和大脑。宿主细胞可以识别肠道菌群之间相互交流的信号分子，这些信号分子包括肠道菌群产生的短链脂肪酸、胆汁酸代谢物等，它们可以通过肠道内细胞受体向宿主发出信号，而且可能影响肠内分泌细胞、免疫细胞和神经末梢。

2. 肠-肺轴

相较于肠-脑轴的研究，肠-肺轴的研究尚处于起步阶段，但是肠-肺轴很有可能会成为肺部相关疾病治疗的新方向。肠道微生态与肺部存在相当复杂的相互作用，相互影响彼此之间的平衡状态。肠-肺轴的理念就是解释肠道和肺部相互影响的作用机制。

（1）短链脂肪酸途径

可发酵膳食纤维可以被一些肠道菌群利用，这些可发酵膳食纤维经肠道菌群代谢的产物可以改变肠道各菌群的分布比例，同时能够增加短链脂肪酸的生成，通过上述作用帮助强化肺部的免疫功能（Gray et al., 2017）。肠道菌群可发酵膳食纤维以及淀粉产生的丁酸、乙酸和丙酸等短链脂肪酸，释放到肠腔后为结肠细胞供能。未被胃肠道使用的短链脂肪酸进入门静脉，被输送到肝脏进行代谢。不被代谢的短链脂肪酸则进入外周循环和骨髓，并能通过血液循环进入到肺部组织。

短链脂肪酸可能通过多种途径激活相关免疫反应，如乙酸盐和丙酸盐能够通过 GPR43 受体抑制 HDAC，促进结肠 Treg 的产生；丁酸盐可以抑制组蛋白去乙酰化酶来刺激 Treg 的分化以防止气道炎症（Gray et al.，2017）。丙酸盐能够促进骨髓中树突状细胞前体的分化。丙酸盐介导的机制可以很好地保护肺部免受过敏性气道炎症的影响。

（2）免疫细胞迁移途径

肠道的免疫细胞如炎症性 2 型固有淋巴细胞（ILC2）、炎症性 3 型固有淋巴细胞（ILC3）和辅助性 T 细胞 17（TH17）可以过血液循环直接从肠道迁移到呼吸道，影响呼吸系统的免疫活动。炎症性 2 型固有淋巴细胞可以由 IL-25 或者寄生虫诱导产生。炎症性 2 型固有淋巴细胞通过淋巴管经由淋巴结进入血液循环，通过血液循环迁移到肺部组织，炎症性 2 型固有淋巴细胞在肺部参与免疫反应和组织修复，部分炎症性 2 型固有淋巴细胞会返回肠道。

（3）脱氨基酪氨酸（DAT）途径

微生物代谢产物除了短链脂肪酸，还有脱氨基酪氨酸（DAT），它可以通过增强Ⅰ型干扰素（IFN）反应来保护宿主免受流感病毒感染。肠腔内的梭状芽孢杆菌将食物或草药中的黄酮化合物分解代谢后形成脱氨基酪氨酸，经由肠道上皮细胞吸收后进入血液循环，转移到肺部后针对病毒感染引起Ⅰ型干扰素扩增，产生免疫反应。除了短链脂肪酸、脱氨基酪氨酸，已知有免疫调节作用的肠道微生物代谢产物还包括吲哚衍生物的产物、色氨酸代谢产物、烟碱、尿黄素和丙酮酸等。

（4）炎性介质外溢途径

随着年龄的增长，肠道菌群的组成会发生变化，肠黏膜屏障功能会降低，细菌淀粉样蛋白和脂多糖随着年龄的增长会出现系统性渗漏。同时，由于与衰老相关的血脑屏障通透性增加，炎症介质的血清浓度升高，这些介质会被转移到中枢神经系统，导致中枢神经系统功能受损。

（5）脂多糖途径

肠道微生物来源的脂多糖通过 Toll 样受体介导炎症反应，产生各种多样的细胞因子（包括集落刺激因子等细胞因子），可以刺激免疫系统，调节免疫系统发挥功能。

3. 肠-肌肉轴

骨骼肌是高度可塑的组织，在人类健康和疾病中起着核心作用。衰老与肌肉质量和功能的减少（肌肉减少症）有关，肌肉减少和肌肉丧失与生活质量下降有关。胃肠道中存在肠道菌群、病毒和真核微生物，它们是与年龄相关的肌肉衰退的潜在因素。具体而言，年龄增长影响肠道菌群的营养不良，导致肠道通透性增加，从而促进内毒素和其他微生物产物（如吲哚酚硫酸盐）进入循环系统。进入循环后，脂多糖和其他微生物因子促进炎症信号传递与骨骼肌变化，这是衰老肌肉表型的标志。肠道菌群影响骨骼肌的可能机制：①肠道菌群产生的多种代谢产物（包括叶酸、核黄素、维生素 B_{12}、甜菜碱）可被肠道黏膜吸收，影响骨骼肌的生理功能。这些营养物质对骨骼肌生理有不同的作用，从促进 DNA 合成和修复，到通过调节胰岛素生长因子-1 刺激合成代谢和细胞增殖。当菌群失调时，这些营养物质的产生和吸收减少，对肌肉蛋白质的更新产生负面影响。②短链脂肪酸（如乙酸、丙酸和丁酸）可能作为内分泌调节因子通过血液循环对骨骼肌的代谢和功能产生重要影响。在肌细胞中，乙酸和丙酸促进葡萄糖吸收，并且激活过氧化物酶体增殖物活化受体 δ，导致线粒体生物合成增加。丙酸还能促进脂肪组织的脂质动员，改善肌肉线粒体中的脂肪酸氧化。丁酸可以通过抑制肌肉中的组蛋白去乙酰化酶，显著改善衰老骨骼肌横截面积。③肠道菌群失调与肠道黏膜通透性增加有关，导致细菌毒素甚至细菌细胞渗透到宿主循环系统中。这可能激活炎症反应，促进慢性炎症，而慢性炎症是导致肌肉萎缩的主要机制之一。

4. 肠-骨轴

肠道菌群能够调节骨代谢，它可以通过免疫系统调节骨量，并通过产生短链脂肪酸促进骨吸收和形成。具体而言，在无菌环境中成长的动物的骨量增加与骨中炎性细胞因子表达量的减少和破骨细胞生成量的减少有关。由饮食改变、抗菌药物治疗或病原体引起的肠道菌群组成的变化会导致代谢和免疫调节网络的失衡，从而影响骨量。益生菌和益生元，尤其是乳酸杆菌和半乳甘露聚糖（PHGG），可以通过改变肠道菌群组成和维持或增加质量来调节骨代谢并促进骨骼生长（Ohlsson and Sjögren，2015）。乳酸杆菌可降低两种炎症细胞因子 TNF-α 和 IL-1β 的表达，增加骨保护素（OPG）（破骨细胞生成的有效抑制剂）的表达，并分泌有益的免疫调节因子，减少由卵巢切除术引起的骨质流失（Ohlsson et al.，2014）。半乳甘露聚糖（PHGG）可改善钙吸收并增加肠道菌群中双歧杆菌的相对比例，可能导致骨量增加（Whisner et al.，2013）。这些研究内容对于丰富骨质疏松症、类风湿性关节炎等骨病的治疗理论具有相当大的潜力。

第二节　结核病对肠道微生态的影响

结核病（tuberculosis，TB）是由结核分枝杆菌（*Mycobacterium tuberculosis*，MTB）感染引起的一种传染病。结核病菌可能侵入人体全身各种器官，但主要侵犯肺脏。

肠道菌群与结核病之间存在相互作用关系，主要通过宿主免疫系统产生。在结核分枝杆菌感染后，机体可产生一系列复杂的免疫反应，这个过程涉及多种免疫细胞及细胞因子（如 CD4$^+$T 细胞、巨噬细胞、TNF-α、IFN-γ 等），尤其是 CD4$^+$T 细胞，其分化的 Th1/Th2 细胞亚群可调节抗结核免疫反应的方向。通过结核病治疗方案中的标准治疗过程可以引起胃肠道菌群的显著变化，包括许多梭状芽孢杆菌的耗竭，这些改变可能与机体系统性炎症反应有关。肠道微生物组的改变不仅可能影响全身性炎症反应，而且还可能影响肺部滞留的免疫细胞的类型和数量。

一、肠道菌群调节结核分枝杆菌诱导的免疫反应

共生菌群通过产生影响病原体刺激后免疫激活阈值的小分子（代谢物）直接或间接调节适应性免疫和固有免疫。与此作用一致，尽管上皮细胞屏障可以将微生物限制在肠道内，但微生物的代谢物仍旧可以渗入上皮细胞。然后这些代谢物在宿主外周循环中聚集，同时能够被外周循环系统中的免疫细胞感知。因此，肠道菌群释放的代谢物并不是肠道细菌和免疫细胞之间的直接信号，而是有可能在疾病期间参与调节宿主的免疫防御。除了为免疫细胞提供信号，这些代谢物还对病原体产生直接的杀灭作用。例如，肠道微生物 *Clostridium sporogenes* 从色氨酸的代谢中产生吲哚-3-丙酸（IPA），很容易渗透肠道屏障并在人体循环中积累。吲哚-3-丙酸降低了小鼠模型中结核分枝杆菌负荷，并且该分子具有良好的耐受性，显示出足够的药代动力学特性。此外，吲哚-3-丙酸与色氨酸的结构类似，也是邻氨基苯甲酸合成酶的抑制剂，而邻氨基苯甲酸合成酶是催化色氨酸生物合成的主要酶。因此，无论细胞内色氨酸水平如何，吲哚-3-丙酸都会抑制结核分枝杆菌中色氨酸的产生（Negatu et al.，2019）。

除了固有免疫反应，消除或控制结核分枝杆菌需要在促炎的 T 细胞亚群和抗炎的调节性 T 细胞之间达到一定的协调与平衡。早期证据表明，肠道菌群可能对维持这种平衡至关重要。例如，Dumas 等（2018）报道结核分枝杆菌增加肺定植是由抗菌药物引起的肠道微生物组多样性的改变引起的。一方面，在未治疗和抗菌药物治疗的小鼠之间，中性粒细胞、巨噬细胞和树突状细胞向肺部的募集没有实质性变化。此外，在抗菌药物治疗的动物中，促炎细胞因子 IFN-γ、TNF-α 和 IL-1β 的产生保持不变。然而，黏膜相关不变 T（MAIT）细胞数量减少；在微生物组改变的动物中，在肺中观察到具有类似于固有细胞特征的淋巴细胞群。这种对黏膜相关不变 T 细胞的影响与这些动物抵抗结核分枝杆菌感染的能力减弱有关。此外，黏膜相关不变 T 细胞的增殖能力以及产生 IL-17A 水平的下降，在抗菌药物治疗的小鼠中进行粪便微生物组移植后有所改善。

免疫细胞为应对结核分枝杆菌感染，针对其他感染（包括肠道菌群相关感染）产生的反应预先活化。例如，肝螺杆菌感染通过 IL-10 依赖途径显著影响了结核

病亚单位疫苗诱导的保护作用。肝螺杆菌感染会导致结肠 IL-10 mRNA 表达的增加，同时增加小鼠对于结核分枝杆菌的易感性（Arnold et al.，2015）。与幽门螺杆菌血清阴性个体相比，可以看到携带幽门螺杆菌感染的个体从潜伏性结核病进展为活动性结核病的可能性较小。这是由于机体对 TB 抗原的 Th1 反应增强，即使在同时患有蠕虫感染的个体中，结果也是相同的。据推测，这种影响是由于不同类型的感染相互之间的影响改变了 Th1 反应，以及在具有高传染病负担的个体中引发的相互调节途径（Perry et al.，2013）。

二、结核分枝杆菌感染与菌群的免疫调控

生物活性代谢物是宿主与其菌群之间交互的关键因素。此类代谢物来源于微生物代谢产物（如维生素）或膳食来源代谢物（如胆汁酸、短链脂肪酸）。迄今为止，许多研究的重点是肠道菌群的代谢能力，有证据表明通过肠-肺轴可影响远处部位的免疫功能，比如肺。

（一）固有免疫

1. 巨噬细胞

巨噬细胞是细胞内结核分枝杆菌的主要宿主细胞，细菌对巨噬细胞抗菌防御机制的干扰可使细胞内结核分枝杆菌持续存在和复制。感染后数天肺泡巨噬细胞内结核分枝杆菌复制，这不仅与肺泡巨噬细胞的免疫调节和代谢的表型有关，还与细胞内结核分枝杆菌对于营养成分的获得有关，这些营养成分对细胞内结核分枝杆菌的生存相当重要。在结核分枝杆菌感染期间，气道菌群与肺泡巨噬细胞功能的定义有关。感染结核分枝杆菌的小鼠在用抗结核药物异烟肼和吡嗪酰胺治疗 8 周后，会发现肺部细菌丰度增高。这伴随着肺泡巨噬细胞表型的改变，包括 MHC-Ⅱ表达、TNF 和 IL-1β 产生减少，以及细胞呼吸和 ATP 产生的减少。经由抗结核药物处理过的小鼠的肺泡巨噬细胞在体外培养中发现，其对于控制细胞内结核分枝杆菌复制的能力减弱。这些结果可以通过移植粪便菌群的方法而产生逆转（Khan et al.，2019）。因此，肺泡巨噬细胞功能与抗菌防御、炎症和适应性免疫形成的相关性在一定程度上是由菌群决定的。

2. 固有淋巴细胞

微生物产物包括代谢物，能够影响固有性淋巴细胞的发育和功能。短链脂肪酸如乙酸、丙酸、丁酸都是最丰富的细菌产物，来自肠道内共生细菌发酵的膳食纤维。短链脂肪酸可以调节细胞代谢，并且发挥一定的免疫调节功能。短链脂肪酸调控 3 型固有淋巴细胞（ILC3）的增殖和功能，它们在黏膜和上皮部位（包

括肺）的免疫反应中发挥核心作用。此外，控制结核分枝杆菌感染主要依赖于完整的 IL-12 和 IFN-γ 信号转导，而 IFN-γ 介导的保护作用主要来自适应性 T 细胞反应。

潜伏期肺结核患者外周血循环中自然杀伤细胞数量显著增加，这些自然杀伤细胞表现出细胞毒性能力的增加，这是与颗粒酶 B 和穿孔素高表达相关的。相比之下，活动性结核病患者外周血循环中自然杀伤细胞显著减少。自然杀伤细胞有助于增强 CD8⁺T 细胞反应，并裂解结核分枝杆菌感染的单核细胞、巨噬细胞以及在暴露在结核分枝杆菌抗原条件下的调节性 T 细胞。从肺结核患者肺部分离的 2 型固有淋巴细胞（ILC2）和 3 型固有淋巴细胞（ILC3）通过转录组分析揭示了不同的免疫特征，这些不同的免疫特征代表了不同的免疫功能（Mori et al.，2021）。

3. 黏膜相关不变 T 细胞

固有淋巴细胞包括黏膜相关不变 T 细胞（MAIT）、自然杀伤 T 细胞（NKT）通过相应的 T 细胞受体（TCR）识别微生物来源的非肽抗原，导致产生细胞因子或细胞毒性。黏膜相关不变 T 细胞占外周循环 T 细胞的 10%，而且在屏障组织和黏膜部位（包括肺）中也大量存在。TCR 介导的黏膜相关不变 T 细胞效应器功能包括细胞因子的产生、细胞毒性产生、树突状细胞的旁路激活。

结核分枝杆菌感染导致黏膜相关不变 T 细胞在受到感染的肺部出现扩增，外周血中的 MAIT 细胞显示出激活的特征，但是结核病患者体内的外周血 MAIT 细胞数目显著减少，并与结核病严重程度呈现负相关。在受到感染相关的刺激时黏膜相关不变 T 细胞的微环境或细胞的状态使其细胞因子的表达偏向调节炎症功能。MAIT 细胞有助于宿主对结核分枝杆菌感染的反应。值得注意的是，单态性 MHC 相关蛋白 1 的基因多态性与人类结核病的易感性和表现有关，并且暴露在结核分枝杆菌感染早期的 MAIT 细胞与预防感染的防御作用有关。不同细菌种类和数量的多少与不同的 MAIT 细胞功能（如 IFN-γ、颗粒酶 B 表达）相关。这些发现可能反映了微生物系统内的细菌多样性（Sakai et al.，2021）。

（二）适应性免疫

随着人们对菌群和宿主免疫系统之间的动态调节作用的理解越来越深刻，对于淋巴细胞的发育和功能的了解也越来越多，发现宿主的结核分枝杆菌感染的控制的关键就是菌群如何塑造适应性免疫应答。

1. T 细胞

CD4⁺T 细胞在宿主控制结核分枝杆菌感染中相当重要，CD8⁺T 细胞和 B 淋巴细胞的作用也日益受到重视。不同的炎症控制通路是控制结核分枝杆菌感染的核心，但这些免疫效应器有严密的调控机制，如由调节性 T 细胞（Treg）和 IL-10 参与的对炎症控制通路的调节，对于预防不必要的免疫过度反应至关重要。

暴露于广谱抗生素的结核分枝杆菌感染的小鼠模型中，抗生素的暴露与小鼠控制细菌的能力受损有关，也与脾脏中 IFN-γ^+ 和 TNF$^+$CD4$^+$T 细胞比例降低以及 FoxP3$^+$Treg 细胞百分比增加有关。相比之下，使用窄谱抗结核药物异烟肼和吡嗪酰胺治疗慢性感染的初期小鼠，肺部结核分枝杆菌负荷相对轻微增加，这与肺泡巨噬细胞的抗菌防御受损有关，但是这不影响结核抗原特异性 T 细胞的百分比。广谱抗结核药物对结核分枝杆菌特异性 T 细胞而言，不仅影响 CD4 和 CD8 T 细胞的活化受损，还会影响肺常驻 T 细胞和效应记忆 T 细胞生成受损（Nadeem et al.，2021）。

菌群不仅能影响 T 细胞控制结核分枝杆菌感染的功能，同时对于抑制不必要的免疫反应也至关重要。需肠道菌群中的特定菌群参与促进结核分枝杆菌特异性 T 细胞产生相应的免疫反应，以帮助宿主在控制结核分枝杆菌感染方面获得相应的免疫调节功能，并且为靶向干预结核分枝杆菌感染创造条件。这不仅与特定菌群的组成有关，而且同样依赖于肠道菌群特定的代谢能力。肠道菌群的代谢产物特别是短链脂肪酸，已被确定为菌群免疫调节功能的关键介质（Skelly et al.，2019）。

丁酸能够减少体外培养的人外周血单个核细胞（PBMC）中结核分枝杆菌抗原特异性 IFN-γ 和 IL-17A 的产生，并提高 IL-10 的产生。这与丁酸盐的免疫调节功能一致，丁酸盐的免疫调节功能是通过抑制组蛋白去乙酰化酶（HDAC）活性发挥作用的，该酶可增强 FoxP3 表达和 Treg 分化，从而抑制不必要的免疫反应。短链脂肪酸对免疫功能的其他影响包括对 Th1 细胞的重新极化，表达 IL-10，抑制由 HDAC 依赖的巨噬细胞和树突状细胞相关炎症基因的表达，以及限制中性粒细胞活化。然而，如果在活动性结核病的背景下改变菌群组成，伴随着外周循环中短链脂肪酸浓度的降低，结核分枝杆菌感染后的菌群变化可能反映了直接或间接驱动宿主的免疫适应能力，以实现控制结核分枝杆菌的有效 Th1 免疫应答。

2. B 细胞和抗体

黏膜和全身抗体反应直接经由菌群形成。菌群-免疫相互作用的主要焦点集中在肠道菌群上，肠道菌群是肠道的免疫球蛋白 A（IgA）产生的关键调节因素（McCoy et al.，2017）。由菌群代谢产生的短链脂肪酸将促进 B 细胞代谢和基因表达，加快抗体的生成（Kim et al.，2016）。

外周血中的 B 细胞在结核分枝杆菌感染期间发生动态变化。记忆 B 细胞、浆母细胞和浆细胞的相对丰度与结核病的疾病状态相关。结核分枝杆菌感染可诱导强烈的抗体反应,但 B 细胞在感染的免疫控制中的作用尚不完全清楚,且仍存在争议。然而,在单个肉芽肿的水平上,Phuah 等(2016)已经报道了 B 细胞对细菌控制、IL-6 和 IL-10 的产生以及减少 T 细胞表达 IL-2、IL-10 或 IL-17 方面的贡献。

抗菌药物介导的常驻菌群耗竭与肺部 IgA 生成减少有关,这和肺部细菌感染的易感性增加相关,而这个结果很可能与结核分枝杆菌感染有关,因为被动转移纯化的结核分枝杆菌特异性 IgA 可减少受感染的肺部细菌负荷。结核分枝杆菌特异性抗体的特异性或靶细胞特异性功能的差异可通过分析疾病状态特有的糖基化谱进一步确定。确定抗结核药物治疗是否会导致继发性 IgA 缺乏,以及是否会造成结核分枝杆菌再次感染是很重要的。

第三节　结核病化学治疗与宿主肠道菌群的相互影响

肠道菌群变化会增加宿主肠道感染的易感性,同样,肠道菌群也会影响宿主对结核病的易感性。无论在结核分枝杆菌感染前还是感染后,使用抗菌药物破坏肠道菌群都会显著增加肺部结核分枝杆菌的负载量,并促使其向肝脏和脾脏传染。越来越多的研究显示,肺部和肠道菌群可影响肺部免疫应答,并在肺结核的各个阶段中有潜在作用。调节肠道菌群将为结核病的治疗提供新的干预手段。

一、抗结核病治疗对肠道菌群的影响

结核病的治疗过程往往要经历一个相当长的时间过程。一般而言对药物敏感的结核病患者要经过 6~9 个月的治疗过程,而对于耐药的结核病患者则需要长达 2 年的治疗时间。抗结核病药物的使用破坏了肠道菌群的组成和总丰度。迄今为止的很多研究结果表明,抗结核病药物的使用会对肠道菌群的组成产生长期影响。

人们越来越认识到,共生菌群可通过竞争代谢或竞争肠道内的生态位,以及产生生物活性分子,直接或间接抑制易感微生物生长,对包括病原体在内的非肠道内菌群产生一定程度上的定植抗性。持续使用抗菌药物治疗顽固性艰难梭菌感染通常会导致抗菌药物无法长期控制这种感染,这样的情况可以说明长期使用抗菌药物可能是结核分枝杆菌再次感染的危险因素。在小鼠模型中,结核病抗菌药物改变了肠道菌群的组成并影响了机体对结核分枝杆菌的免疫反应(Khan et al.,2019),表明结核分枝杆菌感染时肠道定植菌群与免疫反应质量之间相互作用的复杂性。

(一)抗菌药物使用的影响

抗菌药物引起的肠道菌群变化会增加宿主肠道感染的易感性,同样肠道菌群也将影响宿主对结核病的易感性。两个实验性结核病动物模型研究表明，分别在结核分枝杆菌感染前后使用广谱抗菌药物进行处理，结果发现，无论在结核分枝杆菌感染前还是感染后，使用抗菌药物破坏肠道菌群都会显著增加肺部结核分枝杆菌的负载量，并促进其向肝脏和脾脏传染；其中调节性 T 细胞计数升高，$CD4^+T$ 细胞计数下降，当将正常小鼠的粪便移植给抗菌药物处理的动物重建其肠道菌群后，可明显降低结核分枝杆菌感染的严重性，并阻止疾病的传染。这一发现意味着肠道菌群的改变可能导致结核病进展。鉴于该研究中发现的肠道微生物与结核分枝杆菌感染之间的关系，干预和调节肠道菌群的平衡将是未来治疗疾病的新方向（于洪志和吴琦，2017）。

抗菌药物的使用是清除体内微生物的最有效的手段之一，其作用具有急性和持久性的特点。特定的微生物可以对宿主的免疫效应产生特定影响，包括影响免疫细胞亚群的丰度和功能。

（二）抗结核药物使用的影响

目前正在开展许多研究，分析结核病期间肠道菌群的变化以及抗结核药物治疗对肠道菌群组成的影响。一项研究报告表明（Hu et al.，2019），肺结核分枝杆菌感染后肠道微生物组的 α 多样性（这里指微生物种类数和相对丰度）下降。然而，这些变化很小，主要在拟杆菌属的相对丰度中观察到。与此相反，许多杆菌（包括脆弱类杆菌）在抗结核药物治疗过程中丰度显著增加。反之，在梭菌属内微生物种类数和相对丰度显著下降。一项较早的研究表明（Matthew et al.，2017），结核病药物治疗期间的整体微生物组多样性与未感染人群的微生物组多样性没有区别。然而，与潜伏感染者和未感染者相比，接受抗结核药物治疗的患者的特定肠道菌群丰度显著下降。比如，经抗结核药物治疗的患者肠道内梭杆菌属和普雷沃菌属有明显的富集。与此相反，肠道内的布劳特氏菌属、乳杆菌属、粪球菌属、瘤胃球菌属和双歧杆菌属存在明显的耗竭。此外，通过 6 个月抗结核药物治疗已治愈的结核病患者在停止抗结核药物治疗一年多后，体内的肠道菌群与潜伏性结核病患者之间有明显区别，表明结核病的抗菌药物治疗对患者体内菌群的组成具有长期持续性的影响。

复发性结核病患者（包括已经治愈的患者）的肠道菌群的组成与健康对照者的肠道菌群组成形成鲜明对比（Luo et al.，2017）。与健康个体相比，在复发性结核病队列研究中，拟杆菌属的菌群被耗尽。相反，在复发性结核病例中含有多种会引发疾病的细菌种类，如放线菌属和变形杆菌属的菌落数量明显增加。此外，与健康人群相比，新诊断的活动性结核病的患者和复发性结核病的患者肠道内毛螺菌属和普氏菌属的种群数量有所下降。由此可以推断，保持肠道菌群正常的组成平衡，可以在预防肺结核复发和结核病患者的康复中发挥关键作用。

抗结核病药物异烟肼、乙胺丁醇和吡嗪酰胺对结核分枝杆菌具有窄谱活性，而利福平则具有广谱作用。这种抗结核药物的使用会引起肠道菌群扰动，有可能增加结核病治愈后再次感染或复发的可能性。

尽管进行了长期的抗结核抗菌药物治疗，但是宿主免疫系统始终无法对结核分枝杆菌产生永久性免疫效应。在最近的一项研究中发现（Khan et al., 2019），单独用异烟肼和吡嗪酰胺或利福平的组合治疗小鼠，显著改变了肠道菌群。异烟肼或吡嗪酰胺治疗后肠道内拟杆菌的丰度有所增加。然而，利福平降低了厚壁菌群的丰度，同时增加了疣微菌和拟杆菌属的丰度。有趣的是，与利福平相反，用异烟肼或吡嗪酰胺治疗这些小鼠导致肠道菌群失调的同时，结核分枝杆菌负荷反而有所增加。此外，这种结核分枝杆菌易感性增加的情况被健康小鼠的粪便菌群移植后产生了逆转。在功能上，杀菌活性缺陷的肺泡巨噬细胞代谢受损与异烟肼/吡嗪酰胺治疗动物的易感性增加有关。从异烟肼/吡嗪酰胺处理的动物中分离出的肺泡巨噬细胞显示出备用呼吸能力、基础呼吸和 ATP 产生减弱，并且对结核分枝杆菌的生长更耐受。此外，结核分枝杆菌感染后白细胞介素-1β（IL-1β）和肿瘤坏死因子-α（TNF-α）的产生以及主要组织相容性复合物 II 类（MHC-II）的表达显著下降。

二、肠道菌群对结核病药物药代动力学的潜在影响

肠道菌群在药物的药代动力学（PK）中发挥作用。虽然初级胆汁酸的合成和药物代谢主要发生在肝脏中，但次级胆汁酸主要由肠道菌群产生。此外，肠道菌群具有能够改变代谢药物的转运蛋白和酶的表达水平方面的作用。

（一）肠道益生菌的作用

有许多因素会影响肠道微生物组的组成。因此，它们对抗结核药物代谢的影响可能与其诱导的微生物组的改变间接相关。除此之外，血浆中抗结核药物浓度的药动学参数的波动也是抗结核药物本身引起的肠道菌群失调的直接结果。在这种可能性的情况下，旨在抗结核抗菌药物治疗期间重建肠道微生物组的益生菌补充剂就有可能改善结核病药物的药动学参数，并因此改善治疗结果。

在使用癌症靶向药物伊普利单抗（一种靶向 CTLA-4 的人单克隆抗体）的情况下，该药物的有效性被证明依赖于特定的拟杆菌属。对伊普利单抗无反应的小鼠被管饲脆弱拟杆菌、接种脆弱拟杆菌多糖或采用脆弱拟杆菌特异性小鼠 T 细胞的过继免疫疗法后，小鼠对伊普利单抗的反应出现了逆转（Vétizou et al., 2015）。这表明了在伊普利单抗治疗期间由拟杆菌属主导的菌群组成的重要性。相反，抗PD-1 阻断治疗对多形拟杆菌相对丰度较高的患者无效。而对于肠道内粪杆菌和梭

状芽孢杆菌丰度较高的患者，能够提高抗肿瘤免疫反应，并改善外周和肿瘤微环境中的效应 T 细胞功能，提高治疗效果（Gopalakrishnan et al.，2018）。同样，在另一项研究中，与单独的免疫治疗干预相比，双歧杆菌和抗 PD-L1 单克隆抗体的混合物治疗改善了小鼠的肿瘤控制（Sivan et al.，2015）。这些报告表明，可以通过调整共生菌群的种类以获得临床治疗的效果。也可以在结核病治疗期间使用益生菌干预对这种方法进行深入研究，这些益生菌不是针对治愈疾病，而是为了抑制抗结核抗菌药物对肠道菌群的负面影响。

（二）肠道益生菌能否为预防和辅助治疗提供新策略

由于共生菌群可能直接或间接地影响宿主对结核分枝杆菌（再）感染的易感性、保护性免疫反应和疾病表现，重点是如何将这些研究内容转化为治疗或预防措施。具体治疗或预防措施主要包括基因产品（如代谢物和生物活性物质）、生物体（如益生菌、转基因生物、粪菌移植），以及饮食干预以纠正微生物失调或重塑宿主免疫反应和抵抗结核分枝杆菌感染或复发的能力。

通过引入或恢复"有益"菌群的策略，如饮食干预或专门的益生菌制剂，可能是补充结核病治疗的有效策略，特别是在纠正由于长期抗结核病药物治疗而出现的微生态失调方面。肠道菌群多样性、丰度和宿主免疫反应受到饮食与营养的影响，在与营养不足、营养不良和营养过剩相关的疾病易感性与患病率的背景下，这些相互关系仍需进一步研究。

一般而言，益生菌（如双歧杆菌属）作为常规抗结核病药物的辅助治疗，可以恢复和维持所谓的"健康菌群"。在结核病患者的纵向研究中报道了多菌株的益生菌制剂（嗜酸乳杆菌、干酪乳杆菌、鼠李糖乳杆菌、保加利亚乳杆菌、短双歧杆菌、长双歧杆菌和嗜热链球菌）与补充的 B 族维生素组合，IFN-γ 和 IL-12 的血清浓度增加（Suprapti et al.，2018）。合理设计对人类安全的益生菌的治疗方案，包括最近提出的对耐受抗结核病药物治疗的菌株的设计仍有待仔细评估。

"益生菌疗法"最引人注目的方法就是将粪菌移植的方法整合到临床实践中。尽管几个世纪以来，一些团体一直在实施粪菌移植（de Groot et al.，2017）。目前，粪菌移植最近已成为治疗复发性艰难梭菌感染的主流干预措施，至少在短期内，粪菌移植具有较高的治疗效果，且不良事件的发生率有限（Baxter and Colville，2016）。这些发现促进了全球对粪菌移植的研究，考虑将粪菌移植作为各种涉及肠道"失调"的诱导疗法。由于目前益生菌和粪菌移植的局限性，通过饮食干预提供生物活性物质（短链脂肪酸、吲哚丙酸等）可能会提供一种可实际操作的替代方案。

尽管短链脂肪酸能够平衡宿主免疫机制，使之适应结核分枝杆菌感染的环境，但仍需仔细考查短链脂肪酸产生的调节作用是否对结核病产生干预效果。由于短链脂肪酸是胃肠道内释放的主要微生物代谢物，宿主进化有利于发展与免疫或代谢途径相关的传感器调节途径，以监测和响应这些主要微生物代谢物的变化。在具有特征性肠道失调的慢性病（如炎症性肠病）中，肠道内产丁酸菌的减少被普遍认为会损害屏障完整性，影响黏蛋白生成和 FoxP3[+]Treg 生成（Knudsen et al.，2018）。虽然短链脂肪酸与宿主免疫反应之间的联系已经有了相当多的研究，但维持屏障完整性和调节性免疫反应所需的短链脂肪酸最低有效浓度尚不清楚。在这种情况下，通过口服或结肠给药途径补充结肠丁酸盐或其他短链脂肪酸，以此来提高结核病的治疗效果，这样的治疗效果很难明确是否是通过补充短链脂肪酸获得的（Venegas et al.，2019）。这些情况表明，结肠内短链脂肪酸的浓度达到一定的阈值是必要的，但不足以使黏膜完整性和免疫反应产生差异。事实上，"有益"细菌的代谢能力突显了微生物代谢物和分泌产物的复杂性，这些代谢物与分泌产物确定了肠道内稳态和免疫反应的可持续性。

（杨星辰）

参 考 文 献

于洪志, 吴琦. 2017. 肠道菌群与肺部疾病关系的研究进展. 天津医药, 45(6): 668-672.

Arnold I C, Hutchings C, Kondova I, et al. 2015. Helicobacter hepaticus infection in BALB/c mice abolishes subunit-vaccine-induced protection against *M. tuberculosis*. Vaccine, 33(15): 1808-1814.

Baxter M, Colville A. 2016. Adverse events in faecal microbiota transplant: a review of the literature. J Hosp Infect, 92(2): 117-127.

Carmody R N, Turnbaugh P J. 2014. Host-microbial interactions in the metabolism of therapeutic and diet-derived xenobiotics. J Clin Invest, 124(10): 4173-4181.

Chun C, Zheng L, Colgan S P. 2017. Tissue metabolism and host-microbial interactions in the intestinal mucosa. Free Radic Biol Med Apr, 105: 86-92.

Dalile B, Van Oudenhove L, Vervliet B, et al. 2019. The role of short-chain fatty acids in microbiota-gut-brain communication. Nat Rev Gastroenterol Hepatol, 16(8): 461-478.

Davison J M, Wischmeyer P E. 2019. Probiotic and synbiotic therapy in the critically ill: state of the art. Nutrition, 59: 29-36.

de Groot P F, Frissen M N, de Clercq N C, et al. 2017. Fecal microbiota transplantation in metabolic syndrome: history, present and future. Gut Microbes, 8(3): 253-267.

Dumas A, Corral D, Colom A, et al. 2018. The host microbiota contributes to early protection against lung colonization by *Mycobacterium tuberculosis*. Front Immunol, 9: 2656.

Gopalakrishnan V, Spencer C, Nezi L, et al. 2018. Gut microbiome modulates response to anti-PD-1 immunotherapy in melanoma patients. Science, 359(6371): 97-103.

Gray L E K, O'Hely M, Ranganathan S, et al. 2017. The maternal diet, gut bacteria, and bacterial metabolites during pregnancy influence offspring asthma. Front Immunol, 8: 365.

Hu Y, Yang Q, Liu B, et al. 2019. Gut microbiota associated with pulmonary tuberculosis and dysbiosis caused by anti-tuberculosis drugs. J Infect, 78(4): 317-322.

Kahl J, Brattig N, Liebau E. 2018. The untapped pharmacopeic potential of helminths. Trends Parasitol, 34(10): 828-842.

Khan N, Mendonca L, Dhariwal A, et al. 2019. Intestinal dysbiosis compromises alveolar macrophage immunity to *Mycobacterium tuberculosis*. Mucosal Immunol, 12(3): 772-783.

Kim M, Qie Y, Park J, et al. 2016. Gut microbial metabolites fuel host antibody responses. Cell Host Microbe, 20(2): 202-214.

Knudsen K E B, Laerke H N, Hedemann M S, et al. 2018. Impact of diet-modulated butyrate production on intestinal barrier function and inflammation. Nutrients, 10(10): 1499.

Lu D H, Huang Y M, Kong Y, et al. 2020. Gut microecology: why our microbes could be key to our health. Biomedicine & Pharmacotherapy, 131: 110784.

Luo M, Liu Y, Wu P, et al. 2017. Alternation of gut microbiota in patients with pulmonary tuberculosis. Front Physiol, 8: 822.

McClave S A, Lowen C C, Martindale R G. 2018. The 2016 ESPEN Arvid Wretlind lecture: the gut in stress. Clin Nutr, 37(1): 19-36.

McCoy K D, Ronchi F, Geuking M B. 2017. Host-microbiota interactions and adaptive immunity. Immunol Rev, 279(1): 63-69.

Mori G, Morrison M, Blumenthal A. Microbiome-immune interactions in tuberculosis. PloS Pathog, 17(4): e1009377.

Nadeem S, Maurya S K, Das D K, et al. 2020. Gut dysbiosis thwarts the efficacy of vaccine against *Mycobacterium tuberculosis*. Front Immunol, 11: 726.

Negatu D A, Yamada Y, Xi Y, et al. 2019. Gut microbiota metabolite indole propionic acid targets tryptophan biosynthesis in *Mycobacterium tuberculosis*. mBio, 10(2): e02781-18.

Ohlsson C, Engdahl C, Fåk F, et al. 2014. Probiotics protect mice from ovariectomy-induced cortical bone loss. PLoS One, 9: e92368.

Ohlsson C, Sjögren K. 2015. Effects of the gut microbiota on bone mass. Trends Endocrinol Metab, 26: 69-74. doi: 10.1016/j.tem.2014.11.004

Perry S, Chang A, Sanchez L, et al. 2013. The immune response to tuberculosis infection in the setting of *Helicobacter pylori* and helminth infections. Epidemiol Infect, 141(6): 1232-1243.

Phuah J, Wong E A, Gideon H P, et al. 2016. Effects of B cell depletion on early *Mycobacterium tuberculosis* infection in cynomolg us macaques. Infect Immun, 84(5): 1301-1311.

Sakai S, Kauffman K D, Oh S, et al. 2021. MAIT cell-directed therapy of *Mycobacterium tuberculosis* infection. Mucosal Immunol, 14(1): 199-208.

Schroeder B O, Bäckhed F. 2016. Signals from the gut microbiota to distant organs in physiology and disease. Nat Med, 22: 1079-1089.

Sivan A, Corrales L, Hubert N, et al. 2015. Commensal Bifdobacterium promotes antitumor immunity and facilitates anti-PD-L1 efficacy. Science, 350(6264): 1084-1089.

Skelly A N, Sato Y, Kearney S, et al. 2019. Mining the microbiota for microbial and metabolite-based immunotherapies. Nat Rev Immunol, 19(5): 305-323.

Suprapti B, Suharjono S, Raising R, et al. 2018. Effects of probiotics and vitamin B supplementation on IFN-gamma and IL-12 levels during intensive phase treatment of tuberculosis. Indones J Pharm, 29(2): 80-85.

Venegas D P, De la Fuente M K, Landskron G, et al. 2019. Short chain fatty acids (SCFAs)-mediated gut epithelial and immune regulation and its relevance for inflammatory bowel diseases. Front Immunol, 10: 277.

Vétizou M, Pitt J M, Daillère R, et al. 2015. Anticancer immunotherapy by CTLA-4 blockade relies on the gut microbiota. Science, 350(6264): 1079-1084.

Whisner C M, Martin B R, Schoterman M H C, et al. 2013. Galacto-oligosaccharides increase calcium absorption and gut bifidobacteria in young girls: a double-blind cross-over trial. Br J Nutr, 110: 1292-1303.

Wipperman M F, Fitzgerald D W, Juste M A J, et al. 2017. Antibiotic treatment for tuberculosis induces a profound dysbiosis of the microbiome that persists long after therapy is completed. Sci Rep, 7(1): 10767.

第十二章 结核病的营养与结核病的预防

第一节 结核病治疗中能量及营养素的监测和补充

在 TB 的治疗中，药物治疗、休息及营养是不可缺少的三个重要环节。在使用抗结核药物的同时必须增强机体的抵抗力。营养治疗和药物治疗相互配合，可以减少药物的不良反应，补充足够的能量和营养素，提高机体的免疫力，加速病灶钙化，促进机体康复。2013 年，WHO《结核病患者营养护理和支持指南》指出，应在疾病诊断和整个治疗过程中定期评估患者的营养状况，根据其具体情况接受营养咨询和治疗。在营养筛查—营养评估—营养干预的规范化营养治疗路径下，对能量和各营养素进行必要的监测并及时补充，对改善患者营养状况、纠正营养不良具有积极作用。

营养素大致可分为宏量营养素（如碳水化合物、蛋白质和脂肪）和微量营养素（如必需维生素和微量元素）。营养评估由人体测量、生化检测、临床疾病和膳食调查组成。营养缺乏的症状和体征通常是不明显的，可能由非营养因素引起。因此，利用实验室测试进行生化评估可以确定特定营养素的缺乏。维生素和微量元素等营养物质的浓度非常低，对这些营养物质的分析技术应该足够灵敏，能够分析每升水中的微克甚至毫微克级别的浓度，在测量这些化合物时必须相当小心，以避免污染。各种直接和间接的测定，如酶活性或营养代谢产物的测定，被用来评估血液、组织和尿液中营养物质的量。临床测定维生素浓度的分析技术包括分光光度法、荧光法和竞争性蛋白结合测定法、放射免疫测定法、高效液相色谱法和 LC-MS/MS。此外，微量元素分析方法包括分光光度法、原子吸收分光光度法、电感耦合等离子体光学发射法和电感耦合等离子体质量比色法。

（一）宏量营养素

发热、咳嗽、腹泻等任何一种症状都要消耗能量，这就要求结核患者总能量的供应要高于正常人，一般以能维持正常体重为原则。目前多项关于营养的指南推荐，患者能量摄入量尽可能接近机体能量消耗值。因此，怎样获得机体能量消耗值，即获得营养干预的能量目标值尤为重要。美国肠外肠内营养学会（American Society for Parenteral and Enteral Nutrition，ASPEN）、欧洲临床营养和代谢学会（European Society for Clinical Nutrition and Metabolism）的营养治疗指南中均提出，如果有条件，建议应用间接测热法（indirect calorimetry，IC）确定患者能量需求，这也是目前监测能量需要的"金标准"。根据专家共识，当不能进行 IC 测定时，建议使用已发表的预测公式或基于体重的简化公式进行计算。TB 是慢性消耗性疾病，由于长期发热、盗汗等使能量消耗增加，因此能量的供给应超过正常人甚至是其他普通患者，可按照 35～50kcal/(kg·d) 供给，全天总能量在 2500～3000kcal 为宜。例如，患者食欲差、进食少、经口进食不足，可以给予口服营养补充（oral nutritional supplement，ONS）或者置管进行肠内营养。例如，肠结核患者肠道功能差，经肠道摄入营养不足，必要时可予以部分肠外营养补充。若急性期严重毒血症影响患者消化功能和食欲时，应结合患者的实际情况，给予肠内营养或者肠外营养支持。在肠内营养制剂配方选择方面，可选用整蛋白标准配方，即 100mL 提供 100kcal 能量，如患者合并心功能障碍或严重进食不足时，可选用高能量配方，即每 100mL 肠内营养制剂可提供 130～200kcal 能量。目前普遍认为，在自主饮食基础上每日口服营养补充 400～600kcal 对防止患者体重下降、改善营养状况有积极作用，但在 TB 患者中的临床应用尚缺乏证据，需进一步研究证实。TB 患者蛋白质供给应在满足足够能量的基础上，提供优质蛋白以利于机体合成蛋白质，提高机体免疫力。每天蛋白质供给量为 1.5～2.0g/kg，优质蛋白应占总蛋白的 50%以上，如肉类、鱼类、乳类、蛋类、禽类和豆制品等。应尽量选用含酪蛋白高的食物，因酪蛋白有促进结核病灶钙化的作用，如牛乳及乳制品，牛乳中含丰富的酪蛋白及钙，这两种营养素都有利于结核病灶的钙化。

关于营养补充对 TB 预防和 TB 患者健康结果的影响的证据缺乏，增加能量和蛋白质摄入通常是营养干预首选的方式。Paton 等（2004）将开始抗结核治疗的患者（BMI<20kg/m²）随机分配到营养咨询组（对照组，n=17）和高能量补充组（干预组，n=19），对照组通过对患者进行营养教育和饮食指导增加膳食摄入，干预组能量供给按照 35kcal/(kg·d) 目标摄入量给予，通过对患者进行 24 小时膳食回顾法评估自主饮食能量摄入量，不足部分由 ONS 补充，给予高能量营养补充剂（每100mL 含 150kcal 能量、6.25g 蛋白质、20.2g 碳水化合物、4.92g 脂肪）、每天口服 2～3 包，补充能量 600～900kcal。结果显示，在第 6 周时，两组患者通过自主饮食的能量摄入没有差异[干预组（1757±435）kcal/d vs.对照组（1640±440）kcal/d，$P=0.44$]，但干预组通过营养补充后全天总能量摄入显著高于对照组[（2562±460）kcal/d vs.（1640±440）kcal/d，$P<0.001$]，干预组较对照组体重显著增加[（2.57±1.78）kg vs.（0.84±0.89）kg，$P=0.001$]、瘦体重显著增加[（1.17±0.93）kg vs.（0.04±1.26）kg，$P=0.006$]、握力显著增加[（2.79±3.1）kg vs.（−0.65±4.48）kg，$P=0.016$]，生活质量评分整体状况两组之间没有显著差异（$P=0.053$），干预组患者营养状况得到了极大改善。Sudarsanam 等（2011）探讨了营养干预在 TB 合并或未合并 HIV 患者中抗结核治疗效果方面的作用。将 81 名 TB 患者和

22 名 TB 合并 HIV 患者随机分为对照组（n=52）与干预组（n=51），干预组患者每日额外补充 930kcal 能量和复合维生素微量营养素，对照组进行常规治疗。结果显示，在治疗结束时两组之间在 TB 治疗效果方面没有显著差异，但 TB 合并 HIV 患者的预后不良概率是单独感染 TB 患者的 4 倍。HIV 阴性 TB 患者中，2.9% 的干预组患者（1/35）和 12% 的对照组患者（5/42）预后较差（OR：4.59，95% CI：0.51～41.34）。在 TB 合并 HIV 的患者中，30.8% 干预组患者（4/13）和 42.9% 对照组患者（3/7）疗效不佳（OR：1.68，95%CI：0.25～11.34）。目前研究普遍认为，通过饮食干预或高能量补充虽然可以增加患者体重，改善营养不良状况，但不能显著改善抗结核治疗结果，如减少死亡率与增加治愈率等。一些小型试验发现，通过饮食干预或高能量补充可以在完成 TB 治疗和清除痰中细菌方面有积极作用，但尚未在其他大型人群试验中得到证实，无法可靠地证明增加能量和蛋白质摄入对死亡率、TB 治愈率或 TB 治疗完成的重要益处。

低胆固醇血症在结核患者中很常见，并与粟粒性病例的死亡率有关。一些体外研究表明，胆固醇对巨噬细胞和淋巴细胞维持良好功能是必要的。一项只有 21 名肺结核患者的小型随机对照试验中，探讨了高胆固醇饮食对肺结核患者痰培养菌的灭菌速度方面的作用（Pérez-Guzmán et al.，2005）。干预组（n=10）采用高胆固醇饮食（800mg/d 胆固醇），对照组（n=11）采用正常饮食（250mg/d 胆固醇），所有患者均接受相同的 4 种药物抗结核治疗方案（异烟肼、利福平、吡嗪酰胺和乙胺丁醇）。结果显示，干预组痰培养灭菌速度更快，第二周阴性培养结果的百分率显著高于对照组（80% vs. 9%，P=0.0019），但在死亡率、治愈率、生活质量改善或治疗完成情况等方面该研究未作报道，尚需进一步的研究证实。

（二）微量营养素

据报道，TB 患者血中微量营养素的浓度较低，如维生素 A、维生素 E 和维生素 D，以及矿物质铁、锌和硒（Ramakrishnan et al.，2008；Seyedrezazadeh et al.，2008；Kassu et al.，2006；Pakasi et al.，2009）。通常这些情况在两个月后可自行恢复正常（Azuma et al.，2013）。由于在诊断时并未对饮食摄入和相关营养素进行研究，因此其低浓度是否与代谢过程、疾病本身或饮食摄入不足有关，以及与抗结核治疗临床结局之间的关系尚不清楚。

TB 患者血清中微量元素的分布发生了改变，就单种微量元素对 TB 患者临床结局的影响及如何补充监测还有待于进一步研究证实。韩国一项研究评估了血清微量元素浓度对抗结核治疗后临床疗效的影响（Choi et al.，2015），肺结核患者血清钴、铜含量显著高于对照组，锌、硒含量显著低于对照组（P<0.01）。高血清铜浓度与较差的临床结局相关，痰培养阳性患者血清铜浓度显著高于阴性患者（P<0.05）。另有研究发现（Kassu et al.，2006），与对照组健康者相比，肺结核患

者血清中铁、锌、硒的浓度显著降低（$P<0.05$），铜和铜锌比显著升高（$P<0.05$）。与肺结核-HIV 阴性患者相比，肺结核-HIV 阳性患者的血清锌、硒浓度明显降低，铜锌比显著升高（$P<0.05$）。未合并 HIV 感染的患者在抗结核化疗结束时，血清锌浓度显著升高（$P<0.05$）。治疗后合并或未合并 HIV 感染的 TB 患者血清硒水平升高。与之相反，抗结核化疗后血清铜浓度和铜锌比显著下降，而与 HIV 血清状态无关（$P<0.05$）。Ramakrishnan 等（2008）在肺结核-HIV 阳性患者（$n=20$）、肺结核-HIV 阴性患者（$n=20$）及对照组（健康者 $n=20$）中检测了血清锌和白蛋白水平，结果显示，肺结核患者的体重指数、锌和白蛋白水平三个参数都明显较低，合并 HIV 阳性患者下降更明显。这些变化可能与营养因素、肠病和急性时相反应蛋白有关。

在肺结核中，吞噬细胞呼吸爆发引起的活性氧产生增加，摄入高剂量的抗氧化营养素对降低氧化应激水平、控制炎症具有积极作用。在一项随机、双盲、安慰剂对照试验中，通过在 TB 患者中同时补充维生素 E 和硒，观察对氧化应激水平的影响（Seyedrezazadeh et al., 2008）。干预组患者（$n=17$）每日服用维生素 E 和硒（维生素 E：140mg α-生育酚，硒：200μg），对照组患者（$n=18$）服用安慰剂，两组均接受标准的抗结核治疗。在基线和干预后 2 个月进行微量营养素水平、氧化标记物和抗氧化能力的评估。结果发现，两组患者血浆抗氧化剂水平均显著升高（$P=0.001$），干预组脂质过氧化终产物丙二醛水平显著下降（$P=0.01$），对照组下降不明显。说明对接受标准抗结核治疗的肺结核患者进行为期 2 个月的维生素 E 和硒补充干预，可降低氧化应激水平，并提高抗氧化能力。

在维生素与 TB 治疗的研究中，研究最广泛的是维生素 D。维生素 D 参与了巨噬细胞的功能维持，是宿主抗结核的关键因素，维生素 D 受体的遗传变异被认为是 TB 风险的主要决定因素（Gupta et al., 2009；Verrall et al., 2014）。Martineau 等（2011）探讨了大剂量维生素 D_3 在肺结核患者抗菌治疗中的作用，126 例患者随机分为干预组（$n=62$）和对照组（$n=64$），在开始标准 TB 治疗后的第 14、28 和 42 天分别给予干预组与对照组 2.5mg 维生素 D_3 及安慰剂治疗。结果显示，第 8 周干预组血清 25(OH)D 浓度显著高于对照组（101.4nmol/L vs. 22.8nmol/L，$P<0.001$），干预组中位痰培养时间 36.0 天，安慰剂组 43.5 天，没有显著差异（HR：1.39，95%CI：0.90～2.16，$P=0.14$）。多项研究发现，给予不同剂量维生素 D 可以提高结核强化治疗患者血清 25(OH)D 浓度，但对痰培养阴转时间及死亡率尚未发现有显著影响。

维生素 A 可以抑制巨噬细胞中毒性杆菌的增殖，在淋巴细胞增殖、维持上皮组织功能、维持 T 淋巴细胞和 B 淋巴细胞的正常功能、保持巨噬细胞活性和抗体反应的产生等方面起着重要作用。一些研究报告指出，TB 患者血浆维生素 A 浓度较低，但尚不清楚这是否构成 TB 患者出现更严重临床表现的风险。Pakasi 等

（2009）将 300 名痰涂片阳性的肺结核患者，根据卡氏评分（Karnofsky，KPS）分为轻度 TB 患者（占 53%，KPS≥80）和重度 TB 患者（占 47%，KPS<80），结果提示重度结核患者血清维生素 A、血红蛋白（hemoglobin，HB）、血浆白蛋白水平显著低于轻度结核患者，C 反应蛋白（C-reactive protein，CRP）水平显著高于轻度结核患者，胸片活动性病变面积显著大于轻度结核患者。多元回归分析调整 CRP 后，低维生素 A 浓度与 TB 的严重程度相关（β=3.2，95%CI：1.6~4.9，$P=$0.000），说明严重的 TB 与维生素 A 缺乏有关。虽然低维生素 A 水平在 TB 中很常见，但在 TB 治疗开始后，无论是否补充维生素 A，其血浆维生素 A 水平都可能升高。没有证据表明，单独补充 1~3 倍膳食营养素参考摄入量（dietary reference intake，DRI）维生素 A 或联合其他微量营养素补充，对降低患者死亡率、提高治疗效果、改善营养状况等方面有显著作用。维生素 B 和维生素 C 通常作为多种微量营养素补充的一部分，目前同样没有充分证据表明大剂量补充这两种维生素对改善 TB 患者的治疗效果和死亡率有影响。

因此，目前还没有足够的研究来了解通过增加食物摄入或能量补充是否能改善 TB 治疗结果，但它在某些情况下可以改善体重增加。开始治疗时活动性 TB 患者血液中某些维生素和微量元素的水平可能较低，常规补充上述建议的每日剂量可以使其水平恢复正常，但目前没有可靠的证据表明其对改善临床结局有益，还需进一步的大规模的人群试验。

第二节　结核病治疗后期营养巩固治疗

TB 的治疗一般分为两个阶段，结核活动期为强化治疗阶段，患者需住院治疗 1~2 个月，以便迅速控制结核分枝杆菌繁殖，抑制病情进展；此后即进入巩固治疗阶段，多数患者因时间和经济原因在巩固治疗阶段出院回家治疗。给予患者及家属正确科学的营养指导、帮助与支持，使其保持良好的身体状况，配合治疗，对提高 TB 的治愈率、降低复发率、让患者早日康复具有极为重要的意义。

TB 是一种慢性消耗性疾病，宏量营养素（蛋白质、脂肪和碳水化合物）通常被大量消耗，碳水化合物和一部分脂肪转化为能量，而蛋白质和部分脂肪用来合成人体组织结构和功能成分。微量营养素（维生素和矿物质）的摄入量很小，但对新陈代谢过程至关重要。宏量营养素和微量营养素共同促进组织再生和细胞完整。患者的饮食安排是否合理，直接关系到治疗效果巩固和身体康复。根据临床观察，经常调换食物的种类，保障各种营养素的摄入量，使人体获得足够的镁、钾、钙等电解质及必需营养物质，保持良好的营养状况和身体条件，可以对抗结核治疗起到良好的辅助作用，能加快患者的康复。

1. 调整心情

应保持良好情绪和心态，放下包袱，尽可能恢复正常生活，作息要有规律，既不要卧床大养，也不要过度劳累，体力恢复后可以适当地运动，包括散步、打太极拳等，有利于 TB 患者的康复。

2. 增加热量摄入

全天要保证食物提供的能量充足，理论上应该比正常情况多，但由于疾病、手术创伤和化疗等原因，患者食欲差、恶心、呕吐等，满足需要比较困难。可采用少食多餐，逐渐增加，尽可能选择高蛋白、高热量的点心或饮料进行加餐。食物制作要清淡、少盐、干稀搭配、避免香辛调料味过浓。用餐前可做些适度的活动，或食用少许开胃食物、饮料（如酸梅汤、果汁等）。若感觉疲劳，应休息片刻，待体力恢复后再进食。碳水化合物应是能量的主要来源，可按患者平时的食量而定，即使是肺结核患者也不必过分限制，应鼓励其多进食。患者合并糖尿病时，应按照糖尿病营养治疗原则制订饮食方案，碳水化合物选择低血糖指数食物。合并肠结核的患者及肠道功能差的患者摄入脂肪过多会加重腹泻，应给予较少脂肪，每日脂肪总量应少于 40g。若 TB 患者因毒血症影响消化功能，或较肥胖患者，膳食中脂肪不能供给太多，避免摄入过于油腻的食物（表 12-1、表 12-2）。

表 12-1　TB 患者可选择的高热量食物举例

牛奶冲红豆沙、牛奶蒸馒头、牛奶冲米粉、牛奶冲鸡蛋、奶酪代替牛奶可以减少食物体积又可提高能量

米粥+肉松、米粥+肉末、米粥+营养粉、米粥+蛋白粉、土豆泥+沙拉、面包+黄油、面包+果酱、面包+奶酪、山药+果酱

蔬菜沙拉+酸奶、水果沙拉+酸奶、果汁+各种粉（如山药、核桃、杏仁等）

各种坚果压碎后添加在炒面、炒米粉中

表 12-2　TB 患者可选择的加餐或零食举例

时间	早点（上午 10 点）	午点（下午 4 点）	晚点（晚上 9 点）
周一	酸奶	绿豆糕	鸡蛋羹
周二	西米露	火龙果	栗子羹
周三	芝麻糊	冰糖银耳	柚子
周四	香蕉	蛋白粉	枣泥糕
周五	苹果	红豆沙	蛋花汤
周六	土豆泥	小面包	苏打饼干
周日	小黄瓜	藕粉	核桃酥

如经饮食指导后仍不能满足目标需要量时，应在临床医师及临床营养师指导下

进行口服营养补充或管饲肠内营养及肠外营养支持治疗。①ONS：当不能正常进食的时候，为了得到足够的营养，应首先考虑 ONS，即通过摄入特殊医学用途配方食品（food for special medical purpose，FSMP）来补充经口摄入不足。全营养配方食品可以作为完全代餐食物满足机体每日的营养需求。②管饲营养：如果口服营养补充仍不能满足身体的需要，可能需要采用管饲来补充营养，因为鼻饲管较细，并不影响吞咽，所以管饲患者可以同时继续经口进食。多数患者在几天内可以适应管饲，少数人需要的时间可能长一些。③肠外营养支持：当患者发生完全肠梗阻、严重的呕吐或腹泻或其他影响经消化道进食等情况，可以选择肠外营养支持。

3. 增加蛋白质摄入

TB 患者在后期巩固治疗时仍需增加蛋白质摄入，每天应供给蛋白质 1.2～1.5g/kg，蛋白质总摄入量 80～100g，提供能量占总能量的 15%～20%为宜，其中优质蛋白应占蛋白质总量的 50%以上，如畜肉类、禽类、水产类、蛋类、奶类及大豆制品等。

烹调肉类食品尽量选择烘焙、炖、水煮，而不是油炸或炭火烤的方式，最少量地使用加工肉类，如培根、腊肠、午餐肉、香肠和热狗等。部分人群由于体内缺乏乳糖酶、乳糖吸收差等，会出现饮用牛奶后腹胀、腹泻等情况，这是由乳糖不耐受所引起的，可以尝试以下方法来减轻或避免饮奶后的不适。第一，可以少量多次饮奶，多数缺乏乳糖酶的人食用少量乳品（一次 50～100mL）也并不会有什么不适；第二，不空腹饮奶，将乳制品与肉类及其他含脂肪的食物同时食用；第三，用乳糖已被部分酵解的发酵乳（特别是酸奶）代替鲜乳；第四，红薯、全麦面包等膳食纤维高的食物在肠道会产生很多气体，对于有乳糖不耐受的人会加重其症状，不宜同时服用。

增加热量和蛋白质的诀窍：①除了正常的三餐，经常食用几次加餐；②可随时吃自己喜欢吃的食物；③隔一小段时间就用餐，不要等到感觉饿了再吃；④尽量每次正餐和加餐都食用高热量、高蛋白的食物（表 12-3），如在加餐时可口服肠内营养补充；⑤为了避免用餐时喝水太饱，补充液体宜选在两餐之间而不是在用餐时；⑥把量最大的餐食安排在最饿时，如果早晨感到最饿，早餐可以吃得最多；⑦尝试自制或商业化生产的营养餐。

4. 多食蔬菜、水果，增加矿物质和维生素摄入

蔬菜、水果是维生素、矿物质、膳食纤维和植物化学物的重要来源，对提高膳食微量营养素和植物化学物的摄入量起到重要作用。我国居民蔬菜摄入量低，水果摄入长期不足，成为制约平衡膳食和某些微量营养素不足的重要原因。结核患者往往因食欲下降，摄入不足的现象更为普遍。

表 12-3　高蛋白食物

乳制品	面包片或饼干上涂抹奶酪 水果沙拉或蔬菜沙拉里添加奶酪或酸奶 用牛奶煲汤或煮粥 酸奶和水果制成奶昔
蛋类	所有蛋类均应煮熟 不宜用开水冲服生蛋类，避免生鸡蛋上的细菌带来的感染风险 冰箱中常存煮熟的蛋类，用来加餐或将其切碎加入汤和蔬菜中
畜肉类、禽类和鱼类	鱼可以清蒸或煮汤，放入姜和料酒可以去腥 畜禽肉类应多摄入瘦肉部分 先吃肉，后喝汤 避免食用烟熏和加工肉类，如香肠、火腿、卤肉等
豆类、坚果和籽类	坚果及籽类是很好的营养加餐食品 坚果类可打碎后添加到水果、蛋挞和蛋羹中 豆腐比干豆更容易消化吸收，鲜豆煮熟后吃

　　结核病灶的修复需要大量钙质。牛奶中钙含量高，吸收好，每日可饮牛奶 300～500mL，增加膳食中钙的供给量，除牛奶外，豆制品、贝类、紫菜、虾皮、海产品等也是钙的良好来源。少量反复出血的肺结核、肠结核、肾结核患者常伴有缺铁性贫血，铁是制造 HB 的必备原料，应注意膳食中铁的补充，如动物肝脏、动物血、瘦肉类、绿叶蔬菜等。除饮食补充外，必要时可补充钙片或铁剂。结核患者应适量补充无机盐，氯化钠摄入每日应少于 8g，钾 1～2g，对长期发热、盗汗的患者，可酌情适当提高。对肾结核患者给予水分，可稀释和冲淡炎性产物，有利于减少尿道刺激症状，但严重结核伴有肾功能衰竭时应限制水分和钠盐的摄入。应供给 TB 患者丰富的维生素，包括维生素 A、维生素 D、维生素 C 和 B 族维生素等。异烟肼治疗容易引起维生素 B_6 缺乏，应供给充足维生素 B_6。维生素 B_6 广泛存在于各种食物中，肉类、动物肝脏、鱼类、豆类、坚果类如葵花籽及核桃等均含有丰富的维生素 B_6。多食用新鲜蔬菜、水果、鱼、虾、动物内脏及蛋类等，鼓励患者进行日光浴或户外活动是增进维生素 D 的好办法。维生素 C 有利于病灶的愈合和 HB 的合成，帮助机体改善贫血状况、恢复健康。

　　研究发现，蔬菜、水果的营养与其颜色有关，深色蔬菜的营养价值一般优于浅色蔬菜。深色蔬菜指深绿色、红色、橘红色和紫红色蔬菜，尤其是富含 β-胡萝卜素的蔬菜，是 TB 患者维生素 A 的重要来源，应特别注意多摄入。深绿色蔬菜如菠菜、油菜，橘红色蔬菜如胡萝卜、西红柿，紫色蔬菜如紫甘蓝、红苋菜等。这些深色蔬菜应占到蔬菜总摄入量的一半以上。蔬菜的营养素含量除受品种、产地、季节、食用部位等因素的影响外，还受烹调加工方法的影响。加热烹调除改变食物口感和形状外，在一定程度上会降低蔬菜的营养价值，如维生素的流失和降解。根据蔬菜特性来选择适宜的加工处理和烹调方法可以较好地保留营养物质。①先洗后切。尽量用流水冲洗蔬菜，不要在水中长时间浸泡。切后再洗会使蔬菜中的水溶性维生素和矿物质从切口处流失过多。洗净后尽快加工处理、食用，最大限度地保证营养素的摄入。②急火快炒。缩短蔬菜的加热时间，减少营养素的损失。③开汤下菜。一方面，水溶性维生素（如维生素C、维生素B）对热敏感，沸水能破坏蔬菜中的氧化酶，从而降低其对维生素C的氧化作用，另一方面，水溶性维生素对热敏感，加热又增加其损失。因此掌握适宜的温度，水开后蔬菜再下锅更"保持营养"。水煮根类蔬菜，可以软化膳食纤维，改善蔬菜的口感。④炒好即食。已经烹调好的蔬菜应尽快食用，现做现吃，避免反复加热，这不仅是因为营养素会随储存时间延长而丢失，还可能因为细菌的硝酸盐还原作用增加亚硝酸盐含量。

5. 吃新鲜食物，注意饮食卫生，防止感染

TB患者抵抗力较差，易感染、发烧、白细胞减少，免疫功能指标降低。后期治疗中应尽可能保护机体免疫功能，保证患者体力，饮食方面要选择新鲜食物，注意食品卫生安全，防止肠道感染。新鲜食物是指存放时间短的食物，如收获不久的粮食、蔬菜和水果，或刚宰杀不久的畜、禽肉类及刚烹调的饭菜等。食物内微生物的生长繁殖、化学反应及食物自身的代谢作用都是发生变质的原因。食物变质引起的变化有两种：一是对人体相对无害的变质，如外观、结构和香味变化，或者营养素消耗和减少等；另一种是某些微生物大量生长繁殖产生毒素，或是食物发生油脂氧化而酸败，或某些食物发生分解反应产生有害物质等，这类变质对人体健康有害。

食品卫生安全方面要防止食用不卫生、不合格的食物，具体措施包括：①食物应充分煮熟，废弃发霉发烂的任何食物；②炊具、容器、菜板、洗碗布等接触生肉的厨房用具要保持清洁干净，保证生肉与熟食分开，保证冰箱中生肉密封保存并和即食食品分开；③准备食物之前、之后及就餐前，用肥皂水或洗手液清洗双手20s；④不要食用高风险来源的食物，包括熟食店、小卖部、路边摊；⑤外出就餐时，尽量避免食用容易受细菌污染的食物，如沙拉、寿司、生肉、凉菜或未经烹饪煮熟的肉、鱼、贝类和蛋类食物；⑥在削皮或切块前，用流动水彻底清洗水果和蔬菜；⑦将易腐败食物快速冷藏于低于4℃的低温处，以抑制细菌滋生；⑧避免食用未经消毒处理的蜂蜜、牛奶和未经巴氏消毒的果汁。

6. 正确认识保健品

我国的《保健食品管理办法》中规定，保健食品主要包括功能性食品和营养素补充剂两大类，其中功能性食品是指标明具有特定保健功能的食品，即适宜于特定人群食用、具有调节机体功能、不以治疗疾病为目的的食品。而营养素补充

剂是单纯以一种或数种经化学合成或从天然动植物中提取的营养素为原料加工制成的食品。

保健食品具有三个特征：①保健食品是食品，而不是药品或其他物品；②保健食品与其他食品的主要区别在于它有特定保健功能，这种保健功能不是以治疗疾病为目的，而是保持人体健康，从而类同于人们所理解的营养作用；③保健食品的保健功能来源于其中所含的功效物质，具有一定的营养作用，而不是疾病治疗作用。目前我国批准的保健食品中的功效成分主要有：活性多糖、膳食纤维、低聚糖、活性肽、活性蛋白质、多不饱和脂肪酸、类脂、多酚、大豆异黄酮、大豆苷元、皂苷、褪黑素、类黄酮、乳酸菌、大蒜素、番茄红素、胆碱、植物固醇、维生素、矿物质等。TB 患者往往有食欲下降、摄食不足的现象，保健食品中的营养素补充剂可以给患者提供膳食以外的维生素、微量元素、矿物质等。但同时也要认识到，营养素补充剂仅能提供营养素，不能代替正常膳食的多样性，不能过于依赖。如果需要服用营养素补充剂，最好选择矿物质和维生素相互平衡的膳食补充剂，具体选择和使用可咨询营养医师。

第三节　有并发症的结核病患者营养不良的预防

结核分枝杆菌可以通过血流扩散、淋巴感染、直接蔓延等途径累及身体的其他部位，引起全身不同部位病变。不同部位结核均可导致不同的并发症。

肺结核并发症包括气胸、脓胸、肺曲菌病、继发性支气管扩张、慢性肺源性心脏病，肺外结核大多数继发于肺结核。肠结核并发症包括肠梗阻、结核性腹膜炎。肾结核并发症包括输尿管结核、结核性膀胱炎。骨结核与骨关节结核并发症包括截瘫、畸形。

（一）肺结核并发症

气胸、脓胸：继发性肺结核发生的气胸或脓胸、胸腔积液为常见并发症。胸膜下病灶或空洞破入胸腔，TB 病灶纤维化或瘢痕化导致肺气肿或肺大泡破裂，病灶或空洞破入胸腔常见渗出液体多，可形成液气胸、脓气胸，临床无明显呼吸困难患者应用内科保守治疗，内科治疗无效的液气胸、脓气胸应行引流，到胸外科治疗。由于肺结核患者长期存在高消耗、低摄入，容易出现低蛋白血症、合并营养不良。患者应选择高热量、高蛋白、高维生素饮食，适当增加饮食量，提高机体抵抗能力。如患者经口进食量少，不能满足机体需要的60%时，需按照营养不良五阶梯疗法进行营养干预，必要时应口服营养补充剂，或肠外、肠内营养支持。脓胸、气胸患者常常因为胸腔引流带走大量组织液，同时伴有能量高消耗，因此在肠内营养补充时需加入蛋白质组件，增加蛋白质摄入，必要时可静脉输注人血白蛋白。

蛋白质、脂肪及碳水化合物中,脂肪的呼吸商为 0.7,蛋白质的呼吸商为 0.8,碳水化合物的呼吸商为 1.0,即脂肪产生的 CO_2 最少,碳水化合物产生的 CO_2 最多。在急性炎症期,患者呼吸困难严重,通气功能差,给予过多的碳水化合物易发生 CO_2 潴留,增加肺的通气负荷。适当的高脂营养支持可减轻通气负荷,降低动脉血二氧化碳分压(partial pressure of carbon dioxide in arterial blood,$PaCO_2$),有益于患者的康复。据此,在患者急性炎症期给予膳食营养方案时,应减少米饭、馒头等主食的用量,增加奶类、瘦肉、鱼虾、豆制品的用量,同时可以增加口服肠内营养制剂,调整三大营养素供能比,增加能量和蛋白质的摄入。在烹调上要注意多采用蒸、煮、炖等方法,忌炸、煎、烤;食物以温、热、熟、软为宜,忌黏、硬、生冷。

结核性脓胸患者需考虑手术带来的营养不良问题。结核合并营养不良患者,常可导致 TB 反复迁延不愈、进展和恶化,直接影响抗结核治疗效果。抗结核治疗过程中有效的营养支持不仅能改善危重症患者的体液免疫功能,还能改善细胞免疫功能。Weijs 等(2012)认为患者急重症时能量摄入至少为目标值的 80% 以上,之后临床结局明显改善。营养支持的实施原则以肠内营养最具有营养全面、操作简便、符合生理及并发症少等优势,但 TB 围手术期患者由于 TB 的长期慢性消耗、结核中毒症状、抗结核药物的胃肠道刺激等因素食欲往往较差,经口摄食少,无法满足围手术期短期内机体对营养的较高需求,因此认为结核性脓胸围手术期营养支持在正常饮食的基础上辅以肠外营养似乎更为合适。关于术前营养支持的适宜时间,江涛等(2005)认为手术前后各 1 周的静脉营养不仅可以在术前快速有效地改善患者的营养状况,而且可以增加患者围手术期总热量和氮量的积累,更好地使患者平稳渡过围手术期。研究发现,通过静脉增加结核性脓胸患者围手术期的营养供给,在同样的抗结核治疗前提下,试验组与对照组术后总淋巴细胞计数及血沉改变的差异有统计学意义($P<0.05$),试验组术后胸管留置时间及术后住院时间均较对照组明显缩短($P<0.05$),体现了围手术期不同营养供给状况下抗结核治疗效果的差别(孙留安等,2015)。手术前后各 1 周的肠外营养支持患者获益率可能更高,时间过短难以达到改善营养状况的预期效果,过长不仅增加了患者的医疗费用,且还会增加术前准备时间,延误手术时机。

肺源性心脏病:肺结核分枝杆菌感染导致肺脏损伤严重,若不能得到及时或有效的治疗,造成空洞长期处于不愈状态,导致病灶恶化、进展。慢性纤维性肺结核容易发展成为肺源性心脏病(简称肺心病),甚至出现恶病质,并发症发生率及致死率高。因此,在对慢性纤维性肺结核导致肺心病患者的临床治疗上,除需要对其进行利尿、吸氧、强心、控制感染、抗结核等基本治疗外,营养支持也十分重要。一方面由于感染的存在,机体处于高度分解状态,能量及蛋白质的需要量明显增加；另一方面，因气流受阻导致呼吸做功增加，从而能量需要增加，因此这类患者的能量消耗总体而言更高。气体弥散能力、二氧化碳潴留、呼吸道感染及生化介质如激素和细胞因子等均可影响能量消耗。这些因素共同导致的后果是呼吸肌和骨骼肌的力量持久性减弱伴易疲劳，肺部辅助肌肉功能改变及容易罹患感染。

营养缺乏可以表现为体重持续下降，体重指数（body mass index，BMI）降低。即使体重稳定的患者，肌肉质量也可能会减轻。肺心病患者甚至因为水钠潴留出现体重不降反升的情况，掩盖了肌肉质量下降的实际情况。单纯计算 BMI 可能不足以检测出这些变化，而人体组成成分的测定有助于区分肌肉质量和脂肪质量，区分体内水分过多和脱水两种情况。因此，对于液体积聚过多的患者，通过人体组成成分分析，仔细解读营养状态评估中的骨骼肌、去脂体重、水分等指标及临床生化指标非常必要，尤其需要注意血液稀释本身所引起的生化指标下降。

保证能量摄入最理想的方法是根据间接测热法测定机体对能量的需求，但实际工作中难以普遍应用，因此在使用能量公式预测能量需求时，需考虑到生理应激造成的能量需求增加。对能量的需求在不同患者之间以及同一个患者的不同疾病时期可能有显著的差别。

摄入充足的蛋白质，每天需要 1.2～1.5g/kg，是保持和恢复肺功能及肌肉强度、增强免疫功能所必需的。蛋白质、脂肪、碳水化合物提供能量占总能量的适宜比例分别为 15%～20%、30%～45%、40%～55%，这对物质代谢过程中保持适宜的呼吸商非常重要。对存在气体交换障碍的患者，及时补充能量，避免过度喂养非常重要，因能量的过度摄入导致需要排出的二氧化碳增多，加重呼吸困难和障碍。若伴有其他疾病如心血管疾病、肾病、恶性肿瘤或糖尿病，会制约营养治疗中蛋白质、脂肪和碳水化合物的用量、比例与种类。患肺心病或有水钠潴留的患者，钠摄入量需要严格控制。因使用利尿剂的缘故，这类患者可能需要通过膳食适时补充钾。

（二）肠结核相关并发症

肠结核的好发部位依次是回盲部阑尾、升结肠、降结肠、十二指肠、乙状结肠和直肠。肠内容物在通过回盲瓣之前，由于生理性滞留作用，停留时间较长，使结核分枝杆菌与该处黏膜接触的时间较长，该部位淋巴组织丰富，易使结核分枝杆菌生长，因此回盲部受侵犯较多。此外，机体营养差、体质弱及免疫力低下，也是易感染结核的因素。

肠结核大多起病缓慢，早期症状不明显，易被忽视。其主要临床表现为胃肠道症状，如腹痛、腹泻和便秘交替、腹部包块及呕吐，以及结核毒血症的全身症状，如低热、盗汗、消瘦、乏力和食欲缺乏等。症状晚期可有肠梗阻、肠穿孔、瘘管形成及便血等并发症。

1. 以均衡饮食为基本

全天饮食应包括米面类、奶蛋鱼肉类、蔬菜类、水果类、适量油脂类。供给充足的能量和蛋白质，防止体内蛋白质的消耗和体重下降。对病情严重的患者应及时进行 ONS，或肠内、肠外营养支持，补充患者所需营养素。

2. 适当限制脂肪

肠结核常伴有腹泻。溃疡性结核病变广泛时每日大便可达十余次，甚至可有脂肪泻，严重者出现乳糜腹水，故脂肪摄入要低于 40g/d。因此禁用油炸和油腻食品及硬果类食品，烹调方法尽量采用少油方法。容易使粪便变稀软、增加腹泻次数的食物有：冷饮、高脂肪食物（如肥肉、五花肉、全脂奶等）、水果，饮食中需适当减少。尽量采用可以使食物变软的烹调方式，避免油煎、油炸等。

3. 避免过多摄入粗纤维含量丰富的食物

当结核分枝杆菌侵犯到肠黏膜时，易使肠黏膜形成单个或多个小溃疡，因此要避免机械性刺激。限制粗纤维食物，以减少排便次数和肠黏膜的损伤或穿孔。避免选择吃入后会在肠道留下过多残渣的食物，如选择煮熟的低纤维蔬菜或精制的根茎类，低纤维水果去皮去籽或过滤后制作果汁。容易产气的食物有：啤酒、碳酸饮料、红薯、土豆、芋头、山药、豆类及其制品、洋葱、蘑菇、萝卜、韭菜、南瓜、板栗、西兰花、花椰菜、巧克力等；会增强粪便气味的食物有：洋葱、豆类、大蒜、葱头、香辛类调味品等。

4. 少食多餐

肠结核患者由于消化吸收受到影响，因此宜少量多餐次，以提高全日营养的摄入量。进食时要细嚼慢咽，闭口咀嚼，不要边吃食物边讲话，以免因吃入空气导致胀气。根据病情适当调整膳食类型，较重时可采用高蛋白低脂少渣半流质食物，病情稳定过渡期可采用高蛋白低脂少渣软饭，恢复期可采用高蛋白饮食（表 12-4）。

表 12-4　高蛋白低脂少渣食谱举例

高蛋白低脂少渣半流食	
早餐	蒸蛋羹、小米粥
早加餐	藕粉
午餐	龙须面、西红柿鸡蛋、肝泥、小黄瓜
午加餐	去脂酸奶、饼干

续表

高蛋白低脂少渣半流食	
晚餐	蟹黄豆腐、紫薯卷、鱼片粥
晚加餐	牛奶冲红豆沙
高蛋白低脂少渣软饭	
早餐	白米粥、蒸蛋羹、酱豆腐
早加餐	烤馒头片
午餐	清炒虾仁、炒嫩黄瓜、白米饭
午加餐	冲藕粉
晚餐	鸡胸脯西红柿煮挂面
晚加餐	果汁

5. 适当饮水

水样便可使机体产生脱水现象，并引起电解质失衡，应适当喝水，但不宜喝咖啡和浓茶。

6. 限制高草酸食物摄入

如有水分损失常会导致尿量减少，容易产生草酸钙结石，除大量饮水外，要限制草酸含量高的食物摄取，如菠菜、咖啡、茶、可可、巧克力等。

（三）泌尿系统结核相关并发症

泌尿系统是肺外结核的易发部位，而肾结核最为常见。肾结核可导致肾脏实质性病变，因其早期症状不典型，往往易漏诊、误诊，延误治疗，可损伤患者的泌尿生殖系统，最终导致肾功能丧失，威胁患者的生命。

当出现泌尿系统结核相关并发症，肾功能出现障碍时，应遵循肾脏病的营养治疗原则，即在去除病因、积极治疗原发病的基础上，根据患者病情需要调整饮食中某些营养素的摄入量，如出现急、慢性肾功能衰竭时，需限制蛋白质的摄入量；水钠潴留时，需限制食盐的摄入量；高钾血症需限制钾的摄入量；低钾血症时则需增加钾的摄入量等。

1. 掌握膳食总能量和总蛋白质摄入量

能量与蛋白质在体内代谢过程中关系密切。若能量供给不足，摄入的蛋白质可能通过糖异生途径转变生成能量以补充其不足。同时人体组织中的氨基酸也可被消耗，造成非蛋白氮代谢废物量增加，加重氮质血症。且组织蛋白的合成只有在有足够能量供给时才能顺利进行。

蛋白质的代谢产物如尿素、UA、Cr 等含氮物质均从尿液中排出。肾脏滤过率明显下降时排泄功能产生障碍，使这些含氮毒物蓄积在体内而造成中毒。有时因蛋白质代谢不完全，则可能发生蛋白尿。蛋白尿多以白蛋白丢失为主，可使胶体渗透压下降，甚至引起水肿，由于蛋白尿中补体的丢失还可引起身体抵抗力降低。

2. 调节膳食中电解质和无机盐含量

当患者出现水肿、高血压或心力衰竭时，膳食中应限制钠盐摄入，防止水钠潴留和血容量增加，导致心脏负担加重。但当肾小管钠重吸收功能降低或合并严重腹泻、呕吐时，为了防止出现低钠血症，应及时补充钠盐。膳食中钾含量要根据患者血钾检查结果进行调整。若患者肾脏储钾能力差或排尿量较多或应用利尿剂时，应选择含钾丰富的食物，以防止出现低钾血症。若患者出现少尿或无尿，或体内出现组织高分解状况甚至已经有高血钾症状时，应限制钾盐摄入。高钾血症往往是肾功能衰竭患者致死的原因，故限钾较限钠更为重要。对高磷血症患者，应限制磷摄入，摄入低蛋白饮食如麦淀粉主食。肾功能衰竭晚期患者可有出血倾向和贫血，故此类患者的膳食应有含铁丰富的食物，必要时临床可应用红细胞生成素或输血进行治疗。

3. 水分的控制

当肾脏浓缩能力减退，尿量可成倍增加，此时应增加液体摄入量防止脱水。反之，如浮肿、少尿或无尿时，应限制液体摄入量。

（四）贫血

贫血（anemia）是 TB 诊断中常见的一种共病，患病率在 32%～86%（van Lettow et al.，2005；Sahiratmadja et al.，2007；Nagu et al.，2014）。肺结核患者中，菌阳患者比菌阴患者更容易发生贫血。炎症性贫血（anemia of inflammation，AI）是结核患者的主要贫血类型，完成 TB 化疗后贫血患病率显著下降，但缺铁性贫血（iron-deficiency anemia，IDA）和混合型贫血（缺铁性贫血和炎症性贫血同时存在）的发生率没有明显变化。有证据表明贫血、铁再分布和 TB 易感性之间存在关系（McDermid et al.，2013；Wisaksana et al.，2013）。

AI 主要的发病机制是炎症细胞因子增多，导致铁调素增多，铁调素会阻止铁从肠道吸收，血清铁水平减低，也会阻止铁从巨噬细胞中释放，储存铁增多，血清铁蛋白水平增加，从而铁稳态失衡、铁利用障碍，发生贫血。IDA 则是由摄入不足、吸收不良、利用障碍、丢失过多，或需铁量增加引起，多有营养不良的表现。以铁为基础的干预措施在治疗 IDA 方面的作用已经得到肯定，通过提供足够的膳食铁来满足铁需求可以解决铁供应的问题，但对于 AI 患者，不能解决吸收的膳食铁被阻止从肠道细胞释放，体内铁穿梭到巨噬细胞并保留在巨噬细胞中完成铁输送的问题。有研究报道指出，当感染引起 AI 时，补充铁来源是无效的、不必要的甚至有潜在的不安全性。在感染 HIV 的炎症性贫血儿童中补充铁虽然对 HB、贫血和免疫可能有益，但增加了疟疾的风险（Esan et al.，2013）。AI 治疗的主要原则是治疗原发基础疾病控制感染，补铁方面需慎重，只有在 AI 合并明确的缺铁，或促红细胞生成素（erythropoietin，EPO）治疗造成功能性缺铁时，才需要补铁治疗。因此，对 TB 贫血患者首先应明确贫血类型，根据不同情况制定适宜的纠正贫血计划。

IDA 患者首先应评估和治疗原发病，通过补充铁剂和增加膳食铁来源使铁储备恢复到充足水平。

1. 口服补充铁剂

口服补充铁剂主要为口服无机亚铁制剂。虽然二价铁及三价铁机体均可利用，但二价铁更利于肠道吸收。如果给予 30mg 的剂量，二价铁的吸收量是三价铁吸收量的 3 倍。相对于非螯合铁，螯合铁（与氨基酸结合）有更好的生物利用度。螯合铁几乎不受植酸盐、草酸盐、磷酸盐及钙（铁吸收抑制剂）的影响。并因其剂量较小可由黏膜细胞吸收，较少引起胃肠道紊乱。空腹补铁利于吸收，但易刺激胃肠道。主要的胃肠道不良反应包括恶心、上腹部不适、腹胀、胃灼热、腹泻、便秘。如果患者出现上述不良反应，则改为随餐服铁剂，但这会大大减少铁的吸收量。

2. 静脉用右旋糖酐铁

如果口服铁剂未能纠正贫血，原因可能有以下几个方面：①患者依从性不强；②仍在出血，超过骨髓红系造血代偿能力；③补充的铁剂未被吸收，可能继发于脂肪泻、乳糜泻、血液透析等吸收功能障碍。上述情况可选择静脉用右旋糖酐铁来补充铁。这种补充铁储备的方式更加快捷，但花费较高，且不如口服铁剂安全。

3. 增加膳食中可吸收铁量

食物中良好的铁来源的铁含量与能量成正比，且至少可补充 10%的铁膳食推荐营养素摄入量（recommended nutrient intake，RNI）。肝脏、肾脏、牛肉、果脯、坚果、绿色蔬菜、强化全麦面包、饼、麦片及营养棒都是含铁量较高的食物。80%～90%成年女性和青少年每天需吸收约 18mg 铁才可维持其平衡。铁的吸收率也取决于个体的铁状态，即铁储备水平。铁储备量越少，铁吸收率越高。存在 IDA 的患者需吸收膳食铁中的 20%～30%，而正常人只需吸收其中 5%～10%。

血红素铁是猪肉、鱼肉及家禽肉中铁的有机形式，即肉-鱼-禽（meat-fish-poultry，MFP）因子，它较非血红素铁更利于吸收。同鸡蛋、谷类、蔬菜、水果等一样，MFP 中也含有非血红素铁，但它不是血红素的组成部分。根据膳食强化因子存在与否，如维生素 C 及猪肉、鱼肉、家禽肉等，非血红素铁的吸收率在 3%～8%。维生素 C 不仅是强有力的抗氧化剂，还可结合铁形成可吸收复合物，建议每餐均吃富含维生素 C 的食物，如柿子椒、花椰菜、鲜枣、葡萄柚、橙汁等，以促进铁的吸收。

螯合铁物质是铁吸收的抑制剂，包括碳酸盐、草酸盐、磷酸盐及植酸盐（未经发酵的面包、未精制的麦片、大豆）等，可不同程度抑制铁的吸收。植物纤维可能对非血红素铁吸收有抑制作用。茶和咖啡可通过结合铁形成不溶性铁鞣酸化合物而减少大约 50%铁的吸收。蛋黄中因存在卵黄高磷蛋白，故其中的铁几乎不被吸收。

（刘　洁）

参 考 文 献

顾景范, 杜寿玢, 查良锭, 等. 2008. 现代临床营养学. 北京: 科学出版社.

江涛, 卢春丽, 李志强. 2005. 结核病患者围手术期营养支持. 广东医学, 26(5): 650-651.

孙留安, 马亚杰, 王铭, 等. 2015. 结核性脓胸围手术期营养支持的临床对照试验. 中国实用医药, 10(28): 165-166.

Azuma J, Ohno M, Kubota R, et al. 2013. NAT2 genotype guided regimen reduces isoniazid-induced liver injury and early treatment failure in the 6-month four-drug standard treatment of tuberculosis: a randomized controlled trial for pharmacogenetics-based therapy. Eur J Clin Pharmacol, 69: 1091-1101.

Choi R, Kim H T, Lim Y, et al. 2015. Serum concentrations of trace elements in patients with tuberculosis and its association with treatment outcome. Nutrients, 7(7): 5969-5981.

Esan M O, van Hensbroek M B, Nkhoma E, et al. 2013. Iron supplementation in HIV-infected Malawian children with anemia: a double-blind, randomized, controlled trial. Clin Infect Dis, 57(11): 1626-1634.

Guidelines Review Committee. 2013. Guideline: nutritional care and support for patients with tuberculosis. Geneva: World Health Organization.

Gupta K B, Gupta R, Atreja A, et al. 2009. Tuberculosis and nutrition. Lung India, 26: 9-16.

Kassu A, Yabutani T, Mahmud Z H, et al. 2006. Alterations in serum levels of trace elements in tuberculosis and HIV infections. Eur J Clin Nutr, 60(5): 580-586.

Martineau A R, Timms P M, Bothamley G H, et al. 2011. High-dose vitamin D3 during intensive-phase antimicrobial treatment for pulmonary tuberculosis: a double-blind randomised controlled trial. Lancet, 377(9761): 242-250.

McDermid J M, Hennig B J, van der Sande M, et al. 2013. Host iron redistribution as a risk factor for incident tuberculosis in HIV infection: an 11-year retrospective cohort study. BMC Infect Dis, 13: 48.

Nagu T J, Spiegelman D, Hertzmark E, et al. 2014. Anemia at the initiation of tuberculosis therapy is associated with delayed sputum conversion among pulmonary tuberculosis patients in Dar-es-Salaam, Tanzania. PLoS One, 9(3): e91229.

Pakasi T A, Karyadi E, Wibowo Y, et al. 2009. Vitamin A deficiency and other factors associated with severe tuberculosis in Timor and Rote Islands, East Nusa Tenggara Province, Indonesia. Eur J Clin Nutr, 63(9): 1130-1135.

Paton N I, Chua Y K, Earnest A, et al. 2004. Randomized controlled trial of nutritional supplementation in patients with newly diagnosed tuberculosis and wasting. Am J Clin Nutr, 80(2): 460-465.

Pérez-Guzmán C, Vargas M H, Quiñonez F, et al. 2005. A cholesterol-rich diet accelerates bacteriologic sterilization in pulmonary tuberculosis. Chest, 127(2): 643-651.

Ramakrishnan K, Shenbagarathai R, Kavitha K, et al. 2008. Serum zinc and albumin levels in pulmonary tuberculosis patients with and without HIV. Jpn J Infect Dis, 61(3): 202-204.

Sahiratmadja E, Wieringa F T, van Crevel R, et al. 2007. Iron deficiency and NRAMP1 polymorphisms (INT4, D543N and 3'UTR) do not contribute to severity of anaemia in tuberculosis in the Indonesian population. Br J Nutr, 98(4): 684-690.

Seyedrezazadeh E, Ostadrahimi A, Mahboob S, et al. 2008. Effect of vitamin E and selenium supplementation on oxidative stress status in pulmonary tuberculosis patients. Respirology, 13(2): 294-298.

Sudarsanam T D, John J, Kang G, et al. 2011. Pilot randomized trial of nutritional supplementation in patients with tuberculosis and HIV-tuberculosis coinfection receiving directly observed short-course chemotherapy for tuberculosis. Trop Med Int Health, 16(6): 699-706.

van Lettow M, West C E, van der Meer J W, et al. 2005. Low plasma selenium concentrations, high plasma human immunodeficiency virus load and high interleukin-6 concentrations are risk factors associated with anemia in adults presenting with pulmonary tuberculosis in Zomba district, Malawi. Eur J Clin Nutr, 59(4): 526-532.

Verrall A J, Netea M G, Alisjahbana B, et al. 2014. Early clearance of *Mycobacterium tuberculosis*: a new frontier in prevention. Immunology, 141: 506-513.

Weijs P J, Stapel S N, de Groot S D, et al. 2012. Optimal protein and energy nutrition decreases mortality in mechanically ventilated, critically ill patients: a prospective observational cohort study. J Parenter Enteral Nutr, 36(1): 60-68.

Wisaksana R, de Mast Q, Alisjahbana B, et al. 2013. Inverse relationship of serum hepcidin levels with CD4 cell counts in HIV-infected patients selected from an Indonesian prospective cohort study. PLoS One, 8(11): e79904.

第十三章　结核病患者家庭营养指导

第一节　结核病患者家庭膳食指导

　　结核病是一种与营养相关的疾病，营养状况与患者的病程和预后密切相关。营养不良是结核病的一大特点，营养不良与结核病的发病密切相关且相互影响。一方面，结核病患者由长期慢性消耗，造成组织器官功能、细胞免疫功能下降，可出现不同程度的营养不良；另一方面，营养不良是结核病的危险因素之一，营养不良导致组织器官功能下降，机体细胞免疫功能受损，增加了个体对疾病的易感性，从而加重结核病的进展。因此，营养治疗是结核病治疗的基础，是结核病自然病程中必不可少的预防和控制措施。合理的营养支持不仅可以改善患者的营养状况，增强机体抵抗力和免疫功能，也是影响疾病进程和预后的重要治疗措施。居家结核病患者的营养支持也是营养治疗的重要环节之一。

一、饮食原则

　　结核病是一种消耗性疾病，总的饮食原则：在平衡膳食的基础上高能量、高蛋白、高维生素、充足矿物质、多饮水。

（一）能量

　　结核患者的能量供给稍高于正常人，一般以能维持正常体重为原则，在毒血症不明显、消化功能良好的情况下，按每日每千克体重35～50kcal的能量供给，每日能量达2400～3000kcal为宜，以满足患者的生理需求及疾病的消耗。但结核患者中肥胖患者、老年患者及伴有心血管疾病的患者能量不宜过高，一般控制在2000kcal左右。

（二）蛋白质

　　蛋白质是构成细胞的重要物质，并维持人体正常的生理功能，如人体内发挥免疫功能的抗体、白细胞和淋巴组织都是由蛋白质构成的。优质高蛋白饮食可利于结核病灶的修复，因此，蛋白质是保证结核病营养治疗的第一要素。提高蛋白质的供给量，应占总能量的20%，或按每千克体重计算，每天每千克体重1.5～2.0g蛋白质，其中优质蛋白质应占50%以上。牛奶中含有丰富的酪蛋白和钙质，患者应每天食用350～500mL，但不超过500mL，乳糖不耐受患者可选择舒化奶或酸奶。

（三）碳水化合物

碳水化合物的摄入量应足够，食量不足则不利于保护肝肾功能，摄入量一般不加限制，但是结核患者伴有糖尿病时，碳水化合物的供给量每天应限制在200～300g，其中应包括一部分粗杂粮。

（四）脂肪

结核患者对脂肪的摄入量以适量为原则，每日摄入量在60～80g。尽量降低饱和脂肪酸和反式脂肪酸的摄入，防止血清脂质水平升高，同时增加ω-3脂肪酸的摄入来调节饮食，有助于减少机体的炎症反应。烹调用油控制在每日25～30g为宜，宜选择大豆油、花生油等植物油，亦可应用橄榄油、山茶油、亚麻籽油等富含单不饱和脂肪酸的植物油调制凉菜。

（五）维生素和矿物质

结核病患者维生素A、维生素D、维生素E和矿物质锌、铁、硒水平更低，而微量营养素缺乏是继发性免疫缺陷和TB等感染性疾病发病的最常见原因。维生素和结核患者的恢复有密切关系，而且结核患者体内维生素B和维生素C含量往往降低，这与结核病灶消耗了大量维生素B、维生素C有关，故结核患者的膳食中也要添加富含维生素的食物，以满足机体对维生素的需求，而某些矿物质对于结核患者修复病灶及疾病恢复亦有着非常重要的作用。

1. 维生素A

长期食用高蛋白膳食，维生素A的需要量也随之增加，且严重营养不良的患者肝脏中维生素A的储量低下，需要加以补充，维生素A还可增强上皮细胞抵抗力。

2. 维生素D

长期采用高蛋白膳食易出现负钙平衡，维生素D可促进钙的吸收。除了食物是维生素D的良好来源，经常晒太阳是人体获得维生素D_3的有效来源。

3. B族维生素

B族维生素有促进食欲、健全肺部和血管的功能，且与能量代谢密切相关，高能量膳食中B族维生素的供给量应明显增加。维生素B_1和维生素B_6还能减少抗结核药物的副作用，尤其是使用大剂量异烟肼治疗结核病时，需要注意维生素B_6的补充，以免引发癞皮病。维生素B_1的良好来源是杂粮、瘦肉、动物内脏、豆类、坚果等，维生素B_6的良好来源是白色肉类、肝脏、豆类、坚果类。

4. 维生素 C

维生素 C 具有参与神经递质的合成、增强机体的免疫力、增加膳食中非血红素铁的吸收率等作用，主要来源是新鲜蔬菜和水果。

5. 钙

钙能维持多种生理功能，尤其对结核病的康复很有帮助，病灶钙化是结核病痊愈的形式之一，这一过程需要大量的钙质，奶制品含钙丰富且吸收率高，是重要的钙来源。建议结核患者每日食用牛奶 350～500mL，除可提供丰富的易吸收钙外，还可提供优质的蛋白质。

6. 铁

铁是制造血红蛋白的必备原料，结核病患者尤其是伴有咯血、贫血、低蛋白血症者更应该增加铁的摄入。食物中的铁有两种存在形式。

1）非血红素铁：主要存在于植物性食物中，占膳食中铁总量的绝大部分，但其吸收率仅为 3%～5%，甚至更低。

2）血红素铁：主要来自动物性食品，虽然膳食中血红素铁占较少部分，但其吸收率远远高于非血红素铁，一般血红素铁的吸收率为 20%～30%。

7. 镁

镁对神经系统和心肌有十分重要的作用，还可促进骨骼生长和维持骨骼正常功能，对于结核患者尤其是骨结核患者有着重要的作用。

（六）膳食纤维和水

足够的膳食纤维和水是保持大便通畅、预防便秘、防止消化不良及避免体内废物积聚的必要措施。保持人便通畅，可以避免人便秘结，防止因排便而引起咯血。除肠结核患者外，其他结核患者每天应供给一定数量的膳食纤维丰富的食物。必要时可选择膳食纤维制剂，每天补充 10～20g 为宜。表 13-1 列出了以上营养素的主要食物来源。

二、合理选择食物

（一）宜用食物

1. 优质蛋白质食物

牛奶、酸奶、鸡蛋、新鲜鱼虾、瘦畜禽肉类、豆浆、豆腐等。

表 13-1　营养素的主要食物来源

营养素	食物来源
蛋白质	优质蛋白质来源于乳类、蛋类、鱼类、肉类、动物内脏和豆制品
碳水化合物	米、面、玉米、薯类、白糖、甜食、蜂蜜等
脂肪	动物脂肪、大豆油、花生油、橄榄油、山茶油、亚麻籽油
维生素 A	动物肝脏、鱼肝油、奶制品、蛋黄、菠菜、胡萝卜、红心红薯、南瓜、番茄等
维生素 D	鱼肝油、蛋黄、海鱼
B 族维生素	杂粮、瘦肉、动物内脏、豆类、坚果
维生素 C	蔬菜：辣椒、西红柿、油菜、卷心菜、菜花和芥菜
	水果：樱桃、石榴、柑橘、柠檬、柚子、沙棘、猕猴桃、酸枣
钙	奶制品、豆制品、绿叶蔬菜、海带、紫菜、虾皮、黑芝麻
铁	动物肝脏、动物全血、畜禽肉类、鱼类
镁	绿叶蔬菜、粗粮、菌菇、坚果
膳食纤维	粗粮、蔬菜、水果

2. 富含 B 族维生素的食物

粗杂粮、小白菜、油菜、西葫芦、番茄、冬瓜等。

3. 含钙丰富的食物

乳类及其制品、小鱼、虾米、坚果类、黄豆及其制品、芝麻酱等。

4. 含铁丰富的食物

动物肝脏、动物全血、畜禽肉类、鱼类等。

5. 含膳食纤维丰富的食物

粗粮、薯类、新鲜蔬菜和水果等。

（二）忌（少）用食物

1）患者合并有肝昏迷或肝昏迷前期、尿毒症、蛋白质代谢异常等时禁用高蛋白饮食。

2）结核患者在使用抗结核药物期间，不宜用牛奶送服药物，也不宜用茶水送服药物，会妨碍药物的吸收，甚至降低药效。奶制品应与抗结核药物间隔2h 以上。

3）抗结核化疗初期，应避免食用以前未食用过的异体蛋白食物，防止出现过敏症状。同时，用药过程中不要食用组胺含量较高的鱼，原因是异烟肼为一种单胺氧化酶抑制剂，服用异烟肼的患者体内因缺少大量有效的单胺氧化酶将组胺氧化，易造成组胺大量蓄积，引起中毒症状。

4）禁酒。抗结核化疗过程中饮酒更会加重肝脏的负担，使得肝脏的解毒和代谢能力降低，容易出现肝功能损害和药物的不良反应。酒还能扩张血管，有引起咯血的可能。

5）油炸、油腻食品易加重抗结核治疗期间肝脏的负担，妨碍肝细胞功能的恢复，宜少食。

6）刺激性的食物应不吃或少吃，如辣椒、八角、茴香、桂皮、胡椒、葱、姜、烟熏和干烧的食品等。

（三）烹调方法

1）适宜的烹调方法为炒、焖、蒸、煮、炖、拌等，减少煎炸、熏烤等方法。

2）蔬菜的加工烹调方法为要先洗后切，急火快炒，现吃现做，以降低蔬菜中维生素的损失。

三、加工、贮藏及烹调方法对营养素的影响

食物的营养价值除了受到食物种类的影响，在很大程度上还受到食物的加工、烹调以及贮藏方法的影响。食物经过烹调、加工可改善其感观性状，增加风味，去除或破坏食物中的一些抗营养因子，提高其消化吸收率，延长保质期，但同时也可使部分营养素受到破坏和损失，从而降低食物的营养价值。因此应采用合理的加工、烹调、贮藏方法，最大限度地保存食物中的营养素，以提高食物的营养价值。

（一）加工对食物营养素的影响

常见的食品加工技术有粉碎、蒸煮、烘焙、发酵、腌渍、烟熏、浓缩、杀菌等。不同食物采用不同的加工方法，其营养素损失不同。

1. 谷类加工

谷类加工主要有制米、制粉两种。由于谷类结构的特点，其所含的各种营养素分布极不均匀。加工精度越高，糊粉层和胚芽损失越多，营养素损失越大，尤以 B 族维生素损失显著，精制后谷类的 B 族维生素含量甚至可降低到原来的 15% 以下，维生素 E 的损失约达 70%。

谷类加工粗糙时，虽然出粉（米）率高、营养素损失减少，但感观性状差，而且消化吸收率也相应降低，此外，因植酸和纤维素含量较多，还会影响矿物质的吸收。我国加工生产的标准米（九五米）和标准粉（八五粉），既保留了较多的

B 族维生素、纤维素和矿物质，又保持了较好的感官性状和消化吸收率，在节约粮食和预防某些营养缺乏病方面起到了积极作用。近年来随着经济的发展和人民生活水平的不断提高，人们倾向于选择精白米、面，为保障人民的健康，应采取对米、面的营养强化措施，改良谷类加工工艺，提倡粗细粮搭配等方法来克服精白米、面在营养方面的缺陷。

2. 豆类加工

大豆经浸泡、磨浆、加热、凝固等多道工序后，不仅除去了大豆中的纤维素、抗营养因子，而且还使大豆蛋白质的结构从密集状态变成疏松状态，提高了蛋白质的消化率。例如，干炒大豆的蛋白质消化率只有 50% 左右，整粒煮熟大豆的蛋白质消化率为 65%，加工成豆浆后为 85%，制成豆腐后可提高到92%～96%。

大豆经过发酵过程中酶的水解作用，可提高营养素的消化吸收率，并且某些营养素和有益成分含量也会增加。例如，豆豉在发酵过程中，由于微生物的作用可合成维生素 B_2，豆豉中含维生素 B_2 可达 0.61mg/100g，活性较低的糖苷型异黄酮的糖苷被水解，成为抗氧化活性更高的游离异黄酮。另外，豆类在发酵过程中可以使谷氨酸游离，增加发酵豆制品的鲜味口感。

大豆经浸泡和保温发芽后制成豆芽，在发芽的过程中维生素 C 从 0 增至 5～10mg/100g，每 100g 黄豆芽中维生素 B_{12} 的含量达 20mg 左右。在发芽的过程中因酶的作用还促使大豆中的植酸降解，更多的钙、磷、铁等矿物元素被释放出来，增加了矿物质的消化吸收率。

3. 蔬菜、水果类加工

蔬菜、水果的深加工首先需要清洗和整理，如摘去老叶及去皮等，可造成不同程度的营养素丢失。蔬菜、水果经加工可制成罐头食品、果脯、菜干等，加工过程中受损失的主要是维生素和矿物质，特别是维生素 C。

维生素 C 和 B 族维生素易溶于水，在清洗、盐水浸泡时，破损的植物组织会发生其流失。家庭烹调中，先切后洗、挤去菜汁均会造成营养素的严重损失。

4. 畜、禽、鱼类及乳类加工

畜、禽、鱼类食物可加工制成罐头食品、熏制食品、干制品、熟食制品等，与新鲜食物比较更易保藏且具有独特风味。在其加工过程中对蛋白质、脂肪、矿物质影响不大，但高温制作时会损失部分 B 族维生素。

奶制品的最常见的加工方式是加热和发酵。加热处理经常会造成维生素的损失。乳制品的发酵处理可以降低食品内有害细菌繁殖的速度，延长保质期；可以增加某些 B 族维生素的含量，特别是植物性食品中不存在的维生素 B_{12}。

（二）烹调对食物营养素的影响

食物经过烹调处理，可以杀菌并增进食物的色、香、味，使之味美且容易消化吸收，提高食物营养素在人体的利用率；但在烹调过程中食物也会发生一系列的物理化学变化，使某些营养素遭到破坏，因此在烹饪过程中要尽量利用其有利因素，提高营养价值，促进消化吸收，另外要控制不利因素，尽量减少营养素的损失。

1. 谷类烹调

米类食物在烹调前一般需要淘洗，在淘洗过程中一些营养素特别是水溶性维生素和矿物质会部分丢失，致使米类食物营养价值降低。淘洗次数越多，水温越高、浸泡时间越长，营养素的损失就越多。

谷类的烹调方法有煮、焖、蒸、烙、烤、炸、炒等，不同的烹调方法引起营养素损失的程度不同，主要是对 B 族维生素的影响。例如，制作米饭采用蒸的方法时 B 族维生素的保存率比弃汤捞蒸方法要高，米饭在电饭煲中保温时，随时间延长，维生素 B_1 的损失增加，可损失所余部分的 50%～90%；在制作面食时，一般用蒸、烤、烙的方法，B 族维生素损失较少，但用高温油炸方法时损失较大。例如，油条制作时因加碱及高温油炸会使维生素 B_1 全部损失，维生素 B_2 和维生素 B_3 仅留一半。

2. 畜、禽、鱼、蛋类烹调

畜、禽、鱼等肉类的烹调方法多种多样，常用有炒、焖、蒸、炖、煮、煎炸、熏烤等。在烹调过程中，蛋白质含量的变化不大，而且经烹调后，蛋白质变性更有利于消化吸收。无机盐和维生素在用炖、煮时，损失不大；在高温制作过程中，B 族维生素损失较多。上浆挂糊、急火快炒可使肉类外部蛋白质迅速凝固，减少营养素的外溢损失。蛋类烹调除 B 族维生素损失外，其他营养素损失不大。

3. 蔬菜烹调

在烹调中应注意水溶性维生素及矿物质的损失和破坏，特别是维生素 C。烹调对蔬菜中维生素的影响与烹调过程中洗涤方式、切碎程度、用水量、pH、加热的温度及时间有关。例如，蔬菜煮 5～10min，维生素 C 损失达 70%～90%。

使用合理加工和烹调方法，即先洗后切、急火快炒、现做现吃是降低蔬菜中维生素损失的有效措施。

（三）贮藏对食物营养素的影响

食物在贮藏过程中营养素含量可以发生变化，这种变化与保藏条件如温度、湿度、氧气、光照、保藏方法及时间长短有关。

1. 谷类保藏对营养价值的影响

谷物保藏期间，由于呼吸、氧化、酶的作用可发生许多物理化学变化，其程度大小、快慢与贮存条件有关。在正常的保藏条件下，谷物蛋白质、维生素、矿物质含量变化不大。当保藏条件不当，谷粒发生霉变，不仅感观性状发生改变，营养价值降低，而且会完全失去食用价值。由于谷物保藏条件和水分含量不同，各类维生素在保存过程中的变化不尽相同，如谷粒水分为17%时，贮存5个月，维生素B_1损失30%；水分为12%时，损失减少至12%；谷类不去壳贮存2年，维生素B_1几乎无损失。

2. 蔬菜、水果保藏对营养价值的影响

蔬菜、水果在采收后仍会不断发生生理、物理和化学变化。当保藏条件不当时，蔬菜、水果的鲜度和品质会发生改变，使其营养价值和食用价值降低。

蔬菜、水果采摘后会发生三种作用：①水果中的酶参与的呼吸作用，尤其在有氧存在下会加速水果中的碳水化合物、有机酸、糖苷、鞣质等有机物分解，从而降低蔬菜、水果的风味和营养价值；②蔬菜的春化作用（vernalization），即蔬菜打破休眠而发生发芽或抽薹变化，如马铃薯发芽、洋葱和大蒜的抽薹等，这会大量消耗蔬菜体内的养分，使其营养价值降低；③水果的后熟作用，是指水果脱离果树后的成熟过程，大多数水果采摘后可以直接食用，但有些水果刚采摘时不能直接食用，需要经过后熟过程才能食用。水果经过后熟进一步增加芳香和风味，使水果变软、变甜而适合人食用，对改善水果质量有重要意义。

蔬菜、水果常用的保藏方法有如下几种。

（1）低温保藏法

低温保藏法以不使蔬菜、水果受冻为原则，根据其不同特性进行保藏。例如，热带或亚热带水果对低温耐受性差，绿色香蕉（未完全成熟）应贮藏在12℃以上，柑橘在2～7℃，而秋苹果在-1～1℃保藏。近年来速冻蔬菜在市场上越来越多，大多数蔬菜在冷冻前进行漂烫预处理，在漂烫过程中会造成维生素和矿物质的丢失，在预冻、冻藏及解冻过程中水溶性维生素将进一步丢失。

（2）气调保藏法

气调保藏法是指改良环境气体成分的冷藏方法，利用一定浓度的二氧化碳（或其他气体如氮气等）使蔬菜、水果呼吸变慢，延缓其后熟过程，以达到保鲜的目的，是目前国际上公认的最有效的果蔬贮藏保鲜方法之一。

（3）辐照保藏法

辐照保藏法是利用 γ 射线或高能（低于 10kGy）电子束辐照食品以达到抑制生长（如蘑菇）、防止发芽（如马铃薯、洋葱）、杀虫（如干果）、杀菌、便于长期保藏的目的。在辐照剂量恰当的情况下，食物的感观性状及营养成分很少发生改变。大剂量照射可使营养成分尤其是维生素 C 有一定的损失。但低剂量下再结合低温、无氧条件，能够较好地保存食物的外观和营养素。

3. 动物性食物贮藏对营养价值的影响

畜、禽、鱼等动物性食物一般采用低温贮藏，包括冷藏法和冷冻法。

冷冻法是保持动物性食物营养价值、延长保藏期的较好方法。冷冻肉质的变化受冻结速度、贮藏时间和解冻方式的影响。"快速冷冻、缓慢融化"是减少冷冻动物性食物营养损失的重要措施。

四、一日食谱推荐

结核患者一日食谱推荐见表 13-2。

表 13-2　结核患者一日食谱推荐

餐次	食物种类	备注
早餐	馒头（面粉 50g），豆浆 200mL，煮鸡蛋 60g，白萝卜丝拌莴笋（白萝卜 50g、莴笋 50g）	
加餐	鸭梨（200g）	
午餐	米饭（大米 50g），蒸红薯（红薯 100g），肉片菠菜（肉片 25g、菠菜 150g），双茄烩（西红柿 50g、茄丁 100g），红烧鸡块（鸡腿 150g）	总能量：2242kcal 蛋白质：106g 脂肪：77g
加餐	酸奶 125mL	碳水化合物：294g 全日烹调油：30g
晚餐	蒸饼（面粉 100g），肉片西葫芦（肉片 75g、西葫芦 150g），豆腐丝炒豆芽（豆腐丝 50g、绿豆芽 150g），清蒸草鱼（草鱼 100g）	
睡前	牛奶（200mL），苏打饼干（面粉 25g）	

（刘建军　孙　艳）

第二节　结核病患者家庭肠内营养

肠内营养是一种采用口服或管饲等途径经胃肠道提供代谢需要的能量及营养素的营养治疗方式。存在营养风险/不良的患者，只要胃肠道有功能，应尽早开始肠内营养支持。早期接受肠内营养可以增加能量、蛋白质和微量营养素摄入，改善厌食和乏力的状态，维持和改善营养状态，减少并发症。

家庭肠内营养（home enteral nutrition，HEN）指的是对病情平稳而需要肠内营养的患者，继续在医生和护士指导下，在家中进行营养支持的方法。HEN 通常是在住院期间开始，并作为长期的家庭治疗得以延续。结核病属于消耗性疾病，需要增加能量摄入，因此对于不能经口满足营养需要的患者，HEN 是结核患者的最佳选择。

但是结核患者合并以下疾病是家庭肠内营养的禁忌证，如肠功能障碍（衰竭感染、手术后消化道麻痹）、完全性肠梗阻、无法经肠道给予营养（严重烧伤、多发创伤）、高流量的小肠瘘。

一、家庭肠内营养的途径

家庭肠内营养的途径主要取决于患者胃肠道解剖的连续性、功能的完整性、肠内营养实施的预计时间、有无误吸可能等因素。根据不同途径可以将家庭肠内营养分为口服营养补充和管饲营养支持。

1）口服营养补充是家庭肠内营养的首选，适合于能口服摄食但摄入量不足者，是最安全、经济、符合生理的肠内营养支持方式。存在营养风险/不良时，在饮食基础上补充经口营养补充剂可以改善营养状况，但不影响饮食摄入量。口服营养补充可以减少卧床患者的营养风险和手术后并发症。蛋白质含量较高的口服营养补充剂，可以减少发生压疮的风险。

2）如口服营养补充不能进行或持续不足，应考虑进行管饲营养支持。管饲的优点在于管饲可以保证营养液的均匀输注，充分发挥胃肠道的消化吸收功能。常见的管饲途径有鼻饲管和经消化道造口置管。

a. 鼻饲管在临床中较为常见，主要用于如短期进食障碍患者（一般短于 4 周），优点是并发症少、价格低廉、容易放置。鼻饲管经鼻腔植入导管，管端可置于胃、十二指肠或空肠等处。根据其位置不同，分为鼻胃管、鼻十二指肠管和鼻空肠管。

b. 经消化道造口置管避免了鼻腔刺激，而且可用于胃肠减压、pH 监测、给药等。适用于营养支持时间较长、消化道远端有梗阻而无法置管者，或不耐受鼻饲管者。消化道造口常见的有胃造口、经皮内镜下胃造口、空肠造口等。

二、家庭肠内营养的选择

HEN 一般选择匀浆制剂，包括商品匀浆和自制匀浆两类。商品匀浆与普通食物制成的自制匀浆相比，化学成分明确；营养全面，搭配合理；更加易于消化，稍加消化或无需消化即可吸收；无渣或残渣极少，粪便数量显著减少；不含乳糖，适用于乳糖不耐受者。

1）可供临床选用的肠内营养配方很多，成分与营养价值差别很大，选择配方时主要考虑其蛋白质、碳水化合物与脂肪的来源及比例，各配方的膳食纤维、维生素和矿物质含量也可能不同。肠内营养制剂发展迅速，配方常有改变，因此要注意所用产品的具体配方，建议在医师或营养师的指导下使用。

2）根据患者的营养状态及代谢状况确定营养需要量，结核患者属于高代谢患者，应选择高热量配方。

3）根据患者的消化吸收能力，确定肠内营养配方中营养物质的化学组成。消化功能受损（如胰腺炎、腹部大手术后早期、胆道梗阻）或吸收功能障碍（广泛肠切除、炎症性肠病、放射性肠炎）者，需要简单、易吸收的配方（如水解蛋白、多肽或氨基酸、单糖、低脂等）；消化道功能完好者，则可选择完整蛋白质、复杂碳水化合物和较高脂肪的天然食物制成的肠内营养制剂；结肠功能障碍者，可选择含有高浓度膳食纤维的配方。

4）根据输注途径选择肠内营养配方，直接输入小肠的营养液应尽可能选用等渗配方。由于胃酸具有缓冲作用，因此通过鼻胃管输注的营养液对配方浓度的要求不高（与经小肠输注的营养液相比）。

5）选择自制匀浆的患者，要保证制成能量充足、营养素种类齐全的平衡饮食。三大产能营养素的配比可参考经口饮食。

6）若患者对某些营养成分有过敏或不能耐受，出现恶心、呕吐、肠痉挛、腹胀或腹痛等症状，轻者可调整速度及浓度，重者则可改用肠外营养。

三、肠内营养的实施

患者胃肠道功能减弱，不合适的肠内营养特别是管饲营养容易出现并发症，所以肠内营养应该让胃肠道有一个逐步适应、耐受的过程，在肠内营养刚刚开始的1～3天，采用低浓度、低剂量、低速度的喂养方式，而后根据患者的耐受情况，无明显腹泻、腹胀等并发症，逐步增量。若能在3～5天达到维持剂量，即说明胃肠道能完全耐受这种肠内营养。患者肠内营养的实施需要考虑下面几个因素。

（一）速度

目前临床上多主张通过输液泵连续12～24h匀速输注肠内营养液。但HEN也可使用重力滴注的方法，来匀速滴注肠内营养液。速度建议从20mL/h时开始，根据耐受情况逐步增量，如果患者在输注肠内营养液过程中出现腹胀、恶心、腹泻等表现，应及时减慢输注速度或暂停输注。对于采用注射器推注的家庭肠内营养患者，建议缓慢推注，且单次推注总量控制在200mL以内。

（二）温度

输注肠内营养液的温度应保持在37℃左右，过凉的肠内营养液可能引起患者腹泻。

（三）浓度

肠内营养初期应采用低浓度的肠内营养制剂，而后根据患者的耐受情况，选择合适浓度的配方或匀浆。

（四）角度

对于长期卧床、吞咽功能不良、误吸风险高的患者，口服或者胃内管饲肠内营养时，应注意保持坐位、半坐位或者将床头抬高 30°～45°的体位，以减少反流误吸的风险。

（五）导管冲洗

所有肠内营养管均有可能堵管，含膳食纤维的混悬液制剂较乳剂型制剂更易发生堵管。因此，在持续输注过程中，应每隔 4h 用 30mL 温水脉冲式冲洗导管，在输注营养液的前后、不同药物输注前后也应予以冲洗，尽量避免混用不同药物。营养液中的酸性物质可以引发蛋白质沉淀而导致堵管，若温水冲洗无效，则可采用活化的胰酶制剂、碳酸氢钠冲洗。

（六）其他注意事项

如记录患者的出入量、一般情况、生命体征等；注意避免营养液污染；维持水电解质和酸碱平衡等。

四、肠内营养的监测

患者进行 HEN 时，可能出现导管相关性、感染性、胃肠道、代谢方面等的并发症，所以应进行相关的监测，了解营养支持的效果和重要脏器功能状态，以便及时调整营养支持方案，应对和处理相关并发症。

1）对于 HEN 的患者要密切关注是否有胃肠道反应，包括恶心、呕吐、反流、腹胀、腹泻等。

2）监测出入量，特别是对于高龄、心功能和肾脏功能不好的患者。

3）定期复查血常规、肝肾功能和钾、钠、氯等电解质水平。

4）定期营养评估。

5）定期更换导管。

五、肠内营养液的配制（匀浆膳）

（一）1000kcal 匀浆膳配方

1000kcal 匀浆膳配方见表 13-3。

表 13-3　1000kcal 匀浆膳配方

食物	用量（g）	三大营养素
大米	150	
瘦猪肉	60	
鸡蛋 1 个	60	
豆腐干	35	
青菜	100	蛋白质约 40g
胡萝卜	50	脂肪 26g
山药	50	碳水化合物 150g
植物油	10	
苹果	100	
牛奶	110	
核桃	10	

（二）注意事项

1）用喂食针筒打食物匀浆时，应缓慢注入到营养管内，温度以 38～40℃为宜。

2）食物匀浆的浓度要从稀到稠，以防止腹胀、腹泻等消化道症状出现。

3）少量多餐，一天 6～8 次，每次剂量 100～300mL，间隔时间 2～3h。如果有腹胀可减少匀浆量；无腹胀可以适量增加匀浆量。

4）打食物匀浆时应采取坐位、半坐位，以防止反流，打完后应维持这种体位至少 30min。

5）每次打食物匀浆前和结束后均需用 50～80mL 的温开水冲洗营养管道，同时可以用手指轻揉管壁，以便彻底清洗，保持管道通畅。

6）注意喂养针筒、破壁机、搅拌器和盛放餐具的清洁与消毒。

7）食物匀浆配好后要注意密封保存，未使用的食物匀浆应放在 4℃冰箱中冷藏，使用前加热，存放时间不能超过 24h。最好是新鲜配制，现配现用（建议分批制作）。

（孙　艳）

第三节　结核病患者家庭营养护理

营养不良与结核病之间的关系是双向的，结核病可以导致患者出现营养不良症状，营养不良可以增加结核病的发病风险。营养不良影响结核病的发生、发展、治疗及预后。有研究表明，营养不良是影响结核病治疗效果及预后的重要因素。在结核病患者治疗期间应用某些营养物质或免疫增强剂能够提高结核病患者的免疫力，促进结核病灶的钙化和修复，减少并发其他感染性疾病的发生率，降低结核病的死亡率。结核病的发展过程中，某些营养物质如蛋白质、矿物质、维生素等，都参与宿主体内的细胞免疫反应，这些营养素具有免疫调节、控制机体感染和炎症反应的作用。

一、营养风险筛查

近 10 年来，欧美与中国的肠外肠内营养学会对于营养诊疗的基本步骤认知一致，即营养筛查、营养评定、营养干预（包括干预后监测）三个基本步骤。2018 年 9 月，《全球（营养）领导人发起的营养不良诊断标准共识》（*Global Leadership Initiative on Malnutrition*，GLIM）在线发表，GLIM 中明确的第一步骤是：经过所在国的前瞻性临床有效性验证的营养筛查工具，在中国将营养风险筛查 2002（Nutritional Risk Screening 2002，NRS 2002）评分作为诊断营养不良的第一步骤。

营养风险筛查 2002（NRS 2002）评分于 2002 年在德国的欧洲临床营养与代谢学会大会推出，该方法基于 128 个临床的随机对照研究，评分包括疾病严重程度评分、营养状态受损评分和年龄评分 3 个部分，满分为 7 分，总得分≥3 分判定为存在营养风险。应用 NRS 2002 对肺结核患者进行营养风险筛查，筛查效果非常理想，对营养不良筛查的敏感度为 100%，建议肺结核患者用 NRS 2002 进行营养风险筛查，以快速发现患者的营养风险。该方法也被欧洲推荐为住院患者营养风险评定的首选工具。具体做法分 2 步。

1）第一步，首次营养测评（表 13-4）。

表 13-4 首次营养测评表

	是	否
1. BMI<20.5?		
2. 患者在过去 3 个月有体重下降吗？		
3. 患者在过去的 1 周内有摄食减少吗？		
4. 患者有严重疾病吗？（如 ICU 治疗）？		

是：如果以上任一问题回答"是"，直接进入第二步营养测评（表 13-5）；
否：如果所有的问题回答"否"，应每周重复调查一次

2）第二步：NRS 2002 营养测评（表 13-5）。

表 13-5 第二步营养测评表（NRS 2002 评分表）

评分项目	评分选项
营养状态受损评分	没有，0 分，正常营养状态； 轻度，1 分，3 个月内体重丢失>5%或食物摄入比正常需要量低 25%～50%； 中度，2 分，一般情况差或 2 个月内体重丢失>5%，或食物摄入比正常需要量低 50%～75%； 重度，3 分，BMI<18.5 且一般情况差，或 1 个月内体重丢失>5%（或 3 个月体重下降 15%），或者前 1 周食物摄入比正常需要量低 75%～100%
疾病严重程度评分	没有，0 分，正常营养需要量； 轻度，1 分，需要量轻度提高：髋关节骨折，慢性疾病有急性并发症者：肝硬化*、COPD*、血液透析、糖尿病、一般肿瘤患者； 中度，2 分，需要量中度增加：腹部大手术*、卒中*、重度肺炎、血液恶性肿瘤； 重度，3 分，需要量明显增加：颅脑损伤*、骨髓移植、APACHE[①] >10 分的 ICU 患者
年龄评分	小于 70 岁者，0 分； 超过 70 岁者，1 分

总分=营养状态受损评分+疾病严重程度评分+年龄评分

总分≥3 分：患者处于营养风险，需开始制定营养治疗计划
总分<3 分：每周复查营养风险筛查

*表示经过循证医学验证的疾病
① APACHE：急性生理学及慢性健康状况评分系统

二、合理营养补充

在治疗期间针对结核病患者，合理的营养供给不仅是一种支持手段，也是影响疾病进程和预后的重要治疗措施。平衡膳食是结核病患者补充充足营养素的重要途径。结核病患者应摄入富含优质蛋白质、碳水化合物、维生素的饮食，如畜、禽、鱼、蛋、奶、豆类，以及新鲜的蔬菜、水果等食物。

（一）家庭营养补充时的注意事项

1. 食物多样化，膳食结构合理

建议参照《中国居民膳食指南（2022）》中的主要推荐条目内容合理安排膳食。每一种食物都有不同的营养特点，只有食物多样化，才能满足平衡膳食的需要。

2. 增加能量摄入，谷薯类为主

结核病是慢性消耗性疾病，患者常出现体重减轻的情况，能量需要超过正常人。健康体重是指长期保持体重良好的健康状态，即指体重指数 BMI，计算公式：BMI=体重（kg）/身高（m）^{2}，BMI 正常范围在 18.5～23.9kg/m^2（中国参考标准）。

若结核病患者出现消瘦（BMI<18.5kg/m²），则应增加能量摄入，一般要求达到每千克体重每日供给 35～50kcal，全日总能量为 2400～3000kcal。

3. 增加蛋白质摄入，补充机体消耗

结核病患者每日蛋白质摄入量应为每千克体重 1.2～1.5g，每日总摄入量为 80～100g，其中优质蛋白质应占总蛋白质摄入量的 50%以上。畜、禽、鱼、蛋、奶、豆类食物中含有优质蛋白质，其中人体必需的氨基酸种类齐全，与人体蛋白质、氨基酸模式接近，营养价值较高。

4. 新鲜蔬菜、水果需保证

新鲜蔬菜、水果富含维生素、矿物质、膳食纤维，能满足人体对微量营养素的需要。维生素 C 有利于病灶愈合和血红蛋白合成；B 族维生素可加快机体内物质代谢过程，且有改善食欲的作用。

5. 增加膳食纤维和水的摄入

足够的膳食纤维和水是维持酸碱平衡、大便通畅、防止毒素吸收的必要措施。全谷物及蔬菜、水果是膳食纤维的主要来源，建议谷类食物粗细搭配、多吃蔬菜和水果。提倡饮用温开水，饮水应保证 7～8 杯（1500～1700mL）。

（二）中度营养不良状态时的注意事项

若结核病患者经过医师或营养师营养风险筛查和评估，发现中度营养不良，可参照我国 2020 年 1 月发布的《结核病营养治疗专家共识》的建议，并及时去营养门诊问诊，在相关医师或营养师的指导下开展营养治疗。

（陈丹萍）

参 考 文 献

焦广宇. 2010. 临床营养学. 3 版. 北京: 人民卫生出版社.

阚全程, 马金昌. 2017. 肠外肠内营养专业. 北京: 人民卫生出版社.

史信. 2016.《中国居民膳食指南(2016)》发布. 中国妇幼健康研究, 27(5): 670.

孙长颢. 2012. 营养与食品卫生学. 7 版. 北京: 人民卫生出版社.

王陇德, 马冠生. 2015. 营养与疾病预防: 医护人员读本. 北京: 人民卫生出版社.

张胜康, 童照威, 唐寒梅, 等. 2020. 必须重视结核病患者的营养治疗. 中国防痨杂志, 42(12): 1272-1275.

中国营养学会. 2022. 中国居民膳食指南(2022). 北京: 人民卫生出版社.

中华医学会结核病学分会重症专业委员会. 2020. 结核病营养治疗专家共识. 中华结核和呼吸杂志, 43(1): 17-26.

周梦雯, 谭守勇, 李春燕, 等. 2017. 四种营养风险筛查工具对肺结核患者的适用性评价. 中国防痨杂志, 39(6): 626-629.

Legielski J P, McMurray D N. 2010. The relationship between malnutrition and TB: evidence and body mass index. Int J Epidemiol, 39(1): 149-155.